Planejamento e Gestão do Programa de Controle Médico de Saúde Ocupacional (PCMSO)

Medicina do Trabalho

3ª edição

Planejamento e Gestão do Programa de Controle Médico de Saúde Ocupacional (PCMSO)

MEDICINA DO TRABALHO

3ª edição

Prof. Dr. Jorge Luiz Ramos Teixeira

Médico pela Universidade Federal Fluminense (UFF). Especialista em Medicina do Trabalho pela Associação Médica Brasileira/Associação Nacional de Medicina do Trabalho (AMB/ANAMT). Pós-Graduado em Ergonomia pela COPPE/UFRJ. Mestre em Educação. Médico do Trabalho da Petrobras. Membro do Departamento de Saúde do Trabalhador da Universidade do Estado do Rio de Janeiro (UERJ). Professor do Curso de Pós-Graduação de Medicina do Trabalho do Centro Brasileiro de Pós-Graduações (CENBRAP), nas Disciplinas de Fisiologia do Trabalho e Doenças Ocupacionais. Coordenador do Curso de Pós-Graduação em Medicina do Trabalho e Perícia Médica da Universidade São Camilo. Superintendente de Saúde Ocupacional do Estado do Rio de Janeiro (1999-2001). Superintendente de Recursos Humanos da Secretaria de Saúde do Estado do Rio de Janeiro (2002-2003). Assessor Especial da Presidência da Fundacentro (2010-2013). Diretor da Fundacentro do Rio de Janeiro (2013-2015). Diretor-Presidente do Instituto Nacional de Saúde e Qualidade de Vida no Trabalho (INQUALIT).

Inclui Coletânea de Provas da ANAMT dos Últimos 35 anos. Todas Comentadas.

Atheneu

Rio de Janeiro • São Paulo
2020

EDITORA ATHENEU

São Paulo —	*Rua Avanhadava, 126 – 8º andar* *Tel.: (11)2858-8750* *E-mail: atheneu@atheneu.com.br*
Rio de Janeiro —	*Rua Bambina, 74* *Tel.: (21)3094-1295* *E-mail: atheneu@atheneu.com.br*

DESIGN GRÁFICO E EDITORAÇÃO: Priscila Vieira Cardoso
COPIDESQUE E REVISÃO: Priscila Vieira Cardoso e Milton Pereira
CAPA: Paulo Verardo
CRÉDITO DA IMAGEM: Paula Santos U. Pneumologia Ocupacional Ilustrada: Fotos e Fatos. Atheneu, São Paulo, Rio de Janeiro, 2014: Foto 6, p. 147.

CIP-BRASIL. CATALOGAÇÃO NA PUBLICAÇÃO
SINDICATO NACIONAL DOS EDITORES DE LIVROS, RJ

T266p
3. ed.

Teixeira, Jorge Luiz Ramos
Planejamento e gestão do programa de controle médico de saúde ocupacional (PCMSO): medicina do trabalho / Jorge Luiz Ramos Teixeira. - 3. ed. - Rio de Janeiro: Atheneu, 2020.
24 cm.

Inclui bibliografia
ISBN 978-85-388-1070-4
1. Medicina do trabalho. 2. Segurança do trabalho. I. Título.

20-62285 CDD: 616.9803
CDU: 331.47

Leandra Felix da Cruz Candido - Bibliotecária - CRB-7/6135

10/01/2020 13/01/2020

TEIXEIRA, J. L. R.
Planejamento e Gestão do Programa de Controle Médico de Saúde Ocupacional (PCMSO): Medicina do Trabalho – 3ª edição

Dedicatória

Por amor, ofereço a quem transforma as minhas ideias em vivas e palpitantes realidades... à minha mulher, Bruna Nora.

Dedico este livro aos trabalhadores, alunos, ex-alunos e demais profissionais da área de saúde do trabalhador.
Por fim, dedico às novas flores do meu canteiro:
Eduardo, Miguel e Alice (netos).

Procure entender:

"A indignação é o único sentimento humano que, inerente à sua natureza, é capaz de mudar a sua condição. E indignação é do senso comum, no que tange à doença e à morte no trabalho." (Diálogo entre o professor René Mendes e Luiz Carlos Fadel, expoentes na saúde do trabalhador.)

A minha vida é marcada por muita indignação, mas alimentada de muita esperança de que estou contribuindo para a conquista de um ambiente de trabalho digno e saudável.

Apresentação

A boa receptividade que obteve este trabalho nas duas edições anteriores nos trouxe novo ânimo para rever todos os tópicos que o compunham, reescrevendo, modificando e adicionando vários novos elementos, tudo em conformidade com as mais recentes transformações para o Planejamento e Gestão de Programa de Controle Médico de Saúde Ocupacional. O exemplo da ordem do dia é o eSocial e o Aviso de Consulta Pública nº 6, de 29 de agosto de 2019, da Secretaria Especial de Previdência e Trabalho, do Ministério da Economia, que submeteu o texto para a revisão das Normas Regulamentadoras 7 (PCMSO), 9 (PPRA) e 17 (Ergonomia), bem como da proposta de texto do Programa de Gerenciamento de Riscos (PGR).

A terceira edição continua valorizando o exame médico ocupacional, compondo o direcionamento dentro da preocupação com a agressividade dos processos produtivos, com os métodos de execução das tarefas a eles inerentes e a organização do trabalho.

Há também o cuidado permanente com a ética do Médico do Trabalho dentro da nova resolução do CFM, a resolução 2.183/2018.

Por fim, lembramos daqueles que desejam a obtenção do Título de Especialista em Medicina do Trabalho e, sendo assim, organizamos uma coletânea de 35 anos de provas da ANAMT com questões comentadas sobre o tema.

Bom estudo e atualização.

Boa leitura.

"Assim falou Zaratustra:
Este é o caminho
qual o seu?"
(Nietzsche)

Jorge Teixeira
Médico, Professor e
Diretor-Presidente do
INQUALIT

Prefácio

O Dr. Jorge Luiz Ramos Teixeira me convidou para prefaciar a presente obra. Ao receber essa incumbência, e aceitá-la de imediato (o que não poderia ser diferente!), fui tomado de uma doce gratidão por Deus e pela vida. Sim, pois quando um ex-aluno é chamado para prefaciar a obra de um de seus grandes professores, o sentimento de privilégio é incomum. A honra é enorme.

Tranquilamente e com toda franqueza, posso dizer que foi o Dr. Jorge quem me apresentou à Medicina do Trabalho. A primeira aula sobre essa especialidade médica que tive foi com o "Jorginho". E que aula! Magistral, alegre e consistente. Há quem diga que quando o mestre é apaixonado pela disciplina que ministra, isso é contagiante. E assim foi! Apaixonei-me logo e fiz da Medicina do Trabalho o meu maior objeto de estudo e apreciação, graças ao Mestre Jorginho.

Mestre Jorginho! Nome de sambista. Sambista dos bons. Além da Medicina do Trabalho, o Dr. Jorge me ensinou uma coisa muito mais séria do que um dia imaginei ser: é preciso alegria para viver com saúde. E isso o Jorginho tem de sobra. Uma alegria que se espalha fácil, um papo agradável e leve, típico dos bons e velhos sambistas de raiz do Rio de Janeiro.

Grande Jorginho! Meu amigo. Amigo de minha família. Mestre querido que um dia, por gentileza do destino, passou a ser meu colega de trabalho. Juntos, já ministramos centenas de aulas por esse Brasil imenso. De cada uma delas, sempre trago de volta ótimas conversas, excelentes análises: sobre os trabalhadores, sobre os empregadores, sobre nós mesmos, sobre os políticos, sobre a família, sobre o Brasil, enfim, sobre tudo.

Como coordenador do curso de Pós-Graduação em Medicina do Trabalho operacionalizado pelo Centro Brasileiro de Pós-Graduações (CENBRAP), tomo a liberdade de falar agora em nome dos nossos milhares de alunos: muito obrigado, Dr. Jorge! Pelos ensinamentos e pelas belas e ótimas reflexões que nos provocou. Pelos saudáveis debates de pontos convergentes e divergentes entre nós. Crescemos juntos. Valeu demais!

Sim, esta é a obra de um Mestre (palavra cujo sinônimo é "professor de grande e notório saber"). Nas páginas a seguir, o Dr. Jorge buscou, não apenas passar os conhecimentos inerentes aos temas abordados, mas também fazer isso de uma forma palatável e de fácil aprendizado. Os Mestres sabem fazer isso! Acima de tudo, trata-se de um importante e rico livro de consulta, escrito por alguém que conhece dos assuntos tratados como poucos.

Parabéns, Professor Jorge! Boa leitura a todos.

Marcos Henrique Mendanha

Médico. Especialista em Medicina do Trabalho. Especialista em Medicina Legal e Perícias Médicas. Advogado. Especialista em Direito do Trabalho e Processo do Trabalho. Perito Judicial TRT-GO e TRF-GO. Assistente Técnico em Processos Judiciais Diversos. Professor de Cursos de Pós-Graduação em Medicina do Trabalho, Ergonomia, Perícias Médicas e Direito Médico. Diretor Técnico da Clínica ASMETRO – Assessoria em Segurança e Medicina do Trabalho Ltda. Coordenador do Centro Brasileiro de Pós-Graduações – CENBRAP. Coordenador do Congresso Brasileiro de Medicina do Trabalho e Perícias Médicas. Mantenedor do blog*: SaudeOcupacional.org.*

Sumário

Planejamento e Gestão do Programa de Controle Médico de Saúde Ocupacional (PCMSO)

Ponto Prático

O Programa de Controle Médico de Saúde Ocupacional acaba de completar 25 anos. Seu planejamento e sua gestão serão focalizados de modo a alcançar a promoção e preservação da saúde dos trabalhadores, dentro dos princípios da clínica médica, dos conhecimentos da legislação e da ética médica.

Objetivos

Após a leitura deste trabalho, os leitores deverão ser capazes de:

1. Saber planejar o Programa pela compilação de dados e informações de uma empresa.
2. Estar cientes dos desafios que o médico enfrenta no desenvolvimento das etapas de planejamento de um Programa e na metodologia de administração, devido às imprecisões e falhas na preparação do profissional com a gestão de documentos legais, particularmente do PCMSO, durante a formação médica.
3. Conhecer e interpretar corretamente a Norma Regulamentadora nº 7 (NR 7), os documentos complementares e o Despacho da Secretaria de Segurança e Saúde no Trabalho (de 1º de outubro de 1996).

Introdução

Capítulo 1

Com o fim da escravatura e a chegada dos imigrantes europeus, no alvorecer do século XX, ocorrem profundas modificações na relação capital-trabalho no Brasil. A partir deste período, passamos a ter dois referenciais: as influências externas, doutrinárias, provenientes da Europa e dos Estados Unidos, e internamente, o reflexo das transformações políticas e as grandes mudanças sociais no país. No início do século XX, médicos da Faculdade Nacional de Medicina, na Praia Vermelha – Distrito Federal (hoje Rio de Janeiro), protestavam contra as péssimas condições dos trabalhadores nas fábricas.

No Congresso da principiante República do Brasil surge a proposta, em 1904, de que se concedam benefícios previdenciários a trabalhadores acidentados no trabalho, uma constante na Capital Federal (Mendes, 1980). Esse foi o caminho para o aparecimento do ensino de Higiene Ocupacional nos cursos de sanitaristas e posteriormente, mesmo que de forma tímida, nos cursos de Medicina em todo o Brasil. Mas de forma contraditória, em pleno Estado Novo (ditadura Vargas), surgiu a Consolidação das Leis Trabalhistas – CLT (1º de maio de 1943), representando um notável avanço do ponto de vista da legislação trabalhista.

Os anos 1950 representaram o segundo grande surto industrial do Brasil e nesse contexto histórico surgem as Escolas de Medicina Preventiva, que vão incorporar a multiprofissionalidade e a interdisciplinaridade ao desenho original de Medicina do Trabalho, que passou a incorporar a Saúde Ocupacional. Portanto, a década de 1950 foi marcada pela proliferação de serviços médicos de empresas e pelo desenvolvimento técnico-científico da Medicina do Trabalho.

Os anos 1960 serão marcados pela efervescência política, que terminou com o golpe militar de 1964. Posteriormente, acontecia o terceiro grande surto industrial do país, com a expansão da construção civil pesada e obras faraônicas, como a ponte Rio-Niterói, a Transamazônica, Itaipu Binacional, estádios de futebol, dentre outras. O Brasil era transformado num verdadeiro “canteiro de obras”, mas em contrapartida gerava um verdadeiro genocídio, com trabalhadores morrendo todos os dias.

Subiu a construção como se fosse máquina
Ergueu no patamar quatro paredes sólidas
Tijolo com tijolo num desenho mágico
Seus olhos embotados de cimento e lágrima
Sentou pra descansar como se fosse sábado
Comeu feijão com arroz como se fosse um príncipe
Bebeu e soluçou como se fosse um náufrago
Dançou e gargalhou como se ouvisse música
E tropeçou no céu como se fosse um bêbado
E flutuou no ar como se fosse um pássaro
E se acabou no chão feito um pacote flácido
Agonizou no meio do passeio público
Morreu na contramão atrapalhando o tráfego

Chico Buarque, 1971

Era o "milagre econômico brasileiro", que ao mesmo tempo levaria o país à condição de "Brasil, campeão mundial de acidentes de trabalho". Pouca ou nenhuma ação acontecia para prevenir as doenças do trabalho. A intervenção do governo militar, em 1977, ocorre com o surgimento da Lei 6.514, que modifica a CLT e cria os artigos pertinentes a Segurança, Higiene e Saúde no Trabalho (artigos do 154 ao 201). Estava o Brasil preparado para a Normatização das Ações de Segurança e Medicina do Trabalho, entrando em cena, em junho de 1978, a Portaria 3.214 do Ministério do Trabalho, que cria o elenco de 28 Normas Regulamentadoras (as NR).

Os anos 1980 vieram com a afirmação de uma nova área, a Saúde do Trabalhador, vinda no sentido de preencher o espaço deixado pelos desenhos anteriores, da Medicina do Trabalho clássica e da Saúde Ocupacional, que se apresentavam insuficientes. A Saúde do Trabalhador assumiu bandeiras importantes, dentre as quais podemos destacar e grifar, para quem pretende elaborar e promover a gestão de um Programa de Controle Médico de Saúde Ocupacional:

- direito de saber;
- recusa ao trabalho em situações de risco;
- saúde não se troca por dinheiro;
- inclusão de cláusulas de saúde e ambientais nos acordos coletivos de trabalho;
- integralidade nas ações de saúde do trabalhador;
- reconhecimento do saber operário;
- participação na gestão dos serviços de saúde;
- validação consensual;
- grupos homogêneos de risco;
- incorporação da epidemiologia como instrumento de reconhecimento de riscos e danos à saúde e ao meio ambiente.

(Oddone, 1986)

Ainda podemos destacar, na década de 1980, outros elementos que acabaram por influenciar a saúde do trabalhador:

- a Oficina Pan-Americana Sanitária (OPAS), lançando os "Programas de Ação da Saúde dos Trabalhadores";
- a OIT/OMS, lançando a Convenção 161 e a Recomendação 171 (Serviço de Saúde no Trabalho). Essas duas tiveram papel importante na alteração da NR 7 e no aparecimento do PCMSO;
- os Programas de Saúde do Trabalhador (implantados em vários estados nos anos 1980);
- a VIII Conferência Nacional de Saúde, em 1986, marcando os debates dos princípios doutrinários do SUS;
- a realização da I Conferência Nacional de Saúde do Trabalhador;
- a Constituinte e a Reforma Constitucional de 1988[1], que definiu como direitos de cidadania "Saúde e Trabalho".

---

[1] Da Constituição de 1988, posteriormente em nosso estudo vamos destacar em seu Título II (Dos Direitos e Garantias Fundamentais) Capítulo II (Dos Direitos Sociais), o Artigo 7º.

No início dos anos 1990, o Brasil promulgou a Lei Orgânica de Saúde/Lei 8.080, uma referência dos SUS. Essa Lei, além de definir os princípios do SUS (descentralização, universalidade, integralidade e a hierarquização dos serviços), contempla a Saúde do Trabalhador, conforme seu Artigo 6º.

Lei 8.080/SUS e a redação do Artigo 6º: http://www.planalto.gov.br/ccivil_03/Leis/L8080.htm.

Em dezembro de 1994, o Ministério da Saúde apresentou a NOST (Norma Operacional de Saúde do Trabalhador no SUS). Esse documento objetivou propor uma diretriz para a prática da Atenção Integral à Saúde dos Trabalhadores. Foi exatamente neste ano que o Ministério do Trabalho modificou diversas normas regulamentadoras que permaneciam com a mesma redação desde o aparecimento da Portaria 3.214 do MT (08/06/1978)[2]. Uma das Normas que sofreu modificação foi a NR 7, que através da Portaria nº 24, de 29 de dezembro de 1994, passa a ser intitulada Programa de Controle Médico de Saúde Ocupacional. Nessa mesma época surge a Portaria nº 25 (28/12/1994), que cria na NR 9 o Programa de Prevenção de Riscos Ambientais – PPRA.

---

[2] As Normas Regulamentadoras da Portaria 3.214 hoje são reformuladas ou criadas a partir do debate democrático na CTPP (Comissão Tripartite Paritária Permanente).

Planejamento do PCMSO

Capítulo 2

O que É Planejamento?

É um processo contínuo e dinâmico que consiste em um conjunto de ações intencionais, integradas, coordenadas e orientadas para tornar realidade um objetivo futuro, de forma a possibilitar a tomada de decisões antecipadamente.

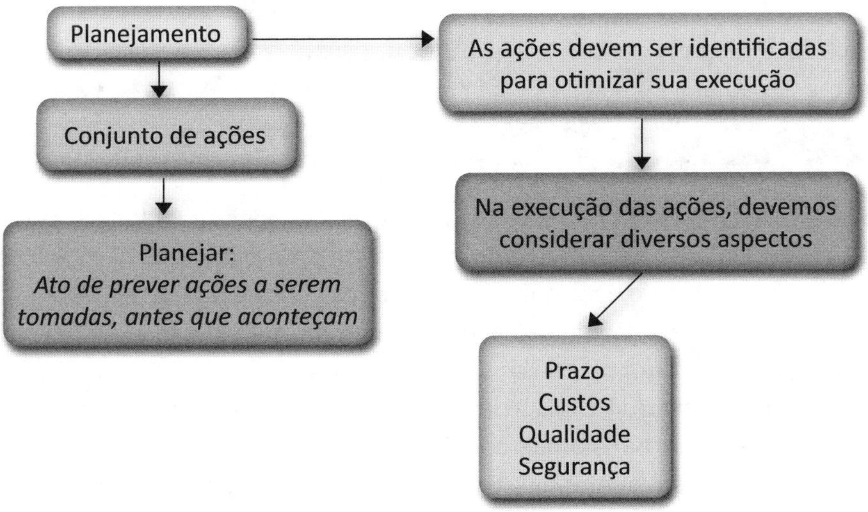

Que Ações Devem Ser Desenvolvidas no Planejamento do PCMSO?

A metodologia do conjunto de ações para o planejamento do PCMSO pode ser delineada por dois momentos: a Visita Preliminar à empresa pelo futuro responsável pelo programa e o Inquérito Preliminar de Saúde e Segurança do Trabalho ou *Walkthrough.* Assim, o mínimo que se requer do Programa é um estudo *in loco* para o reconhecimento dos riscos ocupacionais existentes em um ambiente de trabalho.

Cabe ressaltar que o reconhecimento de riscos deve ser feito através de dados e informações colhidos nas etapas de planejamento do Programa. Essa determinação está claramente estampada na redação do Despacho da Secretaria de Segurança e Saúde no Trabalho, de 1º de outubro de 1996, DOU de 04/10/1996. Portanto, não existe possibilidade do Planejamento do PCMSO sem a presença do médico (futuro responsável) principalmente na execução do Inquérito Preliminar de Saúde e Segurança do Trabalho (*walkthrough*), ou que hoje a Secretaria Especial de Previdência e Trabalho denomina de "Inventário de Riscos" do estabelecimento. Essa é a contradição que nos deparamos nas auditorias em PCMSO, isto é, a constatação de que não ocorreu o "reconhecimento dos riscos ocupacionais" por parte do "futuro responsável".

Tal erro é frequente, em razão da falsa premissa que o PPRA, e tão somente o PPRA, serve para balizar a elaboração do PCMSO.

O que é PCMSO?

"É planejar (programar), fazer (executar) e relatar o que fez..."

Planejamento ótimo

Oferece inúmeras vantagens à equipe de projetos:

- permite controle apropriado;
- produtos e serviços entregues conforme requisitos exigidos;
- melhor coordenação das interfaces do projeto;
- possibilita resolução antecipada de problemas e conflitos;
- propicia um grau mais elevado de assertividade nas tomadas de decisão.

O "Planejamento Ótimo" do PCMSO vai permitir a *gestão* adequada dos exames médicos, dos exames complementares que servem de parâmetros para o controle biológico da exposição ocupacional aos agentes de risco químicos e a outros riscos à saúde, bem como de outras ações de promoção e preservação da saúde do conjunto dos trabalhadores. Exemplo: Programa de Saúde do Viajante/Programa de Vacinação, entre outros.

O tempo de planejamento do PCMSO deve ser adequado à operacionalização da fase de execução. Isso poderá evitar transtornos em observar a falta de coerência entre a avaliação clínica e os exames complementares, a atividade desenvolvida pelo trabalhador e os riscos ocupacionais a que ele está exposto.

Se o planejamento é uma "ferramenta administrativa", devemos, em relação ao PCMSO, perguntar:

Planejar (programar) o quê?

A Norma diz: "o PCMSO deve incluir, *entre outros*, a realização obrigatória de exames médicos:

- admissional;
- periódico;
- de retorno ao trabalho;
- de mudança de função;
- demissional".

Planejamento ótimo é:

Preparar-se para o inevitável, prevenindo o indesejável e controlando o que for controlável.

O tempo do planejamento

O tempo dedicado ao planejamento é vital para evitar problemas na **fase de execução**. O objetivo central do **planejamento** é minimizar a necessidade de **revisões durante a execução.**

Portanto, está clara a abrangência do PCMSO: são cinco tipos distintos de exames médicos, que devem ser encadeados, complementares, articulados entre si. Cada exame médico ou "exame de saúde", deve ser constituído por:

- avaliação clínica, abrangendo anamnese ocupacional, exames físico e mental;
- exames complementares – realizados de acordo com os termos especificados nos **Quadros Ia** (Parâmetros para Monitoração Biológica da Exposição a Agentes Químicos Indicadores de Exposição Excessiva – EE) e **Ib** (Indicadores com Significado Clínico) e o **Quadro II** (Parâmetros para Monitoração da Exposição Ocupacional a Alguns Riscos à Saúde), incluindo o **Anexo I** (Diretrizes e Parâmetros Mínimos para Avaliação e Acompanhamento da Audição em Trabalhadores Expostos a Níveis de Pressão Sonora Elevada) e o **Anexo II** (Diretrizes e Condições Mínimas para Realização e Interpretação de Radiografias de Tórax).

Planejamento, uma ferramenta administrativa

O planejamento é uma ferramenta administrativa que possibilita **perceber a realidade, avaliar os caminhos, construir um referencial futuro,** estruturando o trâmite adequado e reavaliar todo o processo a que o planejamento se destina.

PLANEJAMENTO É O LADO RACIONAL DA AÇÃO

Metodologia de administração

Consiste, basicamente, em determinar os objetivos a alcançar, as ações a serem realizadas, compatibilizando-as com os meios disponíveis para a sua execução.

Na metodologia de administração do PCMSO, quais são os objetivos queremos alcançar? Que ações devem ser realizadas?

Quem não sabe o que procura não pode interpretar o que encontra...

A Norma enuncia o objetivo do PCMSO: "Proteger e preservar da saúde dos trabalhadores", em relação aos riscos gerados pelo trabalho (Item 7.1 da NR 7).

A resposta mais completa ao questionamento está no item 7.3 da NR 7. Dentre as ações especificadas nas Diretrizes do programa, podemos destacar:

"O PCMSO deve rastrear e detectar precocemente agravos à saúde relacionados ao trabalho, inclusive de natureza subclínica."

"Definir a aptidão de cada empregado para exercer suas funções ou uma tarefa determinada."

A excelência na administração é de fundamental importância para alcançar os objetivos desse programa. É impossível falar em administração sem falar em objetivos. Então, a seguir vamos procurar elencar as principais funções administrativas do médico do trabalho responsável pelo PCMSO.

Funções administrativas do médico do trabalho responsável pelo PCMSO

1. **Organizar e alocar recursos, se for o caso** – O responsável deve ter **proceder a escolha de profissionais, como, por exemplo, médicos encarregados da realização dos exames médicos ocupacionais;** fazer a devida avaliação de **recursos financeiros** necessários para a execução do planejado no PCMSO, e **avaliar os recursos tecnológicos de laboratórios, clínicas, centros de audiometria, etc.**

Nota: A redação atual da NR 7 não incluiu as "responsabilidades" do médico anteriormente denominado de "coordenador" e atualmente citado como "médico responsável" pelo PCMSO.

2. **Comunicar, dirigir e motivar as pessoas (o médico do trabalho responsável pelo PCMSO deve ter *liderança*).**
3. Negociar (entendimento com a alta direção da empresa, com a CIPA, com os Sindicatos e com os trabalhadores).
4. Tomar decisões rápidas e precisas.
5. Mensurar e avaliar (controlar).
6. **Fixar objetivos (**planejamento do PCMSO). "É impossível falar em administração sem falar em objetivos."
7. **Analisar e conhecer os problemas** (p. ex., agentes de risco que podem comprometer a saúde dos trabalhadores).
8. **Solucionar problemas** (sobretudo por uma perfeita sintonia com o profissional responsável pelo PPRA).

Médico do Trabalho Responsável pelo PCMSO

No planejamento do programa, o responsável deve participar da definição das políticas de saúde da empresa.

Exemplos: metas a serem alcançadas, indicadores de saúde acompanhados por períodos preestabelecidos, etc.

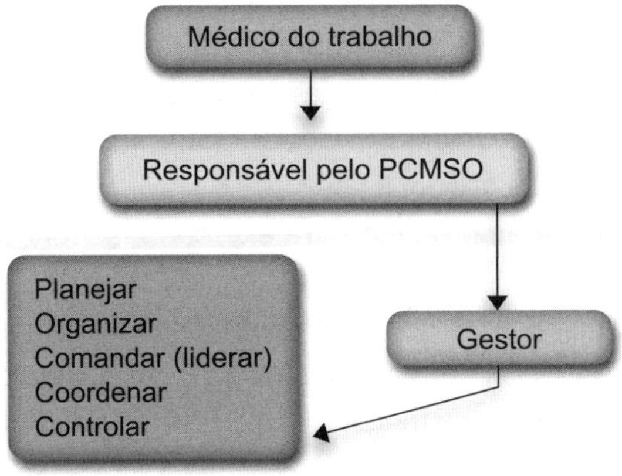

Gestor

Na **gestão** não basta apenas ser uma **pessoa boa**, é necessário que **tenha nascido para vencer**, vitória essa que está relacionada com a **busca constante de desafios**, com a **coragem de mobilizar-se, de assumir seu papel** diante de seus pares, de seus colaboradores e de seus supervisores.

Planejamento do PCMSO

Envolve a determinação, no presente, do que se espera para o futuro nas iniciativas da empresa, no campo da saúde dos trabalhadores, o que inclui as decisões a serem tomadas para que as metas sejam alcançadas.

Organização do PCMSO

Pode-se constatar que, se fosse possível sequenciar, diríamos que depois de traçada(s) a(s) meta(s) organizacional(ais), é necessário que as **atividades sejam adequadas às pessoas** (aos trabalhadores e à direção da empresa) e **aos recursos da organização,** ou seja, chega a hora de definir **o que deve ser feito, por quem deve ser feito, como deve ser feito, a quem devemos nos reportar, e o que é preciso para a realização da tarefa.**

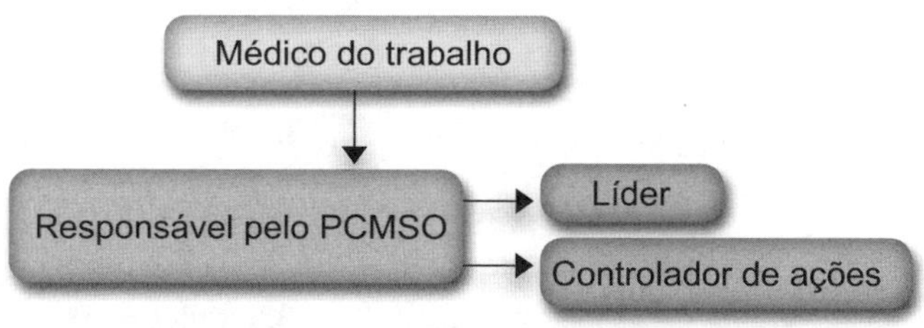

Líder: Influencia pessoas para que trabalhem num objetivo comum:
Promoção e preservação da saúde do conjunto dos trabalhadores da empresa

Políticas de Saúde no Ambiente de Trabalho

O que São Políticas?

São as formas pelas quais as organizações se relacionam com as *partes interessadas.*

Políticas de Saúde nas Organizações

Quais as partes interessadas?

Exemplos:

Um acionista de uma indústria petrolífera vai ficar bastante preocupado com a explosão de uma plataforma de petróleo. Certamente o preço da ação vai "despencar" na bolsa de valores.

O consumidor deixou de comprar uma marca que foi denunciada na mídia por desenvolver trabalho análogo ao escravo.

A comunidade próxima a uma fábrica desenvolveu um protesto contra a poluição do ar.

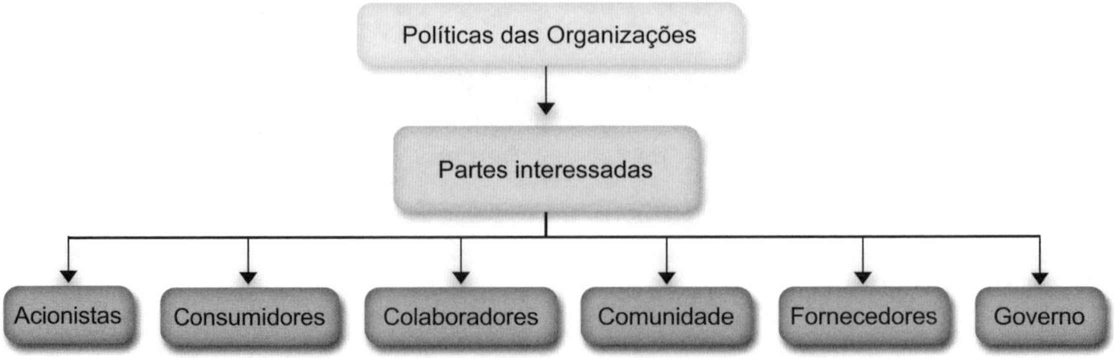

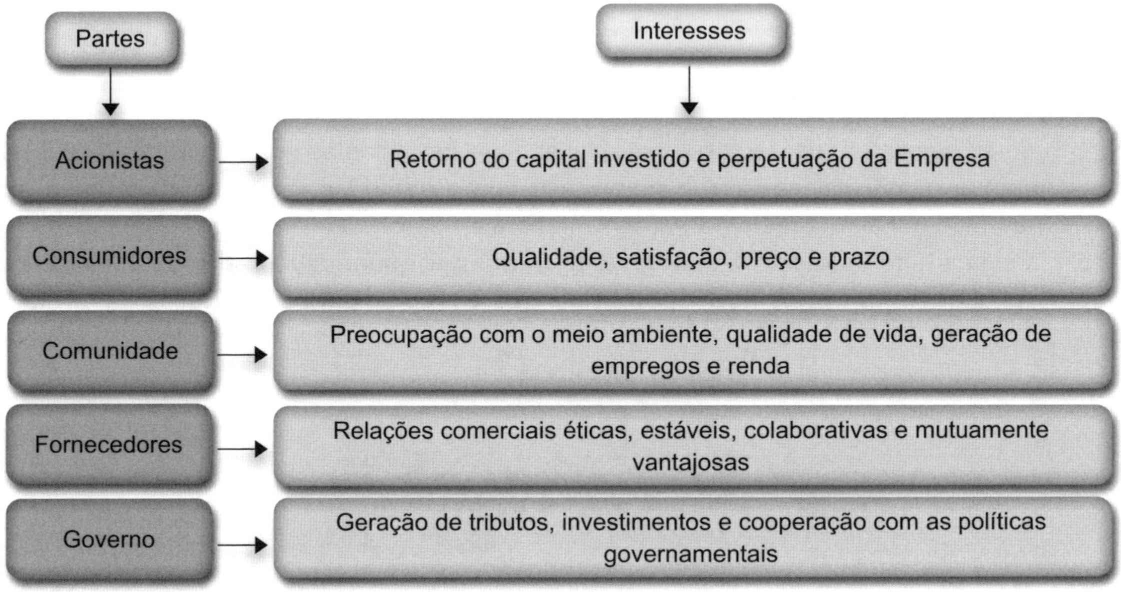
Partes
Interesses
Acionistas
Retorno do capital investido e perpetuação da Empresa
Consumidores
Qualidade, satisfação, preço e prazo
Comunidade
Preocupação com o meio ambiente, qualidade de vida, geração de empregos e renda
Fornecedores
Relações comerciais éticas, estáveis, colaborativas e mutuamente vantajosas
Governo
Geração de tributos, investimentos e cooperação com as políticas governamentais

Algumas empresas estão implantando o Sistema Integrado de Segurança, Meio Ambiente e Saúde (SMS). Essas empresas estão cada vez mais preocupadas com a questão ambiental e tornam-se mais exigentes na qualidade do PCMSO.

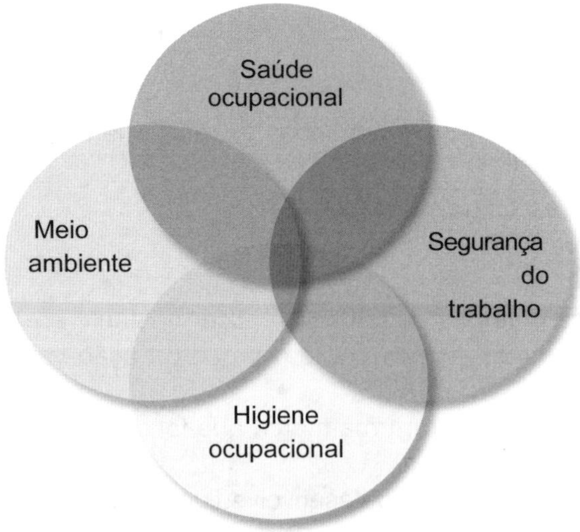

É muito importante "ganhar" a alta direção da empresa e toda a força de trabalho para a aplicabilidade do PCMSO. Existem estudos comprovando que, a cada R$ 1,00 investido no campo da segurança e saúde do trabalhador, o retorno é de 4,00.

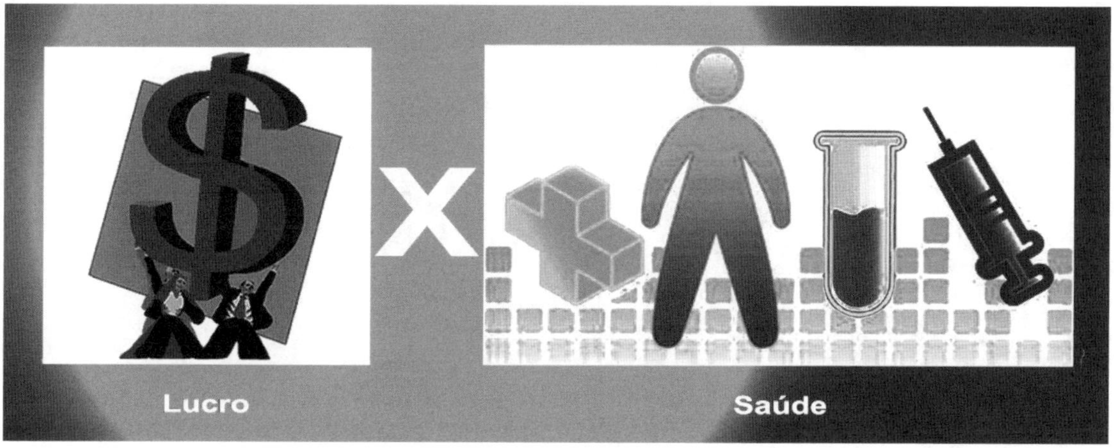

Gestão de Saúde em uma Empresa

Capítulo 3

Saúde do trabalhador – Constitui uma área da saúde pública que tem como objeto de estudo e intervenção as relações entre *trabalho* e *saúde*.

> Objetivos: proteger e preservar a saúde dos trabalhadores e, numa atitude mais moderna, ir além da NR 7, isto é, promover a saúde dos trabalhadores.

Devemos perceber que o responsável pelo PCMSO, principalmente quando médico do Serviço Especializado em Segurança e Medicina do Trabalho, é o gestor de saúde da empresa. E ele deve trabalhar em sintonia com a equipe de profissionais do SESMT (NR 4), visando às ações de promoção e proteção da saúde do conjunto de trabalhadores.

Promoção de Saúde

Exemplo: Implementação de um programa de alimentação saudável ou um programa de atividade física na empresa.

Proteção da Saúde do Trabalhador

Exemplo: Desenvolvimento de ações de vigilância dos riscos presentes nos ambientes e condições de trabalho, dos agravos à saúde do trabalhador e a organização e prestação da assistência aos trabalhadores, compreendendo procedimentos de *diagnóstico, treinamento e reabilitação* de forma integrada.

Atenção à Saúde dos Trabalhadores

Não pode ser desvinculada daquela prestada à população em geral. É desenvolvida em diferentes espaços institucionais, com objetivos e práticas distintas:

- pelas empresas – SESMT;
- por um serviço de saúde;
- pelas organizações de trabalhadores;
- pelo Estado;
- pelos planos de saúde;
- pelos serviços organizados em hospitais universitários.

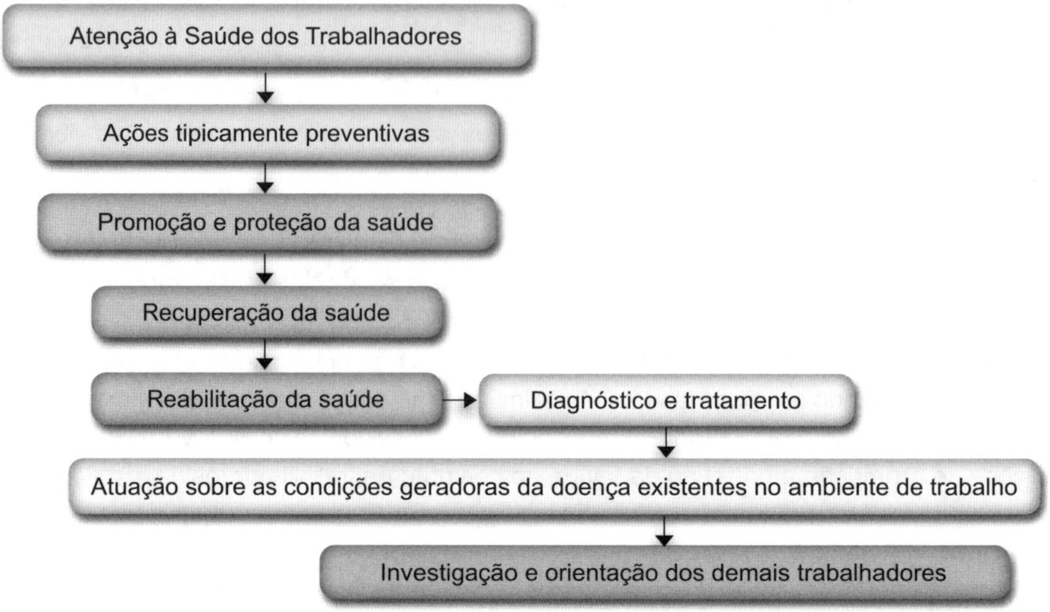
Atenção à Saúde dos Trabalhadores
Ações tipicamente preventivas
Promoção e proteção da saúde
Recuperação da saúde
Reabilitação da saúde
Diagnóstico e tratamento
Atuação sobre as condições geradoras da doença existentes no ambiente de trabalho
Investigação e orientação dos demais trabalhadores

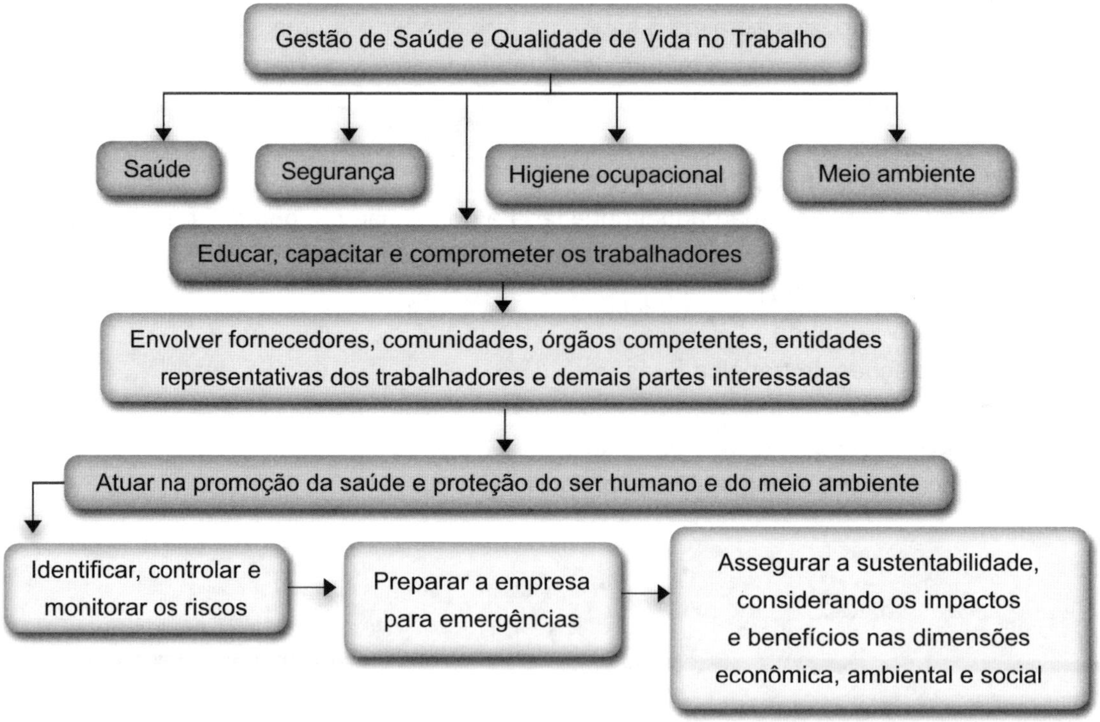
Gestão de Saúde e Qualidade de Vida no Trabalho
Saúde
Segurança
Higiene ocupacional
Meio ambiente
Educar, capacitar e comprometer os trabalhadores
Envolver fornecedores, comunidades, órgãos competentes, entidades representativas dos trabalhadores e demais partes interessadas
Atuar na promoção da saúde e proteção do ser humano e do meio ambiente
Identificar, controlar e monitorar os riscos
Preparar a empresa para emergências
Assegurar a sustentabilidade, considerando os impactos e benefícios nas dimensões econômica, ambiental e social

Operacionalização dos Princípios do PCMSO em Diferentes Cenários

Considerar as questões incidentes sobre o indivíduo e a coletividade de trabalhadores, privilegiando o instrumental clínico-epidemiológico na abordagem da relação entre sua saúde e o trabalho.

Várias são as possibilidades para a operacionalização deste princípio.

1ª Possibilidade:

Empresa em que já existem informações disponíveis sobre a situação das condições e dos ambientes de trabalho, e sobre os problemas de saúde da coletividade de trabalhadores, e estas parecem ser de boa qualidade: *aproveitar essas informaçoes para planejar seu PCMSO.*

Nessa empresa, provavelmente já vinham sendo realizados os exames médicos de saúde (admissional, periódico, etc.). Nesse caso, o PCMSO poderá ser o simples enunciado do que vai ser feito (com base no que vinha sendo feito).

Agregar, se necessário, pequenas modificações consideradas adequadas, ou até necessárias à luz do novo texto da NR 7, como, por exemplo, periodicidade do "exame periódico", inclusão do "exame de retorno ao trabalho", inclusão dos exames de mudança de função", (re)definição do tipo e da periodicidade de parâmetros para controle biológico da exposição (**Quadros Ia, Ib e II**) e sua periodicidade, etc.

Neste caso, provavelmente estarão, também, atendidos o espírito e a letra do que deve o empregador garantir, conforme o item 7.4.1:

"O empregador deverá garantir que o PCMSO: seja baseado nas informações da organização sobre todos os riscos ocupacionais a que estão ou estarão sujeitos os empregados."

Este será o provável procedimento para *grandes empresas.*

2ª Possibilidade:

Empresas nas quais não existem informações disponíveis sobre as condições e os ambientes de trabalho, tampouco sobre as condições de saúde de seus empregados ("de que adoecem, incapacitam-se ou morrem...").

Nesse caso, três poderão ser as posturas, sequenciais, simultâneas ou mutuamente exclusivas, a saber:

1ª postura: O (futuro) "médico responsável" vai à empresa e faz uma vistoria geral prévia, das condições e dos ambientes de trabalho (Inventário dos Riscos). Este será o provável procedimento para *empresas de pequeno porte.*

2ª postura: O (futuro) "médico responsável" inclui em seu PCMSO a encomenda de uma avaliação qualitativa e quantitativa mais técnica, a ser oportunamente realizada por profissionais "do ramo", qualificados (engenheiros de segurança do trabalho, higienistas, técnicos de segurança do trabalho, etc.). Desejavelmente, essa avaliação deverá ser feita de acordo com a NR 9, que trata do Programa de Prevenção de Riscos Ambientais (PPRA), irmão gêmeo do PCMSO. Para o ano seguinte, os resultados desta avaliação deverão ser incorporados ao PCMSO, aperfeiçoando-o ou corrigindo-o.

Este seria o procedimento recomendado para *empresas de porte médio.*

3ª postura: O (futuro) "médico responsável" sente-se despreparado ou prefere esperar os resultados da avaliação ambiental (ou do PPRA) para se pronunciar sobre o conteúdo do PCMSO. Pode ser uma atitude técnica e eticamente correta, porém ela é pouco prática, do ponto de vista operacional, até porque as empresas estarão sendo cobradas pela fiscalização, para apresentar seu PCMSO. É preferível apresentar uma proposta provisória, sujeita a revisão, a não apresentar nada, esperando que a Segurança do Trabalho faça a sua parte (PPRA).

Nesse caso, poderá ser que o ótimo passe a ser inimigo do bom...

De certo modo, as mesmas diretrizes relativas à questão da existência (ou não) de informações sobre a natureza dos riscos – norteadora principal do PCMSO – servirão para a questão das informações sobre a morbidade ou natureza e gravidade dos danos à saúde ou sobre a informação "de que os trabalhadores adoecem, incapacitam-se ou morrem" – norteadora complementar do PCMSO.

Se existirem e forem de boa qualidade, elas deverão ser levadas em consideração no planejamento do PCMSO. Se não existirem, ou forem de má qualidade, deverá ser incluída no planejamento do próximo PCMSO a tarefa de sua identificação e análise, e o oportuno aproveitamento no próximo PCMSO.

Nota: O norteamento do planejamento do PCMSO deverá acontecer, além dos riscos identificados e avaliados no PPRA, pelo *Inventário de Riscos,* preconizado no PGR (Programa de Gerenciamento de Riscos).

Importância do Reconhecimento e da Avaliação Qualitativa de Riscos Ocupacionais para a Elaboração do PCMSO

Capítulo 4

O objetivo deste capítulo é apresentar propostas metodológicas para o *reconhecimento de riscos.* Faz-se necessário deixar claro qual o conceito de risco que estaremos utilizando. O termo inglês *hazard* vem sendo traduzido como "perigo" ou "fator de risco", ou mesmo "situação de risco". Na nossa abordagem estaremos utilizando a denominação "situação de risco" ou "fator de risco" como tradução de *hazard.*

Estaremos adotando a definição de *risco* como sendo a *possibilidade de perda ou dano* e a "probabilidade de que tal perda ou dano ocorra".

O conceito de *risco* é bidimensional e pode representar duas situações:

1. Possibilidade de um efeito adverso.
2. Incerteza da ocorrência, distribuição no tempo ou magnitude do resultado adverso.

E quando existe a possibilidade de efeito adverso num ambiente de trabalho?

A possibilidade de um efeito adverso somente existirá se houver a *exposição* a uma *situação* ou *fator de risco* (*hazard*) que tenha potencial para tal efeito.

O que é Situação ou Fator de Risco?

É uma condição ou um conjunto de circunstâncias que tem o potencial de causar um efeito adverso. Esse efeito adverso pode causar morte, lesões, doenças em geral, danos à propriedade, danos ao meio ambiente, danos ao ambiente de trabalho, acidentes e doenças relacionadas ao trabalho.

Portanto, de forma global, os fatores de risco, quanto à sua natureza, podem ser classificados como:

1. ambiental:
   - físico (ruído, vibração ou alguma forma de energia);
   - químico (substâncias);
   - biológico (microrganismos patogênicos e fungos);
2. situacional (instalações, ferramentas, equipamentos, materiais, operações);
3. humano ou comportamental (ação ou omissão).

No campo da saúde do trabalhador, os *fatores ergonômicos* podem incluir *fatores ambientais, situacionais* ou *humanos.*

Podemos afirmar que *reconhecer riscos* significa identificar no ambiente de trabalho *fatores* ou *situações* com potencial de *dano,* isto é, há a possibilidade de dano.

Avaliar o risco significa estimar a probabilidade do dano

Para pavimentar o caminho do reconhecimento e da avaliação dos riscos propostos propomos os seguintes questionamentos:

Reconhecimento dos Riscos

Perguntas:

1. Que fatores de risco (agentes ou condições) estão presentes no ambiente de trabalho que têm o potencial de causar danos à saúde ou ameaçar a integridade física dos trabalhadores? (identificação dos fatores de risco).
2. Qual é a população exposta a estes fatores de risco? Quais são as condições de exposição? (caracterização das exposições).
3. Que *medidas de controle* para prevenir a ocorrência desses efeitos adversos existem ou deveriam existir? Essas medidas são adequadas ao tipo de risco? (identificação dos controles).

As respostas das perguntas 1 e 2 são de muita importância para a elaboração do PCMSO, com ou sem o PPRA, independentemente dos Anexos da NR 15 (Atividades ou Operações Insalubres), ou do modelo de mapeamento de riscos anteriormente explicitado na NR 5 (CIPA). Assim, na fase do planejamento do PCMSO, quando da realização do Inquérito Preliminar de Segurança e Saúde no Trabalho ou *Walkthrough*, o médico responsável deverá ter atenção especial na *identificação dos fatores de risco* e na *caracterização das exposições*. Devendo, quando possível, confrontar as *respostas* com as etapas do PPRA, bem como participar de entendimentos para a implantação das medidas de controle (respostas ao questionamento nº 3).

Avaliação dos Riscos

Perguntas:

1. Quais são os efeitos adversos ou danos?
2. Qual a magnitude ou gravidade do dano?
3. Qual é a probabilidade de que os efeitos adversos se concretizem?

Ter conhecimentos sólidos de clínica médica aplicada à medicina do trabalho é de fundamental importância na avaliação dos riscos. A estimativa do tamanho do risco pode ser feita pela combinação da estimativa da probabilidade da ocorrência dos danos e da estimativa da gravidade dos mesmos. A estimativa de risco pode ser evidenciada em duas expressões:

Acidentes de trabalho: Risco = Probabilidade × Gravidade do dano

Doenças relacionadas ao trabalho: Exposição × Gravidade do efeito sobre a saúde

O tamanho do risco pode ser estimado *qualitativamente* a partir da atribuição de índices para a probabilidade de ocorrência de acidentes ou exposição e de índices relacionados com a magnitude e intensidade da consequência ou dos danos potenciais à saúde humana.

No caso de *Acidentes de Trabalho*, o índice de probabilidade poderá ser atribuído com base em dados e informações colhidos durante a etapa denominada Visita Preliminar de Planejamento do PCMSO. Portanto, é um julgamento profissional:

1. a frequência de acidentes ocorridos na empresa com emissão de CAT;
2. a frequência de acidentes ou "quase acidentes" ocorridos na empresa, mas não registrados formalmente;
3. a frequência de acidentes ocorridos em situações análogas registrada na literatura técnica ou em dados estatísticos.

A ***probabilidade*** da ocorrência de acidentes de trabalho também poderá ser estimada tendo-se em vista a eficácia da medida preventiva existente, avaliada pela sua adequação e manutenção. Atribui-se um índice menor para situações de risco onde existirem ***medidas de controle*** adequadas e índices altos quando as medidas preventivas estiverem ausentes.

No caso de doenças relacionadas ao trabalho, a probabilidade pode ser representada pelo grau de exposição. Quanto maior a exposição (no sentido de dose), maior a probabilidade de ocorrência do efeito adverso à saúde. A exposição pode ser estimada levando-se em conta os seguintes fatores:

- intensidade da exposição;
- duração da exposição;
- frequência da exposição.

Atenção: Para a estimativa da exposição por aerodispersoides (poeira, neblina, névoas, fumos metálicos) e ao ruído, recomenda-se ***não levar em conta a utilização de equipamentos de proteção individual*** (EPI, como protetor respiratório ou auricular), uma vez que são os últimos recursos na hierarquia das medidas de controle que podem ser adotados.

O contato acidental de produtos químicos com a pele e os olhos, ou ainda a ingestão, devem ser tratados em termos de probabilidade de ocorrência desses eventos, isto é, como *acidentes.*

Como Estimar a Gravidade do Dano?

Para estimar a gravidade do dano pode-se atribuir um índice relacionado com o potencial de danos à saúde do agente ou com a magnitude e intensidade das consequências do *acidente.* Efeitos leves e reversíveis recebem índices baixos e efeitos sérios e irreversíveis ou fatais recebem índices altos.

A avaliação final do ***risco*** significa chegar a um índice que represente tanto a probabilidade como a gravidade do dano. Implica também julgar se o *risco estimado é tolerável ou não.* Tolerável nesse contexto significa se o risco foi reduzido ao nível mais baixo razoavelmente praticável.

Quais os objetivos do "Reconhecimento de Riscos" no Inquérito Preliminar durante o Planejamento de PCMSO?

Fornecer dados para a elaboração do PCMSO, no caso, terá que indicar a matriz:

Funções (atividades desenvolvidas) x Fatores de risco

Esses dados devem ser confrontados com os elementos utilizados na elaboração do PPRA, isto é, os fatores de risco reconhecidos e quantificados, bem como as medidas de controle adotadas.

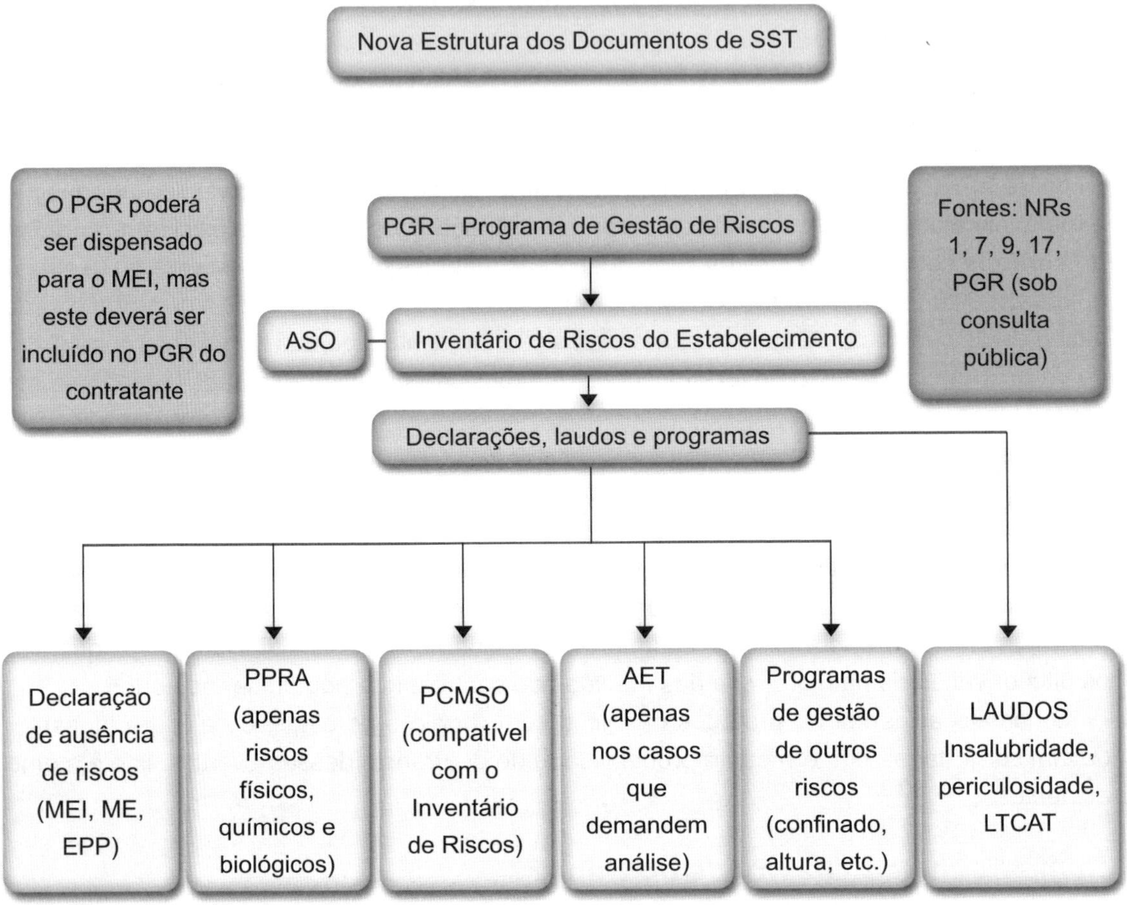

Previsão: Vigorar a partir de dezembro de 2019.

Mudanças nas Normas Reguladoras de Importância para a Elaboração do PCMSO

Capítulo 5

NR 1 – Disposições Gerais Alteradas pela Portaria SEPRT nº 915, de 30 de julho de 2019

Ela é a “Norma-mãe”. É a norma que possui como campo de aplicação os termos e as definições comuns às Normas Regulamentadoras relativas à segurança e saúde no trabalho. Aplicação: empregadores e empregados, urbanos e rurais.

As NR são de observância obrigatória pelas organizações e pelos órgãos públicos da administração direta e indireta, bem como pelos órgãos dos Poderes Legislativo, Judiciário e o Ministério Público que possuam empregados regidos pela CLT.

Direitos e Deveres

Cabe ao empregador:

a) cumprir e fazer cumprir as disposições legais e regulamentares sobre segurança e saúde no trabalho;

b) informar aos trabalhadores:

I. os riscos ocupacionais existentes nos locais de trabalho;

II. as medidas de controle adotadas pela empresa para reduzir ou eliminar tais riscos;

III. os resultados dos exames médicos e de exames complementares de diagnóstico aos quais os próprios trabalhadores forem submetidos;

IV. os resultados das avaliações ambientais realizadas nos locais de trabalho.

c) elaborar ordens de serviço sobre segurança e saúde no trabalho, dando ciência aos trabalhadores;

d) permitir que representantes dos trabalhadores acompanhem a fiscalização dos preceitos legais e regulamentares sobre segurança e saúde no trabalho;

e) determinar procedimentos que devem ser adotados em caso de acidente ou doença relacionada ao trabalho, incluindo a análise de suas causas;

f) disponibilizar à Inspeção do Trabalho todas as informações relativas à segurança e saúde no trabalho.

g) implementar medidas de prevenção, ouvidos os trabalhadores, de acordo com a seguinte ordem de prioridade:

I. eliminação dos fatores de risco;

II. minimização e controle dos fatores de risco, com a adoção de medidas de proteção coletiva;

III. minimização e controle dos fatores de risco, com a adoção de medidas administrativas ou de organização do trabalho; e

IV. adoção de medidas de proteção individual.

Cabe ao trabalhador:

a) cumprir as disposições legais e regulamentares sobre segurança e saúde no trabalho, inclusive as ordens de serviço expedidas pelo empregador;

b) submeter-se aos exames médicos previstos nas NR;

c) colaborar com a organização na aplicação das NR;

d) usar o equipamento de proteção individual fornecido pelo empregador.

Constitui ato faltoso a recusa injustificada do empregado ao cumprimento do disposto no subitem anterior.

O trabalhador pode interromper suas atividades?

O trabalhador poderá interromper suas atividades quando constatar uma situação de trabalho onde, a seu ver, envolva um risco grave e iminente para a sua vida e saúde, informando imediatamente ao seu superior hierárquico.

Comprovada pelo empregador a situação de grave e iminente risco, não poderá ser exigida a volta dos trabalhadores à atividade enquanto não sejam tomadas as medidas corretivas.

Condutas na admissão ou na mudança de função do trabalhador:

a) os riscos ocupacionais que existam ou possam originar-se nos locais de trabalho;

b) os meios para prevenir e controlar tais riscos;

c) as medidas adotadas pela organização;

d) os procedimentos a serem adotados em situação de emergência; e

A empresa pode informar o trabalhador dos riscos pertinentes à sua atividade:

a) durante os treinamentos;

b) por meio de diálogos de segurança, documento físico ou eletrônico.

Atenção: As empresas devem prestar informação digital e digitalização de documentos ao Ministério da Economia. Como?

As organizações devem prestar informações de segurança e saúde no trabalho em formato digital, conforme modelo aprovado pela STRAB, ouvida a SIT. Os modelos aprovados pela STRAB devem considerar os princípios de simplificação e desburocratização.

Os documentos previstos nas NR podem ser emitidos e armazenados em meio digital com certificado digital emitido no âmbito da Infraestrutura de Chaves Públicas Brasileira (ICP-Brasil), normatizada por lei específica.

Os documentos físicos, assinados manualmente, inclusive os anteriores à vigência desta NR, podem ser arquivados em meio digital, pelo período correspondente exigido pela legislação própria, mediante processo de digitalização conforme disposto em Lei.

O processo de digitalização deve ser realizado de forma a manter a integridade, a autenticidade e, se necessário, a confidencialidade do documento digital, com o emprego de certificado digital emitido no âmbito da Infraestrutura de Chaves Públicas Brasileira (ICP-Brasil).

Os empregadores que optarem pela guarda de documentos prevista no caput devem manter os originais conforme previsão em lei.

O empregador deve garantir a preservação de todos os documentos natos digitais ou digitalizados por meio de procedimentos e tecnologias que permitam verificar, a qualquer tempo, sua validade jurídica em todo o território nacional, garantindo permanentemente sua autenticidade, integridade, disponibilidade, rastreabilidade, irretratabilidade, privacidade e interoperabilidade.

O empregador deve garantir à Inspeção do Trabalho amplo e irrestrito acesso a todos os documentos digitalizados ou natos digitais.

Para os documentos que devem estar à disposição dos trabalhadores ou dos seus representantes, a organização deverá prover meios de acesso destes às informações, de modo a atender aos objetivos da norma específica.

Capacitação e treinamento em Segurança e Saúde no Trabalho (SST)

O empregador deve promover capacitação e treinamento dos trabalhadores em conformidade com o disposto nas NR. Ao término dos treinamentos inicial, periódico ou eventual, previstos nas NR, deve ser emitido certificado contendo o nome e assinatura do trabalhador, conteúdo programático, a carga horária, data, local de realização do treinamento, nome e qualificação dos instrutores e assinatura do responsável técnico do treinamento.

A capacitação deve incluir:

a) treinamento inicial;

b) treinamento periódico; e

c) treinamento eventual.

O treinamento inicial deve ocorrer antes de o trabalhador iniciar suas funções ou de acordo com o prazo especificado em NR.

O treinamento periódico deve ocorrer de acordo com periodicidade estabelecida nas NR ou, quando não estabelecido, em prazo determinado pelo empregador.

O treinamento eventual deve ocorrer:

a) quando houver mudança nos procedimentos, condições ou operações de trabalho que implique alteração dos riscos ocupacionais;

b) na ocorrência de acidente grave ou fatal que indique a necessidade de novo treinamento;

c) após retorno de afastamento ao trabalho por período superior a 180 dias.

A carga horária, o prazo para sua realização e o conteúdo programático do treinamento eventual devem atender à situação que o motivou.

A capacitação pode incluir:

a) estágio prático, prática profissional supervisionada ou orientação em serviço;

b) exercícios simulados; ou

c) habilitação para operação de veículos, embarcações, máquinas ou equipamentos.

O tempo despendido em treinamentos previstos nas NR é considerado como de trabalho efetivo. O certificado deve ser disponibilizado ao trabalhador, com uma cópia arquivada na organização. A capacitação deve ser consignada nos documentos funcionais do empregado.

Os treinamentos previstos em NR podem ser ministrados em conjunto com outros treinamentos da organização, observados os conteúdos e a carga horária previstos na respectiva norma regulamentadora.

Aproveitamento de conteúdos de treinamento na mesma organização

É permitido o aproveitamento de conteúdos de treinamentos ministrados na mesma organização, desde que:

a) o conteúdo e a carga horária requeridos no novo treinamento estejam compreendidos no treinamento anterior;

b) o conteúdo do treinamento anterior tenha sido ministrado no prazo inferior ao estabelecido em NR ou há menos de 2 anos, quando não estabelecida esta periodicidade; e

c) seja validado pelo responsável técnico do treinamento.

O aproveitamento de conteúdos deve ser registrado no certificado, mencionando o conteúdo e a data de realização do treinamento aproveitado. A validade do novo treinamento passa a considerar a data do treinamento mais antigo aproveitado.

Aproveitamento de treinamentos entre organizações

Os treinamentos realizados pelo trabalhador poderão ser avaliados pela organização e convalidados ou complementados.

A convalidação ou complementação deve considerar:

a) as atividades desenvolvidas pelo trabalhador na organização anterior, quando for o caso;

b) as atividades que desempenhará na organização;

c) o conteúdo e a carga horária cumpridos;

d) o conteúdo e a carga horária exigidos; e

e) que o último treinamento tenha sido realizado em período inferior ao estabelecido na NR ou há menos de 2 anos, nos casos em que não haja prazo estabelecido em NR.

O aproveitamento de treinamentos anteriores, total ou parcialmente, não exclui a responsabilidade da organização de emitir a certificação da capacitação do trabalhador, devendo mencionar no certificado a data da realização dos treinamentos convalidados ou complementados.

Para efeito de periodicidade de realização de novo treinamento, é considerada a data do treinamento mais antigo convalidado ou complementado. Dos treinamentos ministrados na modalidade de ensino à distância ou semipresencial.

Os treinamentos podem ser ministrados na modalidade de ensino à distância ou semipresencial, desde que atendidos os requisitos operacionais, administrativos, tecnológicos e de estruturação pedagógica previstos no Anexo II da NR 1. O conteúdo prático do treinamento pode ser realizado na modalidade de ensino à distância ou semipresencial, desde que previsto em NR específica.

Atenção: O que mudou para MEI (Microempreendedor Individual), ME (Microempresa) e EPP (Empresa de Pequeno Porte)?

O MEI, a ME e a EPP, graus de risco 1 e 2, que declararem as informações digitais de segurança e saúde no trabalho em formato digital, conforme modelo aprovado pela STRAB, ouvida a SIT, e não possuírem riscos químicos, físicos e biológicos, ficarão dispensados de elaboração do Programa de Prevenção de Riscos Ambientais – PPRA.

As informações digitais de segurança e saúde no trabalho declaradas devem ser divulgadas junto aos trabalhadores.

E na questão do PCMSO? Como ficou o MEI, a ME e a EPP?

O MEI, a ME e a EPP, graus de risco 1 e 2, ao declararem nas informações digitais que não possuem riscos químicos, físicos, biológicos e ergonômicos, ficarão dispensados da elaboração do PCMSO. A dispensa do PCMSO não desobriga a empresa da realização dos exames médicos e emissão do Atestado de Saúde Ocupacional – ASO.

NR 9 – Agentes Ambientais

O que mudou?

A NR 9 estabelece os requisitos mínimos para a proteção da saúde e da integridade dos trabalhadores contra os riscos relacionados a agentes físicos, químicos e biológicos nas atividades e nos ambientes de trabalho. Durante a consulta pública o texto proposto para a NR 9 não trazia a denominação PPRA, entretanto na redação a encontramos.

Essa NR e seus anexos devem ser utilizados para fins de prevenção e controle dos riscos, não cabendo sua utilização para fins de caracterização de atividades ou operações insalubres ou perigosas.

As etapas do PPRA foram mantidas?

Apenas a identificação e avaliação da exposição aos agentes ambientais e as medidas de prevenção e controle das exposições.

A identificação das exposições aos agentes ambientais deverá conter os seguintes itens, quando aplicáveis:

a) a descrição das atividades;

b) a identificação do agente e formas de exposição;

c) a determinação e localização das possíveis fontes geradoras;

d) a identificação das possíveis trajetórias e dos meios de propagação dos agentes no ambiente de trabalho;

e) a descrição das medidas de controle já existentes;

f) a identificação das funções e determinação do número de trabalhadores expostos;

g) os possíveis danos à saúde relacionados às exposições identificadas, disponíveis na literatura técnica;

h) a obtenção de dados existentes na empresa, indicativos de possível comprometimento da saúde decorrente do trabalho.

Avaliação das Exposições aos Agentes Ambientais

Deve ser realizada avaliação preliminar da exposição aos agentes ambientais, a fim de determinar a necessidade de adoção de medidas de controle ou de realização de avaliações quantitativas, quando aplicáveis, ou de avaliações qualitativas mais aprofundadas.

A avaliação quantitativa da exposição aos agentes ambientais deverá ser realizada sempre que necessário para:

a) comprovar o controle ou a irrelevância da exposição aos agentes identificados na etapa de reconhecimento;

b) determinar o perfil de exposição dos trabalhadores;

c) subsidiar o equacionamento das medidas de controle.

A avaliação quantitativa deve ser representativa da exposição, abrangendo aspectos organizacionais e ambientais que envolvam o trabalhador no exercício de suas funções.

Nos casos em que as avaliações quantitativas não forem aplicáveis, a avaliação das exposições deve ser realizada utilizando-se métodos qualitativos, conforme o disposto nos Anexos desta NR.

Os perfis de exposição obtidos devem ser incorporados ao inventário de riscos do estabelecimento.

As avaliações das exposições devem ser registradas na forma de Relatório Técnico, observando os aspectos específicos constantes nos Anexos desta NR.

Medidas de Prevenção e Controle das Exposições

Devem ser adotadas as medidas necessárias suficientes para a eliminação, a minimização ou o controle das exposições a agentes ambientais sempre que forem verificadas uma ou mais das seguintes situações:

a) identificação de risco potencial à saúde antes da introdução de novos processos ou alteração daqueles já existentes;

b) constatação de risco evidente à saúde nas atividades existentes;

c) quando os resultados das avaliações quantitativas da exposição dos trabalhadores excederem os valores dos limites de exposição ocupacional estabelecidos nos Anexos NR 9;

d) quando, por meio do controle médico da saúde, houver evidências de associação entre os agravos à saúde dos trabalhadores e as exposições identificadas.

Enquanto não forem estabelecidos limites de exposição ocupacional nos Anexos a esta norma, serão utilizados os valores constantes da NR 15 e seus anexos.

Na ausência de limites de exposição ocupacional, devem ser adotados aqueles previstos pela ACGIH – *American Conference of Governmental Industrial Higyenists*. As medidas de controle das exposições referentes a cada agente ambiental estão estabelecidas nos Anexos da NR 9. As medidas de controle devem ser objeto de ações de manutenção, de forma a garantir sua efetividade.

Nova NR PGR

O que é PGR?

É o programa de gerenciamento de risco. O objetivo do PGR é estabelecer as diretrizes e os requisitos para as ações de prevenção em Segurança e Saúde no Trabalho – SST.

Campo de Aplicação

Esta norma deve ser utilizada para fins de prevenção e gerenciamento dos riscos, não cabendo sua utilização para fins de caracterização de atividades ou operações insalubres ou perigosas.

O que uma Organização deve implementar no PGR?

A organização deve implementar ações de prevenção em SST em todas suas atividades. A organização deve:

a) evitar os riscos que possam ser originados no trabalho;

b) avaliar os riscos que não possam ser evitados;

c) implementar medidas de prevenção, ouvidos os trabalhadores, de acordo com a ordem de prioridade estabelecida na NR1; e

d) adaptar o trabalho ao trabalhador.

As ações de prevenção em SST devem constituir um Programa de Gerenciamento de Riscos (PGR), podendo estar contempladas em planos, programas e sistemas de gestão, desde que fique demonstrado o atendimento aos preceitos e exigências previstos legalmente.

A organização deve adotar as medidas necessárias para melhorar continuamente o desempenho em SST.

Como deve ser realizado o Processo de Avaliação de Riscos?

O planejamento da prevenção deve contemplar as seguintes etapas:

a) identificação de perigos e riscos associados; e

b) avaliação de riscos.

A identificação de perigos e riscos associados deve incluir:

a) identificação das fontes ou circunstâncias;

b) descrição dos riscos gerados pelos perigos; e

c) indicação de trabalhadores e outras pessoas sujeitos aos riscos.

A descrição de riscos deve indicar os eventos e/ou exposições com potencial de causar danos. Não sendo possível indicar os eventos com potencial de causar danos, a descrição do risco deve indicar as consequências possíveis. A identificação dos perigos e riscos associados deve ser realizada:

a) antes do início do funcionamento da organização;

b) para as atividades existentes;

c) nas mudanças e introdução de novos processos ou atividades de trabalho;

d) por ocasião da execução de atividades não rotineiras e não programadas, exceto quando as precauções necessárias e suficientes tenham sido adotadas; e

e) para subsidiar a elaboração dos procedimentos em casos de acidentes de trabalho, emergências, acidentes ampliados e outras situações adversas.

A identificação dos perigos e riscos associados deve abordar as fontes de risco externas ao local de trabalho que possam afetar a saúde e segurança no trabalho.

Avaliação de Riscos no PGR

A organização deve avaliar os riscos relativos a atividades em seu(s) estabelecimento(s), de forma a manter informações suficientes para adoção de medidas de prevenção. A avaliação de riscos deve considerar:

a) as exigências legais aplicáveis à situação;

b) as avaliações de riscos e análises de incidentes, acidentes ou doenças relacionadas ao trabalho na organização;

c) os registros da organização sobre implementação e efetividade de ações preventivas; e

d) a percepção de riscos por parte dos trabalhadores, incluindo manifestações da Comissão Interna de Prevenção de Acidentes – CIPA, quando houver.

A avaliação de riscos pode considerar:

a) informações disponíveis na literatura técnica e científica pertinente;

b) avaliações de riscos e análises de incidentes, acidentes ou doenças relacionadas ao trabalho em processos de trabalho análogos, internos ou externos à organização;

c) dados previdenciários e de saúde pública relativos à saúde dos trabalhadores na organização e no seu ramo de atividade econômica.

A avaliação de riscos deve ser revista:

a) após a adoção de medidas preventivas, para avaliação de riscos residuais;

b) após inovações e modificações em tecnologias, ambientes, processos, condições, procedimentos e organização do trabalho; e

c) quando identificadas inadequações ou insuficiência das medidas preventivas.

A avaliação dos riscos deve considerar os fatores que afetem a probabilidade e a severidade dos danos que possam ocorrer, levando em conta a efetividade das medidas de prevenção já existentes. A avaliação dos riscos pode ser realizada com abordagens qualitativas, semiquantitativas, quantitativas ou combinação dessas, dependendo do risco e dos requisitos legais, desde que produza informações suficientes para a classificação dos riscos e para o planejamento das ações de prevenção necessárias.

Para cada risco deve ser indicado o nível de risco. O nível de risco deve ser determinado pela combinação da severidade dos possíveis danos com a probabilidade ou chance de sua ocorrência, utilizando-se matrizes de risco ou outros procedimentos equivalentes, a critério do empregador. A gradação da severidade dos danos deve levar em conta a magnitude da consequência, o número de pessoas afetadas, podendo ser expressa por descritor qualitativo ou valor numérico. Na possibilidade de mais de um dano para um mesmo evento de risco, a gradação da severidade deve ser feita para cada risco gerado. A gradação da probabilidade do dano pode ser expressa, igualmente, por descritor qualitativo ou valor numérico. A gradação da probabilidade de ocorrência do dano deve levar em conta um ou mais dos seguintes fatores:

a) as medidas preventivas existentes em relação àquelas exigidas legalmente ou melhores práticas disponíveis;

b) a comparação do perfil de exposição ocupacional com valores de referência estabelecidos legalmente ou, na falta deles, valores recomendados pela comunidade científica;

c) acidentes ou doenças relacionados ao trabalho ocorridos na organização ou em situações de trabalho similares; e

d) as exigências da atividade de trabalho e as capacidades e competências dos trabalhadores envolvidos.

Os riscos estimados devem ser classificados em termos de sua importância para fins de adoção de medidas preventivas.

O que é Inventário de Riscos no PGR?

O Inventário de Riscos deve contemplar, no mínimo, as seguintes informações:

a) caracterização sucinta dos processos e ambientes de trabalho;

b) caracterização das funções e atividades;

c) critérios adotados para avaliação dos riscos e tomada de decisão;

d) dados disponíveis relativos a monitoramentos de exposições a agentes ambientais, de acidentes e danos à saúde relacionados ao trabalho;

e) descrição dos riscos, com identificação dos trabalhadores expostos, fatores determinantes dos riscos e das medidas de controle existentes;

f) avaliação dos riscos, incluindo sua estimativa e classificação em termos da importância para fins preventivos.

O Inventário de Riscos deve ser mantido atualizado por um período mínimo de 20 anos, a partir do registro correspondente, considerando o disposto em normatização específica.

Controle dos Riscos no PGR

A organização deve elaborar planos de ações para cada um dos riscos avaliados. A organização deve tomar as medidas necessárias e suficientes para eliminar ou reduzir os riscos sempre que houver:

a) exigências legais aplicáveis;

b) níveis de risco que assim o determinem;

c) evidências epidemiológicas ou na literatura técnica indicativas de possíveis danos à saúde relacionados às fontes identificadas; e

d) evidências, na organização ou em processos de trabalho e produção análogos, de relação entre o trabalho e danos à saúde dos trabalhadores.

Para cada ação preventiva devem ser definidos cronograma, responsáveis, recursos humanos, materiais e financeiros e formas de acompanhamento e aferição de resultados.

Quando comprovada pelo empregador a inviabilidade técnica da adoção de medidas de proteção coletiva ou quando estas não forem suficientes ou se encontrarem em fase de estudo, planejamento ou implantação ou ainda em caráter complementar ou emergencial e temporário, devem ser adotadas as medidas preventivas necessárias, aplicando-se, medidas de caráter administrativo e de organização do trabalho e, secundariamente, proteção baseada em Equipamentos de Proteção Individual – EPI.

Além das medidas para eliminar ou reduzir os riscos existentes a organização deve adotar medidas para controlar os riscos:

a) nas mudanças planejadas, temporárias ou permanentes, que possam dar origem a riscos relevantes;

b) na aquisição de produtos e serviços, incluindo funções e processos terceirizados.

Implementação e Acompanhamento das Ações Preventivas no PGR

O desempenho das ações preventivas deve ser acompanhado de forma planejada e contemplar:

a) a verificação da execução das ações planejadas;

b) as inspeções dos locais e equipamentos de trabalho e

c) o monitoramento das condições ambientais e exposições a agentes nocivos, quando aplicável.

As ações preventivas deverão ser corrigidas quando os dados obtidos no acompanhamento indicarem deficiências em seu desempenho.

PGR e o PCMSO

Acompanhamento da Saúde dos Trabalhadores

A organização deve desenvolver ações de controle em saúde de seus trabalhadores, para proteção da saúde, integradas às demais ações de prevenção em SST, de acordo com os riscos gerados pelo trabalho.

O controle da saúde dos trabalhadores deve ser um processo preventivo planejado, sistemático e continuado de obtenção e análise de dados individuais e coletivos em exames médicos clínicos e complementares, analisados em conjunto com os dados sobre os agravos à saúde e a exposição a agentes e condições nocivas no trabalho.

Investigação de Acidentes e Doenças Relacionadas ao Trabalho

As ações de prevenção em SST devem incluir a investigação de acidentes e doenças relacionadas ao trabalho.

As análises de acidentes e doenças relacionadas ao trabalho devem:

a) considerar as situações geradoras dos eventos, levando em conta as atividades efetivamente desenvolvidas, meio ambiente, materiais e organização da produção e do trabalho;

b) identificar os fatores imediatos, subjacentes e latentes relacionados com o evento; e

c) fornecer evidências para subsidiar e revisar as medidas de prevenção existentes.

Preparação para Emergência no PGR

A organização deve estabelecer, implementar e manter planos de respostas aos cenários de emergências, de acordo com os riscos, as características e as circunstâncias das atividades.

Os planos de respostas aos cenários de emergências devem incluir:

a) a designação dos integrantes da equipe de emergência, inclusive dos responsáveis pela elaboração, revisão periódica e execução das ações;

b) os meios e recursos necessários para os primeiros socorros, encaminhamento de acidentados e abandono;

c) a capacitação e informação a todas as pessoas envolvidas nos cenários de emergências;

d) o teste periódico da capacidade da resposta a emergências; e

e) as medidas necessárias para os cenários de emergências de grande magnitude.

Como estruturar o Programa de Gerenciamento de Riscos – PGR

A organização deve implementar, por estabelecimento, o Programa de Gerenciamento de Riscos (PGR). A critério da organização, o PGR pode ser implementado por unidade operacional ou setor. O PGR deve conter, no mínimo, os seguintes documentos:

a) Inventário de Riscos; e

b) Plano de Ação.

Os documentos integrantes do PGR devem ser elaborados por pessoa designada pela organização, respeitadas as atribuições profissionais e o disposto nas demais normas regulamentadoras, e ser mantidos no estabelecimento à disposição da Inspeção do Trabalho.

O PGR e o MEI, a ME e EPP

O microempreendedor individual – MEI está dispensado de elaborar o PGR. A dispensa da obrigação de elaborar o PGR não alcança a organização contratante do MEI, que deverá incluí-lo nas suas ações de prevenção e no seu PGR.

Serão expedidas pela Secretaria Especial de Previdência e Trabalho fichas com orientações sobre as ações de prevenção a serem adotadas pelo MEI.

As ME e as EPP que optarem pela utilização de ferramentas de avaliação de risco a serem disponibilizadas pela SEPTR poderão estruturar o PGR considerando o relatório produzido por esta ferramenta e o plano de ação.

NR 17 – Ergonomia

Qual é o Objetivo da NR 17?

Esta Norma Regulamentadora visa estabelecer as diretrizes e os requisitos que permitam a adaptação das condições de trabalho às características psicofisiológicas dos trabalhadores, de modo a proporcionar conforto, segurança, saúde e desempenho eficiente.

As condições de trabalho incluem aspectos relacionados ao levantamento, transporte e descarga de materiais, ao mobiliário, às máquinas e equipamentos e às condições ambientais do posto de trabalho e à própria organização do trabalho.

Qual é o Campo de Aplicação da NR 17?

Esta norma aplica-se a todos os ambientes e situações de trabalho.

Importante para o PCMSO é a Avaliação das Situações de Trabalho conforme a NR 17

A organização deve realizar o levantamento preliminar das situações de trabalho que demandam adaptação às características psicofisiológicas dos trabalhadores.

Devem ser previstos planos de ação específicos, nos termos dos itens 5.1.1 e 5.1.3 da NR do Programa de Gerenciamento de Riscos, para as situações de trabalho nas quais a organização possa agir diretamente com a implementação de melhorias ou de soluções conhecidas, atendido o previsto nesta norma regulamentadora.

Quando deve ser realizada a Análise Ergonômica do Trabalho – AET?

Dever ser realizada Análise Ergonômica do Trabalho – AET da situação de trabalho, quando:

a) o problema demandar uma análise aprofundada;

b) for necessário um estudo para encontrar a melhor solução a ser adotada; ou

c) as modificações implementadas não levaram a um resultado eficaz.

Quais são as etapas de uma AET?

A AET deve abordar as condições de trabalho, conforme estabelecido na NR 17, incluindo as seguintes etapas:

a) análise da demanda e do funcionamento da empresa;

b) análise da atividade e das situações de trabalho;

c) estabelecimento de diagnóstico;

d) recomendações específicas para as situações de trabalho avaliadas; e

e) restituição dos resultados, validação e revisão das intervenções efetuadas com a participação dos trabalhadores, supervisores e gerentes.

Quais Empresas estão dispensadas de AET?

As organizações caracterizadas como Microempresas ou Empresas de Pequeno porte estão dispensadas de elaborar a AET.

O que a Organização do Trabalho deve levar em consideração?

A organização do trabalho, para efeito desta NR, deve levar em consideração:

a) as normas de produção;

b) o modo operatório;

c) a exigência de tempo;

d) a determinação do conteúdo de tempo;

e) o ritmo de trabalho;

f) o conteúdo das tarefas.

Nas atividades que exijam sobrecarga muscular estática ou dinâmica do pescoço, dos ombros, dorso e membros superiores e inferiores, devem ser adotadas medidas técnicas de engenharia, organizacionais e administrativas com o objetivo de eliminar ou reduzir a repetição de movimentos dos membros superiores ou inferiores e as posturas extremas ou nocivas de trabalho.

Os mecanismos de monitoramento da produtividade e outros aspectos da produção devem levar em conta as repercussões sobre a segurança e saúde dos trabalhadores.

Quando do retorno ao trabalho, após qualquer tipo de afastamento igual ou superior a 15 dias, a exigência de produção deverá permitir um retorno gradativo aos níveis de produção vigentes na época anterior ao afastamento.

Devem ser implementadas medidas de controle que evitem que os trabalhadores, ao realizar suas atividades, sejam obrigados a efetuar de forma contínua e repetitiva:

a) posturas extremas ou nocivas de membros superiores e inferiores;

b) movimentos bruscos de impacto dos membros superiores;

c) uso excessivo de força muscular;

d) frequência de movimentos dos membros superiores ou inferiores que possa comprometer a segurança e saúde do trabalhador;

e) exposição prolongada a vibrações.

As dimensões dos espaços de trabalho e de circulação devem ser suficientes para que o trabalhador possa movimentar os segmentos corporais livremente, de maneira a facilitar o trabalho, reduzir o esforço do trabalhador e não exigir a adoção de posturas extremas ou nocivas.

O PCMSO, isto é, o Médico Responsável pelo PCMSO, deve ter atenção no texto da NR 17 quanto ao Levantamento, Transporte e Descarga Individual de Materiais, nos seguintes aspectos:

O peso suportado por um trabalhador durante o transporte manual de cargas deve:

a) ser compatível com a capacidade de força do trabalhador; e

b) não ser suscetível de comprometer a saúde do trabalhador.

A carga suportada deve ser reduzida quando se tratar de mulheres e trabalhadores jovens.

No levantamento, manuseio e transporte individual e habitual de cargas devem ser observados os seguintes requisitos:

a) os locais para pega e depósito das cargas devem ser organizados de modo que as cargas, os acessos, espaços para movimentação, alturas de pega e deposição não obriguem o trabalhador a efetuar flexões, extensões e rotações excessivas do tronco e outros posicionamentos e movimentações forçadas e nocivas aos segmentos corporais;

b) devem ser adotadas medidas, sempre que tecnicamente possível, para que quaisquer materiais e produtos a serem erguidos, retirados, armazenados ou carregados de forma frequente não estejam localizados próximos ao solo ou acima dos ombros;

c) cargas e equipamentos devem ser posicionados o mais próximo possível do trabalhador, resguardando espaços suficientes para os pés, de maneira a facilitar o alcance, não atrapalhar os movimentos ou ocasionar outros riscos.

É vedado o levantamento não eventual de cargas quando a distância de alcance horizontal da pega for superior a 60 cm em relação ao corpo.

Devem ser providos meios técnicos apropriados para mitigar o carregamento ou transporte individual de cargas na cabeça, no pescoço ou no dorso do trabalhador.

Todo trabalhador designado para o transporte manual regular de cargas deve receber treinamento quanto aos métodos de levantamento, carregamento e deposição de cargas.

O transporte e a descarga de materiais feitos por impulsão ou tração de vagonetes, carros de mão ou qualquer outro aparelho mecânico devem ser executados de forma que o esforço físico realizado pelo trabalhador seja compatível com sua capacidade de força e não comprometa a sua saúde ou a sua segurança.

Sendo inviável tecnicamente a mecanização do transporte e movimentação de cargas, a organização deve:

a) limitar a duração, a frequência e o número de movimentos a serem efetuados pelos trabalhadores;

b) adequar o peso e o tamanho da carga (dimensões e formato) para que não provoquem o aumento do esforço físico e possam comprometer a segurança e a saúde do trabalhador;

c) reduzir as distâncias a percorrer com cargas;

d) efetuar a alternância com outras atividades ou pausas suficientes, entre períodos não superiores a 2 horas.

NR 17 – Ergonomia e Mobiliário dos Postos de Trabalho

A concepção dos postos de trabalho deve levar em consideração os fatores organizacionais, ambientais, a natureza da tarefa e das atividades e facilitar a alternância de posturas. O mobiliário deve ser concebido com regulagens que permitam ao trabalhador adaptá-lo às suas características antropométricas e à natureza do trabalho a ser desenvolvido. Sempre que o trabalho puder ser executado alternando a posição de pé com a posição sentada, o posto de trabalho deve ser planejado ou adaptado para favorecer a alternância das posições.

Para trabalho manual os planos de trabalho devem proporcionar ao trabalhador condições de boa postura, visualização e operação e devem atender aos seguintes requisitos mínimos:

a) ter características dimensionais que possibilitem posicionamento e movimentação dos segmentos corporais que respeitem os ângulos de conforto e não ocasionem amplitudes articulares excessivas;

b) altura e características da superfície de trabalho compatíveis com o tipo de atividade, com a distância requerida dos olhos ao campo de trabalho e com a altura do assento;

c) área de trabalho dentro da zona de alcance manual e de fácil visualização pelo trabalhador;

d) ausência de quinas vivas ou rebarbas;

e) espaço suficiente para pernas e pés na base do plano de trabalho, para permitir que o trabalhador se aproxime o máximo possível do ponto de operação e possa posicionar completamente a região plantar.

Para trabalho que necessite também da utilização dos pés, além de o trabalhador designado para o transporte manual regular de cargas receber treinamento quanto aos métodos de levantamento, carregamento e deposição de cargas, os pedais e demais comandos para acionamento pelos pés devem ter posicionamento e dimensões que possibilitem fácil alcance, bem como ângulos adequados entre as diversas partes do corpo do trabalhador, em função das características e peculiaridades do trabalho a ser executado.

Os assentos utilizados nos postos de trabalho devem atender aos seguintes requisitos mínimos:

a) altura ajustável à estatura do trabalhador e à natureza da função exercida;

b) possuir sistemas de ajustes de fácil manuseio;

c) características de pouca ou nenhuma conformação na base do assento;

d) borda frontal arredondada;

e) encosto com forma adaptada ao corpo para proteção da região lombar.

Para adaptação do mobiliário às dimensões antropométricas do trabalhador pode ser utilizado apoio para os pés sempre que o trabalhador não puder manter as plantas dos pés completamente apoiadas no piso.

Para as atividades em que os trabalhos devam ser realizados de pé, devem ser colocados assentos para descanso em locais em que possam ser utilizados por todos os trabalhadores durante as pausas.

NR 17 – Ergonomia e Máquinas e Equipamentos

As máquinas e os equipamentos de trabalho devem atender, além dos demais itens desta Norma, aos seguintes aspectos:

a) variabilidade das características antropométricas dos operadores;

b) facilidade de uso e conforto;

c) favorecimento do desempenho e a confiabilidade das operações;

d) localização e posicionamento dos comandos e do painel de controle que facilitem a visibilidade dos processos, o acesso às máquinas e aos equipamentos, o manejo fácil e seguro.

Os componentes, como monitores de vídeo, sinais e comandos, devem possibilitar a interação clara e precisa com o operador, de modo a reduzir possibilidades de erros de interpretação ou retorno de informação.

Os equipamentos utilizados no processamento eletrônico de dados com terminais de vídeo devem permitir ao trabalhador ajustá-los de acordo com as tarefas a serem executadas.

Os equipamentos devem ter condições de mobilidade suficientes para permitir o ajuste da tela do equipamento à iluminação do ambiente, protegendo-a contra reflexos, e proporcionar corretos ângulos de visibilidade ao trabalhador.

NR 17 – Ergonomia e as Condições Ambientais de Trabalho

A iluminação deve ser projetada e instalada de modo a evitar ofuscamento, reflexos incômodos, sombras e contrastes excessivos. Em todos os locais e situações de trabalho, deve haver iluminação em conformidade com os níveis mínimos de iluminamento a serem observados nos locais de trabalho estabelecidos na Norma de Higiene Ocupacional nº 11 (NHO 11) da Fundacentro – Avaliação dos Níveis de Iluminamento em Ambientes de Trabalho Internos.

A organização deve efetuar o controle do ar nos ambientes climatizados, a fim de manter a qualidade do ar interno e garantir a prevenção de riscos à saúde dos trabalhadores.

Nos locais de trabalho onde são executadas atividades que exijam solicitação intelectual e atenção constantes, são recomendadas as seguintes medidas:

a) as organizações devem adotar medidas de controle do ruído nos ambientes internos com a finalidade de conforto acústico nas situações de trabalho:

I. o nível de ruído de conforto deve respeitar os valores de referência para ambientes internos de acordo com sua finalidade de uso, estabelecidos em normas técnicas oficiais ou nas normas técnicas internacionais aplicáveis;

II. para os demais casos, o nível de ruído aceitável para efeito de conforto será de até 65 dB (A) e a curva de avaliação de ruído (NC) de valor não superior a 60 dB;

b) as organizações devem adotar medidas de controle da temperatura, da velocidade do ar e da umidade com a finalidade de conforto térmico nas situações de trabalho.

I. para avaliar as condições de conforto térmico devem ser utilizados os índices *Predicted Mean Vote* (PMV) e o *Predicted Percentage of Dissatisfied* (PPD), com base em normas técnicas internacionais.

O que o Médico Responsável pelo PCMSO deve saber em relação ao trabalho dos operadores de *checkout*

1- Quanto ao Posto de Trabalho, em relação ao Mobiliário do *checkout* e às suas Dimensões, incluindo Distâncias e Alturas no Posto de Trabalho, deve-se:

a) atender às características antropométricas de 90% dos trabalhadores, respeitando os alcances dos membros e da visão, ou seja, compatibilizando as áreas de visão com a manipulação;

b) assegurar a postura para o trabalho nas posições sentada e em pé, e as posições confortáveis dos membros superiores e inferiores, nessas duas situações;

c) respeitar os ângulos limites e trajetórias naturais dos movimentos, durante a execução das tarefas, evitando a flexão e a torção do tronco;

d) garantir um espaço adequado para livre movimentação do operador e colocação da cadeira, a fim de permitir a alternância do trabalho na posição em pé com o trabalho na posição sentada;

e) manter uma cadeira de trabalho com assento e encosto para apoio lombar, com estofamento de densidade adequada, ajustáveis à estatura do trabalhador e à natureza da tarefa;

f) colocar apoio para os pés, independente da cadeira;

g) adotar, em cada posto de trabalho, sistema com esteira eletromecânica para facilitar a movimentação de mercadorias nos *checkouts* com comprimento de 2,70 m ou mais;

h) disponibilizar sistema de comunicação com pessoal de apoio e supervisão;

i) manter mobiliário sem quinas vivas ou rebarbas, devendo os elementos de fixação (pregos, rebites, parafusos) ser mantidos de forma a não causar acidentes.

2- Quanto ao Equipamento e às Ferramentas utilizadas no Posto de Trabalho, deve-se:

a) escolhê-los de modo a favorecer os movimentos e ações próprias da função, sem exigência acentuada de força, pressão, preensão, flexão, extensão ou torção dos segmentos corporais;

b) posicioná-los no posto de trabalho dentro dos limites de alcance manual e visual do operador, permitindo a movimentação dos membros superiores e inferiores e respeitando a natureza da tarefa;

c) garantir proteção contra acidentes de natureza mecânica ou elétrica nos *checkouts*, com base no que está previsto nas normas regulamentadoras do MTE ou em outras normas nacionais, tecnicamente reconhecidas;

d) mantê-los em condições adequadas de funcionamento.

3- Quanto ao Ambiente Físico de Trabalho, deve-se:

a) manter as condições de iluminamento, ruído, conforto térmico, bem como a proteção contra outros fatores de riscos químico e físico, de acordo com o previsto na NR 17 e outras normas regulamentadoras;

b) proteger os operadores de *checkout* contra correntes de ar, vento ou grandes variações climáticas, quando necessário;

c) utilizar superfícies opacas, que evitem reflexos incômodos no campo visual do trabalhador.

Na concepção do posto de trabalho do operador de *checkout* deve-se prever a possibilidade de fazer adequações ou ajustes localizados, exceto nos equipamentos fixos, considerando o conforto dos operadores.

4- Quanto à Manipulação de Mercadorias:

O empregador deve envidar esforços a fim de que a manipulação de mercadorias não acarrete o uso de força muscular excessiva por parte dos operadores de *checkout*, por meio da adoção de um ou mais dos seguintes itens, cuja escolha fica a critério da empresa:

a) negociação do tamanho e volume das embalagens de mercadorias com fornecedores;

b) uso de equipamentos e instrumentos de tecnologia adequada;

c) formas alternativas de apresentação do código de barras da mercadoria ao leitor óptico, quando existente;

d) disponibilidade de pessoal auxiliar, quando necessário;

e) outras medidas que ajudem a reduzir a sobrecarga do operador na manipulação de mercadorias.

O empregador deve adotar mecanismos auxiliares sempre que, em função do grande volume ou excesso de peso das mercadorias, houver limitação para a execução manual das tarefas por parte dos operadores de *checkout*.

O empregador deve adotar medidas para evitar que a atividade de ensacamento de mercadorias se incorpore ao ciclo de trabalho ordinário e habitual dos operadores de *checkout*, tais como:

a) manter, no mínimo, um ensacador a cada três *checkout*s em funcionamento;

b) proporcionar condições que facilitem o ensacamento pelo cliente;

c) outras medidas que se destinem ao mesmo fim.

A pesagem de mercadorias pelo operador de *checkout* só poderá ocorrer quando os seguintes requisitos forem atendidos simultaneamente:

a) balança localizada frontalmente e próxima ao operador;

b) balança nivelada com a superfície do *checkout*;

c) continuidade entre as superfícies do *checkout* e da balança, admitindo-se até 2 cm de descontinuidade em cada lado da balança;

d) teclado para digitação localizado a uma distância máxima de 45 cm da borda interna do *checkout*;

e) número máximo de oito dígitos para os códigos de mercadorias que sejam pesadas.

5- Quanto ao Atendimento de Pessoas Idosas, Gestantes, PCD ou que apresentem algum tipo de Incapacidade Momentânea:

A empresa deve disponibilizar pessoal auxiliar sempre que o operador de caixa solicitar.

6- Quanto à Organização do Trabalho:

A disposição física e o número de *checkouts* em atividade (abertos) e de operadores devem ser compatíveis com o fluxo de clientes, de modo a adequar o ritmo de trabalho às características psicofisiológicas de cada operador, por meio da adoção de pelo menos um dos seguintes itens, cuja escolha fica a critério da empresa:

a) pessoas para apoio ou substituição, quando necessário;

b) filas únicas por grupos de *checkouts*;

c) caixas especiais (idosos, gestantes, deficientes, clientes com pequenas quantidades de mercadorias);

d) pausas durante a jornada de trabalho;

e) rodízio entre os operadores de *checkouts* com características diferentes;

f) outras medidas que ajudem a manter o movimento adequado de atendimento sem a sobrecarga do operador de *checkout*.

7- Quanto às Saídas do Posto de Trabalho:

São garantidas saídas do posto de trabalho, mediante comunicação, a qualquer momento da jornada, para que os operadores atendam às suas necessidades fisiológicas, ressalvado o intervalo para refeição previsto na Consolidação das Leis do Trabalho.

8- Quanto às Atribuições dos Operadores de *Checkout*:

É vedado promover, para efeitos de remuneração ou premiação de qualquer espécie, sistema de avaliação do desempenho com base no número de mercadorias ou compras por operador. É atribuição do operador de *checkout* a verificação das mercadorias apresentadas, sendo-lhe vedada qualquer tarefa de segurança patrimonial.

9- Quanto aos Aspectos Psicossociais do Trabalho:

É vedado promover, para efeitos de remuneração ou premiação de qualquer espécie, sistema de avaliação do desempenho com base no número de mercadorias ou compras por operador. É atribuição do operador de *checkout* a verificação das mercadorias apresentadas, sendo-lhe vedada qualquer tarefa de segurança patrimonial.

10- Quanto ao Treinamento e Recebimento de Informações dos Operadores de *Checkout*:

Todos os trabalhadores envolvidos com o trabalho de operador de *checkout* devem receber treinamento, cujo objetivo é aumentar o conhecimento da relação entre o seu trabalho e a promoção à saúde. O treinamento deve conter noções sobre prevenção e os fatores de riscos para a saúde, decorrentes da modalidade de trabalho de operador de *checkout*, levando em consideração os aspectos relacionados a:

a) posto de trabalho;

b) manipulação de mercadorias;

c) organização do trabalho;

d) aspectos psicossociais do trabalho;

e) agravos à saúde mais encontrados entre operadores de *checkout*.

Cada trabalhador deve receber treinamento com duração mínima de 2 horas, até o 30º dia da data da sua admissão, com reciclagem anual e com duração mínima de 2 horas, ministrados durante sua jornada de trabalho, e o treinamento deve incluir, obrigatoriamente, a disponibilização de material didático.

Os trabalhadores devem ser informados com antecedência sobre mudanças que venham a ocorrer no processo de trabalho.

A forma do treinamento (contínuo ou intermitente, presencial ou à distância, por palestras, cursos ou audiovisual) fica a critério de cada empresa.

A elaboração do conteúdo técnico e avaliação dos resultados do treinamento devem contar com a participação de integrantes do Serviço Especializado em Segurança e Medicina do Trabalho e da Comissão Interna de Prevenção de Acidentes, quando houver, e do coordenador do Programa de Controle Médico de Saúde Ocupacional e dos responsáveis pela elaboração e implementação do Programa de Prevenção de Riscos Ambientais.

O que o Médico Responsável pelo PCMSO deve saber em relação ao Trabalho em Teleatendimento/*Telemarketing*

1- O que é Trabalho de Teleatendimento/*Telemarketing*?

Entende-se como trabalho de teleatendimento/*telemarketing* aquele cuja comunicação com interlocutores clientes e usuários é realizada à distância por intermédio da voz e/ou de mensagens eletrônicas, com a utilização simultânea de equipamentos de audição/escuta e fala telefônica e sistemas informatizados ou manuais de processamento de dados.

2- O que é *Call Center*?

Entende-se como *call center* o ambiente de trabalho no qual a principal atividade é conduzida via telefone e/ou rádio, com utilização simultânea de terminais de computador.

3- Quanto ao Mobiliário do Posto de Trabalho de Teleatendimento/*Telemarketing*, o que o Médico Responsável pelo PCMSO deve conhecer?

Para trabalho manual sentado ou que tenha de ser feito em pé, deve ser proporcionado ao trabalhador mobiliário que permita variações posturais, com ajustes de fácil acionamento, de modo a prover espaço suficiente para seu conforto, atendendo, no mínimo, aos seguintes parâmetros:

a) o monitor de vídeo e o teclado devem estar apoiados em superfícies com mecanismos de regulagem independentes;

b) será aceita superfície regulável única para teclado e monitor quando este for dotado de regulagem independente de, no mínimo, 26 cm no plano vertical;

c) a bancada sem material de consulta deve ter, no mínimo, profundidade de 75 cm medidos a partir de sua borda frontal e largura de 90 cm que proporcionem zonas de alcance manual de, no máximo, 65 cm de raio em cada lado, medidas centradas nos ombros do operador em posição de trabalho;

d) a bancada com material de consulta deve ter, no mínimo, profundidade de 90 cm a partir de sua borda frontal e largura de 100 cm que proporcionem zonas de alcance manual de, no máximo, 65 cm de raio em cada lado, medidas centradas nos ombros do operador em posição de trabalho, para livre utilização e acesso de documentos;

e) o plano de trabalho deve ter bordas arredondadas;

f) as superfícies de trabalho devem ser reguláveis em altura em um intervalo mínimo de 13 cm, medidos de sua face superior, permitindo o apoio das plantas dos pés no piso;

g) o dispositivo de apontamento na tela (*mouse*) deve estar apoiado na mesma superfície do teclado, colocado em área de fácil alcance e com espaço suficiente para sua livre utilização;

h) o espaço sob a superfície de trabalho deve ter profundidade livre mínima de 45 cm ao nível dos joelhos e de 70 cm ao nível dos pés, medidos de sua borda frontal;

i) nos casos em que os pés do operador não alcançarem o piso, mesmo após a regulagem do assento, deverá ser fornecido apoio para os pés que se adapte ao comprimento das pernas do trabalhador, permitindo o apoio das plantas dos pés, com inclinação ajustável e superfície revestida de material antiderrapante;

j) os assentos devem ser dotados de:

1. apoio em cinco pés, com rodízios cuja resistência evite deslocamentos involuntários e que não comprometam a estabilidade do assento;
2. superfícies onde ocorre contato corporal estofadas e revestidas de material que permita a perspiração;
3. base estofada com material de densidade entre 40 e 50 kg/m^3;
4. altura da superfície superior ajustável, em relação ao piso, entre 37 e 50 cm, podendo ser adotados até três tipos de cadeiras com alturas diferentes, de forma a atender às necessidades de todos os operadores;
5. profundidade útil de 38 a 46 cm;
6. borda frontal arredondada;
7. características de pouca ou nenhuma conformação na base;
8. encosto ajustável em altura e em sentido anteroposterior, com forma levemente adaptada ao corpo para proteção da região lombar; largura de, no mínimo, 40 cm e, com relação aos encostos, de no mínimo 30,5 cm;
9. apoio de braços regulável em altura de 20 a 25 cm a partir do assento, sendo que seu comprimento não deve interferir no movimento de aproximação da cadeira em relação à mesa, nem com os movimentos inerentes à execução da tarefa.

4- Quanto aos Equipamentos dos Postos de Trabalho em Teleatendimento/*Telemarketing*:

Devem ser fornecidos gratuitamente conjuntos de microfone e fone de ouvido (*head-sets*) individuais, que permitam ao operador a alternância do uso das orelhas ao longo da jornada de trabalho e que sejam substituídos sempre que apresentarem defeitos ou desgaste devido ao uso.

Alternativamente, poderá ser fornecido um *head-set* para cada posto de atendimento, desde que as partes que permitam qualquer espécie de contágio ou risco à saúde sejam de uso individual.

Os *head-sets* devem:

a) ter garantidas pelo empregador a correta higienização e as condições operacionais recomendadas pelos fabricantes;

b) ser substituídos prontamente quando situações irregulares de funcionamento forem detectadas pelo operador;

c) ter seus dispositivos de operação e controles de fácil uso e alcance;

d) permitir ajuste individual da intensidade do nível sonoro e ser providos de sistema de proteção contra choques acústicos e ruídos indesejáveis de alta intensidade, garantindo o entendimento das mensagens.

O empregador deve garantir o correto funcionamento e a manutenção contínua dos equipamentos de comunicação, incluindo os conjuntos de *head-sets*, utilizando pessoal técnico familiarizado com as recomendações dos fabricantes.

Os monitores de vídeo devem proporcionar corretos ângulos de visão e ser posicionados frontalmente ao operador, devendo ser dotados de regulagem que permita o correto ajuste da tela à iluminação do ambiente, protegendo o trabalhador contra reflexos indesejáveis.

Toda introdução de novos métodos ou dispositivos tecnológicos que traga alterações sobre os modos operatórios dos trabalhadores deve ser alvo de análise ergonômica prévia, prevendo-se períodos e procedimentos adequados de capacitação e adaptação.

5- Quanto às Condições Ambientais de Trabalho em Teleatendimento/*Telemarketing*:

Os locais de trabalho devem ser dotados de condições acústicas adequadas à comunicação telefônica, adotando-se medidas tais como o arranjo físico geral e dos postos de trabalho, pisos e paredes, isolamento acústico do ruído externo, tamanho, forma, revestimento e distribuição das divisórias entre os postos, com o fim de atender ao disposto no item 17.5.2, alínea "a" da NR 17.

Os ambientes de trabalho devem atender ao disposto no subitem 17.5.2 da NR 17, obedecendo-se, no mínimo, aos seguintes parâmetros:

a) níveis de ruído de acordo com o estabelecido na NBR 10.152, norma brasileira registrada no INMETRO, observando o nível de ruído aceitável para efeito de conforto de até 65 dB(A) e a curva de avaliação de ruído (NC) de valor não superior a 60 dB;

b) índice de temperatura efetiva entre 20° e 23°C;

c) velocidade do ar não superior a 0,75 m/s;

d) umidade relativa do ar não inferior a 40%.

Devem ser implementados projetos adequados de climatização dos ambientes de trabalho que permitam a distribuição homogênea das temperaturas e fluxos de ar utilizando, se necessário, controles locais e/ou setorizados da temperatura, velocidade e direção dos fluxos.

As empresas podem instalar higrômetros ou outros equipamentos que permitam ao trabalhador acompanhar a temperatura efetiva e a umidade do ar do ambiente de trabalho.

6- Quanto à prevenção da chamada "Síndrome do Edifício Doente" de uma Organização de Teleatendimento/*Telemarketing*:

Para a prevenção da chamada "síndrome do edifício doente", devem ser atendidos:

a) o Regulamento Técnico do Ministério da Saúde sobre "Qualidade do Ar de Interiores em Ambientes Climatizados", com redação da Portaria MS nº 3.523, de 28 de agosto de 1998 ou outra que a venha substituir;

b) os Padrões Referenciais de Qualidade do Ar Interior em ambientes climatizados artificialmente de uso público e coletivo, com redação dada pela Resolução RE nº 9, de 16 de janeiro de 2003, da ANVISA – Agência Nacional de Vigilância Sanitária, ou outra que a venha substituir, à exceção dos parâmetros físicos de temperatura e umidade definidos no item 4.2 do Anexo II da NR 17;

c) o disposto no item 9.3.5.1 da Norma Regulamentadora nº 9 (NR 09).

As instalações das centrais de ar condicionado, especialmente o *plenum* de mistura da casa de máquinas, não devem ser utilizadas para armazenamento de quaisquer materiais.

A descarga de água de condensado não poderá manter qualquer ligação com a rede de esgoto cloacal.

7- Quanto à Organização do Trabalho em Teleatendimento/*Telemarketing*:

A organização do trabalho deve ser feita de forma a não haver atividades aos domingos e feriados, seja total ou parcial, com exceção das empresas autorizadas previamente pelo Ministério do Trabalho e Emprego, conforme o previsto no Artigo 68, "caput", da CLT e das atividades previstas em lei.

Aos trabalhadores é assegurado, nos casos previamente autorizados, pelo menos um dia de repouso semanal remunerado coincidente com o domingo a cada mês, independentemente de metas, faltas e/ou produtividade.

As escalas de fins de semana e de feriados devem ser especificadas e informadas aos trabalhadores com a antecedência necessária, de conformidade com os Artigos 67, parágrafo único, e 386 da CLT, ou por intermédio de acordos ou convenções coletivas.

Os empregadores devem levar em consideração as necessidades dos operadores na elaboração das escalas laborais que acomodem necessidades especiais da vida familiar dos trabalhadores com dependentes sob seus cuidados, especialmente nutrizes, incluindo flexibilidade especial para trocas de horários e utilização das pausas.

A duração das jornadas de trabalho somente poderá prolongar-se além do limite previsto nos termos da lei em casos excepcionais, por motivo de força maior, necessidade imperiosa ou para a realização ou conclusão de serviços inadiáveis ou cuja inexecução possa acarretar prejuízo manifesto, conforme dispõe o Artigo 61 da CLT, realizando a comunicação à autoridade competente, prevista no §1º do mesmo artigo, no prazo de 10 dias.

Em caso de prorrogação do horário normal, será obrigatório um descanso mínimo de 15 minutos antes do início do período extraordinário do trabalho, de acordo com o Artigo 384 da CLT.

O contingente de operadores deve ser dimensionado às demandas da produção, no sentido de não gerar sobrecarga habitual ao trabalhador.

O contingente de operadores em cada estabelecimento deve ser suficiente para garantir que todos possam usufruir as pausas e intervalos previstos neste Anexo.

O tempo de trabalho em efetiva atividade de teleatendimento/*telemarketing* é de, no máximo, 6 horas diárias, nele incluídas as pausas, sem prejuízo da remuneração.

A prorrogação do tempo previsto no presente item só será admissível nos termos da legislação, sem prejuízo das pausas previstas neste Anexo, respeitado o limite de 36 horas semanais de tempo efetivo em atividade de teleatendimento/*telemarketing*.

Para o cálculo do tempo efetivo em atividade de teleatendimento/*telemarketing* devem ser computados os períodos em que o operador se encontra no posto de trabalho, os intervalos entre os ciclos laborais e os deslocamentos para solução de questões relacionadas ao trabalho.

Para prevenir sobrecarga psíquica, muscular estática de pescoço, ombros, dorso e membros superiores, as empresas devem permitir a fruição de pausas de descanso e intervalos para repouso e alimentação aos trabalhadores.

As pausas deverão ser concedidas:

a) fora do posto de trabalho;

b) em dois períodos de 10 minutos contínuos;

c) após os primeiros e antes dos últimos 60 minutos de trabalho em atividade de teleatendimento/*telemarketing*.

A instituição de pausas não prejudica o direito ao intervalo obrigatório para repouso e alimentação previsto no §1° do Artigo 71 da CLT.

O intervalo para repouso e alimentação para a atividade de teleatendimento/*telemarketing* deve ser de 20 minutos. Para tempos de trabalho efetivo de teleatendimento/*telemarketing* de até 4 horas diárias, deve ser observada a concessão de uma pausa de descanso contínua de 10 minutos.

As pausas para descanso devem ser consignadas em registro impresso ou eletrônico. O registro eletrônico de pausas deve ser disponibilizado impresso para a fiscalização do trabalho no curso da inspeção, sempre que exigido. Os trabalhadores devem ter acesso aos seus registros de pausas.

Devem ser garantidas pausas no trabalho imediatamente após operação onde haja ocorrido ameaças, abuso verbal, agressões ou que tenha sido especialmente desgastante, que permitam ao operador recuperar-se e socializar conflitos e dificuldades com colegas, supervisores ou profissionais de saúde ocupacional especialmente capacitados para tal acolhimento.

O tempo necessário para a atualização do conhecimento do operador e para o ajuste do posto de trabalho é considerado como parte da jornada normal.

A participação em quaisquer modalidades de atividade física, quando adotadas pela empresa, não é obrigatória, e a recusa do trabalhador em praticá-la não poderá ser utilizada para efeito de qualquer punição.

Com o fim de permitir a satisfação das necessidades fisiológicas, as empresas devem permitir que os operadores saiam de seus postos de trabalho a qualquer momento da jornada, sem repercussões sobre suas avaliações e remunerações.

Nos locais de trabalho deve ser permitida a alternância de postura pelo trabalhador, de acordo com suas conveniência e necessidade.

Os mecanismos de monitoramento da produtividade, tais como mensagens nos monitores de vídeo, sinais luminosos, cromáticos, sonoros, ou indicações do tempo utilizado nas ligações ou de filas de clientes em espera, não podem ser utilizados para aceleração do trabalho e, quando existentes, deverão estar disponíveis para consulta pelo operador, a seu critério.

Para fins de elaboração de programas preventivos devem ser considerados os seguintes aspectos da organização do trabalho:

a) compatibilização de metas com as condições de trabalho e tempo oferecidas;

b) monitoramento de desempenho;

c) repercussões sobre a saúde dos trabalhadores decorrentes de todo e qualquer sistema de avaliação para efeito de remuneração e vantagens de qualquer espécie;

d) pressões aumentadas de tempo em horários de maior demanda;

e) períodos para adaptação ao trabalho.

É vedado ao empregador:

a) exigir a observância estrita do *script* ou roteiro de atendimento;

b) imputar ao operador os períodos de tempo ou interrupções no trabalho não dependentes de sua conduta.

A utilização de procedimentos de monitoramento por escuta e gravação de ligações deve ocorrer somente mediante o conhecimento do operador. É vedada a utilização de métodos que causem assédio moral, medo ou constrangimento, tais como:

a) estímulo abusivo à competição entre trabalhadores ou grupos/equipes de trabalho;

b) exigência de que os trabalhadores usem, de forma permanente ou temporária, adereços, acessórios, fantasias e vestimentas com o objetivo de punição, promoção e propaganda;

c) exposição pública das avaliações de desempenho dos operadores.

Com a finalidade de reduzir o estresse dos operadores, devem ser minimizados os conflitos e ambiguidades de papéis nas tarefas a executar, estabelecendo-se claramente as diretrizes quanto a ordens e instruções de diversos níveis hierárquicos, autonomia para resolução de problemas, autorização para transferência de chamadas e consultas necessárias a colegas e supervisores.

Os sistemas informatizados devem ser elaborados, implantados e atualizados contínua e suficientemente, de maneira a mitigar sobretarefas como a utilização constante de memória de curto prazo, utilização de anotações precárias, duplicidade e concomitância de anotações em papel e sistema informatizado.

As prescrições de diálogos de trabalho não devem exigir que o trabalhador forneça o sobrenome aos clientes, visando resguardar sua privacidade e segurança pessoal.

8- Quanto à Capacitação dos Trabalhadores de Teleatendimento/*Telemarketing*:

Todos os trabalhadores de operação e de gestão devem receber capacitação que proporcione conhecer as formas de adoecimento relacionadas à sua atividade, suas causas, efeitos sobre a saúde e medidas de prevenção. A capacitação deve envolver, também, obrigatoriamente os trabalhadores temporários. A capacitação deve incluir, no mínimo, aos seguintes itens:

a) noções sobre os fatores de risco para a saúde em teleatendimento/*telemarketing*;

b) medidas de prevenção indicadas para a redução dos riscos relacionados ao trabalho;

c) informações sobre os sintomas de adoecimento que possam estar relacionados à atividade de teleatendimento/*telemarketing*, principalmente os que envolvem o sistema osteomuscular, a saúde mental, as funções vocais, auditivas e acuidade visual dos trabalhadores;

d) informações sobre a utilização correta dos mecanismos de ajuste do mobiliário e dos equipamentos dos postos de trabalho, incluindo orientação para alternância de orelhas no uso dos fones mono ou biauriculares e limpeza e substituição de tubos de voz;

e) duração de 4 horas na admissão e reciclagem a cada 6 meses, independentemente de campanhas educativas que sejam promovidas pelos empregadores;

f) distribuição obrigatória de material didático impresso com o conteúdo apresentado;

g) realização durante a jornada de trabalho.

Os trabalhadores devem receber qualificação adicional à capacitação obrigatória referida no item anterior quando forem introduzidos novos fatores de risco decorrentes de métodos, equipamentos, tipos específicos de atendimento, mudanças gerenciais ou de procedimentos.

A elaboração do conteúdo técnico, a execução e a avaliação dos resultados dos procedimentos de capacitação devem contar com a participação de:

a) pessoal de organização e métodos responsável pela organização do trabalho na empresa, quando houver;

b) integrantes do Serviço Especializado em Segurança e Medicina do Trabalho, quando houver;

c) representantes dos trabalhadores na Comissão Interna de Prevenção de Acidentes, quando houver;

d) médico coordenador do Programa de Controle Médico de Saúde Ocupacional;

e) responsáveis pelo Programa de Prevenção de Riscos de Ambientais; representantes dos trabalhadores e outras entidades, quando previsto em acordos ou convenções coletivas de trabalho.

9- Quanto às Condições Sanitárias de Conforto em Teleatendimento/ *Telemarketing*:

Devem ser garantidas boas condições sanitárias e de conforto, incluindo sanitários permanentemente adequados ao uso e separados por sexo, local para lanche e armários individuais dotados de chave para guarda de pertences na jornada de trabalho.

Deve ser proporcionada a todos os trabalhadores disponibilidade irrestrita e próxima de água potável, atendendo à Norma Regulamentadora nº 24 (NR 24).

As empresas devem manter ambientes confortáveis para descanso e recuperação durante as pausas, fora dos ambientes de trabalho, dimensionados em proporção adequada ao número de operadores usuários, onde estejam disponíveis assentos, facilidades de água potável, instalações sanitárias e lixeiras com tampa.

10- O que um Médico Responsável pelo PCMSO de uma Empresa de Teleatendimento/*Telemarketing* deve conhecer?

Programa de Controle Médico de Saúde Ocupacional – PCMSO, além de atender à Norma Regulamentadora nº 7 (NR 7), deve necessariamente reconhecer e registrar os riscos identificados na análise ergonômica.

O empregador deverá fornecer cópia dos Atestados de Saúde Ocupacional e cópia dos resultados dos demais exames.

O empregador deve implementar um programa de vigilância epidemiológica para detecção precoce de casos de doenças relacionadas ao trabalho comprovadas ou objeto de suspeita, que inclua procedimentos de vigilância passiva (processando a demanda espontânea de trabalhadores que procurem serviços médicos) e procedimentos de vigilância ativa, por intermédio de exames médicos dirigidos que incluam, além dos exames obrigatórios por norma, coleta de dados sobre sintomas referentes aos aparelhos psíquico, osteomuscular, vocal, visual e auditivo, analisados e apresentados com a utilização de ferramentas estatísticas e epidemiológicas.

No sentido de promover a saúde vocal dos trabalhadores, os empregadores devem implementar, entre outras medidas:

a) modelos de diálogos que favoreçam micropausas e evitem carga vocal intensiva do operador;

b) redução do ruído de fundo;

c) estímulo à ingestão frequente de água potável fornecida gratuitamente aos operadores.

A notificação das doenças profissionais e das produzidas em decorrência das condições especiais de trabalho, comprovadas ou objeto de suspeita, será obrigatória por meio da emissão de Comunicação de Acidente de Trabalho, na forma do Artigo 169 da CLT e da legislação vigente da Previdência Social.

11- Análise Econômica do Trabalho de Empresa de Teleatendimento/*Telemarketing* – aspectos importantes

As análises ergonômicas do trabalho devem contemplar, no mínimo, para atender à NR 17:

a) descrição das características dos postos de trabalho no que se refere ao mobiliário, utensílios, ferramentas, espaço físico para a execução do trabalho e condições de posicionamento e movimentação de segmentos corporais;

b) avaliação da organização do trabalho demonstrando:

1. trabalho real e trabalho prescrito;
2. descrição da produção em relação ao tempo alocado para as tarefas;
3. variações diárias, semanais e mensais da carga de atendimento, incluindo variações sazonais e intercorrências técnico-operacionais mais frequentes;
4. número de ciclos de trabalho e sua descrição, incluindo trabalho em turnos e trabalho noturno;
5. ocorrência de pausas interciclos;
6. explicitação das normas de produção, das exigências de tempo, da determinação do conteúdo de tempo, do ritmo de trabalho e do conteúdo das tarefas executadas;
7. histórico mensal de horas extras realizadas em cada ano;
8. explicitação da existência de sobrecargas estáticas ou dinâmicas do sistema osteomuscular;

c) relatório estatístico da incidência de queixas de agravos à saúde colhidas pela Medicina do Trabalho nos prontuários médicos;

d) relatórios de avaliações de satisfação no trabalho e clima organizacional, se realizadas no âmbito da empresa;

e) registro e análise de impressões e sugestões dos trabalhadores com relação aos aspectos dos itens anteriores;

f) recomendações ergonômicas expressas em planos e propostas claros e objetivos, com definição de datas de implantação.

As análises ergonômicas do trabalho deverão ser datadas, impressas, ter folhas numeradas e rubricadas e contemplar, obrigatoriamente, as seguintes etapas de execução:

a) explicitação da demanda do estudo;

b) análise das tarefas, atividades e situações de trabalho;

c) discussão e restituição dos resultados aos trabalhadores envolvidos;

d) recomendações ergonômicas específicas para os postos avaliados;

e) avaliação e revisão das intervenções efetuadas com a participação dos trabalhadores, supervisores e gerentes;

f) avaliação da eficiência das recomendações.

As ações e os princípios do Programa de Prevenção de Riscos Ambientais – PPRA devem ser associados àqueles previstos na NR 17.

12- PCD em Empresa de Teleatendimento/*Telemarketing* – aspectos importantes

Para as pessoas com deficiência e aquelas cujas medidas antropométricas não sejam atendidas pelas especificações deste Anexo, o mobiliário dos postos de trabalho deve ser adaptado para atender às suas necessidades, e devem estar disponíveis ajudas técnicas necessárias em seu respectivo posto de trabalho para facilitar sua integração ao trabalho, levando em consideração as repercussões sobre a saúde destes trabalhadores.

As condições de trabalho, incluindo o acesso às instalações, mobiliário, equipamentos, condições ambientais, organização do trabalho, capacitação, condições sanitárias, programas de prevenção e cuidados para segurança pessoal devem levar em conta as necessidades dos trabalhadores com deficiência.

A Investigação das Relações Saúde-Trabalho, o Estabelecimento do Nexo Causal da Doença com o Trabalho e as Ações Decorrentes*

Capítulo 6

O reconhecimento do papel do trabalho na determinação e evolução do processo saúde-doença dos trabalhadores tem implicações éticas, técnicas e legais, que se refletem sobre a organização e o provimento de ações de saúde para esse segmento da população, na rede de serviços de saúde.

Nessa perspectiva, o estabelecimento da relação causal ou do nexo entre um determinado evento de saúde – dano ou doença – individual ou coletivo, potencial ou instalado, e uma dada condição de trabalho constitui a condição básica para a implementação das ações de Saúde do Trabalhador nos serviços de saúde. De modo esquemático, esse processo pode se iniciar pela identificação e pelo controle dos fatores de risco para a saúde presentes nos ambientes e condições de trabalho e/ou a partir do diagnóstico, tratamento e prevenção dos danos, lesões ou doenças provocados pelo trabalho, no indivíduo e no coletivo de trabalhadores.

Apesar de fugir aos objetivos deste texto, que trata dos aspectos patogênicos do trabalho, potencialmente produtor de sofrimento, adoecimento e morte, é importante assinalar que, na atualidade, cresce em importância a valorização dos aspectos positivos e promotores de saúde, também presentes no trabalho, que devem estar contemplados nas práticas de saúde.

Serão apresentados, resumidamente, os aspectos conceituais sobre as formas de adoecimento dos trabalhadores e de sua relação com o trabalho, alguns dos recursos e instrumentos disponíveis para a investigação das relações saúde-trabalho-doença e para o estabelecimento do nexo do dano/doença com o trabalho e as ações decorrentes que devem ser implementadas. Ao final, encontra-se relacionada uma bibliografia sugerida para o aprofundamento do tema.

O Adoecimento dos Trabalhadores e sua Relação com o Trabalho

Os trabalhadores compartilham os perfis de adoecimento e morte da população em geral, em função de sua idade, gênero, grupo social ou inserção em um grupo específico de risco. Além disso, os trabalhadores podem adoecer ou morrer por causas relacionadas ao trabalho, como consequência da profissão que exercem ou exerceram, ou pelas condições adversas em que seu trabalho é ou foi realizado. Assim, o perfil de adoecimento e morte dos trabalhadores resultará da amalgamação desses fatores, que podem ser sintetizados em quatro grupos de causas (Mendes & Dias, 1999):

- doenças comuns, aparentemente sem qualquer relação com o trabalho;
- doenças comuns (crônico-degenerativas, infecciosas, neoplásicas, traumáticas, etc.) eventualmente modificadas no aumento da frequência de sua ocorrência ou na precocidade de seu surgimento em trabalhadores, sob determinadas condições de trabalho. A hipertensão arterial em motoristas de ônibus urbanos, nas grandes cidades, exemplifica esta possibilidade;

---

* Extraído de: Doenças Relacionadas ao Trabalho – Manual de Procedimentos para os Serviços de Saúde. Ministério da Saúde do Brasil. Representação no Brasil da OPAS/OMS. Brasília DF, 2001.

- doenças comuns que têm o espectro de sua etiologia ampliado ou tornado mais complexo pelo trabalho. A asma brônquica, a dermatite de contato alérgica, a perda auditiva induzida pelo ruído (ocupacional), doenças musculoesqueléticas e alguns transtornos mentais exemplificam essa possibilidade, na qual, em decorrência do trabalho, somam-se (efeito aditivo) ou multiplicam-se (efeito sinérgico) as condições provocadoras ou desencadeadoras destes quadros nosológicos;
- agravos à saúde específicos, tipificados pelos acidentes do trabalho e pelas doenças profissionais. A silicose e a asbestose exemplificam este grupo de agravos específicos.

Os três últimos grupos constituem a família das doenças relacionadas ao trabalho. A natureza dessa relação é sutilmente distinta em cada grupo. A **Tabela 6.1** resume e exemplifica os grupos das doenças relacionadas de acordo com a classificação proposta por Schilling (1984).

Grupo I: doenças em que o trabalho é causa necessária, tipificadas pelas doenças profissionais, *stricto sensu*, e pelas intoxicações agudas de origem ocupacional.

Grupo II: doenças em que o trabalho pode ser um fator de risco contributivo, mas não necessário, exemplificadas pelas doenças comuns, mais frequentes ou mais precoces em determinados grupos ocupacionais e para as quais o nexo causal é de natureza eminentemente epidemiológica. A hipertensão arterial e as neoplasias malignas (cânceres), em determinados grupos ocupacionais ou profissões, constituem exemplo típico.

Grupo III: doenças em que o trabalho é provocador de um distúrbio latente ou agravador de doença já estabelecida ou preexistente, ou seja, concausa, tipificadas pelas doenças alérgicas de pele e respiratórias e pelos distúrbios mentais, em determinados grupos ocupacionais ou profissões.

Entre os agravos específicos estão incluídas as doenças profissionais, para as quais se considera que o trabalho ou as condições em que ele é realizado constituem causa direta. A relação causal ou nexo causal é direta e imediata. A eliminação do agente causal, por medidas de controle ou substituição, pode assegurar a prevenção, ou seja, sua eliminação ou erradicação. Esse grupo de agravos, Schilling I, tem, também, uma conceituação legal no âmbito do SAT da Previdência Social e sua ocorrência deve ser notificada segundo regulamentação na esfera da Saúde, da Previdência Social e do Trabalho.

Tabela 6.1

Classificação das Doenças Segundo sua Relação com o Trabalho

Categoria	Exemplos
I – Trabalho como causa necessária	Intoxicação por chumbo Silicose Doenças profissionais legalmente reconhecidas
II – Trabalho como fator contributivo, mas não necessário	Doença coronariana Doenças do aparelho locomotor Câncer Varizes dos membros inferiores
III – Trabalho como provocador de um distúrbio latente ou agravador de doença já estabelecida	Bronquite crônica Dermatite de contato alérgica Asma Doenças mentais

(Adaptado de Schilling, 1984.)

Os outros dois grupos, Schilling II e III, são formados por doenças consideradas de etiologia múltipla, ou causadas por múltiplos fatores de risco. Nessas doenças comuns, o trabalho poderia ser entendido como um fator de risco, ou seja, um atributo ou uma exposição que estão associados a uma probabilidade aumentada de ocorrência de uma doença, não necessariamente um fator causal (Last, 1995). Portanto, a caracterização etiológica ou nexo causal será essencialmente de natureza epidemiológica, seja pela observação de um excesso de frequência em determinados grupos ocupacionais ou profissões, seja pela ampliação quantitativa ou qualitativa do espectro de determinantes causais, que podem ser mais bem conhecidos a partir do estudo dos ambientes e das condições de trabalho. A eliminação desses fatores de risco reduz a incidência ou modifica o curso evolutivo da doença ou agravo à saúde.

Classicamente, os fatores de risco para a saúde e segurança dos trabalhadores, presentes ou relacionados ao trabalho, podem ser classificados em cinco grandes grupos:

FÍSICOS: ruído, vibração, radiação ionizante e não ionizante, temperaturas extremas (frio e calor), pressão atmosférica anormal, entre outros;

QUÍMICOS: agentes e substâncias químicas, sob a forma líquida, gasosa ou de partículas e poeiras minerais e vegetais, comuns nos processos de trabalho;

BIOLÓGICOS: vírus, bactérias, parasitas, geralmente associados ao trabalho em hospitais, laboratórios e na agricultura e pecuária;

ERGONÔMICOS E PSICOSSOCIAIS: decorrem da organização e gestão do trabalho, como, por exemplo: da utilização de equipamentos, máquinas e mobiliário inadequados, levando a posturas e posições incorretas; locais adaptados com más condições de iluminação, ventilação e de conforto para os trabalhadores; trabalho em turnos e noturno; monotonia ou ritmo de trabalho excessivo, exigências de produtividade, relações de trabalho autoritárias, falhas no treinamento e na supervisão dos trabalhadores, entre outros;

MECÂNICOS E DE ACIDENTES: ligados à proteção das máquinas, arranjo físico, ordem e limpeza do ambiente de trabalho, sinalização, rotulagem de produtos e outros que podem levar a acidentes do trabalho.

Recursos e Instrumentos para a Investigação das Relações Saúde-Trabalho-Doença

Os recursos e instrumentos tecnicamente disponíveis para a investigação das relações saúde-trabalho-doença estão sumariados na **Tabela 6.2.** Estão organizados e apresentados segundo o foco da investigação, do dano e/ou dos fatores de risco, no indivíduo e no coletivo de trabalhadores. Mais informações quanto aos aspectos conceituais e operacionais, seus usos e limitações poderão ser encontradas na bibliografia sugerida ao final do capítulo.

É importante ressaltar que, para a investigação das relações saúde-trabalho-doença, é imprescindível considerar o relato dos trabalhadores, tanto individual quanto coletivo. Apesar dos avanços e da sofisticação das técnicas para o estudo dos ambientes e condições de trabalho, muitas vezes, apenas os trabalhadores sabem descrever as reais condições, circunstâncias e imprevistos que ocorrem no cotidiano e são capazes de explicar o adoecimento.

No âmbito dos serviços de saúde, o principal instrumento para a investigação das relações saúde-trabalho-doença e, portanto, para o diagnóstico correto do dano para a saúde e da relação etiológica com o trabalho, é representado pela anamnese ocupacional. Lamentavelmente, na formação médica, pouca ou nenhuma atenção é dada ao desenvolvimento dessa habilidade, fazendo com que os profissionais tenham dificuldade para utilizá-la no dia a dia de trabalho.

Tabela 6.2
Instrumentos de Investigação das Relações Saúde-Trabalho-Doença

Natureza	Nível de Aplicação	Abordagem/Instrumentos	
Dano ou Doença	Individual	Clínica	História clínica/Anamnese ocupacional
		Complementar: laboratoriais, toxicológicos, provas funcionais	Exames laboratoriais, provas funcionais
	Coletivo	Estudos epidemiológicos	• Estudos descritivos de morbidade e mortalidade • Estudos analíticos, tipo caso-controle, de "coorte" prospectivos e retrospectivos
Fatores ou Condições de Risco	Individual	• Estudo do posto ou estação de trabalho, por meio da análise ergonômica da atividade • Avaliação ambiental qualitativa ou quantitativa, de acordo com as ferramentas da Higiene do Trabalho	
	Coletivo	• Estudo do posto ou estação de trabalho, por meio da análise ergonômica da atividade • Avaliação ambiental quantitativa e qualitativa • Elaboração do mapa de risco da atividade • Inquéritos coletivos	

A anamnese ocupacional faz parte da entrevista médica, que compreende a história clínica atual, a investigação sobre os diversos sistemas ou aparelhos, os antecedentes pessoais e familiares, a história ocupacional, hábitos e estilo de vida, o exame físico e a propedêutica complementar.

De acordo com a situação específica, a exploração das condições de exposição a fatores de risco para a saúde presentes nos ambientes e condições de trabalho, levantadas a partir da entrevista com o paciente/trabalhador, poderá ser complementada por meio da literatura técnica especializada, da observação direta do posto de trabalho, da análise ergonômica da atividade, da descrição dos produtos químicos utilizados no processo de trabalho e da respectiva ficha toxicológica obtida diretamente dos responsáveis pelo processo, como encarregados, gerentes, fabricantes de produtos e junto aos próprios trabalhadores.

Ouvir o trabalhador falando de seu trabalho, de suas impressões e sentimentos em relação ao trabalho, de como seu corpo reage no trabalho e fora dele, é de fundamental importância para a identificação das relações saúde-trabalho-doença. É a tradução prática da recomendação feita em 1700 pelo médico italiano Bernardino Ramazzini, de que todos os médicos deveriam perguntar a seus pacientes: Qual é a sua profissão?

A realização da anamnese ocupacional deve estar incorporada à entrevista clínica e seguir uma sistematização para que nenhum aspecto relevante seja esquecido, por meio de algumas perguntas básicas: O que faz? Como faz? Com que produtos e instrumentos? Quanto faz? Onde? Em que condições? Há quanto tempo? Como se sente e o que pensa sobre seu trabalho? Conhece outros trabalhadores com problemas semelhantes aos seus? Assim é possível se ter uma ideia das condições de trabalho e de suas repercussões sobre a saúde do trabalhador.

Igual importância deve ser dada às ocupações anteriores desempenhadas pelo trabalhador, particularmente aquelas às quais o trabalhador dedicou mais tempo ou que envolveram situações de maior risco para a saúde.

Vários roteiros para a realização da anamnese ocupacional estão disponíveis, podendo ser adaptados às necessidades e/ou particularidades dos serviços de saúde e da população trabalhadora atendida. Podem ser abreviados e expandidos, ou focalizar algum aspecto particular, de acordo com as queixas e o quadro do paciente. Um roteiro básico para a realização de uma anamnese ocupacional é apresentado no **Quadro 6.1**.

Ainda que não seja possível fazer um diagnóstico de certeza, a história ocupacional colhida do trabalhador servirá para orientar o raciocínio clínico quanto à contribuição do trabalho, atual ou anterior, na determinação, na evolução ou no agravamento da doença. Em alguns casos, a história ocupacional pode desvelar a exposição a uma situação ou fator de risco para a saúde presente no trabalho que, mesmo na ausência de qualquer manifestação clínica e laboratorial, indica a necessidade de monitoramento ou vigilância, como no caso de um paciente que relata, na sua história ocupacional, exposição significativa ao *asbesto*, à *sílica* ou a *solventes orgânicos*, por exemplo.

Além da ocupação atual, é importante investigar as ocupações anteriores, dada a variabilidade dos períodos de latência requeridos para o surgimento de uma patologia relacionada ao trabalho: de algumas horas, como no caso de uma conjuntivite por exposição a irritantes químicos ou para o desencadeamento de um quadro de asma ocupacional, a períodos superiores a 20 anos, como no caso da silicose e de alguns cânceres.

Em algumas situações particulares, pode ser útil a realização da anamnese ocupacional de um grupo de trabalhadores que desenvolvem uma mesma atividade (grupo operário homogêneo), em uma adaptação da metodologia desenvolvida por profissionais de saúde e sindicalistas italianos, nos anos 1980. Essa prática tem se revelado um importante instrumento de resgate e valorização do saber dos trabalhadores sobre os processos de trabalho, suas consequências para a saúde e a identificação de estratégias visando a melhoria das condições de trabalho e saúde.

O Estabelecimento da Relação Causal entre o Dano ou Doença e o Trabalho

A decisão quanto à existência de relação causal entre uma doença diagnosticada ou suspeita e uma situação de trabalho ou ambiental é considerada por Dembe (1996) como processo social. Segundo Desoille, Scherrer & Truhaut (1975), a comprovação deve basear-se em "argumentos que permitam a sua presunção, sem a existência de prova absoluta". A noção de presunção na legislação de diferentes países visou beneficiar o trabalhador e a evitar discussões intermináveis sobre essas relações.

Como diretriz básica, a resposta positiva à maioria das questões apresentadas a seguir auxilia no estabelecimento de relação etiológica ou nexo causal entre doença e trabalho:

- natureza da exposição: o agente patogênico pode ser identificado pela história ocupacional e/ou pelas informações colhidas no local de trabalho e/ou de pessoas familiarizadas com o ambiente ou local de trabalho do trabalhador?
- especificidade da relação causal e a força da associação causal: o agente patogênico ou o fator de risco pode estar contribuindo significativamente entre os fatores causais da doença?
- tipo de relação causal com o trabalho: de acordo com a Classificação de Schilling, o trabalho é considerado causa necessária (Tipo I)? Fator de risco contributivo de doença de etiologia multicausal (Tipo II)? Fator desencadeante ou agravante de doença preexistente (Tipo III)? No caso de doenças relacionadas ao trabalho, do Tipo II, as outras causas, não ocupacionais, foram devidamente analisadas e hierarquicamente consideradas em relação às causas de natureza ocupacional?
- grau ou intensidade da exposição: é compatível com a produção da doença?
- tempo de exposição: é suficiente para produzir a doença?
- tempo de latência: é suficiente para que a doença se instale e manifeste?
- registros anteriores: existem registros quanto ao estado anterior de saúde do trabalhador? Em caso positivo, esses contribuem para o estabelecimento da relação causal entre o estado atual e o trabalho?
- evidências epidemiológicas: existem evidências epidemiológicas que reforçam a hipótese de relação causal entre a doença e o trabalho presente ou pregresso do segurado?

A **Figura 6.1** mostra as etapas da investigação da relação causal entre doença e trabalho apresentadas a seguir, sintetiza as etapas que podem auxiliar o médico a identificar os elementos de sustentação para sua hipótese diagnóstica e a decisão quanto à relação causal com o trabalho. Ao mesmo tempo exemplifica os procedimentos a serem adotados na abordagem do paciente, de modo a facilitar sua conclusão e assegurar-se de seu acerto. O reconhecimento da relação etiológica entre o dano/doença e o trabalho tem, frequentemente, implicações previdenciárias, trabalhistas, de responsabilidade civil e às vezes criminal, além de desencadear ações preventivas. Uma investigação incompleta ou displicente pode acarretar sérios prejuízos para o paciente.

A identificação ou comprovação de efeitos da exposição ocupacional a fatores ou situações de risco, particularmente em suas fases mais precoces, pode exigir a realização de exames complementares específicos: toxicológicos, eletromiográficos, de imagem, clínicos especializados, provas funcionais respiratórias, audiometria, entre outros. Deve-se estar atento para os cuidados necessários à correta coleta, armazenamento e transporte do material biológico a ser enviado para exame ou para sua realização. Por exemplo, para a realização de uma audiometria é necessário o repouso acústico pré-exame. Para a visualização de alterações radiológicas pulmonares, em caso de uma suspeita de pneumoconiose, é necessário que o exame seja feito segundo a técnica padronizada pela OIT, para que os resultados possam ser considerados.

Os exames toxicológicos são uma importante ferramenta auxiliar da clínica para avaliação da intoxicação pelas substâncias químicas presentes no trabalho. São utilizados para confirmar casos clinicamente suspeitos, detectar novos casos de exposição, controlar a qualidade dos produtos ou alimentos potencialmente associados à exposição e controlar os níveis de poluentes nos ambientes e os níveis biológicos de exposição aos agentes patogênicos. Porém, geralmente têm custo elevado e exigem laboratórios bem equipados e de boa qualidade analítica.

FIGURA 6.1
ETAPAS DA INVESTIGAÇÃO DE NEXO CAUSAL ENTRE DOENÇA E TRABALHO

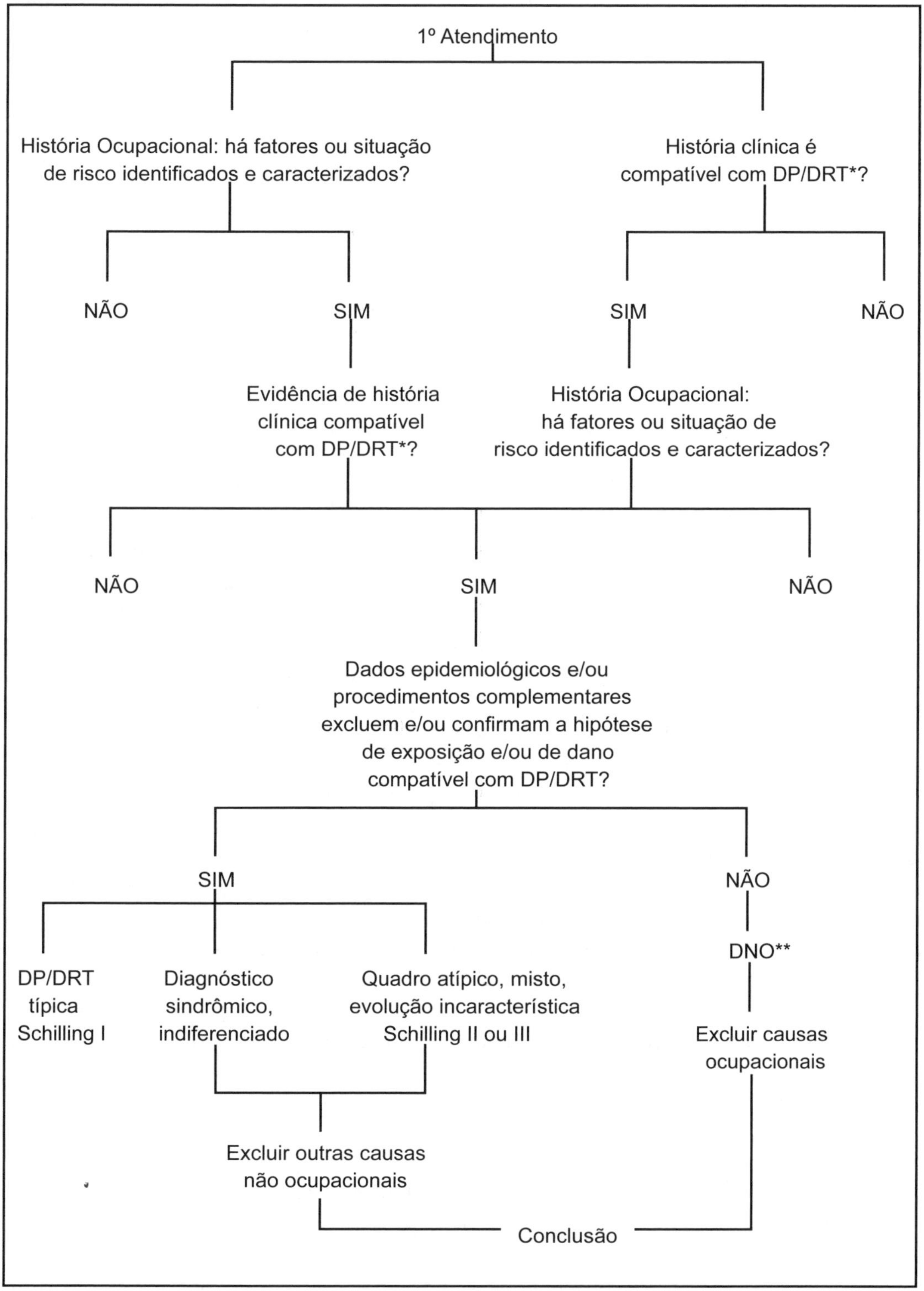

* DP/DRT (doença profissional ou doença relacionada ao trabalho); **DNO (dano não ocupacional).

Os resultados dos exames toxicológicos têm valor relativo e devem sempre ser interpretados em estreita correlação com a clínica (Câmara & Galvão, 1995).

A principal limitação ao seu emprego, entretanto, decorre do despreparo e desaparelhamento dos laboratórios da rede de serviços de saúde para sua realização. Outras dificuldades referem-se às situações de exposições múltiplas, com superposição de quadros clínicos e resultados incaracterísticos e inconclusivos.

A monitorização biológica de trabalhadores expostos a substâncias químicas potencialmente lesivas para a saúde, por meio da realização de exames toxicológicos, é importante para os procedimentos de vigilância. A legislação trabalhista, por meio da Norma Regulamentadora (NR) nº 7, da Portaria/MTb n.º 3.214/1978, e seus complementos, estabelece as situações, as condições e os parâmetros, ou Indicadores Biológicos, para sua realização e interpretação. Dentre esses parâmetros, estão o Índice Biológico Máximo Permitido (IBMP) e o Valor de Referência da Normalidade (VRN).

Para a comprovação diagnóstica e o estabelecimento da relação da doença com o trabalho podem ser necessárias informações complementares sobre os fatores de risco, identificados a partir da entrevista com o paciente. No caso de trabalhadores empregados, essas informações poderão ser solicitadas ao empregador, como os registros de estudos e levantamentos ambientais, qualitativos ou quantitativos, contidos no Programa de Prevenção de Riscos Ambientais (PPRA), feito por exigência da NR 9, da Portaria/MTb n.º 3.214/1978. Também podem ser úteis os resultados de avaliações clínicas e laboratoriais realizadas para o Programa de Controle Médico de Saúde Ocupacional (PCMSO), em cumprimento da NR 7, da mesma portaria referida anteriormente, e registros de fiscalizações realizadas pelo poder público.

Entretanto, na grande maioria dos casos, o médico ou o profissional de saúde que atende o trabalhador tem muita dificuldade para conseguir as informações necessárias para completar o diagnóstico, porque o empregador não cumpre a legislação ou as informações não existem, perderam-se ou não são confiáveis. Nesses casos, a estimativa da exposição aos fatores de risco pode ser feita por meio da identificação das tarefas mais frequentes, das exigências em termos de esforço físico, posturas, gestos e movimentos, descrição de produtos usados, com respectivas quantidades e tempo de uso, presença ou não de cheiros e/ou interferências em atividades (por exemplo, ruído e comunicação), número de peças produzidas, intensidade e formas de controle de ritmos de trabalho, interações existentes com outras tarefas, imprevistos e incidentes que podem aumentar as exposições, dados do ambiente físico, como tipo de instalação, *layout*, contaminação por contiguidade, ruído, emanações, produtos intermediários, ventilação, medidas de proteção coletivas e individuais.

Dentre as principais dificuldades para o estabelecimento do nexo ou da relação trabalho-doença, estão:

- ausência ou imprecisão na identificação de fatores de risco e/ou situações a que o trabalhador está ou esteve exposto, potencialmente lesivas para sua saúde;
- ausência ou imprecisão na caracterização do potencial de risco da exposição;
- conhecimento insuficiente quanto aos efeitos para a saúde associados com a exposição em questão;
- desconhecimento ou não valorização de aspectos da história de exposição e da clínica, já descritos como associados ou sugestivos de doença ocupacional ou relacionada ao trabalho;
- necessidade de métodos propedêuticos e abordagens por equipes multiprofissionais, nem sempre disponíveis nos serviços de saúde.

É importante lembrar que, apesar da importância da abordagem multiprofissional para a atenção à saúde do trabalhador, o estabelecimento da relação causal ou nexo técnico entre a doença e o trabalho é de responsabilidade do médico, que deverá estar capacitado para fazê-lo. Essa atribuição está disciplinada na Resolução/CFM n.º 1.488/1988. De acordo com o artigo 2º dessa Resolução, para o estabelecimento da relação (nexo) causal entre os transtornos de saúde e as atividades do trabalhador, além do exame clínico (físico e mental) e dos exames complementares, quando necessários, deve o médico considerar:

- a história clínica e ocupacional, decisiva em qualquer diagnóstico e/ou investigação de nexo causal;
- estudo do local de trabalho;
- estudo da organização do trabalho;
- os dados epidemiológicos;
- a literatura atualizada;
- a ocorrência de quadro clínico ou subclínico em trabalhador exposto a condições agressivas;
- a identificação de riscos físicos, químicos, biológicos, ergonômicos, de acidentes e outros;
- o depoimento e a experiência dos trabalhadores;
- os conhecimentos e as práticas de outras disciplinas e de seus profissionais, sejam ou não da área de saúde.

Finalizando, é importante destacar que o médico e a equipe de saúde responsáveis pelo atendimento de trabalhadores devem buscar um relacionamento de cooperação com os colegas envolvidos com o paciente, na empresa, em outros serviços de saúde e com os peritos da Previdência Social. Entretanto, considerando a natureza frequentemente conflituosa dessas relações, é aconselhável que todos os procedimentos sejam registrados e bem documentados.

Ações Decorrentes do Diagnóstico de uma Doença ou Dano Relacionado ao Trabalho

Uma vez estabelecida a relação causal ou nexo entre a doença e o trabalho desempenhado pelo trabalhador, o profissional ou a equipe responsável pelo atendimento deverá assegurar:

- a orientação ao trabalhador e a seus familiares quanto ao seu problema de saúde e os encaminhamentos necessários para a recuperação da saúde e melhoria da qualidade de vida;
- afastamento do trabalho ou da exposição ocupacional, caso a permanência do trabalhador represente um fator de agravamento do quadro ou retarde sua melhora, ou naqueles nos quais as limitações funcionais impeçam o trabalho;
- o estabelecimento da terapêutica adequada, incluindo os procedimentos de reabilitação;
- solicitação à empresa da emissão da CAT para o INSS, responsabilizando-se pelo preenchimento do Laudo de Exame Médico (LEM). Essa providência se aplica apenas aos trabalhadores empregados e segurados pelo SAT/INSS. No caso de funcionários públicos, por exemplo, devem ser obedecidas as normas específicas;
- notificação à autoridade sanitária, por meio dos instrumentos específicos, de acordo com a legislação da saúde estadual e municipal, viabilizando os procedimentos da vigilância em saúde. Também deve ser comunicado à DRT/MTE e ao sindicato da categoria à qual o trabalhador pertence.

Quadro 6.1
Exemplo de Roteiro para Anamnese Ocupacional

Identificação:
Nome:
Endereço:
Naturalidade: *Data de Nascimento:* *Idade:*
Profissão:

Atividade atual

- Identificação da empresa e do sindicato de trabalhadores (nome e endereço).
- Processo de produção: matérias-primas, instrumentos e máquinas, processos auxiliares, produto final, subproduto e resíduos, fluxograma de produção.
- Organização do trabalho, contrato de trabalho, salário, jornada diária, pausas, horas extras, férias, relacionamento com colegas e chefias. Percepção do trabalhador sobre seu trabalho, grau de satisfação, mecanismos de controle do ritmo e da produção.
- Instalações da empresa, área física, tipo de construção, ventilação e iluminação. Condições de conforto e higiene (banheiros, lavatórios, bebedouros, vestiário, refeitório, lazer, etc.).
- Descrição da função ou do posto de trabalho em um dia típico de trabalho: o que faz, como faz, com que faz, quanto faz?
- Presença de fatores de risco para a saúde: físicos, químicos, biológicos, ergonômicos, de acidentes e outros. Medidas de proteção coletiva e individual: existência, adequação, utilização e eficácia em relação aos riscos.
- Percepção do trabalhador sobre seu trabalho e relacionamento com chefias e colegas.
- Recursos de saúde: realização de exames pré-admissional, periódico e demissional, atuação do SESMT e da Comissão Interna de Prevenção de Acidentes (CIPA), recursos de saúde, plano de saúde, etc.

Atividades anteriores

As mesmas questões deverão ser perguntadas sobre as atividades anteriores mais significativas, tanto pela presença de fatores de risco quanto pela duração da exposição.

Aspectos ambientais referentes à habitação anterior e atual, ocupação dos outros membros da família; *hobbies* (pintura, escultura, armas de fogo, cerâmica, jardinagem, etc.); facilidades de saneamento básico (abastecimento de água, esgotamento sanitário, coleta de resíduos sólidos, etc.).

A decisão quanto ao afastamento do trabalho é difícil, exigindo que inúmeras variáveis de caráter médico e social sejam consideradas:

- os casos com incapacidade total e/ou temporária devem ser afastados do trabalho até melhora clínica ou mudança da função e afastamento da situação de risco;
- no caso do trabalhador ser mantido em atividade, devem ser identificadas as alternativas compatíveis com as limitações do paciente e consideradas sem risco de interferência na evolução de seu quadro de saúde;
- quando o dano apresentado é pequeno ou existem atividades compatíveis com as limitações do paciente e consideradas sem risco de agravamento de seu quadro de saúde, ele pode ser remanejado para outra atividade, em tempo parcial ou total, de acordo com seu estado de saúde;
- quando houver necessidade de afastar o paciente do trabalho e/ou de sua atividade habitual, o médico deve emitir relatório justificando as razões do afastamento, encaminhando-o ao médico da empresa ou ao responsável pelo PCMSO. Se houver indícios de exposição de outros trabalhadores, o fato deverá ser comunicado à empresa e solicitadas providências corretivas.

Atenção especial deve ser dada à decisão quanto ao retorno ao trabalho. É importante avaliar se a empresa ou a instituição oferece programa de retorno ao trabalho, com oferta de atividades compatíveis com a formação e a função do trabalhador, que respeite suas eventuais limitações em relação ao estágio pré-lesão e prepare colegas e chefias para apoiar o trabalhador na nova situação, alargando a concepção de capacidade para o trabalho adotada na empresa, de modo a evitar a exclusão do trabalhador no seu local de trabalho.

Considerando o caráter de construção da Área de Saúde do Trabalhador, é importante que os profissionais dos serviços de saúde estejam imbuídos da responsabilidade de produção e divulgação do conhecimento acumulado.

Bibliografia e Leituras Complementares Sugeridas

Almeida IM. Dificuldades no diagnóstico de doenças ocupacionais e do trabalho. Jornal Brasileiro de Medicina. 1998;74(1/2): 35-48.

ATLAS. Segurança e medicina do trabalho: Portaria n.º 3.214/1978. 48. ed. São Paulo: Atlas; 2001.

Burgess WA. Identificação de possíveis riscos à saúde do trabalhador nos diversos processos industriais. Belo Horizonte: ERGO; 1995.

Buschinelli JTP, Rocha LE, Rigotto RM (Eds.). Isto é trabalho de gente? Petrópolis: Vozes; 1994.

Câmara V, Galvão LA. A patologia do trabalho numa perspectiva ambiental. In: Mendes R (Ed.). Patologia do trabalho. Rio de Janeiro: Atheneu; 1995, p. 609-630.

Dembe E. Occupation and disease: how social factors affect the conception of work-related disorders. New Haven: Yale University; 1996.

Desoille H Scherrer J, Truhaut R. Précis de médecine du travail. Paris: Masson; 1975. p. 290-303.

International Labour Office (ILO). Encyclopaedia of occupational health and safety. 4th ed. Geneva: ILO; 1998.

Last JM. Dictionary of epidemiology. 3th ed. Oxford: Oxford University; 1995.

Mendes R. Aspectos conceituais da patologia do trabalho. In: Mendes R (Ed.). Patologia do trabalho. Rio de Janeiro: Atheneu; 1995. p. 33-47.

Mendes R, Dias EC. Saúde dos trabalhadores. In: Rouquayrol MZ, Almeida Filho N (Eds.). Epidemiologia & Saúde. 5ª ed. Rio de Janeiro: Medsi; 1999. p. 431-456.

Schilling RSF. More effective prevention in occupational health practice. Journal of the Society of Occupational Medicine. 1984;39:71-79.

Instituições de Referência

Fundacentro – Centro Técnico Nacional. Rua Capote Valente, 710. São Paulo, CEP: 05 409-002. Fone: (11) 3066 6258.

IARC – International Agency for Research on Cancer. 150 Cours Albert Thomas, F-69372, Lyon Cédex 08, France.

INRS – Institut National de Recherche et de Securité. 30, Rue Olkivier-Noyer, 75680, Paris, Cedex 14, France.

IPCS – International Programme on Chemical Safety, World Health Organization (WHO), 1211 Geneva, 27. Switzerland.

ILO – CIS (International Occupational Safety & Health Information Center) International Labour Organization. 1211 Geneva, 22 . Switzerland.

NIOSH – National Institute for Occupational Safety and Health – Public Health Service, 4676 Columbia Parkway – Cincinnati, Ohio 45226 USA.

OPAS – Organização Pan-Americana da Saúde/OMS – Organização Mundial da Saúde/Representação no Brasil, Setor de Embaixadas Norte, 400 – Lote 19, Brasília – DF, CEP: 70.800-400.

UNEP/IRPTC – Registro Internacional de Produtos Químicos Potencialmente Tóxicos. *E-mail:* irptc@unep.ch.

Bases Técnicas para o Controle dos Fatores de Risco e para a Melhoria dos Ambientes e das Condições de Trabalho*

A eliminação ou a redução da exposição às condições de risco e a melhoria dos ambientes de trabalho para promoção e proteção da saúde do trabalhador constituem um desafio que ultrapassa o âmbito de atuação dos serviços de saúde, exigindo soluções técnicas, às vezes complexas e de elevado custo. Em certos casos, medidas simples e pouco onerosas podem ser implementadas, com impactos positivos e protetores para a saúde do trabalhador e o meio ambiente.

O controle das condições de risco para a saúde e melhoria dos ambientes de trabalho envolve as seguintes etapas:

- identificação das condições de risco para a saúde presentes no trabalho;
- caracterização da exposição e quantificação das condições de risco;
- discussão e definição das alternativas de eliminação ou controle das condições de risco;
- implementação e avaliação das medidas adotadas.

É muito importante que os trabalhadores participem de todas as fases desse processo, pois, como foi assinalado no capítulo anterior, em muitos casos, a despeito de toda sofisti-

---

* Extraído de: Doenças Relacionadas ao Trabalho – Manual de Procedimentos para os Serviços de Saúde. Ministério da Saúde do Brasil. Representação no Brasil da OPAS/OMS. Brasília DF, 2001.

cação técnica, apenas os trabalhadores são capazes de informar sutis diferenças existentes entre o trabalho prescrito e o trabalho real, que explicam o adoecimento e o que deve ser modificado para que se obtenham os resultados desejados.

Na atualidade, a preocupação com o meio ambiente e a saúde das populações residentes na área de influência das unidades produtivas vem fortalecendo o movimento que busca a mudança de processos de trabalho potencialmente lesivos para a saúde das populações e o ambiente, o que pode ser um aliado importante para a saúde do trabalhador.

São apresentadas, a seguir, algumas considerações sobre o conceito de risco e fator ou condições de risco para a saúde; as metodologias disponíveis para o reconhecimento dos riscos; algumas das alternativas para a eliminação ou a redução da exposição às condições de risco para a saúde e a melhoria dos ambientes de trabalho visando à proteção da saúde do trabalhador. Mais informações e o aprofundamento dessas questões podem ser obtidos na bibliografia relacionada ao final do capítulo.

Identificação e Avaliação das Condições de Risco

O conceito de risco aqui utilizado deriva da palavra inglesa *hazard,* que vem sendo traduzida para o português como perigo ou fator de risco ou situação de risco. Segundo Trivelato (1998), o conceito de risco é bidimensional, representando a possibilidade de um efeito adverso ou dano e a incerteza da ocorrência, distribuição no tempo ou magnitude do resultado adverso. Assim, de acordo com essa definição, *situação* ou *fator de risco* é "uma condição ou conjunto de circunstâncias que tem o potencial de causar um efeito adverso, que pode ser: morte, lesões, doenças ou danos à saúde, à propriedade ou ao meio ambiente". Ainda segundo Trivelato (1998), os fatores de risco podem ser classificados, segundo sua natureza, em:

AMBIENTAIS:

- físico: alguma forma de energia: radiação, ruído, vibração, etc.;
- químico: substâncias químicas, poeiras, etc.;
- biológico: bactérias, vírus, fungos, etc.;

SITUACIONAIS: instalações, ferramentas, equipamentos, materiais, operações, etc.;

HUMANOS OU COMPORTAMENTAIS: decorrentes da ação ou omissão humana.

O reconhecimento das condições de risco no trabalho envolve um conjunto de procedimentos que visam a definir se existe ou não um problema para a saúde do trabalhador e, no caso afirmativo, a estabelecer sua provável magnitude, a identificar os agentes potenciais de risco e as possibilidades de exposição. É uma etapa fundamental do processo que, apesar de sujeita às limitações dos recursos disponíveis e a erros, servirá de base para a decisão quanto às ações a serem adotadas e para o estabelecimento de prioridades. *Reconhecer o risco* significa identificar, no ambiente de trabalho, fatores ou situações com potencial de dano, isto é, se existe a possibilidade de dano. *Avaliar o risco* significa estimar a probabilidade e a gravidade de que o dano ocorra.

Para reconhecer as condições de risco é necessário investigar as possibilidades de geração e dispersão de agentes ou fatores nocivos associados aos diferentes processos de trabalho, às operações, às máquinas e a outros equipamentos, bem como às diferentes matérias-primas, aos produtos químicos utilizados, aos eventuais subprodutos e aos resíduos. Os possíveis efeitos dos agentes potencialmente presentes sobre a saúde devem ser estudados.

Assim, o conhecimento disponível sobre os riscos potenciais que ocorrem em determinada situação de trabalho deve ser acompanhado de uma observação cuidadosa *in loco* das condições reais de exposição dos trabalhadores.

Deve ser lembrado que existe uma diferença entre a capacidade que tem um agente para causar dano e a possibilidade de que este agente cause dano. O potencial intrínseco de um agente tóxico para lesar a saúde só se concretiza se houver condições para que este agente alcance o(s) órgão(s) crítico(s) que ele pode danificar. Por exemplo: a *sílica livre cristalina* é o agente etiológico da silicose, portanto um bloco de granito “encerra” o risco de silicose. Entretanto, esse bloco só oferecerá risco real de doença se for submetido a algum processo de subdivisão que produza partículas suficientemente pequenas para serem inaladas e depositadas nos alvéolos pulmonares. Se o bloco de granito fizer parte de um monumento, não haverá risco de silicose, porém se este mesmo bloco de granito estiver em um canto no local de trabalho é importante investigar para que será utilizado. O fato de, no momento, não estar oferecendo risco não significa que assim será no futuro.

Alguns exemplos, não exaustivos, de agentes químicos, físicos e biológicos que podem oferecer risco para a saúde, bem como de locais onde podem ocorrer, são apresentados na **Tabela 6.3**.

A presença de contaminantes atmosféricos pode passar despercebida, configurando os riscos escondidos. A falta de propriedades características ou a presença simultânea de uma multiplicidade de fatores no ambiente de trabalho pode mascarar riscos, como, por exemplo, o odor. Quando o risco provém de substâncias ou produtos utilizados é simples associar sua presença com determinadas operações, como no caso de vapores de solventes em fornos de secagem ou limpeza a seco de vestuário; neblinas de *ácido crômico* na cromagem de peças; ou poeira de *sílica* em operações de jateamento de areia. O mesmo não acontece quando os agentes químicos ocorrem como subprodutos, ou resíduos, ou são produzidos acidentalmente como resultado de reações químicas de combustão ou pirólise, decomposição de certos materiais, ou aparecem como impurezas. Alguns exemplos desses riscos escondidos são apresentados na **Tabela 6.4**.

O problema das impurezas deve ser cuidadosamente examinado, visto que certos produtos químicos podem conter contaminantes muito mais tóxicos do que eles próprios, oferecendo riscos para a saúde. Por exemplo, o *benzeno*, altamente tóxico e cancerígeno, pode ser encontrado como impureza na gasolina e em outros solventes menos tóxicos, como o *tolueno* e o *xileno*. Certos talcos podem conter *asbesto* como impureza. A *arsina* e a *fosfina*, gases muito tóxicos, podem ser encontrados como impurezas no *acetileno*, que é muito menos tóxico.

Produtos vendidos sob nomes comerciais, sem informação detalhada quanto à composição química, geralmente criam problemas para o reconhecimento de riscos. Tais informações devem ser exigidas dos fabricantes e fornecedores, uma vez que análises de amostras de tais produtos são trabalhosas e caras. Na atualidade, estão disponíveis bases de dados com informações sobre produtos a partir dos nomes comerciais, incluindo informações toxicológicas. Algumas dessas fontes de informação estão referenciadas na bibliografia, ao final deste capítulo.

TABELA 6.3

EXEMPLOS DE AGENTES QUÍMICOS E OUTROS CONTAMINANTES ATMOSFÉRICOS QUE PODEM OFERECER RISCO PARA A SAÚDE DOS TRABALHADORES EXPOSTOS

Forma	Agente	Situação de Produção e/ou Utilização
Líquida, gasosa ou de partículas	Ácido cianídrico	Galvanoplastia, fumigação
	Ácido sulfídrico	Decomposição de matéria orgânica, indústria de *rayon* pelo processo viscose
	Arsênio	Refinação do cobre, fabricação e uso de pesticidas, fabricação de vidro, produtos farmacêuticos, preservação da madeira, indústria do couro, etc.
	Benzeno	Coquerias, indústria química e petroquímica ou como impureza em certos solventes, etc.
	Chumbo	Mineração, refinação, fundição, fabricação de baterias e pilhas, tintas e pigmentos, cerâmica, recuperação de sucata, indústria química, etc.
	Carvão mineral	Processo cloro-álcali, equipamentos eletrônicos, fabricação de pilhas, indústria farmacêutica, de pesticidas, termômetros, manômetros, barômetros, etc.
	Monóxido de carbono	Formado em processos de combustão incompleta, motores de combustão interna, etc.
	Solventes (hidrocarbonetos alifáticos, clorados aromáticos)	Indústria química, lavanderia com limpeza a seco, desengraxamento de peças, limpeza de metais, etc.
Poeiras minerais e vegetais*	Asbesto (utilizado ou removido)	Mineração, beneficiamento, manufatura de produtos têxteis de amianto e de lonas de freios, cimento-amianto e sua utilização na construção civil, etc.
	Sílica livre cristalina	Mineração (de ouro, cobre), pedreiras de granito ou de arenito, fabricação de abrasivos, fundições, construção civil, utilização de jato de areia, etc.
	Carvão mineral	Mineração de carvão
	Algodão	Preparação, carda e fiação
	Sisal	Fabricação de cordas
	Poeira de madeira	Serraria, fábricas de móveis e outros artefatos de madeira, construção civil, etc.

* As poeiras também são agentes químicos, mas são classificadas como um grupo à parte para facilitar a compreensão.

Outro aspecto importante da toxicidade das substâncias químicas refere-se às suas propriedades físicas. A proporção dos componentes de um vapor pode diferir muito de sua proporção na mistura líquida que lhe deu origem. Por exemplo, uma mistura contendo 10% de *benzeno* e 90% de *xileno* na fase líquida conterá 65% de *benzeno* e 35% de *xileno* na fase de vapor, portanto, uma proporção muito maior do componente mais tóxico. Líquidos contendo pequenas proporções de impurezas muito tóxicas, porém com alta pressão de vapor, podem dar origem a vapores perigosos, se inalados.

Tabela 6.4
Exemplos de Formação Acidental de Agentes Químicos

Agente Químico	Situação de Produção Acidental
Óxidos de nitrogênio e ozônio	Solda elétrica (particularmente se executada em local confinado)
Óxidos de nitrogênio	Quando há contato de ácido nítrico com matéria orgânica, como madeira; decapagem de metais com ácido nítrico
Ácido sulfídrico, amônia, metano	Decomposição de matéria orgânica (em cisternas abandonadas, velhos poços, condutos de esgotos, silos)
Ácido sulfídrico	Produção de *rayon* pelo processo viscose; reação de ácido sulfúrico concentrado com reboco de gesso (semidecomposto)
Arsina (ou hidrogênio arseniacal)	Contato de hidrogênio nascente com minérios ou metais contendo arsênio, ou da água com AlAs e CaAs; ou impureza no acetileno
Fosfina	Usinagem do ferro nodular; impureza no acetileno
Fosgênio e ácido clorídrico	Decomposição de hidrocarbonetos clorados (tetracloreto de carbono, tricloroetileno) pela ação de chama, calor ou radiação ultravioleta
Monóxido de carbono	Na combustão incompleta, em fornos e fornalhas, fundições e siderúrgicas, motores de combustão interna (oficinas de reparação de automóveis, galpões fechados com máquinas em funcionamento; cozinhas fechadas com fogões a lenha, ou onde haja queima de gás)
Ácido cianídrico, ácido clorídrico, isocianetos, óxido de estireno	Resultam da pirólise de certos plásticos

Quanto às poeiras, sua composição pode diferir muito da composição da rocha que lhe deu origem, devido às diferenças na friabilidade dos componentes. Também seu aspecto visual pode enganar. Nuvens de poeira visíveis podem ser menos prejudiciais que nuvens praticamente invisíveis, pois a fração respirável de algumas poeiras, a mais nociva, pode não ser vista a olho nu. Devido ao seu pequeno tamanho e pouco peso, podem ficar em suspensão no ar durante muito tempo e atingir grandes distâncias, afetando trabalhadores que parecem não estar expostos.

Outro risco, às vezes esquecido, decorre da falta de oxigênio, que pode levar rapidamente à morte. Pode ocorrer quando certos contaminantes atmosféricos, não necessariamente tóxicos em si, deslocam o oxigênio, como no caso de recintos fechados onde há fermentação e o CO_2 desloca o oxigênio.

Com exceção das radiações ionizantes, os riscos de natureza física são geralmente fáceis de reconhecer, pois atuam diretamente sobre os sentidos. Na **Tabela 6.5** estão relacionados alguns exemplos de agentes físicos e respectivas situações de exposição.

A exposição aos agentes biológicos está geralmente associada ao trabalho em hospitais, laboratórios de análises clínicas e atividades agropecuárias, porém pode ocorrer, também, em outros locais. O fato de que frequentemente ocorrem em situações não ocupacionais complica o estabelecimento do nexo causal. Os agentes biológicos incluem vírus, bactérias, riquétsias*, protozoários e fungos e seus esporos. Na **Tabela 6.6,** apresentada a seguir, estão relacionados alguns exemplos desses agentes e as respectivas situações ocupacionais de exposição.

Tabela 6.5

Exemplos de Agentes Físicos que Podem Oferecer Risco para a Saúde dos Trabalhadores Expostos

Agente Físico	Situações de Exposição
Ruído	Caldeiras, prensas, serras, rebitagem, utilização de martelos pneumáticos, fiação e tecelagem, aeroportos, construção civil, etc.
Vibrações	Utilização de marteletes pneumáticos, tratores, construção civil, etc.
Calor	Fundição, forjas, fábricas de vidro, fornalhas, construção civil, etc.
Pressão atmosférica anormal	Trabalhos em tubulões de ar comprimido, altitude, mergulhos, etc.
Radiações ionizantes	Serviços de saúde, utilização industrial de raios X
Radiações não ionizantes	Solda elétrica, trabalhos ao sol, radares, construção civil, etc.

Tabela 6.6

Exemplos de Agentes Biológicos que Podem Oferecer Risco para a Saúde dos Trabalhadores e as Respectivas Situações de Exposição

Agente Biológico	Situações de Exposição
Bacilo (carbúnculo ou antraz)	Trabalho com carcaça, couro ou peles de animais infectados
Fungo (alveolite alérgica extrínseca)	Trabalho em silos (bagaço de cana, cereais), trabalhos em locais fechados com ar condicionado
Platelminto (*S. mansoni*)	Trabalho na água, em plantações de arroz, na abertura e limpeza de canais, barragens, etc.
Vírus (hepatite B e HIV)	Trabalho em hospitais e laboratórios, bancos de sangue, etc.

Os fatores de adoecimento relacionados à organização do trabalho, em geral considerados nos riscos ergonômicos, podem ser identificados em diversas atividades, desde a agricultura tradicional até processos de trabalho modernos que incorporam alta tecnologia e sofisticadas estratégias de gestão. Os processos de reestruturação produtiva e globalização da economia de mercado, em curso, têm acarretado mudanças significativas na organização e gestão do trabalho com repercussões importantes sobre a saúde do trabalhador. Entre suas consequências destacam-se os problemas osteomusculares e o adoecimento mental relacionados ao trabalho, que crescem em importância em todo o mundo. A exigência de maior produtividade, associada à redução contínua do contingente de trabalhadores, à pressão do

* Riquétsias – do latim *rickettsia* (sing.)/*rickettsiae* (pl.): qualquer escotobactéria da ordem *Rickttsiales.*

tempo e ao aumento da complexidade das tarefas, além de expectativas irrealizáveis e as relações de trabalho tensas e precárias, constituem fatores psicossociais responsáveis por situações de estresse relacionado ao trabalho.

O reconhecimento das condições de risco presentes no trabalho pode ser realizado com o auxílio de metodologias variadas, porém todas elas incluem três etapas fundamentais:

a) o estudo inicial da situação;
b) inspeção do local de trabalho para observações detalhadas;
c) análise dos dados obtidos.

O estudo inicial da situação é indispensável para que fatores ou condições de risco não sejam negligenciados durante a inspeção do local de trabalho, requerendo conhecimento técnico, experiência e acesso a fontes especializadas e atualizadas de informação. O estudo preliminar do(s) processo(s) de trabalho, que precede a inspeção, pode ser feito utilizando as fontes de informação disponíveis (literatura especializada, bancos de dados eletrônicos, relatórios técnicos de levantamentos prévios realizados no mesmo local ou em locais semelhantes) e por meio de perguntas antecipadas à própria empresa que vai ser estudada, como, por exemplo, a lista de produtos comprados com a respectiva taxa de consumo (semanal ou mensal), como e onde são utilizados. Assim, é possível determinar a *priori* quais as principais possibilidades de risco, o que será de grande utilidade e otimizará o tempo durante a inspeção propriamente dita. Concluída a investigação dos agentes de risco potenciais, que podem ocorrer no local de trabalho, é necessário verificar quais são seus possíveis efeitos para a saúde. Além disso, também devem ser consultadas as tabelas contendo os Limites de Exposição Ocupacional (LEO) ou Limites de Tolerância (LT), pois os valores de exposição permitidos para os diferentes agentes dão uma ideia do grau de dano que podem causar e são úteis para se fazer comparações e estabelecer prioridades. Por exemplo, um agente químico cujo LT é 0,5 mg/m^3 será muito mais perigoso que um agente cujo LT é 200 mg/m^3.

As informações relativas ao estado de saúde do trabalhador, incluindo as queixas, sintomas observados ou outros efeitos sobre a saúde e alterações precoces nos parâmetros de saúde ou nos resultados de monitorização biológica, também podem auxiliar na identificação de condições de risco existentes no ambiente de trabalho. Uma colaboração estreita entre os responsáveis pelo estudo do ambiente e das condições de trabalho (higienistas, engenheiros de segurança, ergonomistas) e os responsáveis pela saúde do trabalhador (médicos, psicólogos, enfermeiros do trabalho, toxicologistas) é indispensável para uma avaliação correta das exposições ocupacionais. O enfoque multidisciplinar e o trabalho em equipe permitem desvendar relações causais que de outra forma podem passar despercebidas.

O potencial de causar dano de um determinado agente encontrado no ambiente de trabalho é importante para o estabelecimento de prioridades, mesmo para as observações iniciais, alertando para a presença de condições graves que requerem ação imediata, como no caso da exposição a substâncias muito tóxicas, cancerígenas ou teratogênicas. O modo de ação de um agente sobre o organismo (rápido, lento) e a possibilidade de penetrar através da pele intacta são dados importantes para orientar as observações *in loco* e o estabelecimento da estratégia de amostragem, se necessária.

Relatórios e resultados de investigações prévias devem ser analisados, considerando a possibilidade de que tenham ocorrido mudanças nas condições de trabalho.

Na inspeção do local de trabalho é importante definir um ponto focal que, necessariamente, deve ser uma pessoa que conheça bem todo o processo de trabalho, assegurando o acesso às pessoas que possam dar informações pertinentes, principalmente os trabalhadores. Todas as informações colhidas devem ser anotadas com clareza, dentro de um formato preparado com antecedência, incluindo *checklists* relativos aos possíveis fatores de risco em cada operação. É indispensável obter ou preparar um fluxograma do processo.

Se não for possível antes, quando no momento da inspeção do local de trabalho deve ser obtida uma lista dos materiais e diferentes produtos comprados e utilizados. Informações quanto a taxas de consumo (semanal, mensal) e de como e onde são utilizados podem auxiliar no estabelecimento da ordem de grandeza do provável risco e na localização das fontes que poderiam escapar à observação, particularmente se estiverem escondidas. Nem sempre a utilização de produtos químicos é aparente. Áreas de recebimento de materiais e de armazenamento não podem ser esquecidas. Entre as perguntas a serem respondidas estão: que substâncias são usadas? Em que quantidades? Como e onde? No caso de agentes químicos e poeiras, qual a capacidade de evaporação ou de dispersão?

Outros aspectos que devem ser observados são: tecnologia de produção e processos, equipamentos e máquinas, fontes potenciais de contaminantes, inclusive condições que possam levar à formação acidental, como, por exemplo, o armazenamento inadequado de substâncias reativas e circunstâncias que podem influenciar na sua dispersão no ambiente de trabalho, bem como a direção provável de propagação desses contaminantes a partir da fonte. Possibilidades de vazamentos e emissões fugitivas em processos fechados ou isolados devem ser cuidadosamente investigadas. Entre as perguntas a serem respondidas estão: quais as fontes de emissão? Trata-se de processo necessário? Pode a tarefa ser executada com menor risco? O que pensa o trabalhador? No caso de processo fechado, há possibilidade de emissões fugitivas?

É importante perguntar sobre processos esporádicos que podem não estar sendo executados na ocasião da inspeção. Todos os ciclos do processo devem ser investigados e, de preferência, observados. Os trabalhadores podem dar informações valiosas a esse respeito.

As características gerais do local de trabalho e a possível influência de ambientes contíguos também devem ser observadas. Exemplo: podem ocorrer intoxicações por gases de exaustão de veículos deixados com o motor ligado numa plataforma de carga/descarga adjacente a janelas abertas de um local de trabalho onde não há contaminantes atmosféricos prejudiciais. Situações ainda mais graves podem ocorrer, e têm ocorrido, quando contaminantes tóxicos são conduzidos, pelo vento ou por um escape, para pontos de entrada de ar de sistemas de ventilação.

O *layout* do ambiente deve ser anotado, os postos de trabalho e as tarefas devem ser observados e analisados. Além de estudar a possível ocorrência de condições de risco no local de trabalho e os efeitos nocivos que podem causar, é necessário observar as condições de exposição, que incluem aspectos como as vias de entrada no organismo, nível de atividade física e o tempo de exposição. A investigação das condições de exposição também é necessária para a definição da estratégia de amostragem, para uma avaliação quantitativa correta e o planejamento da prevenção e do controle.

Sobre as vias de entrada no organismo de agentes químicos e poeiras, é importante considerar que, nos ambientes de trabalho, a via respiratória é a mais importante. É influenciada pelo modo de respirar do trabalhador, se pelo nariz ou pela boca e pelo tipo de atividade, uma vez que o trabalho mais pesado requer maior ventilação pulmonar. Em repouso, uma pessoa respira, em média de 5 a 6 litros por minuto e ao realizar trabalho muito pesado passará a respirar de 30 a 50 litros por minuto. No caso das poeiras, o mecanismo de filtros existente no nariz é importante, podendo ocorrer uma diferença apreciável entre a quantidade de poeira inalada e depositada em diferentes regiões do aparelho respiratório, dependendo do tipo de respiração, se nasal ou oral. A respiração pela boca aumenta o depósito de poeira respirável na região alveolar, em relação à respiração pelo nariz. O grau de atividade física também tem grande influência, aumentando sensivelmente o depósito de poeira em todas as regiões do aparelho respiratório.

Algumas substâncias podem ser absorvidas através da pele intacta e passar à corrente sanguínea, contribuindo, significativamente, para a absorção total de um agente tóxico. Características das substâncias químicas que influenciam a absorção através da pele incluem a solubilidade (maior solubilidade em lipídios, maior absorção) e o peso molecular (quanto maior, menor a absorção). Outros fatores que influenciam a absorção incluem o tipo de pele, que varia de pessoa para pessoa e também de uma parte do corpo para outra; a condição da pele, como a existência de doenças de pele, tipo eczemas e fissuras; a exposição prévia aos solventes e o trabalho físico pesado, que estimula a circulação periférica de sangue. É importante investigar, entre os agentes potenciais de exposição, quais têm a propriedade de ser absorvidos através da pele. Mesmo produtos químicos em forma de grânulos ou escamas podem oferecer tal risco, se houver contato direto com a pele e se forem solúveis no suor, como, por exemplo, o *pentaclorofenol*. Essa situação é agravada em locais de trabalho quentes. A possibilidade de absorção através da pele modifica os procedimentos referentes à avaliação quantitativa da exposição por simples amostragem/análise do ar, que não será suficiente para avaliar a exposição total. Também o controle, por meio da proteção respiratória não será suficiente para proteger o trabalhador, que deverá incorporar práticas de trabalho adequadas, evitando contato com a pele e respingos nas roupas e instituir rigorosa higiene pessoal.

Apesar de a via digestiva ser a menos importante porta de entrada, em situações ocupacionais essa possibilidade deve ser investigada e eliminada por meio do estabelecimento de práticas de trabalho e de higiene adequadas.

O nível de atividade física exigido tem importância fundamental, também, nos casos de sobrecarga térmica pois, quanto mais intensa, maior será a produção de calor metabólico que deve ser dissipado.

A avaliação da dose realmente recebida pelo trabalhador, seja de um agente químico ou de um agente físico presente na situação de trabalho, depende da *concentração*, quando se trata de um contaminante atmosférico, ou da *intensidade*, quando se refere a um agente físico, e do *tempo de exposição*. Exemplos: segundo as normas vigentes, a exposição ao ruído não deve ultrapassar 85 dBA para uma exposição ocupacional de 8 horas diárias, porém pode ir a 88 dBA para 4 horas diárias ou a 91 dBA para 2 horas diárias. A exposição ao calor em um ambiente com Índice de Bulbo Úmido Termômetro de Globo (IBUTG) igual a 29,5°C, para trabalho moderado, não é aceitável para trabalho contínuo, porém o seria para um esquema de 50% de trabalho e 50% de descanso em local fresco, por hora, ou seja, 30 minutos de trabalho, 30 minutos de descanso.

Para os agentes químicos, a influência do tempo de exposição varia para agentes de ação rápida no organismo ou aqueles de ação crônica. Quando a ação for rápida, mesmo exposições curtas devem ser evitadas. A exposição a agentes cancerígenos e teratogênicos deve ser eliminada e estar sob controle rigoroso.

Sobre as flutuações nas condições de exposição às substâncias químicas, na maioria dos casos, a liberação de contaminantes atmosféricos varia com o lugar e o tempo. Possibilidades de flutuações apreciáveis e de ocorrência de picos de concentração dos contaminantes atmosféricos devem ser observadas nos processos variáveis e nas operações esporádicas, como na abertura de fornos de secagem ou de reatores de polimerização. Essas informações são de importância fundamental para a elaboração de estratégias de amostragem, na avaliação quantitativa e para o planejamento de medidas de prevenção e controle que, em certos casos, devem visar a uma fase específica do processo de trabalho, como, por exemplo, a proteção respiratória na abertura de um forno de secagem.

O número de trabalhadores expostos que devem ser protegidos influi na escolha dos métodos e nas considerações econômicas. Quando poucos trabalhadores estão expostos, poderá ser aceitável controlar a exposição por meio do uso de Equipamentos de Proteção Individual (EPI), com limitação de exposição e sob estrita vigilância médica. Porém, não se pode esquecer que o ambiente é um todo e mesmo se poucos trabalhadores estão expostos, agentes nocivos podem sair do ambiente de trabalho para o exterior e causar danos às comunidades vizinhas e ao meio ambiente em geral, exigindo que sejam controlados na fonte.

Os sistemas de controle existentes, como, por exemplo, equipamentos de ventilação local exaustora e outros sistemas eventualmente existentes, devem ser cuidadosamente examinados para evitar falsa segurança. Processos fechados devem ser testados para vazamentos e emissões fugitivas. A existência de um sistema de ventilação exaustora não significa que haja controle efetivo, pois o sistema pode não estar funcionando adequadamente. Devem ser solicitados aos responsáveis os planos e os esquemas de verificação e manutenção periódica do sistema, pois se isto não for feito rotineira e corretamente, mesmo sistemas inicialmente excelentes, com o tempo, perderão sua eficiência. Deve também ser observado se os contaminantes não estão sendo jogados do ambiente de trabalho para o ambiente exterior. A disponibilidade de EPI para os trabalhadores não significa que eles estejam protegidos, pois os equipamentos podem não ser eficientes. No caso de máscaras para proteção respiratória, por exemplo, estas podem não estar ajustadas, podem ter vazamentos, os filtros podem estar vencidos ou ser inadequados. Filtros para partículas não servem na presença de vapores. Nenhum filtro serve, se houver falta de oxigênio.

Em determinadas situações, podem ser utilizados instrumentos para o reconhecimento de condições de risco, de leitura direta, úteis para uma triagem inicial e verificação da presença de um determinado agente na atmosfera. Ainda que os resultados não sejam muito exatos e precisos, poderão servir para elucidar suspeita de riscos escondidos. Avaliações qualitativas ou semiquantitativas podem ser suficientes nessa etapa preliminar.

Um cuidado particular deve ser tomado quanto à possibilidade de *falsos negativos,* particularmente quando se tratar de exposição potencial a agentes muito perigosos, altamente tóxicos, cancerígenos ou teratogênicos, para os quais mesmo concentrações muito baixas são significativas. Nesses casos, o limite mínimo de detecção é crítico. Instrumentos pouco sensíveis poderão não registrar concentrações muito baixas, levando a uma suposição errônea de exposição zero em vez de *detecção zero*, o que pode ter graves consequências para os trabalhadores. Além disso, deve-se ter cuidado com outras interferências que podem mascarar os resultados.

Não se deve negligenciar a proteção das pessoas que fazem os levantamentos, pois poderão estar expostas a riscos sérios, como, por exemplo, a falta de oxigênio, altas concentrações de H_2S ao entrar em local confinado ou cancerígenos. Devem ter à sua disposição EPI adequados e instrumentos de leitura direta para testar, antes de entrar, atmosferas potencialmente perigosas. Esses procedimentos podem ser pedagógicos para as empresas e para os trabalhadores.

Concluída a inspeção do local de trabalho, é essencial redigir o relatório. Esse deve ser objetivo e exato, indicando claramente as características do local de trabalho, o nome e as coordenadas do ponto focal na empresa, todas as condições de risco observadas e demais fatores relevantes. Deve ser elaborado de tal forma que outras pessoas possam ter uma ideia clara da situação.

A análise das informações obtidas deverá orientar o estabelecimento das prioridades e a definição das ações posteriores, que são, em princípio, as seguintes:

- se a condição de risco é evidente e seu potencial de causar dano para a saúde é grave, esse reconhecimento deve bastar para que se recomendem medidas preventivas imediatas, sem esperar pelo processo de avaliação quantitativa da exposição, geralmente demorado e dispendioso. Esse é o caso de operações reconhecidamente perigosas, como, por exemplo, o uso de jato de areia, transferência de pós muito tóxicos, solda elétrica em locais confinados, *spray* de pesticidas, transferência de metais em fusão, que são realizadas sem o controle necessário;
- se ficar evidenciado que não há risco, não há necessidade de avaliação quantitativa da exposição, porém, devem ser anotadas quaisquer mudanças futuras que possam alterar a situação de risco;
- se a situação de risco não é clara, é necessária uma avaliação quantitativa para confirmar a presença e determinar a magnitude das condições de risco.

As avaliações qualitativas para tomada de decisão quanto à prevenção e ao controle têm recebido atenção cada vez maior, devido ao fato de que é impossível fazer avaliações quantitativas corretas em todas as situações, além de serem muito mais caras e demoradas. Entretanto, as avaliações qualitativas devem seguir uma metodologia adequada, como, por exemplo, o *Banding Approach,* desenvolvido na Inglaterra, que é um guia para decisões quanto a medidas de controle para contaminantes atmosféricos, sem utilizar avaliações quantitativas e comparação com Limites de Exposição Ocupacional (HSE, 1999). A ideia é estimar o grau de risco a partir de informações toxicológicas, quantidades utilizadas das substâncias, possibilidade de dispersão ou evaporação e condições de uso e exposição. As informações obtidas são comparadas com tabelas previamente elaboradas que indicam os controles necessários. Em situações mais graves e complexas, recomenda-se a consulta a especialistas em prevenção e controle de riscos.

A abordagem proposta pela Ergonomia para a análise do trabalho difere da metodologia utilizada pela Higiene Ocupacional. Os fundamentos de sua prática baseiam-se no estudo do trabalho, particularmente na identificação das diferenças entre o *trabalho prescrito* e o *trabalho real*, que muitas vezes explicam o adoecimento dos trabalhadores. A complexidade crescente dos novos processos de trabalho, organizados a partir da incorporação das inovações tecnológicas e de novos métodos gerenciais, tem gerado formas diferenciadas de sofrimento e adoecimento dos trabalhadores, particularmente na esfera mental. Em muitas dessas situações, as prescrições clássicas da Higiene do Trabalho foram atendidas, porém permanecem presentes ou são acrescentadas outras condições de risco ergonômico e psicossociais decorrentes da organização do trabalho, responsáveis pela produção do adoecimento.

Identificação e Controle dos Fatores de Risco na Perspectiva da Higiene do Trabalho e da Ergonomia

Os princípios básicos da tecnologia de controle, propostos pela Higiene do Trabalho, podem ser enunciados como:

a) evitar que um agente potencialmente perigoso ou tóxico para a saúde seja utilizado, formado ou liberado;
b) se isso não for possível, contê-lo de tal forma que não se propague para o ambiente;
c) se isso não for possível ou suficiente, isolá-lo ou diluí-lo no ambiente de trabalho; e, em último caso,
d) bloquear as vias de entrada no organismo: respiratória, pele, boca e ouvidos, para impedir que um agente nocivo atinja um órgão crítico, causando lesão.

A cadeia de transmissão do risco deve ser quebrada o mais precocemente possível. Assim, a hierarquia dos controles deve buscar, sequencialmente, o controle do risco na fonte; o controle na trajetória (entre a fonte e o receptor) e, no caso de falharem os anteriores, o controle da exposição ao risco no trabalhador. Quando isso não é possível, o que frequentemente ocorre na prática, o objetivo passa a ser a redução máxima do agente agressor, de modo a minimizar o risco e seus efeitos sobre a saúde.

A informação e o treinamento dos trabalhadores são componentes importantes das medidas preventivas relativas aos ambientes de trabalho, particularmente se o modo de executar as tarefas propicia a formação ou dispersão de agentes nocivos para a saúde ou influencia as condições de exposição, como, por exemplo, a posição em relação à tarefa/máquina, a possibilidade de absorção através da pele ou ingestão, o maior dispêndio de energia, entre outras. Em situações especiais, podem ser adotadas medidas que limitem a exposição do trabalhador por meio da redução do tempo de exposição, treinamento específico e utilização de EPI.

As estratégias para o controle dos riscos devem visar, principalmente, à prevenção, por meio de medidas de engenharia de processo que introduzam alterações permanentes nos ambientes e nas condições de trabalho, incluindo máquinas e equipamentos automatizados que dispensem a presença do trabalhador ou de qualquer outra pessoa potencialmente exposta. Assim, a eficácia das medidas não dependerá do grau de cooperação das pessoas, como no caso da utilização de EPI.

O objetivo principal da tecnologia de controle deve ser a modificação das situações de risco, por meio de projetos adequados e de técnicas de engenharia que:

- eliminem ou reduzam a utilização ou a formação de agentes prejudiciais para a saúde, como, por exemplo, a substituição de materiais ou equipamentos e a modificação de processos e de formas de gestão do trabalho;
- previnam a liberação de tais agentes nos ambientes de trabalho, como, por exemplo, os sistemas fechados, enclausuramento, ventilação local exaustora, ventilação geral diluidora, armazenamento adequado de produtos químicos, entre outras;
- reduzam a concentração desses agentes no ar ambiente, como, por exemplo, a ventilação local diluidora e limpeza dos locais de trabalho.

Todas as possibilidades de controle das condições de risco presentes nos ambientes de trabalho por meio de Equipamentos de Proteção Coletiva (EPC) devem ser esgotadas antes de se recomendar o uso de EPI, particularmente no que se refere à proteção respiratória e auditiva. As estratégias de controle devem incluir os procedimentos de vigilância ambiental e da saúde do trabalhador. A vigilância em saúde deve contribuir para a identificação de trabalhadores hipersensíveis e para a detecção de falhas nos sistemas de prevenção. A informação e o treinamento dos trabalhadores são componentes essenciais das medidas preventivas relativas aos ambientes de trabalho, particularmente se o modo de executar as tarefas propicia a formação ou dispersão de agentes nocivos para a saúde ou influencia as condições de exposição.

Sumariando, as etapas para definição de uma estratégia de controle incluem:

Reconhecimento e Avaliação dos Agentes e Fatores que Podem Oferecer Risco para a Saúde e para o Meio Ambiente, Incluindo a Definição de seu Impacto: devem ser determinadas e localizadas as fontes de risco; as trajetórias possíveis de propagação dos agentes nos ambientes de trabalho; os pontos de ação ou de entrada no organismo; o número de trabalhadores expostos e a existência de problemas de saúde entre os trabalhadores expostos ao agente. A interpretação dos resultados vai possibilitar conhecer o risco real para saúde e a definição de prioridades para a ação;

Tomada de Decisão: resulta do reconhecimento de que há necessidade de prevenção, com base nas informações obtidas na etapa anterior. A seleção das opções de controle deve ser adequada e realista, levando em consideração a viabilidade técnica e econômica de sua implementação, operação e manutenção, bem como a disponibilidade de recursos humanos e financeiros e a infraestrutura existente;

Planejamento: uma vez identificado o problema, tomada a decisão de controlá-lo, estabelecidas as prioridades de ação e disponibilizados os recursos, deve ser elaborado um projeto detalhado quanto às medidas e aos procedimentos preventivos a serem adotados;

Avaliação

No que se refere às condições de trabalho nocivas para a saúde, que decorrem da organização e gestão do trabalho, as medidas recomendadas podem ser resumidas em:

- aumento do controle real das tarefas e do trabalho por parte daqueles que as realizam;
- aumento da participação real dos trabalhadores nos processos decisórios na empresa e facilidades para sua organização;
- enriquecimento das tarefas, eliminando as atividades monótonas e repetitivas e as horas extras;
- estímulo a situações que permitam ao trabalhador o sentimento de que pertencem e/ou de que fazem parte de um grupo;
- desenvolvimento de uma relação de confiança entre trabalhadores e demais integrantes do grupo, inclusive superiores hierárquicos;
- estímulo às condições que ensejem a substituição da competição pela cooperação.

A **Tabela 6.7** resume as medidas de proteção da saúde e prevenção de doenças e agravos relacionados ao trabalho aplicáveis aos processos e ambientes de trabalho e ao trabalhador.

TABELA 6.7
MEDIDAS DE PROTEÇÃO DA SAÚDE E PREVENÇÃO DE DOENÇAS E AGRAVOS RELACIONADOS AO TRABALHO APLICÁVEIS AOS PROCESSOS E AMBIENTES DE TRABALHO E AO TRABALHADOR

Tipo e Nível de Aplicação	Medida	Exemplos
Eliminação e controle das condições de risco para a saúde	Substituição do agente ou substância tóxica por outro menos lesivo ou tóxico *Sempre que houver a substituição ou introdução de um material ou substância nova, é importante considerar a possibilidade de impactos sobre a saúde do trabalhador e o ambiente, para que não haja uma simples troca da situação de risco*	Substituição de matérias-primas, produtos intermediários ou reformulação dos produtos finais. Ex.: substituição do benzeno, substância cancerígena, nas misturas de solventes, pelo xileno ou tolueno, de menor toxicidade Substituição de partes ou processos inteiros, maquinaria e equipamentos por outros que ofereçam menos risco para a saúde e segurança dos trabalhadores. Ex.: a substituição do emprego de jateamento de areia para limpeza de peças por limalha de ferro
	Instalação de dispositivos e controles de engenharia *São mais factíveis do que a substituição de materiais*	Instalação de dispositivos destinados a melhorar as condições gerais físicas dos ambientes. Ex.: sistemas de exaustão e ventilação do ar, redesenho de máquinas e equipamentos, enclausuramento ou segregação de máquinas ou equipamentos que produzem ruído excessivo, ou radiação, ou de processos e de atividades que apresentem risco potencial para a saúde e a segurança dos trabalhadores, como a eliminação de poeiras ou substâncias tóxicas Equipamentos e sistemas de proteção coletiva. Ex.: barreira acústica Manutenção preventiva e corretiva de equipamentos e processos também são recursos de controle de engenharia
	Redesenho da tarefa ou do trabalho, mudanças na organização do trabalho e práticas alternativas de trabalho *Em geral, combinam medidas de engenharia e medidas administrativas, buscando a proteção da saúde do trabalhador*	Enriquecimento do conteúdo das tarefas, nos trabalhos monótonos e repetitivos Mecanização de tarefas de modo a tornar o trabalho físico mais leve e confortável Incremento da participação dos trabalhadores nos processos de decisão, garantindo-lhes a autonomia para organizar o trabalho, diminuindo as pressões de tempo e de produtividade, entre outras
Medidas de proteção individual e de vigilância em saúde ou de controle médico aplicáveis aos trabalhadores	Educação e informação do trabalhador *É direito inalienável do trabalhador a informação correta acerca dos riscos à saúde decorrentes ou presentes no trabalho, bem como das medidas que visam à redução desses riscos*	Educação e informação sobre as condições de risco presentes nos processos e ambientes de trabalho, implicando em mudanças de comportamento dos trabalhadores e dos empregadores, chefes e encarregados, às vezes, culturalmente arraigados A experiência mostra que o investimento em treinamentos e outras atividades educativas é insuficiente se não for acompanhado de investimentos na melhoria geral das condições coletivas de trabalho e de uma gestão participativa do trabalho

Tipo e Nível de Aplicação	Medida	Exemplos
Medidas de proteção individual e de vigilância em saúde ou de controle médico aplicáveis aos trabalhadores *Apesar de necessárias, são menos efetivas, pois potencialmente reduzem o dano que pode resultar da exposição a um fator de risco, mas não removem a causa ou fonte do problema*	EPI *Os equipamentos de proteção individual podem ser úteis e necessários em algumas circunstâncias, porém, não devem ser nem a única nem a mais importante medida de proteção*	Luvas, máscaras, protetores auriculares, roupas especiais, entre outros, devem ser adequados às situações reais de trabalho e às especificações e diferenças individuais dos trabalhadores. Além da garantia de qualidade, é importante que o EPI utilizado tenha sua efetividade avaliada em seu uso cotidiano, uma vez que as especificações do fabricante e testes de qualidade são feitos em condições diferentes do uso real. Os programas de utilização de EPI devem contemplar o treinamento adequado para uso, o acompanhamento e manutenção e/ou reposição periódica e higienização adequada
	Medidas organizacionais *As medidas organizacionais implicam diminuição do tempo de exposição, podendo ser aplicadas a um ou poucos trabalhadores, ou envolver todos os trabalhadores de um setor ou da empresa*	Escalas de trabalho que contemplem tempos menores em locais com maior exposição a condições de risco para a saúde e rotatividade de tarefas ou setores devem ser cuidadosamente planejadas para evitar a diversidade de exposições atingindo maior número de trabalhadores
	Controle médico	Exames pré-admissionais para identificação de características ou fatores de risco individuais que possam potencializar as exposições ocupacionais não devem ser realizados com o objetivo de exclusão e de seleção de super-homens e supermulheres O mesmo raciocínio se aplica à realização dos exames periódicos de saúde. A legislação trabalhista vigente (NR 7) disciplina o PCMSO, estabelecendo os parâmetros para um Programa de Saúde e não simplesmente a emissão de atestado médico de saúde
	Rastreamento, monitoramento e vigilância	A vigilância em saúde do trabalhador, visando à detecção precoce de alterações ou agravos decorrentes da exposição a condições de risco presentes no trabalho, é importante para a identificação de medidas de controle ainda não detectadas ou de falhas nas medidas adotadas Em geral, no âmbito das empresas, esse monitoramento é feito por exames periódicos de saúde, que devem ser programados considerando as condições de risco a que estão expostos os trabalhadores A investigação de efeitos precoces em grupos de trabalhadores sob condições específicas de risco deve ser realizada por meio de estudos epidemiológicos

Bibliografia e Leituras Complementares Sugeridas

ATLAS. Segurança e Medicina do Trabalho – Portaria 3.214/1978. 48. ed. São Paulo: Atlas; 2001.

Burgess WA. Identificação de Possíveis Riscos à Saúde do Trabalhador nos Diversos Processos Industriais. Belo Horizonte: ERGO; 1995.

Data Base of Web Sites INH&S. Site indexador de outros sites de Segurança e Saúde no Trabalho; organizado pelo European Trade Union Technical Bureau for Health and Safety. Disponível em: http://www.ipielle.emr.it/bts/

International Labour Office (ILO). Encyclopaedia of Occupational Health and Safety. 4th ed. Geneva: ILO; 1998.

Trivellato GC. Metodologias de reconhecimento e avaliação qualitativa de riscos ocupacionais. São Paulo: Fundacentro; 1998.

Instituições de Referência

Fundacentro – Centro Técnico Nacional. Rua Capote Valente, 710. São Paulo, CEP: 05 409-002. Fone: (11) 3066 6258.

IARC – International Agency for Research on Cancer. 150 Cours Albert Thomas, F-69372, Lyon Cédex 08, France.

INRS – Institut National de Recherche et de Securité. 30, Rue Olkivier-Noyer, 75680, Paris, Cedex 14, France.

IPCS – International Programme on Chemical Safety, World Health Organization (WHO), 1211 Geneva, 27. Switzerland.

ILO – CIS (International Occupational Safety & Health Information Center) International Labour Organization. 1211 Geneva, 22 . Switzerland.

NIOSH – National Institute for Occupational Safety and Health – Public Health Service, 4676 Columbia Parkway – Cincinnati, Ohio 45226 USA.

OPAS – Organização Pan-Americana da Saúde/OMS – Organização Mundial da Saúde/ Representação no Brasil, Setor de Embaixadas Norte, 400 – Lote 19, Brasília – DF, CEP: 70.800-400.

UNEP/IRPTC – Registro Internacional de Produtos Químicos Potencialmente Tóxicos. E-mail: irptc@unep.ch

Metodologia para Reconhecimento e Avaliação de Riscos

Capítulo 7

Estratégia Proposta pela AIHA

A *American Industrial Hygiene Association* (AIHA, 1991) propõe uma estratégia para avaliação das exposições a agentes nocivos ou estressores ambientais. Ela é baseada num esquema básico que pressupõe uma caracterização básica: do ambiente e da força de trabalho. A partir dessa caracterização busca-se apontar os Grupos Homogêneos de Risco (dependendo dos objetivos da avaliação a ser feita), seguida da avaliação qualitativa para fins de se priorizar quais exposições serão monitoradas.

Certamente o leitor pode estar questionando: Essa estratégia é para a elaboração do PCMSO?

Ou para o PPRA?

Cabe ressaltar a importância do médico do trabalho (responsável pelo PCMSO) em aprender esta estratégia, visando evitar erros frequentes no reconhecimento de riscos ambientais.

A estratégia para reconhecimento e avaliação de riscos proposta pela AIHA é uma avaliação qualitativa. Ela é feita através da atribuição de índices de uma escala de zero a 4 para estimar a exposição (veja **Tabela 7.1** e **Figuras 7.1** e **7.2**) e índices também de uma escala de zero a 4 para estimar os efeitos dos agentes estressores (veja **Tabela 7.2**).

Tabela 7.1 – Gradação Qualitativa da Exposição

Categoria	*Descrição*
0 – Não há exposição	Nenhum contato com o agente ou contato improvável
1 – Exposição em níveis baixos	Contatos infrequentes com o agente
2 – Exposição moderada	Contato frequente com o agente em baixas concentrações ou infrequente em altas concentrações
3 – Exposição elevada	Contato frequente com o agente em altas concentrações
4 – Exposição elevadíssima	Contato frequente com o agente em concentrações altíssimas

Tabela 7.2 – Gradação Qualitativa dos Efeitos

Categoria	*Descrição*
0	Efeitos reversíveis de pouca importância ou não são conhecidos ou apenas suspeitos
1	Efeitos reversíveis preocupantes
2	Efeitos reversíveis severos e preocupantes
3	Efeitos irreversíveis preocupantes
4	Ameaça à vida ou doença/lesão incapacitante

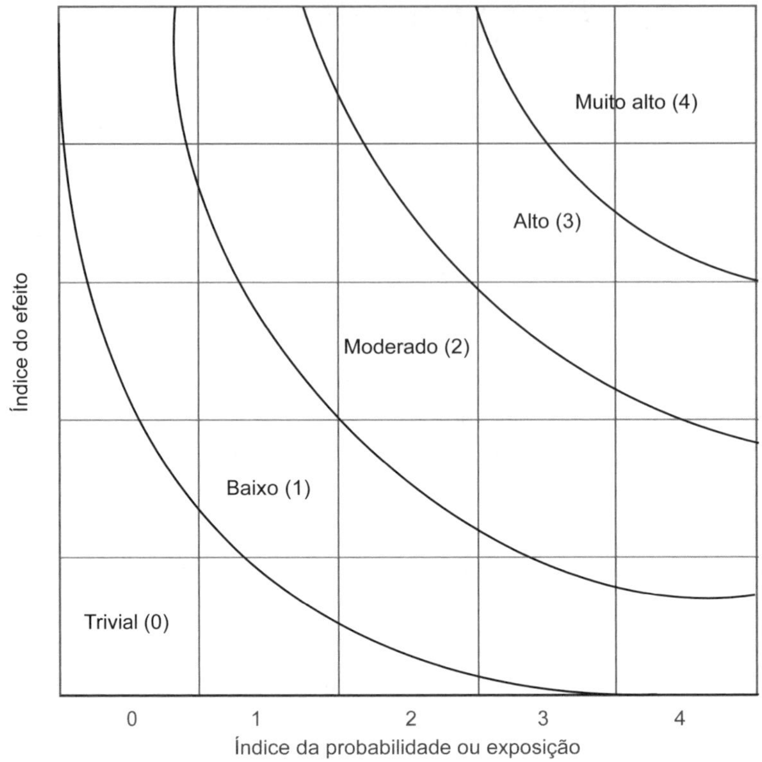

Figura 7.1 – Esquema qualitativo de graduação de risco.

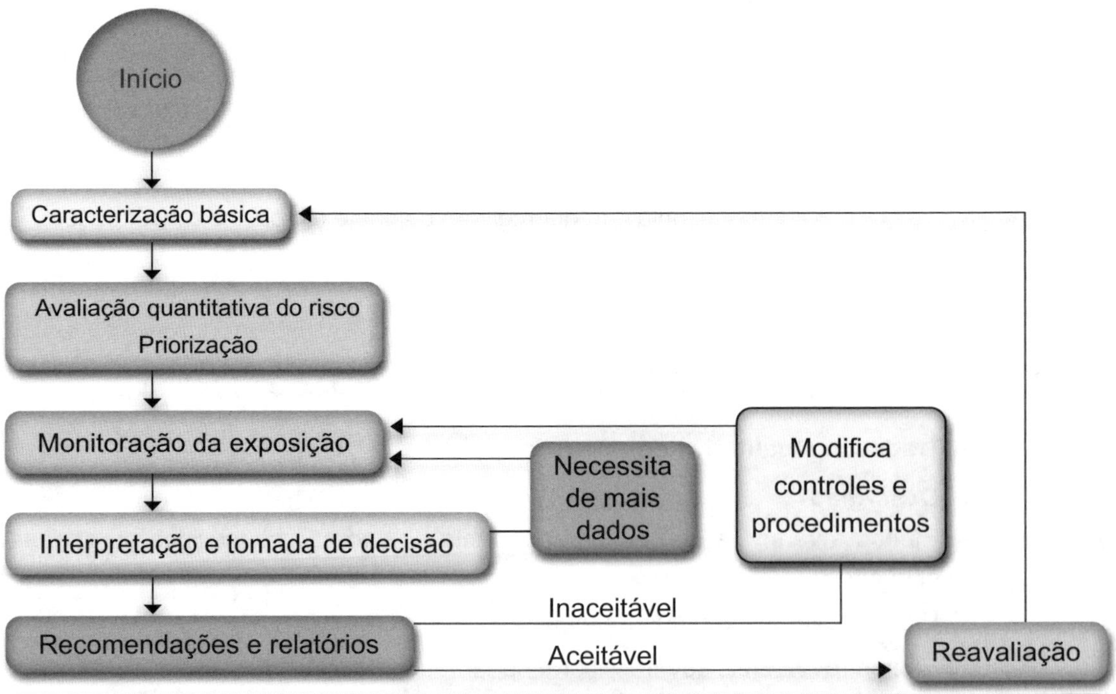

Figura 7.2 – Esquema básico para estratégia de avaliação de exposição proposto pela AIHA.

Estratégia Proposta pelo Ministério do Trabalho da França

No entendimento desta proposta metodológica do Ministério do Trabalho da França para reconhecimento e avaliação de riscos, o estabelecimento é um sistema complexo e não se pode tomar cada risco isoladamente. E é conveniente que a análise de risco se desenvolva pelo menos em duas etapas:

1ª Etapa: O levantamento e a análise de riscos por processo, operações ou atividades, ou ainda por função ou área de trabalho.

Os riscos a serem analisados estão relacionados com as seguintes categorias:

- iluminamento;
- ruído;
- vibrações;
- radiações;
- ambiente térmico;
- substâncias e preparações perigosas;
- ventilação, condicionamento do ar;
- máquinas e equipamentos;
- levantamento manual de pesos;
- telas de visualização (terminais de vídeo);
- ordem e limpeza;
- incêndios e explosões;
- eletricidade.

É conveniente selecionar adequadamente o nível de investigação a ser realizado para a avaliação dos riscos. Poderá ser todo o estabelecimento, um setor, um posto de trabalho e/ou função, ou ainda um grupo de postos de trabalho.

Para cada categoria de agente ou fator de risco a proposta é da utilização de um *checklist,* e recomendada em que situações são necessárias avaliações quantitativas.

2ª Etapa: A classificação dos riscos levantados dentro de quatro categorias que determinam as prioridades de ação a serem tomadas:

1. fatores do ambiente ou elementos materiais que não constituem incômodo nem risco para a integridade física;
2. fatores do ambiente ou elementos materiais que constituem incômodo sem ser fonte de risco para a integridade física;
3. fatores do ambiente ou elementos materiais que constituem risco para a integridade física do trabalhador, cujos valores ou importâncias estão notavelmente próximos dos limites regulamentares;
4. fatores do ambiente ou elementos materiais que constituem risco para a integridade física do trabalhador, com uma probabilidade de acidente ou doença elevada.

Depois dessa classificação, para cada setor avaliado é construída uma planilha com os riscos identificados e classificados de acordo com as categorias acima. Com base nessa planilha são estabelecidas propostas de ação imediatas, a curto e médio prazos, bem como a necessidade de avaliações quantitativas ou de se recorrer a técnicos especializados.

Existem outras propostas metodológicas semelhantes, como a do Instituto de Pesquisa em Segurança e Saúde no Trabalho de Quebec (Menard et al., 1987), denominada de "Estratégia de Avaliação Exploratória do Ambiente de Trabalho", voltada principalmente para agentes e fatores de risco ambientais (físicos, químicos, biológicos).

O importante é destacar o que existe em comum nessas abordagens. Todas incluem:

- uma avaliação *a priori* separando situações de risco triviais daquelas com maior potencial de dano;
- uma forma sistemática de identificar os fatores de risco e caracterizar as exposições;
- uma avaliação qualitativa dos riscos identificados baseada em julgamento profissional e analogia, classificando-os em categorias que permitem que sejam priorizadas ações, quer sejam avaliações quantitativas a serem feitas para melhor estimar o risco ou priorizar a adoção de medidas de controle.

Estratégia do Instituto de Pesquisa em Segurança e Saúde no Trabalho de Quebec (Estratégia de Avaliação Exploratória do Ambiente de Trabalho)

Esta estratégia é voltada principalmente para agentes e fatores de risco ambientais (físicos, químicos e biológicos).

Estratégia do Processo de Avaliação de Riscos Proposto pela Norma Britânica – BS 8800 (Atual Diretriz 18001)– Sistema de Gestão em Segurança e Saúde Ocupacional

Esta estratégia propõe as seguintes etapas para o processo de avaliação de riscos:

- classificar as atividades de trabalho;
- identificar os *hazards*;
- determinar os riscos;
- decidir se os riscos são toleráveis;
- preparar plano de ação para controle dos riscos (se necessário);
- analisar criticamente a adequação do plano de ação.

Para realizar o levantamento sugere a elaboração de um formulário contendo os seguintes itens:

- atividade de trabalho;
- *hazard(s);*
- controles ativos;
- pessoal sujeito a riscos;
- probabilidade de dano;
- gravidade do dano;
- níveis de risco;
- ação a ser tomada após avaliação;
- detalhes administrativos (p. ex., nome do avaliador, data, etc.).

A estimativa do risco é determinada estimando-se a gravidade potencial do dano e a probabilidade de que o dano ocorra, de acordo com a **Tabela 7.3**. A partir dessas categorias de risco, as ações são priorizadas.

Todo o processo de avaliação é qualitativo, sem a utilização de instrumental, a não ser um "bom par de olhos" e habilidade de conversar com pessoas. Somente nos casos de situações de risco moderado ou substancial poderão ser necessárias avaliações quantitativas das exposições a agentes ambientais para melhor estimativa do risco.

Tabela 7.3 – Estimativa do Risco Segundo a BS8800 (Hoje Diretriz 18001)

	Levemente Prejudicial	*Prejudicial*	*Extremamente Prejudicial*
Altamente improvável	Risco trivial	Risco tolerável	Risco moderado
Improvável	Risco tolerável	Risco moderado	Risco substancial
Provável	Risco moderado	Risco substancial	Risco intolerável

O Reconhecimento e a Avaliação de Riscos – Proposta Metodológica para Adequação à NR 7 (PCMSO) e à NR 9 (PPRA)

PCMSO (NR 7) – Estratégias para Reconhecimento dos Riscos

Visita Preliminar

Consiste numa **entrevista** produzida pelo Médico do Trabalho (Futuro Responsável pelo PCMSO).

A entrevista deve ser feita com o objetivo de colher *dados* e *informações* associados às:

- demandas de gestão de RH ou de pessoas ou;
- demandas gerenciais ou;
- demandas trabalhistas ou;
- demandas técnicas: de engenharia de segurança, de engenharia de produção e outras ou;
- demandas dos empregados e/ou cipeiros.

Modelo de Questionário para a Visita Preliminar

1. Identificação da Empresa

1.1) Nome da Empresa:

1.2) Endereço:

1.3) Site: e-mail:

1.4) Telefone(s): fax:

1.5) CNPJ: Insc. Estadual: Insc. Municipal:

1.6) CNAE: Código da Atividade:

1.7) Grau de Risco:

1.8) Números de empregados:

Quantos do sexo Masculino: do sexo Feminino:

1.9) Tipos de Jornada de Trabalho:

Diurno: Diurno e Noturno:

1.10) Carga horária semanal:

2. *Checklist* da Visita Preliminar

2.1) Possui SESMT? ( ) Sim ( ) Não

2.1.1) Possui Técnico de Segurança? ( ) Sim ( ) Não

2.1.2) Possui Engenheiro de Segurança? ( ) Sim ( ) Não

2.1.3) Possui Enfermeiro do Trabalho? ( ) Sim ( ) Não
2.1.4) Possui Técnico de Enf. do Trabalho ? ( ) Sim ( ) Não
2.2) Possui CIPA? ( ) Sim ( ) Não
2.2.1) Quantos membros possui a CIPA?____________________
2.2.2) Quem é o Presidente? Quem é o Vice-Presidente?____________________
2.2.3) Foi realizado o Curso de Treinamento de Cipeiros? ( ) Sim ( ) Não
2.2.4) Existe Livro de Atas da CIPA? ( ) Sim ( ) Não
2.2.5) Existe um cronograma para as Reuniões Ordinárias da CIPA? ( ) Sim ( ) Não
2.2.6) Existe Mapa de Risco? ( ) Sim ( ) Não
2.2.7) Caso não exista dimensionamento para CIPA, a empresa possui o "Empregado Representante"? ( ) Sim ( ) Não
2.3) A empresa possui política de distribuição de EPI? ( ) Sim ( ) Não
2.3.1) A empresa possui Ordem de Serviço ou outro documento que comprove a distribuição de EPI? ( ) Sim ( ) Não
2.3.2) A empresa possui evidência de Treinamento de empregados quanto ao uso de EPI? ( ) Sim ( ) Não
2.4) Onde a empresa realiza ou realizava os Exames Médicos Ocupacionais? __________
2.4.1) Existem ASO's para avaliação? ( ) Sim ( ) Não
2.4.2) Os Exames Médicos Ocupacionais são atrelados a Exames Complementares? ( ) Sim ( ) Não
Quais exames?____________________
2.5) A empresa possui PPRA? ( ) Sim ( ) Não
2.5.1) Quem elaborou o PPRA? ____________________
2.6) A empresa possui Laudos Técnicos de Insalubridade? ( ) Sim ( ) Não
2.7) A empresa possui AET (Análise Ergonômica do Trabalho)? ( ) Sim ( ) Não
2.8) Quem realizou a AET?____________________

3. A empresa possui documentado o seu fluxograma de processo industrial? ( ) Sim ( ) Não

4. A empresa possui um *layout* para análise? ( ) Sim ( ) Não

5. Possui ambulatório médico? ( ) Sim ( ) Não

6. Possui material de primeiros socorros? ( ) Sim ( ) Não
6.1) Possui material humano devidamente treinado para primeiros socorros? ( ) Sim ( ) Não

7. Possui convênio médico? ( ) Sim ( ) Não
7.1) Qual o Plano de Saúde?____________________
7. 2) Qual o tipo de cobertura?____________________

8. A empresa possui, em forma de documentação, um resumo do processo de produção: matérias-primas, meios de produção, fluxograma, processos auxiliares e/ou paralelos, subprodutos, produtos finais e resíduos? ( ) Sim ( ) Não

9. A empresa possui política de tratamento de resíduos industriais? ( ) Sim ( ) Não

10. É possível colher um resumo das condições sanitárias e de conforto da empresa? ( ) Sim ( ) Não
10.1) Situação das instalações sanitárias (banheiros, etc).____________________

10.2) Existe vestiário(s)? ( ) Sim ( ) Não

Qual a situação dos vestiários?_______________________________________

10.3) Existe refeitório? ( ) Sim ( ) Não

Qual a situação dos refeitórios?_______________________________________

10.4) Existe cozinha(s)? ( ) Sim ( ) Não

Qual a situação da(s) cozinha(s)?_____________________________________

Existe programa de alimentação? ( ) Sim ( ) Não

Existe Nutricionista? ( ) Sim ( ) Não

10.5) Existe alojamento? ( ) Sim ( ) Não

Qual a situação do(s) alojamento(s)?__________________________________

11. Existe Brigada de Incêndio? ( ) Sim ( ) Não

12. A empresa possui política de sinalização de segurança? ( ) Sim ( ) Não

Inquérito Preliminar de Saúde e Segurança do Trabalho ou *Walkthrough*

"O PCMSO deve possuir diretrizes mínimas que possam balizar as ações desenvolvidas, de acordo com procedimentos em relação a condutas, dentro dos conhecimentos científicos atualizados e da boa prática médica."

"O mínimo que se requer do Programa é um **estudo *in loco*** para reconhecimento prévio dos riscos ocupacionais existentes. O reconhecimento de riscos deve ser feito através do **Inquérito Preliminar de Saúde e Segurança do Trabalho."**

Inquérito Preliminar de Saúde e Segurança do Trabalho

Reconhecimento de Riscos

Utilizar o *checklist* seguinte

(Avaliação deve ser feita por cada atividade, por cada posto de trabalho)

Ruído contínuo? ( ) Sim ( ) Não

Ruído de impacto? ( ) Sim ( ) Não

Calor? ( ) Sim ( ) Não

Radiação ionizante? ( ) Sim ( ) Não

Trabalho sob condições hiperbáricas? ( ) Sim ( ) Não

Radiação não ionizante? ( ) Sim ( ) Não

Vibrações? ( ) Sim ( ) Não

Frio? ( ) Sim ( ) Não

Umidade? ( ) Sim ( ) Não

Existe manipulação e/ou exposição a produtos químicos? ( ) Sim ( ) Não

Nota: analisar e listar os produtos químicos por procedimento(s) produtivos(s).

Poeiras minerais? ( ) Sim ( ) Não

Fumos metálicos? ( ) Sim ( ) Não

Neblina? ( ) Sim ( ) Não

Névoa? ( ) Sim ( ) Não

Agentes biológicos? ( ) Sim ( ) Não

PPRA (NR 9) Estratégias para a Identificação e Avaliação da Exposição aos Agentes Ambientais

A identificação das exposições aos agentes ambientais deverá conter os seguintes itens, quando aplicáveis:

a) a descrição das atividades;

b) a identificação do agente e formas de exposição;

c) a determinação e localização das possíveis fontes geradoras;

d) a identificação das possíveis trajetórias e dos meios de propagação dos agentes no ambiente de trabalho;

e) a descrição das medidas de controle já existentes;

f) a identificação das funções e determinação do número de trabalhadores expostos;

g) os possíveis danos à saúde relacionados às exposições identificadas, disponíveis na literatura técnica;

h) a obtenção de dados existentes na empresa, indicativos de possível comprometimento da saúde decorrente do trabalho.

Deve ser realizada avaliação preliminar da exposição aos agentes ambientais, a fim de determinar a necessidade de adoção de medidas de controle ou de realização de avaliações quantitativas, quando aplicáveis, ou de avaliações qualitativas mais aprofundadas.

A avaliação quantitativa da exposição aos agentes ambientais deverá ser realizada sempre que necessária para:

a) comprovar o controle ou a irrelevância da exposição aos agentes identificados na etapa de reconhecimento;

b) determinar o perfil de exposição dos trabalhadores;

c) subsidiar o equacionamento das medidas de controle.

A avaliação quantitativa deve ser representativa da exposição, abrangendo aspectos organizacionais e ambientais que envolvam o trabalhador no exercício de suas funções.

Nos casos em que as avaliações quantitativas não forem aplicáveis, a avaliação das exposições deve ser realizada utilizando-se métodos qualitativos, conforme o disposto nos Anexos da NR 9.

Os perfis de exposição obtidos devem ser incorporados ao inventário de riscos do estabelecimento.

As avaliações das exposições devem ser registradas na forma de Relatório Técnico, observando os aspectos específicos constantes nos Anexos da NR 9.

O esquema geral adotado é semelhante ao proposto pela AIHA e está representado na **Figura 7.3.** O esquema indica as outras etapas além do reconhecimento e da avaliação qualitativa de riscos.

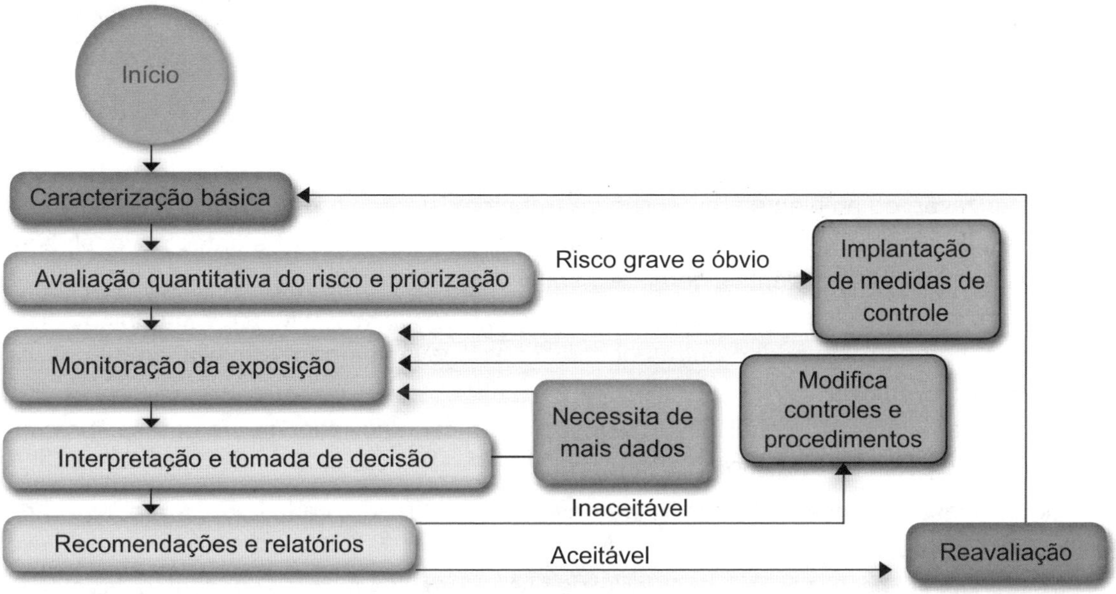

Figura 7.3 – Esquema semelhante ao proposto pela AIHA.

Principais Etapas da Proposta de Reconhecimento e Avaliação Qualitativa de Riscos*

As etapas básicas de nossa proposta são:

1. Caracterização geral da empresa: identificação, instalações físicas, atividades, ciclo produtivo, organização, ações da empresa na área.

2. Levantamento de dados preliminares sobre saúde e segurança que auxiliem na identificação e avaliação dos riscos:
   - dados disponíveis na literatura sobre os riscos relativos aos processos existentes;
   - acidentes e doenças ocupacionais registrados na empresa;
   - levantamentos anteriores realizados;
   - dados sobre a percepção de riscos dos trabalhadores;
   - ações da fiscalização.

Esses dados permitem estabelecer quais setores deverão ser investigados com maior profundidade e detalhamento.

Com base nos dados obtidos nas etapas 1 e 2, define-se a estratégia mais adequada para o reconhecimento de riscos. Dependendo da dimensão da empresa e da complexidade dos processos e operações, ela pode ser subdividida por processos, operações, setores ou postos de trabalho onde os funcionários estão aproximadamente expostos às mesmas situações de risco. Tais setores não equivalem necessariamente ao conceito de grupo homogêneo de risco adotado pela AIHA.

---

* **Proposta elaborada pelo Dr. Gilmar Trivellato – pesquisador da Fundacentro.**

Dependendo dos dados preliminares, setores nos quais os riscos ocupacionais são triviais ou inexistentes poderão não receber o tratamento aprofundado aplicado a outros setores.

3. Caracterização dos riscos por setor ou posto de trabalho:

Para cada setor é feita:

- caracterização do ambiente e processo de trabalho, isto é, a descrição física do posto ou setor e das atividades, tarefas, materiais usados, equipamentos existentes no local, bem como as condições ambientais gerais e instalações;
- caracterização da força de trabalho – enumeração e descrição de funções, organização do trabalho, horário e jornada, e outras observações relevantes para a avaliação dos riscos ou ações preventivas;
- identificação e avaliação qualitativa dos riscos para cada atividade/tarefa ou aspecto considerado do posto de trabalho.

A identificação e a avaliação qualitativa deverão apontar para cada item (tarefa, atividade ou aspecto do presente no posto de trabalho/setor):

- as situações de risco (agentes ou fatores de risco, com identificação das fontes, trajetórias de propagação de agentes, condições de exposição);
- medidas de controle existentes e o grau de adequação ou eficácia das mesmas;
- as consequências ou efeitos adversos potenciais para cada fator de risco;
- população exposta (função e número de expostos).

A avaliação qualitativa deverá indicar:

- índice de gravidade do efeito;
- índice de probabilidade do acidente ocorrer ou a gradação da exposição ao fator de risco (intensidade, duração e frequência);
- a gradação do risco.

Os critérios são semelhantes aos usados pela AIHA, atribuindo-se índices de 0 a 4 para a exposição (**Tabela 7.1**, pág. 75) ou probabilidade de ocorrência do dano (**Tabelas 7.4** e **7.5**), índices de 0 a 4 para a gravidade do dano no caso de acidentes (**Tabela 7.6**) ou efeito à saúde (**Tabela 7.2**, pág. 75, da proposta da AIHA). A diferença da proposta da AIHA é que incluí-

Tabela 7.4 – Categorias de Probabilidade de Ocorrência de Acidentes

Índice	*Categoria*	*Descrição*
0	Insignificante	Provavelmente não ocorrerá
1	Baixa	É possível que ocorra a longo prazo
2	Média	É possível que ocorra a médio prazo
3	Alta	Provavelmente irá ocorrer a médio prazo
4	Muito alta	Provavelmente irá ocorrer em um curto espaço de tempo

mos critérios para estimar os efeitos de ação local de produtos químicos por contato e efeitos de carcinogenicidade, mutagenicidade e toxicidade para a reprodução (**Tabelas 7.7 e 7.8**).

4. Caracterização de agentes e fatores de risco:

Simultaneamente à etapa anterior, para cada agente ou fator de risco é feita a caracterização que inclui a relação dos perigos potenciais e padrões recomendados cientificamente ou estabelecidos na legislação.

5. Priorização das ações:

Os riscos estão classificados em cinco categorias, descritas na **Tabela 7.9.**

Tabela 7.5 – Categorias de Probabilidade de Ocorrência de Acidentes em Função da Eficiência das Medidas Preventivas

Índice	*Categoria/Probabilidade*	*Descrição*
0	Insignificante	Muito boa
1	Baixa	Boa
2	Média	Apresenta pequenos desvios
3	Alta	Apresenta desvios ou problemas
4	Muito alta	Medidas preventivas inadequadas ou inexistentes

Tabela 7.6 – Categorias Relacionadas às Consequências do Acidente

Índice ou Grau	*Categoria/ Consequência*	*Descrição*
0	Inexistente	O fato ocorrido não implicará nenhum dano ou efeito adverso
1	Desprezível ou insignificante	Provavelmente não afetará a segurança e a saúde das pessoas, resultando em menos de um dia de trabalho perdido; entretanto, é uma não conformidade com um critério específico
2	Marginal ou moderado	Pode causar uma lesão ou doença ocupacional de efeitos reversíveis de pouca importância, resultando na perda de dias de trabalho ou danos à propriedade irrelevantes
3	Crítico	Pode causar lesões severas, doenças ocupacionais severas ou danos significativos à propriedade
4	Catastrófico	Pode causar mortes ou perda das instalações

Tabela 7.7 – Categorias de Danos Potenciais à Saúde para Agentes que Atuam Preponderantemente por Contato

Índice	*Categoria*	*Descrição*
0	Mínimo	Não irritante de peles, olhos e mucosas
1	Leve	Levemente irritante para peles, olhos e mucosas. Vapores e fumos irritantes em contato com a pele, os olhos e membranas mucosas
2	Moderado	Irritante para membranas mucosas, olhos, pele, sistemas respiratório e digestivo
3	Sério	Altamente irritante para membranas mucosas, olhos, pele, sistemas respiratório e digestivo
4	Severo	Efeito cáustico e corrosivo sobre a pele, mucosa e olhos

Tabela 7.8 – Categorias de Danos Potenciais à Saúde para Agentes Carcinogênicos, Teratogênicos e Mutagênicos

Índice	*Categoria*	*Descrição*
0	Mínimo	O agente não é considerado um xenobiótico
1	Leve	Sem evidência de carcinogenicidade, teratogenicidade ou mutagenicidade
2	Moderado	Carcinogênico, teratogênico ou mutagênico confirmado somente para animais
3	Sério	Suspeito de ser carcinogênico, teratogênico ou mutagênico para seres humanos
4	Severo	Carcinogênico, teratogênico ou mutagênico confirmado para seres humanos

Tabela 7.9 – Categorias de Risco

Grau	*Risco*
0	Insignificante ou trivial
1	Baixo
2	Moderado
3	Alto ou sério
4	Muito alto ou crítico

O grau de risco pode ser estimado a partir dos índices de probabilidade de ocorrência do acidente ou exposição e o índice relacionado com a magnitude e intensidade da consequência ou danos potenciais à saúde humana, consultando-se o gráfico da **Figura 7.2** e a **Tabela 7.10**.

A priorização de ações é estabelecida de acordo com os seguintes critérios, descritos na **Tabela 7.11**.

Tabela 7.10 – Estimativa do Grau de Risco

Grau de Risco	*Significado*
0	Fatores do ambiente ou elementos materiais que não constituem nem um incômodo nem um risco para a saúde ou integridade física
1	Fatores do ambiente ou elementos materiais que constituem um incômodo sem ser uma fonte de risco para a saúde ou integridade física
2	Fatores do ambiente ou elementos materiais que constituem um incômodo, podendo ser de baixo risco para a saúde ou integridade física
3	Fatores do ambiente ou elementos materiais que constituem um risco para a saúde ou integridade física do trabalhador, cujos valores ou importâncias estão notavelmente próximos dos limites regulamentares
4	Fatores do ambiente ou elementos materiais que constituem um risco para a saúde ou integridade física do trabalhador, com uma probabilidade elevada de acidente ou doença

6. Identificação e avaliação de outras não conformidades com as normas regulamentadoras:

Identificar outros aspectos legais que possam constituir passivo para a empresa, que devem ser considerados na elaboração do plano de ação.

No trabalho do Dr. Gilmar Trivellato, encontramos a operacionalização da proposta e, segundo ele, os seguintes aspectos devem ser considerados antes da coleta de dados e que podem interferir no processo de reconhecimento de riscos.

Nota do autor: Conforme já mencionamos, no texto referente às etapas de planejamento do PCMSO (Visita Preliminar e Inquérito Preliminar de Segurança e Saúde no Trabalho), essa operacionalização deve ser utilizada pelo responsável pelo PCMSO.

Qual a Natureza e Origem da Demanda?

Os procedimentos básicos são:

Coleta inicial de informações.

Solicitar à empresa a disponibilização de informações sobre:

- atividades desenvolvidas na empresa – principais e auxiliares;
- plantas da empresa;
- fluxogramas do processo;
- fichas de segurança de produtos químicos (quando disponíveis);
- máquinas e equipamentos existentes;
- lista de matérias-primas e auxiliares, produtos intermediários e finais. Se possível, onde são usados e a taxa de consumo;
- estatísticas de acidentes e doenças ocupacionais registrados;
- mapas de riscos elaborados pela CIPA;
- registros dos agentes de fiscalização;
- relatórios técnicos de levantamentos de riscos realizados;
- listagem dos funcionários por função e setor de atividade.

Tabela 7.11 – Critérios para Priorização de Ações

Grau de Risco	*Avaliação Quantitativa*		*Medida de Prevenção e Controle*	
	Necessidade	***Prioridade***	***Necessidade***	***Prioridade***
0 – Insignificante	Não necessária	–	Não necessária	–
1 – Baixo	Necessária para comprovar a eficácia das medidas de controle	Baixa	Manter medidas existentes	Baixa
2 – Moderado	Necessária para avaliar a eficácia das medidas de controle	Média	Necessária	Moderada
3 – Alto ou sério	Necessária para estimar exposição e verificar a necessidade de novas medidas de controle	Alta	Necessária	Alta
4 – Muito alto ou crítico	Necessária para registrar a exposição excessiva. Não necessária para decidir a necessidade de adoção de medidas de controle	Alta	Necessária, com adoção de alguma medida em caráter imediato	Alta, com ação imediata

Qual a natureza e origem da demanda?

Quem irá responder à demanda (profissional da empresa ou externo contratado)?

Qual é o grau de liberdade para se efetuar o levantamento e as disponibilidades de tempo?

Qual é o nível de negociação e relacionamento entre empregadores, trabalhadores, autoridades e profissionais da área de SST?

Qual é a dimensão da empresa e a complexidade do processo?

Que ações já existem na empresa ou levantamentos anteriores já realizados?

Qual a cultura dominante na empresa em matéria de gestão de segurança e saúde ocupacional?

Se o profissional for externo, por ocasião da coleta das informações acima, recomenda-se fazer uma visita geral para conhecimento das instalações da empresa (visão panorâmica).

Pesquisa bibliográfica:

- se o processo não for familiar ao técnico, este deve estudar teoricamente o processo, recorrendo a enciclopédias técnicas;
- levantamento em literatura técnica de SST de informações sobre os fatores de risco potenciais relacionados ao processo ou local de trabalho (existem livros que relatam os riscos para cada tipo de processo, p. ex., Burgess, 1995; Cralley, Enciclopédia da OIT, ou periódicos técnicos);

- conhecimentos disponíveis na literatura sobre os efeitos nocivos dos agentes e fatores identificados;
- conhecimentos disponíveis na literatura sobre as propriedades físico-químicas e toxicológicas de agentes químicos (MSDS).

Entrevistas com Diretores, Gerentes ou Encarregados Técnicos e do Setor de Pessoal

Num primeiro momento, deve-se buscar sensibilizar e esclarecer a direção da empresa e todos os envolvidos para o trabalho a ser realizado, explicando as etapas.

Durante as entrevistas, levantar dados para caracterizar o processo de trabalho, definir o fluxograma das operações do ciclo produtivo, identificar as atividades auxiliares, localizar fisicamente todas as atividades e identificar os responsáveis.

Com o responsável pelo setor de pessoal ou recursos humanos, obter informações sobre a organização geral do trabalho.

Definição da Abordagem a Ser Adotada nas Visitas às Áreas

Com base nos dados obtidos nas etapas 1, 2 e 3, definir os setores a serem avaliados e uma abordagem para realizar as visitas.

Há três possibilidades de abordagem para as inspeções nos locais de trabalho:

1. abordagem geográfica, isto é, através das instalações área por área, setor por setor, examinando todos os aspectos ali presentes;
2. abordagem por assunto que pode ser um setor, um posto de trabalho, uma operação, uma função ou mesmo uma tarefa específica;
3. seguir o processo, isto é, seguir o fluxo da linha de produção (mais adequada quando se quer conhecer o processo).

Pode-se ainda recorrer a uma combinação das três abordagens, o que em termos práticos é o que ocorre frequentemente.

Inspeções nos Locais de Trabalho

Coletar todos os dados, observando ou entrevistando pessoas, em particular trabalhadores, para fazer a caracterização do ambiente e processo de trabalho, da força de trabalho, identificação e avaliação de todos os fatores de risco presentes.

Para o levantamento em campo recomenda-se utilizar, como apoio, listas de verificações.

Durante as inspeções, recomenda-se verificar os seguintes aspectos:

- ritmo de produção;
- frequência e duração de processos de trabalhos cíclicos;
- condições anormais de operações.

Com relação aos funcionários, recomenda-se obter e registrar dados sobre:

- tarefas efetivamente executadas;
- queixas e sintomas que possam ser atribuídos às exposições;
- percepção de riscos dos trabalhadores;
- hábitos de higiene pessoal, práticas de limpeza;
- revezamento ou rodízio entre os trabalhadores;
- mobilidade dos trabalhadores em relação aos setores e postos de trabalho;

- uso de equipamentos de proteção individual;
- hábitos pessoais: tabagismo, alcoolismo, uso de drogas, etc.

Esse levantamento poderá incluir outros fatores de risco que não sejam os ambientais.

Organizar e Sistematizar os Dados

Para cada posto de trabalho, deve-se fazer a sistematização dos dados para caracterizar os riscos, fazer a avaliação qualitativa dos riscos de acordo com os critérios aqui propostos. Após a avaliação, fazer a identificação das necessidades de avaliações quantitativas e medidas de controle, indicando as prioridades.

Elaborar relatório e apresentar à empresa e ao médico responsável pelo PCMSO.

Conclusões

As metodologias apresentadas mostram claramente que o processo de reconhecimento de riscos não pode se limitar apenas à identificação dos agentes ou fatores de risco. Deve ser um processo completo seguido de uma avaliação preliminar (qualitativa) dos riscos identificados para fins de priorização de ações.

Os riscos não identificados e não avaliados não podem ser controlados – quer do ponto de vista de medidas introduzidas no ambiente de trabalho ou de vigilância da saúde.

Se não for feita uma avaliação preliminar, priorizando-se em função do risco, isto pode implicar em gastos excessivos ou desnecessários com avaliações quantitativas ou exames clínicos.

A metodologia proposta, adaptada de outras existentes, pode ser uma ferramenta útil no processo da gestão da segurança e da saúde na empresa. No entanto, ele vem romper com a tradição dominante no Brasil de se simplificar o processo de reconhecimento de riscos e partir direto para a quantificação, visando sobretudo a caracterização do processo de insalubridade. A proposta apresentada é útil para a prevenção e não é adequada para a caracterização de insalubridade.

Desafios e Oportunidades para o Brasil de Hoje, para o Planejamento e a Gestão do PCMSO

Capítulo 8

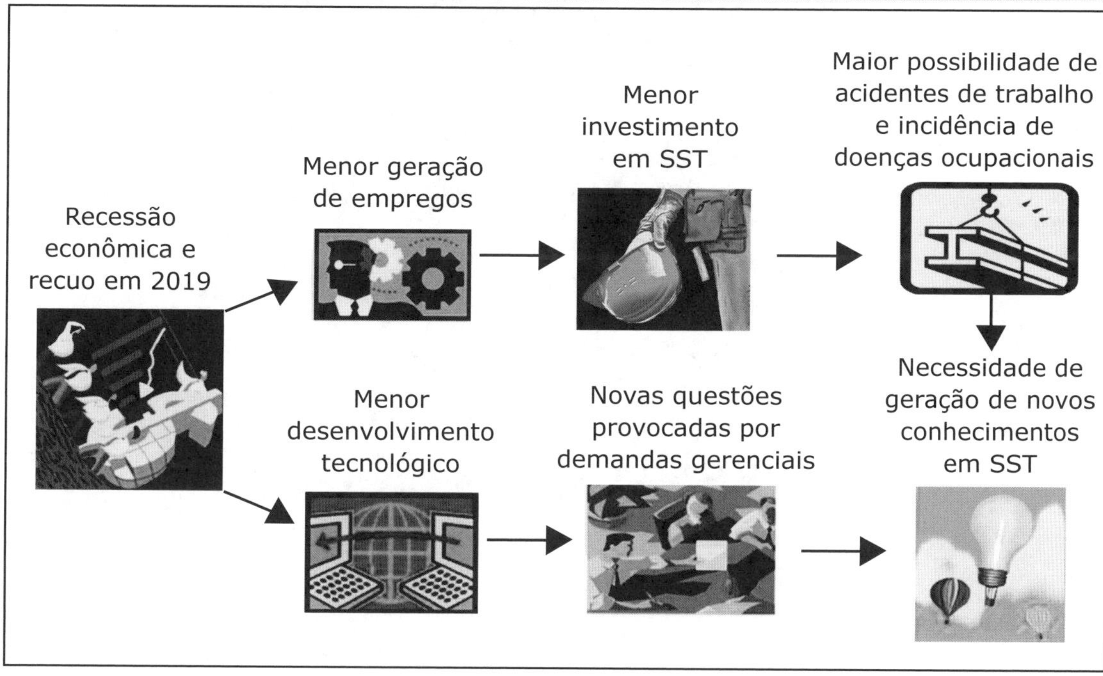

Dotar as empresas de capacidade de agir em favor de seu desenvolvimento institucional, inclusive por ganhos em visibilidade social, para dar resposta aos desafios socioeconômicos do Brasil.

Fortalecimento Integral da Capacidade Institucional

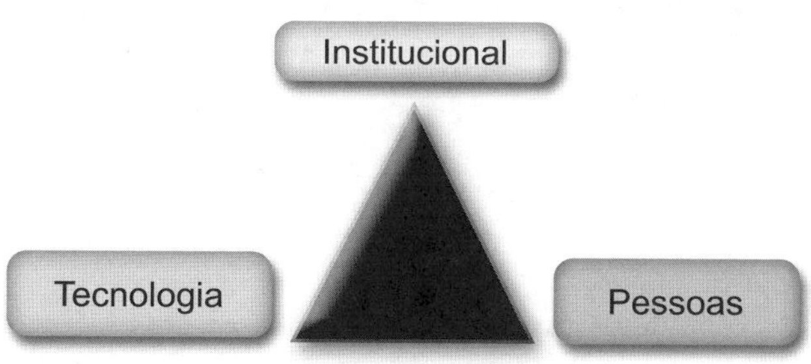

Desafios

Considerações sobre o "objeto" ou "campo": interdependência entre trabalho, saúde e desenvolvimento?

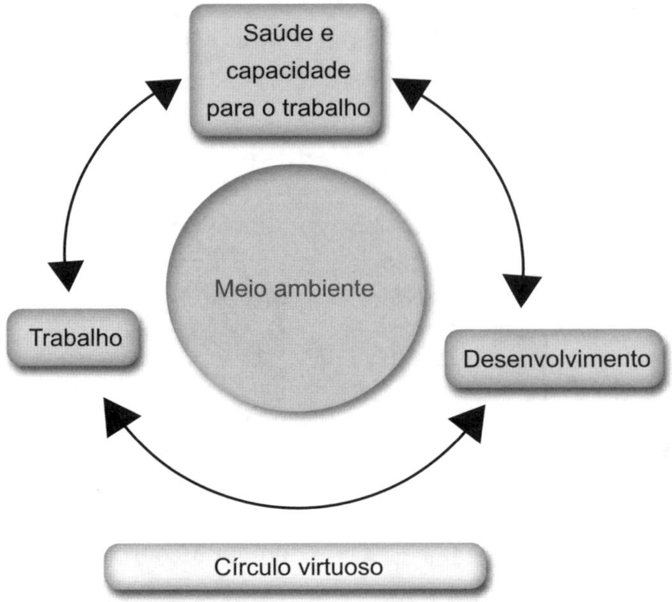

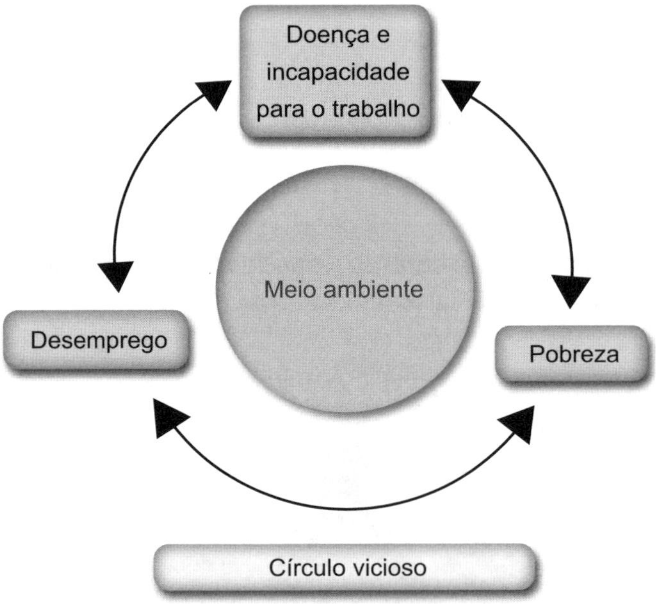

Nota: Adaptada da palestra do professor René Mendes, proferida em julho de 2010, na Fundacentro de Brasília.

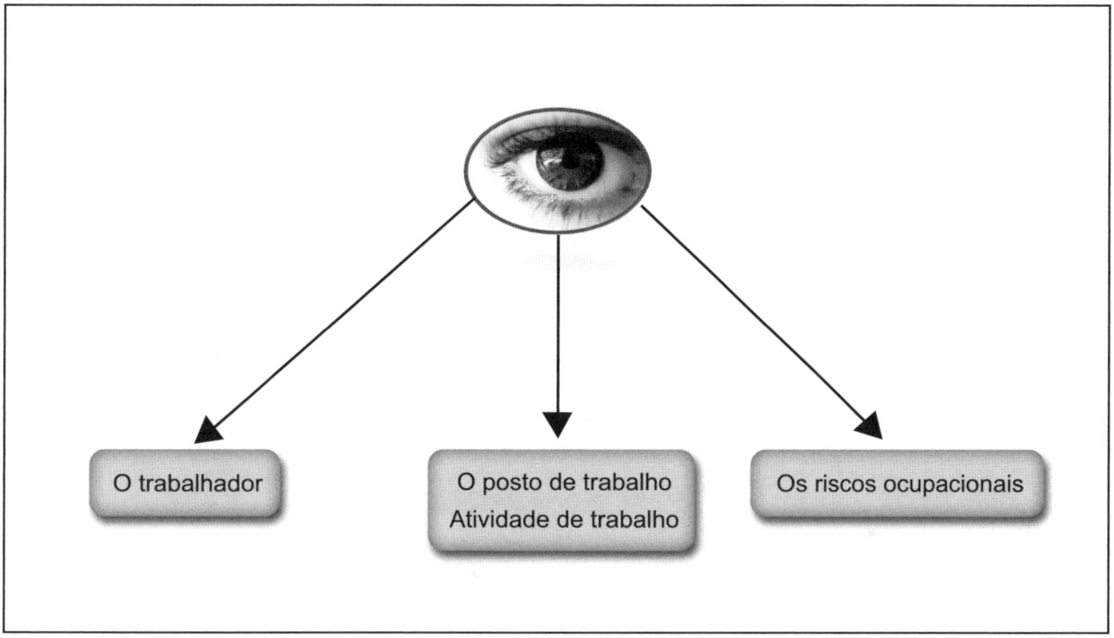
O trabalhador
O posto de trabalho
Atividade de trabalho
Os riscos ocupacionais

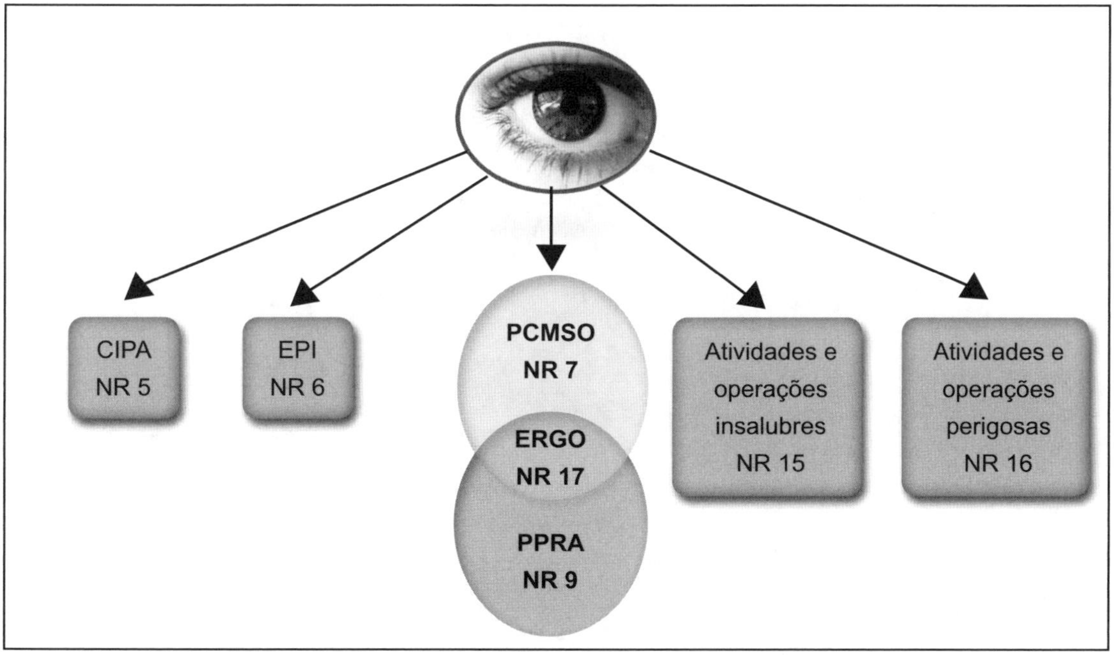
CIPA
NR 5
EPI
NR 6
PCMSO
NR 7
ERGO
NR 17
PPRA
NR 9
Atividades e
operações
insalubres
NR 15
Atividades e
operações
perigosas
NR 16

Proposta para os Três Momentos do PCMSO

Capítulo 9

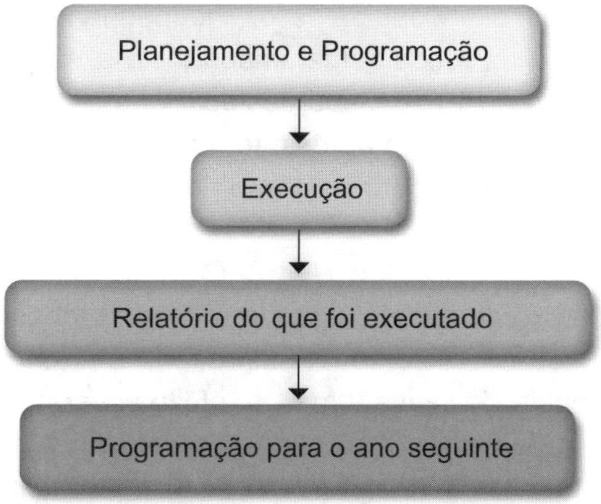

Planejamento

Visita Preliminar

Coleta de dados e informações das diversas demandas. Áreas sugeridas para coleta de dados e informações:

Micro e pequenas empresas: → O contador

Médias empresas:

- → Recursos humanos
- → Possui SESMT? → Reunir com o técnico em segurança.
- → Possui CIPA? → Reunir com a CIPA.
- → Possui PPRA? → Reunir com quem elaborou o programa.

Grandes empresas: → Reunir com os atores do SEMT, RH e demais setores com demandas na área de SST.

Modelo para um *checklist* visando a coleta de dados e informações numa visita preliminar (vide pág. 79).

Inquérito Preliminar de Segurança e Saúde no Trabalho (*Walkthrough*)

O inquérito deve ser acompanhado por um funcionário da empresa – sugerimos que, caso exista CIPA, seja o vice-presidente da CIPA ou ainda o técnico de segurança do SESMT ou outra pessoa indicada pela empresa.

Proposta para o Inquérito

A nossa proposta é que exista uma interfase do PCMSO com o PPRA e outros documentos legais. Por exemplo: Os riscos elencados nas etapas do PPRA devem ser os apontados no reconhecimento de risco durante o inquérito preliminar. Esses serão os riscos especificados no Atestado de Saúde Ocupacional (ASO) e em diversos documentos, como, por exemplo, no LTCAT, PPP, entre outros.

Sabemos que na Norma Regulamentadora nº 9, intitulada Programa de Prevenção de Riscos Ambientais (PPRA), os riscos ocupacionais citados são: físico, químico e biológico.

Entretanto, o PCMSO deve ser um programa que permite, em sua estratégia, o reconhecimento dos "fatores de risco" ou "situações de risco", independentemente das especificações contidas na NR 9. Portanto, é de fundamental importância a sintonia entre o responsável pelo PCMSO e quem elaborou o PPRA. Cabe destacar que se o médico responsável pelo PCMSO está diante de um ambiente que apresente a possibilidade de efeitos adversos por "desconforto no trabalho", ele deve sugerir no corpo do programa uma Análise Ergonômica do Trabalho (AET).

Voltamos a afirmar:

"Fator de risco" ou "situação de risco", segundo a nossa proposta para o Inquérito Preliminar de Segurança e Saúde no Trabalho (*Walkthrough*), é uma condição ou conjunto de circunstâncias que tem potencial de causar um certo efeito adverso, isto é, lesões, danos em geral, acidentes de trabalho, doenças relacionadas ao trabalho e morte. É importante ficar atento durante o inquérito a todos os *fatores de risco* ou *situações de risco* que possam desencadear, por exemplo, as doenças relacionadas ao trabalho da classificação proposta por Schilling (1984).

Proposta de *Checklist* para ser utilizado no Inquérito Preliminar de Segurança e Saúde no Trabalho (*Walkthrough*) (**Tabelas 9.1** e **9.2**).

Tabela 9.1 – Fatores de Risco quanto à Natureza

Setor	*Funções*	*Fator de Risco Físico*	*Fator de Risco Químico*	*Fator de Risco Biológico*
		Ruído contínuo ( ) Sim ( ) Não	Poeiras ( ) Sim ( ) Não	Microrganismos ( ) Sim ( ) Não
		Ruído de impacto ( ) Sim ( ) Não	Fumos metálicos ( ) Sim ( ) Não	Fungos ( ) Sim ( ) Não
		Calor ( ) Sim ( ) Não	Névoas ( ) Sim ( ) Não	
		Radiação ionizante ( ) Sim ( ) Não	Neblinas ( ) Sim ( ) Não	
		Condições hiperbáricas ( ) Sim ( ) Não	Gases ( ) Sim ( ) Não	
		Radiações não ionizantes ( ) Sim ( ) Não	Substâncias químicas ou produtos químicos em geral encontrados no setor ( ) Sim ( ) Não	
		Vibrações ( ) Sim ( ) Não		
		Frio ( ) Sim ( ) Não		
		Umidade ( ) Sim ( ) Não		

Perguntas a serem respondidas pelo responsável do PCMSO:

- Que fatores de risco (agentes ou condições) presentes nesse setor têm potencial de causar danos à saúde ou ameaçar a integridade física dos trabalhadores? Como?
- Existem medidas de controle? Essas medidas são adequadas ao tipo de risco?
- Quais são os possíveis efeitos adversos ou danos?
- Qual a possível magnitude ou gravidade do dano (estimativa)?
- Qual é a probabilidade de que os efeitos adversos se concretizem?
- Qual é o grupo exposto a esses fatores de risco? Quais as condições de exposição?

Tabela 9.2 – Fatores de Risco quanto à Natureza Situacional

Setor	*Funções*	*Fatores Ergonômicos*	*Fator de Risco de Acidentes*
		Esforço físico intenso ( ) Sim ( ) Não	Explosivo (NR 16) ( ) Sim ( ) Não
		Levantamento manual de carga ( ) Sim ( ) Não	Inflamável (NR 16) ( ) Sim ( ) Não
		Transporte manual de carga ( ) Sim ( ) Não	Eletricidade (NR 16) ( ) Sim ( ) Não
		Controle rígido de produtividade ( ) Sim ( ) Não	Radiação ionizante (NR 16) ( ) Sim ( ) Não
		Exigência de postura inadequada ( ) Sim ( ) Não	Trabalho em atividades com exposição a roubos e outras espécies de violência física (NR 16) ( ) Sim ( ) Não
		Imposição de ritmos excessivos ( ) Sim ( ) Não	Atividades perigosas em motocicletas ( ) Sim ( ) Não
		Trabalho em turno e noturno ( ) Sim ( ) Não	Arranjo físico inadequado ( ) Sim ( ) Não
		Jornada prolongada de trabalho ( ) Sim ( ) Não	Máquinas e equipamentos sem proteção ( ) Sim ( ) Não
		Monotonia ( ) Sim ( ) Não	Ferramentas inadequadas e sem proteção ( ) Sim ( ) Não
		Movimentos repetitivos ( ) Sim ( ) Não	Armazenamento inadequado de produtos ( ) Sim ( ) Não
		Ruído desconfortável (NR 17) ( ) Sim ( ) Não	Animais peçonhentos ( ) Sim ( ) Não
		Temperatura desconfortável (NR 17) ( ) Sim ( ) Não	Situações de risco que poderão contribuir para a ocorrência de acidentes não listadas ( ) Sim ( ) Não Quais?
		Mesas e cadeiras desconfortáveis ( ) Sim ( ) Não	
		Iluminamento irregular ( ) Sim ( ) Não	
		Situações causadoras de estresse físico e/ou psíquico não listadas ( ) Sim ( ) Não Quais?	

Observações:

Indicamos para o reconhecimento e avaliação dos fatores ou situações de risco, a estratégia proposta pela AIHA. Utilize as **Tabelas 7.1** e **7.2** (pág. 75).

Quando um setor de uma determinada empresa apresentar grande quantidade de produtos químicos considerados como fatores de risco, sugerimos solicitar à empresa uma lista de produtos químicos existentes naquele setor.

Para o fator de risco biológico propomos caracterizar como condição de risco as atividades citadas no Anexo 14 da NR 15, além das eventuais exposições do trabalhador a microrganismos ou fungos.

Deixar bem claro no corpo do PCMSO que os fatores ou situações de risco apontados durante o Inquérito Preliminar de Segurança e Saúde no Trabalho só poderão conferir adicional de insalubridade ou periculosidade por intermédio da elaboração de laudo, conforme o Artigo 195 da CLT e Anexos das NR 15 e 16.

Na nossa proposta, indicamos que antes da realização da visita preliminar e do inquérito, que a empresa receba um cronograma das ações. Exemplo:

Ações para Elaboração do PCMSO	***Novembro 2016***	***Dezembro 2016***
Visita preliminar	X	
Inquérito Preliminar de Segurança e Saúde no Trabalho	X	
Entrega do PCMSO à empresa		X

Deve ser negociada e previamente marcada com a empresa a realização da visita preliminar e do Inquérito Preliminar de Segurança e Saúde no Trabalho: dia, hora, quem vai receber e quem vai acompanhar.

O PCMSO e a Gestão de Segurança e Saúde no Trabalho

> "A gestão da segurança e saúde no trabalho deve ser desenvolvida por parte de todas as empresas."

O que é Gestão?

É o ato ou efeito de administrar; ação de governar ou gerir; exercer mando, ter poder de decisão (sobre), "dirigir", "gerir".

Em vários dicionários, gestão e administração são sinônimos. Portanto, os termos gestão e administração apontam para o ato de "governar" pessoas, organizações e instituições.

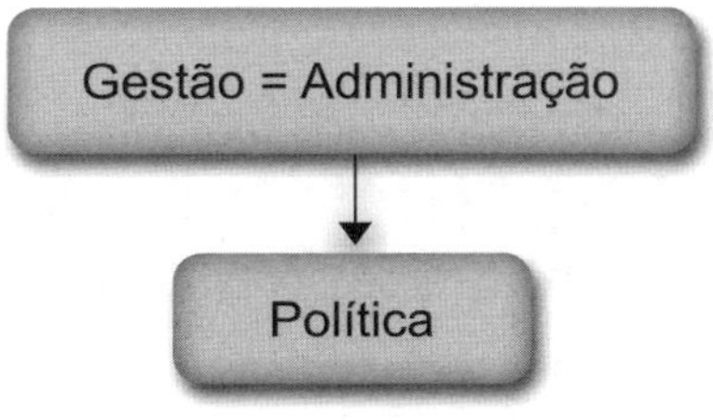

Gestão diz respeito à capacidade de dirigir, isto é, confunde-se com o exercício do poder. É a política no sentido mais amplo.

Na Grécia clássica, o termo "política" era a capacidade de fazer a gestão democrática das cidades. É importante destacar, portanto, a relação entre a gestão e política porque a construção da administração e da gestão como um espaço estruturado e sistemático de conhecimento implicou, exatamente, fabricar uma descontinuidade entre a política e a gestão. No contexto histórico, vale a pena ressaltar o papel do engenheiro norte-americano Frederick Taylor que, no alvorecer do século XX, publicou o livro *Princípios da Administração Científica*. Taylor, no seu livro, pretendeu apresentar um método que permitisse a existência de uma gestão técnica, baseada em evidências. Tempos depois da obra de Taylor, ainda percebemos que a disciplina, o acompanhamento, a reavaliação e o controle continuam sendo pilares da metodologia de gestão. Mas, hoje, entendemos que a "gestão taylorista" com centralização do poder de planejar e decidir na direção da empresa, buscando limitar a autonomia e a iniciativa do trabalhador, não condiz com a gestão de segurança e saúde no trabalho.

Há, na gestão de pessoas de diversas empresas, uma verdadeira tentação ou até obsessão em suprimir o poder do trabalhador. É uma sistemática ultrapassada que, certamente, vai dificultar a integração das ações preventivas a todas as atividades da empresa e inibir o aperfeiçoamento contínuo dos níveis de proteção e desempenho no campo da segurança e saúde no trabalho.

"As empresas obrigadas a constituir SESMT, de acordo com a NR 4, devem desenvolver um Sistema de Gestão de Segurança e Saúde no Trabalho, incluindo a implementação das ações de avaliação e controle de riscos." Esta iniciativa, além de agregar valor, permite à empresa vislumbrar a certificação ISO 45.001.

SGSST e o PDCA

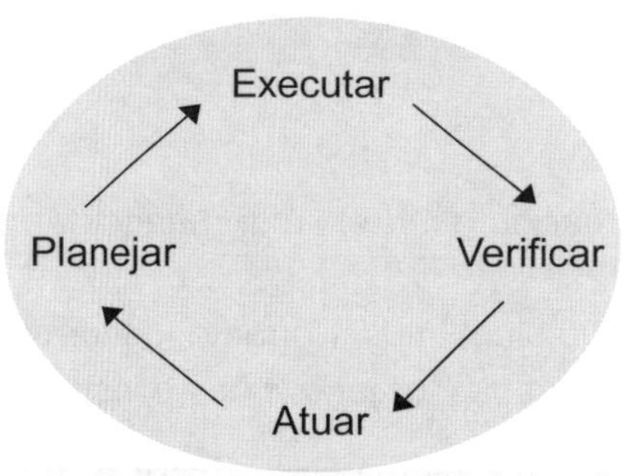

O que é PDCA?

É o método interativo de gestão de quatro passos, utilizado para controle e melhoria contínua de processos e produtos.
Trata-se de um ciclo, pois a melhoria se torna contínua a cada vez que o ciclo é ativado e retorna ao seu início.

A base dessa ferramenta está na repetição. Ela é aplicada sucessivamente nos processos para que se busque a melhoria de forma continuada. Neste contexto, o planejamento, a padronização e a documentação são práticas importantes, assim como medições precisas. Outros fatores abordados pelo ciclo PDCA são os talentos e habilidades dos profissionais envolvidos.

No Programa de Controle Médico de Saúde Ocupacional (PCMSO), é de fundamental importância a noção e aplicação do PDCA, principalmente para as empresas obrigadas a desenvolver SGSST (Sistema de Gestão de Segurança e Saúde no Trabalho). O modelo proposto visa estabelecer caminhos para a implantação do sistema de gestão de saúde e segurança ocupacional baseado na norma ISO 45.001.

PDCA

P = *PLAN* = Planejar

Significa planejar, em português. É a etapa em que se analisam os problemas que querem ser resolvidos.

A Proposta para os Três Momentos do PCMSO envolve exatamente o

P = *PLAN*

O Planejamento do PCMSO é norteado pela visita preliminar (coleta de dados e informações sobre a empresa) e o Inquérito Preliminar de Segurança e Saúde no Trabalho (*walk-trough*) com a utilização do *checklist* para o reconhecimento dos fatores de risco quanto à natureza (pág. 97).

Portanto, o P do PDCA segue esta ordem:

- definição dos problemas;
- definição de objetivos;
- escolha dos métodos.

> Questionar-se cinco vezes sobre o que ocorreu, sempre tornando sua resposta mais completa.

Cada pergunta formulada durante a visita preliminar a um ou mais dirigentes de empresa deve focar objetivos a serem alcançados pelo PCMSO: a promoção e a proteção da saúde dos trabalhadores.

D = *DO* = Fazer

É a hora do trabalho efetivo, de colocar a mão na massa.

Fazer o quê?
Executar o quê?

O que foi planejado durante o P do PDCA, que no caso do PCMSO envolve as ações de promoção de saúde e preservação de saúde do conjunto de trabalhadores de uma empresa.

Envolvimento da etapa do D:

- treinar o método;
- executar;
- realizar eventuais mudanças; não procurar a perfeição, mas o que pode ser feito de forma prática;
- medir e registrar os resultados.

No caso do PCMSO, na etapa D do PDCA, treinar os "atores" que vão ficar envolvidos na execução do que for planejado é algo da maior importância.

O médico responsável pelo PCMSO deverá "treinar" e "familiarizar o médico encarregado dos exames" (médico examinador, por exemplo). Saliento que o Sistema de Gestão de Segurança e Saúde no Trabalho mostra evidências de todas as ações visando a Norma ISO 45.001.

C = *CHECK* = Checar

Esta é uma das etapas mais importantes que definem o conceito do PDCA num ciclo. Significa "checar" e procurar agir de forma melhorada.

"Checar" o quê?

O que está sendo EXECUTADO. Não adianta FAZER sem o "olhar crítico", sem acompanhamento, sem gestão.

O C do PDCA deve seguir esta ordem:

- verificar se o padrão está sendo obedecido;
- verificar o que está funcionando e o que está dando errado;
- perguntar por quê? a cada passo;
- com as respostas, treinar o método definido.

No caso do PCMSO, na etapa do C em atendimento à NR 37, isto é, ao SGSST, é de suma importância verificar se o padrão (a qualidade, por exemplo) dos exames médicos ocupacionais está sendo obedecido. O padrão estabelecido para os exames médicos é o que chamamos de controle médico em saúde ocupacional: anamnese, exame físico, história ocupacional, tudo deve ser permanentemente "checado". Verificar o que está funcionando nas ações desenvolvidas no PCMSO, as respostas fornecidas pelos indicadores de saúde, é usar a "régua de medição" de qualidade do PCMSO e do Sistema de Gestão de Segurança e Saúde no Trabalho.

Cabe ao Responsável pelo PCMSO, na etapa C do PDCA, verificar (checar) a qualidade dos exames laboratoriais, audiométricos, radiográficos, espirométricos e outros exames da grade do Controle Médico em Saúde Ocupacional.

A = *ACT* = Hora de Agir

É o momento de agir com mais assertividade. Esta etapa envolve perguntas e tomadas de atitudes visando o reinício do ciclo na busca da melhoria constante.

O que envolve a etapa A no PDCA?

- As coisas estão conforme o programado? Continue assim!!!
- Na verdade existem inconformidades! Então: aja e previna os erros!!!
- Melhorar o sistema de trabalho.
- Respeitar as soluções que se mostrem adequadas.

No caso do PCMSO, a etapa do A é uma "autoauditoria" praticada pelo responsável pelo PCMSO. É o relatório anual com a programação para o ano seguinte com perguntas e respostas, por exemplo:

Devemos realinhar os exames?

Devemos abolir exames complementares ou incluir outros?

O que devemos melhorar para promover a saúde dos trabalhadores?

O que os indicadores de saúde estão sinalizando?

Devemos propor algum tipo de ação de saúde não constante do planejamento anterior?

Cabe a implantação, por exemplo, de um Programa de Alimentação Saudável?

Cabe encomendar à imprensa uma Análise Ergonômica do Trabalho?

A aplicação do PDCA deve envolver não apenas o PCMSO, e sim todo o sistema de Gestão de Segurança e Saúde no Trabalho (SGSST).

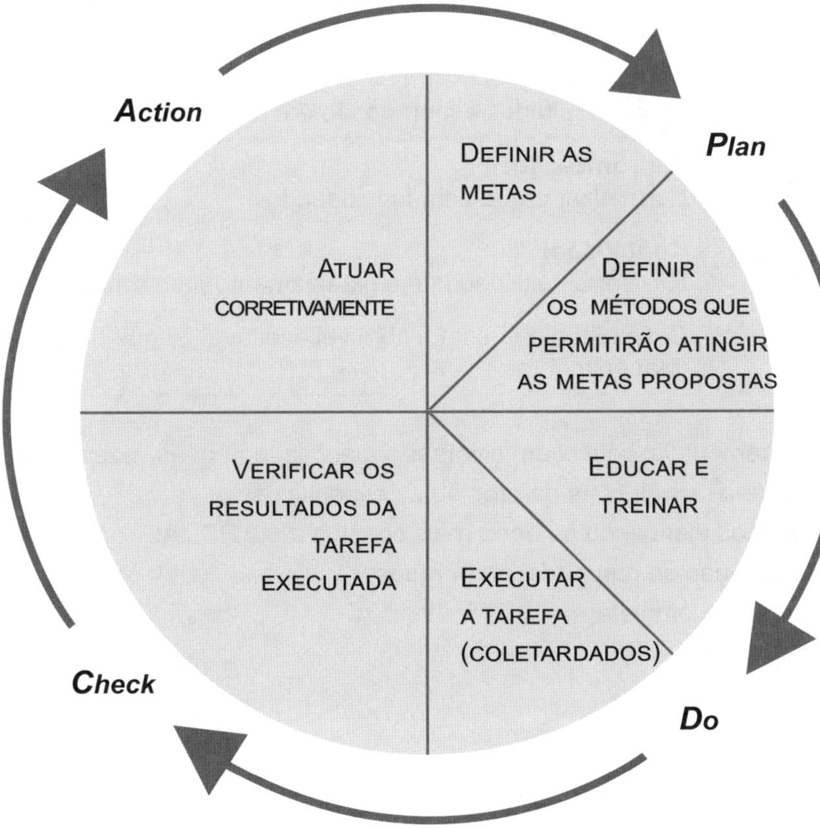

O PDCA é algo muito simples, mas vai exigir muita dedicação e atenção. Alguns cuidados devem ser tomados ao aplicar o método, por exemplo:

- nunca Fazer D sem Planejar P ;
- a humildade é uma grande arma. Na hora de Agir A , caso perceba um número acentuado de tentativas e repetições, saiba que é "hora" de voltar ao P de Planejamento;
- procure evitar atropelos, pulando etapas, fases, ou não se dedicando de corpo e alma ao PDCA, com tempo suficiente para "questionamentos" e "porquês".

P (*Plan*) planejamento	**Identificar:** Problema ou meta **Análise:** Características do problema ou da meta **Plano de ação:** Traçar as estratégias e ações para resolver o problema ou atingir a meta
D (*Do*) fazer	**Execução**: Colocar o plano de ação em prática (treinamento e implantação das fases)
C (*Check*) avaliar	**Verificação:** Se os resultados esperados foram atingidos e por que
A (*Action*) ação corretiva	**Padronização:** Normatizar o que está funcionando **Conclusão:** Revisar as atividades e o planejamento para trabalho futuro Caso ainda não esteja no nível aceitável, seguir para o *Plan* (planejamento)

O PDCA é uma ferramenta aplicável em diversas situações, porém às vezes requer especializações para auxiliar as resoluções de problemas específicos.

Para finalizar, estamos elencando os erros mais comuns a um PDCA:

- falta de fundamentação ao responder os porquês;
- análise de cenários incompleta;
- treinamento ineficiente;
- registros incompletos;
- medicações imprecisas;
- padronização pouco detalhada.

Nota do autor: Destacamos a importância do conhecimento, por parte dos médicos do trabalho, da Norma ISO 45.001: 2018.

Exame Médico Ocupacional

Capítulo 10

Introdução

De acordo com dados da Organização Internacional do Trabalho (OIT), ocorrem anualmente 300 milhões de acidentes de trabalho em todo o mundo. Cerca de 2,6 milhões deles resultam em mortes. Acidentes e doenças relacionadas ao trabalho consomem anualmente 4% do PIB mundial. Até recentemente, o Brasil ainda ocupava o quarto lugar em relação ao número de mortes, com mais de 2.600 óbitos. O país perde apenas para a China, os Estados Unidos e a Rússia.

Na década de 1970, o Brasil registrava uma média de 3.604 óbitos para 12.428.826 trabalhadores. Nos anos 1980, o número de trabalhadores aumentou para 21.077.804 e as mortes chegaram a 4.672. Já na década de 1990, houve diminuição: 3.925 óbitos para 23.648.341 trabalhadores. Os anos 2000 mostram ainda um quadro preocupante. Cerca de 700 mil casos de acidente de trabalho são registrados em média no Brasil todos os anos, sem contar os casos não notificados oficialmente. O país gasta cerca de R$ 70 bilhões com acidentes de trabalho anualmente.

Dentre as causas frequentes dos acidentes e doenças relacionadas com o trabalho estão a precarização do trabalho, a terceirização, a intensificação e a fragmentação das tarefas, a subcontratação, a redução de pessoal acompanhada da polivalência (o auxiliar de serviços gerais que "faz tudo"), o estabelecimento de metas impossíveis de serem alcançadas (p. ex., bancários), a síndrome da jornada de trabalho de 24 horas por 7 dias, a imposição mais frequente de turnos e horários irregulares, a aceleração dos ritmos, o assédio moral, a cobrança exagerada e o desrespeito a diversos direitos. E ainda nos deparamos com empresas apresentando o meio ambiente de trabalho parecido com o do século XVIII, com névoas, neblinas, fumos metálicos, fumaça, maquinário velho e desprotegido, tecnologia ultrapassada, mobiliário inadequado... Tudo isso vem gerando impactos sobre a saúde física e psicológica dos trabalhadores.

A lombalgia é atualmente a principal causa de afastamento do trabalho e, muitas vezes, proporcionada pelos fatores ergonômicos. Há, sem dúvida, uma propagação epidêmica do estresse ocupacional e de diversas afecções do sistema osteomuscular. É cada vez mais nítida a presença do nexo técnico dos distúrbios mentais relacionados com o trabalho e com a manutenção de diagnósticos das doenças relacionadas com o trabalho tradicionais.

Completamos 25 anos de PCMSO e precisamos de um bom planejamento e boa gestão do Controle Médico em Saúde Ocupacional. Precisamos de exames médicos ocupacionais de qualidade, dentro de um padrão de excelência em clínica médica.

Principais Objetivos dos Exames Médicos Ocupacionais

A. Avaliar a adequação das condições de saúde do trabalhador para determinadas atividades de trabalho.

B. Identificar os casos de doenças profissionais ou do trabalho com base na legislação vigente e a classificação de Schilling.

C. Avaliar qualquer deficiência de saúde potencialmente relacionada com a exposição a fatores de risco inerentes ao processo de trabalho.
D. Estabelecer o perfil de saúde dos(as) trabalhadores(as) de acordo com o programa de promoção de saúde previamente estabelecido.
E. Detectar anomalias pré-clínicas e clínicas em um momento em que uma intervenção pode trazer benefício para a saúde de um indivíduo.
F. Prevenção do agravo da saúde do(a) trabalhador(a).
G. Promoção da saúde do(a) trabalhador(a).
H. Avaliar a aptidão do(a) trabalhador(a) para determinada atividade de trabalho, num determinado posto, com a preocupação constante de adaptar a atividade ao posto de trabalho.
I. Fortalecer métodos de trabalho seguros e manutenção da saúde.

Tipos de Exames Médicos Ocupacionais (NR 7)

1. O PCMSO deve incluir, dentre outros, a realização obrigatória dos exames médicos:
- admissional;
- periódico;
- de retorno ao trabalho;
- de mudança de função;
- demissional.

2. Os exames requeridos acima compreendem:
   a) avaliação clínica, abrangendo anamnese ocupacional e exame físico e mental;
   b) exames complementares, realizados de acordo com os termos específicos nesta NR e em seus anexos.

Para os trabalhadores cujas atividades envolvem os riscos discriminados nos Quadros Ia, Ib e no Quadro II desta NR, os exames médicos complementares deverão ser executados e interpretados com base nos critérios constantes dos referidos quadros e seus anexos. A periodicidade de avaliação dos indicadores biológicos dos Quadros Ia e Ib deverá ser, no mínimo, semestral, podendo ser reduzida a critério do médico responsável, ou por notificação do médico agente da inspeção do trabalho, ou mediante negociação coletiva de trabalho.

Para os trabalhadores expostos a agentes químicos não constantes dos Quadros Ia, Ib e Quadro II, outros indicadores biológicos poderão ser monitorados, dependendo de estudo prévio dos aspectos de validade toxicológica, analítica e de interpretação desses indicadores.

Outros exames complementares usados normalmente em patologia clínica para avaliar o funcionamento de órgãos e sistemas orgânicos podem ser realizados, a critério do médico responsável pelo PCMSO ou encarregado dos exames, ou por notificação do médico agente da inspeção do trabalho, ou ainda decorrente de negociação coletiva de trabalho.

A avaliação clínica referida no item 2, alínea "a", com parte integrante dos exames médicos constantes no item 1, deverá obedecer aos prazos e à periodicidade conforme previstos nos subitens relacionados a seguir:

- no exame médico admissional, deverá ser realizada antes que o trabalhador assuma suas atividades;

- no exame médico periódico, de acordo com os intervalos mínimos de tempo a seguir discriminados:
  a) para trabalhadores expostos a riscos ou a situações de trabalho que impliquem o desencadeamento ou agravamento de doença ocupacional, ou, ainda, para aqueles que sejam portadores de doenças crônicas, os exames deverão ser repetidos:
    a.1) a cada ano ou a intervalos menores, a critério do médico encarregado, ou se notificado pelo médico agente da inspeção do trabalho, ou, ainda, como resultado de negociação coletiva de trabalho;
    a.2) de acordo com a periodicidade especificada no Anexo nº 6 da NR 15, para os trabalhadores expostos a condições hiperbáricas;
  b) para os demais trabalhadores:
    b.1) anual, quando menores de 18 anos e maiores de 45 anos de idade;
    b.2) a cada 2 anos, para os trabalhadores entre 18 anos e 45 anos de idade.

No exame médico de retorno ao trabalho, deverá ser realizada obrigatoriamente no primeiro dia da volta ao trabalho de trabalhador ausente por período igual ou superior a 30 (trinta) dias por motivo de doença ou acidente, de natureza ocupacional ou não, ou parto.

No exame médico de mudança de função, será obrigatoriamente realizada antes da data da mudança. Para fins desta NR, entende-se por mudança de função toda e qualquer alteração de atividade, posto de trabalho ou de setor que implique a exposição do trabalhador à risco diferente daquele a que estava exposto antes da mudança.

No exame médico demissional, o exame clínico e os complementares deverão ser realizados em até 10 dias contados a partir do término do contrato, desde que o último exame médico ocupacional tenha sido concluído há mais de:

- 135 dias para as empresas de graus de risco 1 e 2;
- 90 dias para as empresas de graus de risco 3 e 4.

Atendimento humanizado do trabalhador no exame médico ocupacional

O atendimento não deve se limitar apenas a receber o trabalhador, mas envolver uma série de procedimentos que compõem o processo de trabalho em saúde, abrangendo as relações humanas como um todo. Baseia-se na humanização do atendimento efetuado pelo atendente ao atendido, e envolve a boa vontade de ouvir, a importância dada aos sintomas, o reconhecimento de suas necessidades, individuais ou não, que devem ser o alvo de todas as ações de saúde. Uma boa postura acolhedora deve fazer parte das habilidades dos profissionais das equipes no atendimento ao trabalhador, independendo da hora ou do local.

O atendimento humanizado ao trabalhador deve estabelecer-se rigorosamente nos fundamentos da ética médica. A segurança do atendido é de suma importância para se criar uma boa relação entre o médico e o paciente e ser o principal motivo para uma conclusão satisfatória e eficaz no tratamento. Para melhor aproveitamento das informações obtidas é preciso constituir um ambiente calmo, tranquilo e acolhedor e realizar as condutas preventivas de acordo com cada caso.

A conduta no atendimento humanizado ao trabalhador, tanto no exame médico como em qualquer circunstância, objetiva: verificar as queixas sentidas pelo paciente e identificar as suas necessidades;

- oferecer agilidade no serviço de atendimento, com racionalização de recursos;
- encaminhar o paciente para profissionais especializados nos casos necessários;
- em casos de emergência e urgência, deve-se garantir que seja prestado um pronto-atendimento de qualidade e em tempo hábil; compreender melhor o motivo pelo qual foi procurado o serviço pelo paciente e valorizar o quadro clínico em que ele se enquadra, de acordo com as condições de seu posto de trabalho;
- manter um sistema de consultas agendadas para dar maior rapidez ao atendimento;
- usar parâmetros de apoio, humanidade e cidadania;
- transmitir segurança ao paciente no encontro de soluções para seus problemas.

Exame médico

Para facilitar a avaliação clínica, é indicado que o paciente, no momento do exame médico, esteja usando trajes fáceis de vestir. A fim de facilitar a adoção desta medida pelos funcionários, orientamos que esta informação seja descrita nos manuais apresentados na empresa no momento de implantação ou renovação do PCMSO.

Anamnese

O exame médico deve se iniciar com a anamnese, que precisa abordar tanto o histórico clínico quanto o ocupacional, de acordo com os preceitos da propedêutica médica. A finalidade é encontrar a história clínica mais completa possível, sem deixar de lado sintomas, queixas e sinais clínicos, investigando a fundo com os exames complementares que se fizerem necessários.

Anamnese clínica

Pesquisar os hábitos e o estilo de vida do paciente, uso crônico de remédios, a existência de queixas, bem como doenças atuais e pregressas, acidentes e ocorrência de cirurgias. Os sinais e sintomas em cada aparelho ou sistema devem ser minuciosamente investigados, com o objetivo de diagnosticar e prevenir possíveis problemas de saúde

Anamnese ocupacional

Pesquisar a ocorrência de doenças relacionadas ao trabalho, os antecedentes ocupacionais, a ocorrência de acidentes de trabalho e afastamentos. As funções exercidas pelo paciente devem ser detalhadas a fim de evidenciar os instrumentos com os quais ele entra em contato, as condições ambientais e substâncias às quais ele se submete, e o tempo que exerce a profissão. As exposições a substâncias e riscos específicos devem ser correlacionadas com a existência de alguma enfermidade sofrida pelo paciente. Deve-se, também, indagar ao trabalhador se colegas seus na mesma função apresentam sintomas similares, e qual o grau de satisfação em cumprir sua função e escala de trabalho.

É importante considerar:

- condições do ambiente de trabalho (exposição a calor, frio, umidade, radiação, vibração, etc.);
- tempo e ritmo de trabalho, pausas, descanso semanal, exigências de produtividade, relações interpessoais;
- postura requerida para a função, esforço físico, carregamento manual de peso, levantamento de cargas, exigência de esforço repetitivo;
- o controle de sua produção, o uso de ferramentas, máquinas e equipamentos;
- a existência de produtos tóxicos, químicos ou biológicos, com detalhamento de toda matéria-prima à qual o trabalhador é exposto.

Exame físico

Deve-se iniciar o exame com a aferição da pressão arterial, do peso e da altura, com o cálculo do índice de massa corporal (IMC) e a identificação do biotipo (normolíneo, brevilíneo ou longilíneo). Em caso de o paciente ter em mãos algum exame laboratorial ou de imagem, é necessário avaliá-lo, pois qualquer alteração pode indicar a investigação mais acentuada em determinada área corporal, durante o exame físico.

Em seguida, procede-se a verificação do pulso e da frequência cardíaca, com ausculta pulmonar e cardíaca. O estado geral deve ser avaliado, definido como BEG (bom), REG (regular) ou MEG (mau), que se determina também pelo estado das mucosas (coradas ou descoradas), pela saúde bucal, hidratação epitelial e caracterização da fácies. São inspecionados a cabeça e o pescoço, a orofaringe, os olhos, a audição, as orelhas, a voz, o nariz, e os membros inferiores e superiores (inspeção estática, dinâmica e palpação). Segue-se a inspeção, palpação e ausculta do abdome e tórax, e a avaliação da coluna vertebral (inspeção estática, dinâmica, percussão e palpação), com atenção para os sintomas osteomusculares e queixas de dor, fraqueza e fadiga.

A abordagem do exame físico requer a investigação e o registro dos resultados da avaliação dos sistemas e aparelhos conforme os critérios da semiologia médica, para o admissional, o periódico, mudança de função, retorno ao trabalho e demissional. Devem-se evitar condutas antiéticas que abreviem a consulta, mesmo com a anuência do paciente. Especial atenção deve ser dada aos novos processos produtivos, que trazem riscos à saúde, tanto físicos quanto mentais, que antigamente não existiam. A abordagem é finalizada com o registro de achados neurológicos e psíquicos observados na consulta.

Prontuários

Todas as informações referentes ao paciente devem ser anotadas em prontuário médico em papel ou em mídia virtual, conforme a Resolução do Conselho Federal de Medicina – CFM nº 1.638/2002, que torna obrigatória a criação de Comissão de Revisão de Prontuário nas instituições de saúde e determina o significado do prontuário médico; e a Resolução do Conselho Federal de Medicina – CFM nº 1.639/2002, que estabelece termos para a certificação dos sistemas de informação e delibera sobre o tempo de guarda dos prontuários.

Os prontuários informatizados não podem deixar de conter todos os dados de anamnese, exames físicos e complementares, incluindo o parecer conclusivo, a fim de facilitar o acesso para possíveis avaliações posteriores ou revisões de casos. Nenhuma informação obrigatória deve ser omitida. A fim de possibilitar estudos epidemiológicos posteriores, todos os diagnósticos das doenças relacionadas ou não relacionadas ao trabalho, mas que influenciam no trabalho, devem ser codificados como o estabelecido no Código Internacional de Doenças (CID-10).

Conforme a NR 7, os prontuários devem ser arquivados por 20 anos. Porém, para os trabalhadores expostos a radiações e asbesto, os protocolos devem ser arquivados por 30 anos após o consumar-se a exposição. O médico responsável deve se responsabilizar pela guarda e pelo sigilo dos prontuários, que podem ser arquivados em seu consultório próprio ou, no caso de a empresa possuir ambulatório, os mesmos podem ficar a cargo de um responsável médico da companhia. O arquivamento dos prontuários é importante não só pela exigência legal, mas porque a maioria das doenças ocupacionais tem um período muito longo de latência entre a exposição e a manifestação dos sintomas, em alguns casos levando até 40 anos. Sendo assim, seja para atender a uma necessidade futura de recuperar a história do trabalhador, ou para estudos epidemiológicos, é imperiosa a necessidade de conservar os prontuários.

Por serem documentos com informações confidenciais da saúde do trabalhador, conforme o Código de Ética Médica, a informatização destes documentos deve resguardar o direito de sigilo médico. No caso de haver substituição do médico responsável, o médico que assumir seu cargo deve responsabilizar-se imediatamente pela guarda destes documentos.

Os dados obtidos no controle médico, incluindo exame clínico e exames complementares, deverão ser registrados em prontuário clínico individual, sob a responsabilidade do médico responsável pelo PCMSO. As informações contidas no prontuário médico submetem-se aos parâmetros de sigilo e confidencialidade previstos na legislação.

Cabe à organização fornecer aos empregados, quando solicitada, cópia de seu prontuário médico. Os registros deverão ser mantidos por período mínimo de 20 anos após o desligamento do empregado. Havendo substituição do médico responsável, os arquivos deverão ser transferidos para seu sucessor.

Ações assistenciais

É necessário que as equipes de saúde sejam submetidas a treinamento relativo aos preceitos éticos normatizados pelos Conselhos de Medicina do Trabalho, a fim de melhor auxiliar na avaliação de saúde dos trabalhadores.

Exames complementares

De acordo com a NR 7, para os trabalhadores com atividades que abrangem os riscos descritos nos Quadros Ia, Ib e Quadro II, os exames complementares deverão se basear nestes critérios e ser interpretados e executados de acordo com eles. A periodicidade semestral de avaliação, para indicadores biológicos dos Quadros Ia, Ib e II deve adotar os seguintes critérios:

- os empregados expostos a riscos relevantes, conforme informado pela organização, deverão ser submetidos aos exames correspondentes discriminados nos Quadros Ia, Ib e II e anexos desta NR;

- os exames previstos nos Quadros Ia e Ib deverão ser realizados a cada 6 meses, podendo ser antecipados ou postergados por até 90 dias, a critério do médico responsável, com o objetivo de realizar os exames em situações mais representativas da exposição do empregado;
- a justificativa técnica para alteração das datas desses exames deverá constar do relatório analítico do PCMSO;
- o empregado deve ser informado das razões da realização dos exames complementares previstos nesta NR e do significado de seus resultados;
- no exame admissional, a critério do médico responsável, poderão ser aceitos exames complementares ocupacionais realizados nos 90 dias anteriores;
- podem ser realizados outros exames complementares, incluindo indicadores biológicos não previstos nesta NR, a critério do médico responsável, desde que tecnicamente justificáveis e relacionados aos riscos presentes no trabalho.

> O médico responsável pelo PCMSO e/ou o encarregado pelo exame médico, não estão "proibidos de solicitar outros exames que não os preconizados nos Quadros Ia, Ib e no Quadro II, desde que tecnicamente justificáveis e relacionados aos riscos no ambiente de trabalho".

Exemplo: O tolueno é hepatotóxico, o que pode levar à solicitação de TGO, TGP e gama-GT.

Um dos problemas da realização semestral dos exames preconizados pelos Quadros Ia e Ib era a não compatibilidade com o exame médico ocupacional periódico. Certo? Como ficou resolvido?

Quando forem realizados exames complementares, sem que tenha ocorrido exame clínico, a organização emitirá, em duas vias, o Comprovante da Entrega de Exames – CEE, devendo a primeira via ser arquivada na organização e a segunda via entregue ao empregado, juntamente com a cópia do resultado do exame complementar realizado, mediante recibo na primeira via.

Qual o escopo do CEE?

O CEE deverá conter no mínimo:

a) nome completo do trabalhador, o número de registro de sua identidade e sua função;

b) indicação dos exames complementares a que foi submetido o empregado e a data em que foram realizados;

c) o nome do médico responsável pelo PCMSO, com respectivo CRM;

d) data, assinatura e qualificação do responsável pela entrega do resultado dos exames complementares, indicado pela organização.

Estrutura do ASO

Para cada exame clínico realizado, o médico emitirá Atestado de Saúde Ocupacional – ASO, em duas vias. A segunda via do ASO será entregue ao trabalhador, mediante recibo na primeira via. O ASO deverá conter no mínimo:

a) nome completo do trabalhador, o número de registro de sua identidade e sua função;

b) a descrição dos riscos associados à função ou a sua ausência, conforme identificação de riscos da organização;

c) indicação e data de realização dos exames médicos e complementares a que foi submetido o empregado;

d) o nome do médico responsável, com respectivo CRM;

e) definição de apto ou inapto para a função que o trabalhador vai exercer, exerce ou exerceu;

f) data e assinatura do médico encarregado do exame e carimbo contendo seu número de inscrição no Conselho Regional de Medicina.

Importância do Quadro Ia da NR 7

As substâncias listadas no Quadro Ia representam os Indicadores de Exposição Excessiva (EE). O que são os Indicadores de Exposição Excessiva?

São Indicadores de Exposição Excessiva aqueles que não têm caráter diagnóstico ou significado clínico. Eles avaliam a absorção dos agentes por todas as vias de exposição e indicam, **quando alterados,** a possibilidade de exposição acima dos Limites de Exposição Ocupacional (LEO). As amostras devem ser colhidas nas jornadas de trabalho em que o trabalhador efetivamente estiver exposto ao agente a ser monitorado.

Protocolo importante para o Quadro Ia

Sendo verificada exposição excessiva a agentes listados no Quadro Ia da NR 7, deverá o empregado ser afastado do local de trabalho ou da situação de risco, até que esteja normalizado o indicador biológico de exposição e medidas de controle suficientes tenham sido adotadas.

O empregador deverá garantir que o PCMSO descreva os possíveis agravos à saúde relacionados aos riscos identificados.

Exemplo:

Ruído	Perda da audição. Outras percepções auditivas anormais: alteração temporária do limiar auditivo, comprometimento da discriminação auditiva e hiperacusia, hipertensão arterial, ruptura traumática do tímpano.

Sendo assim, tomando por base o Quadro Ia da NR 7, não basta saber qual exame complementar que devemos solicitar para cada substância, é importante saber, para cada substância, os possíveis agravos à saúde (Tabela 10.1).

Tabela 10.1 – Possíveis Agravos à Saúde Relativos a cada Substância e a Respectiva Monitoração Biológica

Substância	Agravos à Saúde	Monitoração Biológica
Acetona	Irritação ocular e das mucosas, náuseas, cefaleia e irritação nas vias aéreas (intoxicação aguda) Irritação crônica: • Depressão do SNC • Dermatoses • Oligospermia	Dosagem de acetona na urina do final da jornada de trabalho (FJ), semestralmente
Anilina	Meta-hemoglobina Câncer de bexiga	Dosagem de ácido para-aminofenol na urina do final da jornada de trabalho (FJ) ou meta-hemoglobina no sangue, também FJ, em ambos os casos semestralmente
Arsênico	Ceratose palmar e plantar Dermatite irritativa de contato Melanodermia Leucodermia (vitiligo ocupacional) Câncer de pele Lesões hepáticas Hipertensão porta Angiossarcoma do fígado Blefarite Conjuntivite Queratite e queratoconjuntivite Alteração nas unhas Estomatite ulcerativa Gastroenterite Colites tóxicas Encefalopatia aguda Polineuropatia Rinite Ulceração e necrose do septo nasal Bronquiolite obliterante Enfisema ou fibrose pulmonar Câncer de pulmão Câncer de septos paranasais	Dosagem do arsênico inorgânico mais metabólitos metilados na urina após quatro a cinco jornadas de trabalho consecutivas, semestralmente
Benzeno e seus homólogos	Leucemias Síndromes mielodisplásicas Anemia aplástica Hipoplasia medular	

Substância	Agravos à Saúde	Monitoração Biológica
Benzeno e seus homólogos	Púrpura e outras manifestações hemorrágicas Agranulocitose (neutropenia tóxica) Leucocitose por reação leucemoide Encefalopatia tóxica crônica Hipoacusia ototóxica (tolueno e xileno) Transtornos mentais (tolueno e outros solventes orgânicos) Transtornos de personalidade (tolueno e outros solventes orgânicos) Episódios depressivos (tolueno e outros solventes aromáticos neurotóxicos) Neurastenia ou síndrome da fadiga (tolueno e outros solventes aromáticos neurotóxicos)	Dosagem do ácido S-fenil mercaptúrico na urina do final da jornada de trabalho (FJ) ou do ácido trans-trans mucônico na urina do final da jornada de trabalho (FJ), em ambos os casos semestralmente
1,3-butadieno	Irritação na pele, nos olhos, narinas e garganta Leucemias e linfomas Câncer de bexiga	Dosagem do 1,2-di-hidro-4 (n-acetilcisteína) butano na urina do final da jornada de trabalho (FJ), semestralmente
2-butoxietanol	Necrose tubular aguda por formação de ácido oxálico Encefalopatia aguda ou crônica Neuropatia periférica	Dosagem de ácido butoxiacético na urina do final da jornada de trabalho (FJ), semestralmente
Sulfeto de carbono ou dissulfeto de carbono	Hipercolesterolemia Aterogênese Diminuição de tolerância à glicose Doença coronariana Aterosclerose generalizada Doença aterosclerótica do coração Alteração no metabolismo de lipídios e glicídios Infarto agudo do miocárdio Angina *pectoris* Esteatose hepática Hipotireoidismo causado pela tiureia (metabólito do sulfeto de carbono) Hipoaldosteronismo Demência Transtornos mentais decorrentes de lesão e disfunção cerebrais Transtornos de personalidade e de comportamento	Dosagem do ácido 2-tioxotiazolidina-4 carboxílico na urina do final da jornada de trabalho (FJ), semestralmente

Substância	Agravos à Saúde	Monitoração Biológica
Sulfeto de carbono ou dissulfeto de carbono	Episódios depressivos Neurastenia ou síndrome da fadiga Polineuropatia Encefalopatia crônica Neurite óptica	Dosagem do ácido 2-tioxotiazolidina-4 carboxílico na urina do final da jornada de trabalho (FJ), semestralmente
Clorobenzeno	Hepatotóxica Alterações endócrinas Alterações no SNC	Dosagem do 4-clorocatecol na urina do final do último dia da jornada da semana (FJFS) ou do para-clorocatecol na urina no final do último dia da jornada da semana (FJFS), em ambos os casos semestralmente
Monóxido de carbono	Encefalopatia aguda (confusão mental, agitação, depressão de nível de consciência, sonolência ou torpor) Neuropatia periférica Infarto agudo do miocárdio Parada cardíaca Pneumonite química Edema agudo de pulmão Arritmia cardíaca Angina *pectoris* Bronquiolite obliterante Síndrome de disfunção reativa das vias aéreas	Dosagem de carboxiemoglobina no sangue no final da jornada de trabalho (FJ) ou monóxido de carbono no ar exalado, em ambos os casos semestralmente
Chumbo tetraetila	Alteração na coordenação muscular Mialgia e artralgia Hipoacusia Deficiência visual Hipertensão arterial Problemas de memória e concentração Distúrbios neurológicos	Dosagem de chumbo na urina no final da jornada de trabalho (FJ), semestralmente
Cromo hexavalente (compostos solúveis)	Rinites alérgicas Rinite crônica Ulceração ou necrose do septo nasal Asma Dermatose alérgica de contato Dermatite irritativa de contato Dermatite pápulo-pustulosa Úlcera crônica de pele Neoplasia maligna dos brônquios e de pulmão	Dosagem de cromo na urina no do final do último dia de jornada da semana (FJFS) ou cromo na urina com a diferença entre pré e pós-jornada de trabalho, em ambos os casos semestralmente

Substância	Agravos à Saúde	Monitoração Biológica
Cobalto e seus compostos inorgânicos, incluindo óxidos de cobalto, mas não combinados com carbeto de tungstênio	Asma induzida (síndrome asmatiforme) Dermatite Fibrose pulmonar intersticial Cardiopatia Hipotireoidismo Policitemia Pneumonia intersticial descamativa Pneumonia intersticial por células gigantes Miocardiopatia congênita Pneumopatia aguda e subaguda com fibrose	Dosagem de cobalto na urina do final do último dia de jornada da semana (FJFS)
Ciclo-hexanona	Irritação nos olhos e mucosas Dermatite irritativa de contato Pneumonia química Edema agudo de pulmão Lesões degenerativas nos rins Hepatotoxicidade Depressão do SNC Alterações genéticas	Dosagem do 1,2-ciclo-hexanol no final do último dia de jornada da semana (FJFS) ou dosagem do ciclo-hexanol na urina no final da jornada de trabalho (FJ), em ambos os casos semestralmente
Diclorometano	Transtorno extrapiramidal do movimento Depressão do SNC Delírios e convulsões Sonolência Cefaleia Diminuição da sensibilidade cutânea Irritação na pele Depressão respiratória Pneumonia química Edema agudo de pulmão Arritmia cardíaca	Dosagem de diclorometano na urina no final da jornada de trabalho (FJ)
N,N-dimetilacetamida	Irritação ocular grave Irritação na pele	Dosagem da N-metilacetamida na urina no final do último dia de jornada da semana (FJFS), semestralmente
N,N-dimetilformamida	Dermatite irritativa de contato Alterações renais Alterações hepáticas Irritação nos olhos Pneumonia química Depressão do SNC Alterações cardiovasculares	Dosagem de N-metilformamida total na urina no final da jornada de trabalho (FJ) ou da N-acetil-S-(N-metilcarbemoil) cisteína na urina no final do último dia de jornada da semana (FJFS), em ambos os casos semestralmente

Substância	Agravos à Saúde	Monitoração Biológica
Etoxietanol e etoxietilacetato	Pneumonia química Edema agudo de pulmão Irritabilidade nos olhos Cefaleia, tonturas, agitação, náuseas, vômitos (efeitos agudos) Hepatotoxicidade Nefrotoxicidade Dermatite irritativa de contato	Dosagem do ácido etoxiacético na urina no final do último dia de jornada da semana (FJFS), semestralmente
Óxido de etileno	Irritação das vias aéreas Irritação nos olhos Dermatite irritativa de contato Asma ocupacional Distúrbios neurocomportamentais (cefaleia, desorientação, redução dos níveis de consciência) Neuropatia periférica leucemias	Dosagem de adutos de N-(2-hidroxietil) valina (HEV) em hemoglobina. Pode ser colhido a qualquer momento, desde que o trabalhador esteja trabalhando nas últimas semanas (NC)
Etilbenzeno	Depressão do SNC Dermatite irritativa de contato Irritação na mucosa nasal e na garganta Irritação nos olhos Pneumonia química Edema agudo de pulmão Nefrotóxico	Dosagem da soma dos ácidos mandélico e fenilglioxílico na urina no final da jornada de trabalho (FJ), semestralmente
Estireno	Hepatotóxico Leucemias Efeitos neurocomportamentais Alterações no esperma (oligospermia) Alterações na menstruação Irritabilidade nos olhos, pele, nariz e garganta Efeitos neurológicos (mudanças na visão quanto às cores, sensação de embriaguez, problemas de concentração mental	Dosagem da soma dos ácidos mandélico e fenilglioxílico na urina no final da jornada de trabalho (FJ), semestralmente ou Dosagem de estireno na urina no final da jornada de trabalho (FJ), semestralmente
Fenol	Lesões de pele tipo queimaduras Excitação do SNC (tremores e convulsões) Depressão do SNC (sonolência e coma) Arritmias ventriculares Pneumonia química	Dosagem de fenol na urina no final da jornada de trabalho (FJ), semestralmente

Substância	Agravos à Saúde	Monitoração Biológica
Fenol	Edema agudo de pulmão Lesões hepáticas Nefrotoxicidade Acidose metabólica Hipotensão	Dosagem de fenol na urina no final da jornada de trabalho (FJ), semestralmente
Furfural	Depressão do SNC Dermatite irritativa de contato Irritação nos olhos Tosse Pneumonia química e edema agudo de pulmão	Dosagem do ácido furfúrico na urina no final da jornada de trabalho (FJ), semestralmente
1,6 di-isocianato de hexametileno (HDI)	Dermatite irritativa de contato Irritação nos olhos (opacificação da córnea) Dermatite alérgica de contato Asma ocupacional	Dosagem do 1,6-hexametilenodiamina na urina no final da jornada de trabalho (FJ), semestralmente
N-hexano	Efeitos agudos: tontura, vertigem, náuseas, cefaleia, irritação nos olhos e garganta Efeitos crônicos: deficiência motora, incapacidade de movimentação, paralisia dos músculos da coxa (principalmente o quadríceps), paralisia ao nível do músculo tibial, parestesias distais, e na intoxicação severa pode ocorrer comprometimento dos músculos respiratórios e efeitos no SNC com déficit da visão e memória	Dosagem da 2,5-hexanodiona na urina no final da jornada de trabalho (FJ), semestralmente
Hidrocarbonetos aromáticos policíclicos (HAD)	Câncer de bexiga Câncer de pele Câncer de pulmão Os HAP são convertidos em metabólitos que têm atividade genotóxica, carcinogênica e teratogênica Linfomas Efeitos adversos da gravidez (crianças de baixo peso, prematuras ou com malformações cardíacas e redução da inteligência)	Dosagem de 1-hidroxipireno na urina no final do último dia da jornada da semana (FJFS), semestralmente
Mercúrio metálico	Parkinsonismo Transtornos mentais Transtornos de personalidade Episódios depressivos Neurastenia Ataxia cerebelar Tremores Encefalopatia aguda e crônica	Dosagem de mercúrio na urina antes da jornada de trabalho (AJ), semestralmente

Substância	Agravos à Saúde	Monitoração Biológica
Mercúrio metálico	Arritmias cardíacas Gengivite Estomatite ulcerativa Dermatite alérgica de contato Nefropatia tubulointersticial Doença glomerular crônica	Dosagem de mercúrio na urina antes da jornada de trabalho (AJ), semestralmente
Metanol	Neurite do nervo óptico Depressão do SNC Síndrome caracterizada por náuseas, vômitos, adinamia, dor abdominal e dificuldade respiratória Alterações visuais (visão borrada) Escotomas Fotofobia Dor ocular Alucinações visuais e perda parcial ou total da visão Acidose metabólica acompanhada por hiperventilação (respiração de Kussmaul)	Dosagem do metanol na urina no final da jornada de trabalho (FJ), semestralmente
Indutores de meta-hemoglobina Obs.: trinitrotolueno, paraquat, gases nitrosos, quinonas, anestésicos locais, herbicidas, sulfonas, nitrato de sódio, naftaleno, paradiclorobenzeno, anilina, cocaína	Cefaleia Tonteira Cianose de extremidades Fadiga Síncope Convulsões Arritmias Meta-hemoglobinemia	Dosagem de meta-hemoglobina no sangue no final da jornada de trabalho (FJ), semestralmente
2-metoxietanol e 2-metoxietil-acetato	Agressão à medula óssea (granulocitopenia, anemia macrocítica) Agressão aos testículos (oligospermia, azoospermia) Dermatite irritativa de contato Irritabilidade nos olhos	Dosagem do ácido 2-metoxiacético na urina no final do último dia da jornada da semana (FJFS), semestralmente
Metilbutilcetona (MBK)	Neuropatia periférica Distúrbio motor e sensorial Perda dos reflexos Fraqueza e atrofia muscular Perda de peso	Dosagem de 2,5-hexanodiona (2,5 HD) na urina no final do último dia da jornada da semana (FJFS), semestralmente

Substância	Agravos à Saúde	Monitoração Biológica
1,1,1-tricloroetano	Esteatose hepática Cirrose química Lesão hepatocelular aguda Irritabilidade nos olhos, nariz e garganta Dermatite irritativa de contato	Dosagem de metilclorofórmio no ar exalado no início do último dia da jornada da semana (AJFS), semestralmente Dosagem do ácido tricloroacético na urina no final do último dia da jornada da semana (FJFS), semestralmente, ou Dosagem de tricloroetanol total na urina no final do último dia da jornada da semana (FJFS), semestralmente, ou Dosagem do tricloroetanol total no sangue no final do último dia da jornada da semana (FJFS), semestralmente
Metil-etilcetona (MEK)	Irritabilidade dos olhos, mucosas e vias aéreas Depressão do SNC	Dosagem de metil-etilcetona (MEK) na urina no final da jornada de trabalho (FJ), semestralmente
Metil-isobutilcetona (MIBK)	Irritabilidade dos olhos, mucosas e vias aéreas Depressão do SNC	Dosagem de metil-isobutilcetona (MIBK) na urina no final da jornada de trabalho (FJ), semestralmente
N-metil-2-pirrolidona	Irritabilidade dos olhos, mucosas e vias aéreas Dermatite irritativa de contato Teratogenicidade (pode causar lesões no feto)	Dosagem de 5-hidróxi-n-metil-2-pirrolidona na urina no final da jornada de trabalho (FJ), semestralmente
Nitrobenzeno	Meta-hemoglobinemia Hemólise (anemia hemolítica) Lesão hepatocelular aguda	Dosagem da meta-hemoglobina no sangue no final da jornada de trabalho (FJ), semestralmente
2-propanol	Irritabilidade nos olhos, mucosas e vias aéreas Sonolência e vertigem Dermatite irritativa de contato Depressão do SNC (náuseas, vômitos, cefaleia, sonolência, narcose) Hepatotóxico	Dosagem de acetona na urina no final do último dia da jornada da semana (FJFS), semestralmente
Tolueno	Efeito no SNC: sonolência, fadiga, cefaleia, alterações de comportamento e confusão mental Alterações hepáticas Alterações renais Dermatoses por retirada do manto lipídico da pele	Dosagem do tolueno no sangue no início da última jornada de trabalho da semana (FJFS), semestralmente, ou Dosagem de tolueno na urina no final da jornada de trabalho (FJ), semestralmente, ou

Substância	Agravos à Saúde	Monitoração Biológica
Tolueno	Efeito no SNC: sonolência, fadiga, cefaleia, alterações de comportamento e confusão mental Alterações hepáticas Alterações renais Dermatoses por retirada do manto lipídico da pele	Dosagem de orto-cresol na urina no final da jornada de trabalho (FJ), semestralmente, ou Dosagem de orto-cresol na urina no final da jornada de trabalho (FJ), semestralmente
2,4 e 2,6-tolueno di-isocianato (puros ou em mistura de dois isômeros)	Irritabilidade para os olhos e vias aéreas Dermatite irritativa de contato Dermatite alérgica de contato Pneumonia química Edema agudo de pulmão Alterações neurológicas: ansiedade e perturbações visuais	Dosagem dos isômeros 2,4 e 2,6-toluenodiamino na urina (soma dos isômeros) no final da jornada de trabalho (FJ), semestralmente
Tricloroetileno	Encefalopatia aguda (confusão mental, agitação, depressão do nível de consciência, sonolência, torpor e coma) Dermatite irritativa de contato Dermatite alérgica de contato Lesão hepática Nefrotoxicidade É ototóxico	Dosagem do ácido tricloroacético na urina no final do último dia da jornada da semana (FJFS), semestralmente ou Dosagem de tricloroetanol no sangue no final do último dia da jornada da semana (FJFS), semestralmente
Urânio	Câncer de pulmão (radiações ionizantes por radônio) Efeitos nefrotóxicos Náuseas, vômitos, diarreia, cefaleia e queimaduras Efeito cumulativo no organismo Pode ser depositado no osso Miocardite	Dosagem de urânio na urina no final da jornada de trabalho (FJ), semestralmente
Xileno	Depressão do SNC (narcose) Intoxicação crônica: cefaleia, fadiga, sonolência, gosto adocicado na boca Insuficiência hepática Dermatite irritativa de contato Dermatite alérgica de contato	Dosagem do ácido metil-hipúrico na urina no final da jornada de trabalho (FJ), semestralmente

O Quadro Ib da NR 7 é o quadro de Indicadores com Significado Clínico (SC).

O que é Indicador com Significado Clínico (SC)?

É o que evidencia disfunção orgânica e efeitos adversos à saúde (Tabela 10.2).

Tabela 10.2 – Substâncias e respectivos Indicadores com Significado Clínico (SC)

Substância	Agravos à Saúde	Monitoração Biológica
Cádmio e seus compostos inorgânicos	Bronquiolite obliterante crônica, enfisema ou fibrose pulmonar Alterações pós-eruptivas da cor dos tecidos duros dos dentes Anosmia Osteomalácia Nefropatia tubulointersticial Gastroenterite e colites tóxicas	Dosagem de cádmio na urina em qualquer momento, semestralmente
Inseticidas inibidores da colinesterase Exemplos: paration, metilparation, malation	Síndrome muscarínica: salivação, sudorese, broncoespasmo, bradicardia e diarreia, miose, EAP Síndrome nicotínica: taquicardia, hipertensão, fraqueza muscular e fasciculações Efeitos centrais: visão borrada, tremores, confusão mental, convulsão e coma	Atividade da acetilcolinesterase intraeritrocitária no final da jornada de trabalho (FJ), semestralmente ou Atividade da butilcolinesterase no plasma ou soro no final da jornada de trabalho (FJ), semestralmente
Flúor, ácido fluorídrico e fluoretos inorgânicos	Conjuntivite Rinite crônica Bronquite aguda Pneumonia química EAP Bronquiolite obliterante Enfisema ou fibrose pulmonar Erosão dentária Fluorose do esqueleto	Dosagem de fluoreto urinário antes da jornada com no mínimo 48 horas sem exposição (AJ48), semestralmente
Chumbo e seus compostos inorgânicos	Anemia sideroblástica Transtornos mentais Encefalopatia crônica e aguda Nefropatia tubulointersticial Insuficiência renal Hipertensão arterial Hipotireoidismo Arritmias cardíacas Gota induzida pelo chumbo Infertilidade masculina	Dosagem de chumbo no sangue (Pb-S), podendo ser colhido a qualquer momento, desde que o trabalhador esteja trabalhando nas últimas semanas (NC), semestralmente e Dosagem do ácido delta-aminolevulínico na urina (ALA-U) podendo ser colhido a qualquer momento, desde que o trabalhador esteja trabalhando nas últimas semanas (NC), semestralmente

Conclusão

O médico responsável pelo exame ocupacional deve concluir o exame e informar ao trabalhador a sua avaliação, com base nos exames clínicos e complementares, definindo sua aptidão ou inaptidão para a função. Independentemente do exame realizado, é imperativo ficar claro que a indicação de aptidão ou inaptidão deve se referir ao trabalho que será exercido, que está sendo exercido ou que foi exercido pelo trabalhador.

Quando for necessária mais uma etapa de investigação, deve orientar o paciente quanto à não conclusão do caso, explicando as condutas a serem adotadas e os procedimentos a serem indicados. Todo o procedimento e a conclusão, incluindo exames complementares e encaminhamentos, devem então ser anotados no prontuário do trabalhador (Tabela 10.3).

Comunicação de acidente de trabalho (CAT) e doença ocupacional

Nos casos de confirmação do diagnóstico com base causal, a notificação é compulsória para doenças e acidentes, conforme a legislação previdenciária e sanitária. A emissão de CAT e a notificação de doença ocupacional devem ser realizadas minuciosamente pelo médico assistente, notificando os centros de referência do SUS e os postos de perícia médica do INSS, com a finalidade de evitar conflitos institucionais nessa fase de avaliação do trabalhador. É imperativo que o médico assistente ressalte as rotinas e os critérios de emissão e notificação adotados na condução dos casos mais complicados, no Procedimento de Exames Médicos.

Exames sugeridos, por acordo com a empresa

Por negociação prévia com a direção da empresa, pode-se solicitar os seguintes exames, para serem incluídos no Controle Médico em Saúde Ocupacional:

- hemograma completo, grupo sanguíneo e fator RH;
- glicemia, lipidograma, EAS;
- exame parasitológico de fezes.

Para trabalhadores com mais de 45 anos:

- pesquisa de sangue oculto nas fezes;
- ultrassonografia de abdome;
- radiografia de tórax;
- mamografia e preventivo ginecológico (sexo feminino);
- avaliação do urologista e PSA (sexo masculino).

> "O empregador deverá garantir que o PCMSO contenha o planejamento de exames clínicos e complementares conforme os riscos identificados."

Tabela 10.3 – Fatores de Riscos Físicos, Químicos e Biológicos e Procedimentos no PCMSO

Fatores de Riscos Físicos	***Controle Médico em Saúde Ocupacional***
Ruído contínuo	Exame audiométrico realizado, no mínimo, no momento da admissão, no 6º mês após a mesma, anualmente a partir de então, e na demissão.
	No momento da demissão poderá ser aceito o resultado de um exame audiométrico realizado até 135 dias, retroativo à data do último exame, para empresas de graus de riscos 1 e 2, e 90 dias para empresas de graus de riscos 3 e 4.
	Repouso auditivo por um período mínimo de 14 horas até o momento da realização do exame.
	Procedimentos para a realização dos exames audiológicos devem ser "checados" pelo responsável do PCMSO: anamnese clínico-ocupacional; exame otológico; exame audiométrico realizado segundo os termos previstos no Anexo I do Quadro II da NR 7.
	O médico responsável deverá notificar o profissional habilitado para a realização do exame audiométrico sobre a coexistência de fatores que podem influir na perda auditiva por meio da interação com ruído: com solventes (tolueno, dissulfeto de carbono), gases asfixiantes (monóxido de carbono) e fumos metálicos; vibrações, radiação e calor; microrganismos.
	Atenção na anamnese quanto à história: alterações renais, entre elas a síndrome de Alport, cujos portadores apresentam perda auditiva significante a partir da segunda década de vida; diabetes *mellitus* e outras, como a síndrome de Alström; insuficiência adrenocortical; dislipidemias; hiperlipoproteinemias, doenças que impliquem distúrbios no metabolismo do cálcio e do fósforo; distúrbios do metabolismo das proteínas (distúrbio de melanina); hipercoagulação; mucopolissacaridose; disfunções tireoidianas (hipo e hipertireoidismo).
	Atenção quanto a medicamentos ototóxicos: salicilatos, aminoglicosídeos, derivados de quinino.
	Atenção quanto à história familiar de surdez em colaterais e ascendentes.
	Atenção quanto à associação de ruído com a hipertensão arterial.
Ruído de impacto	Mesmas condutas apontadas para o ruído contínuo. Atenção quanto à alteração temporária do limiar auditivo.
	Atenção quanto à possibilidade de ruptura traumática do tímpano.
	Orientar o trabalhador quanto à importância do uso do EPI.

Fatores de Riscos Físicos	*Controle Médico em Saúde Ocupacional*
Calor	Nenhum exame complementar indicado nos Quadros Ia, Ib ou II da NR 7.
	O médico examinador deverá ter atenção especial quanto ao exame da pele visando as dermatoses provocadas pelo calor (miliária, intertrigo, insolação, urticária). Ver **Figuras 10.1** a **10.4**. 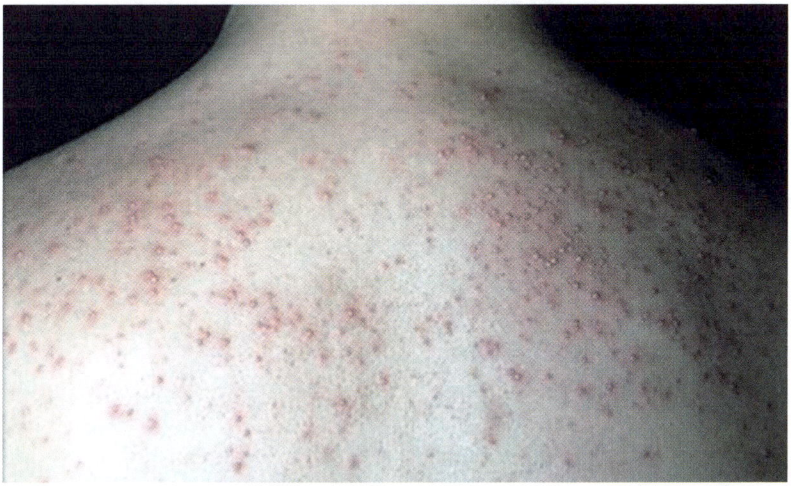 **Figura 10.1** – *Miliária.* 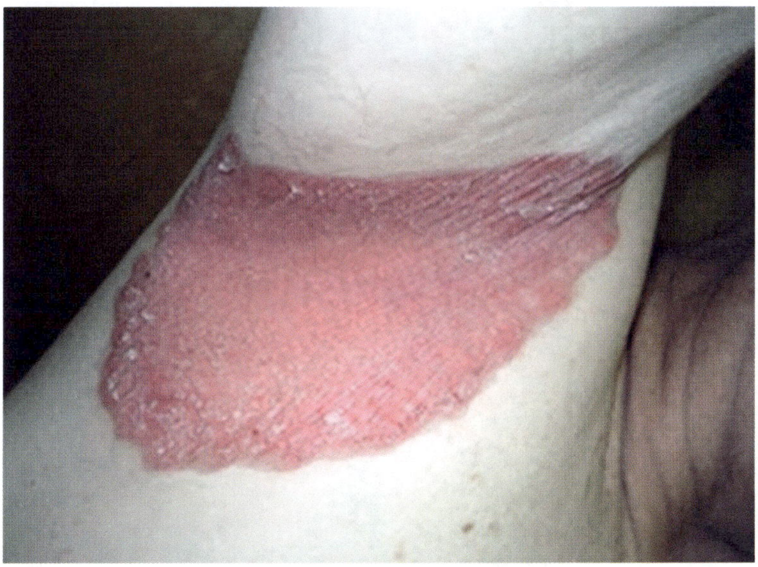 **Figura 10.2** – *Intertrigo.*

Fatores de Riscos Físicos	*Controle Médico em Saúde Ocupacional*
Calor	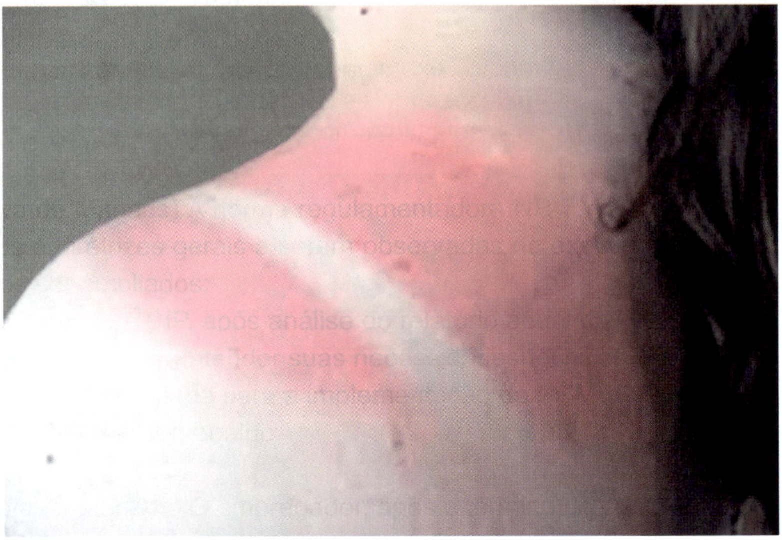 **Figura 10.3** – *Insolação.* 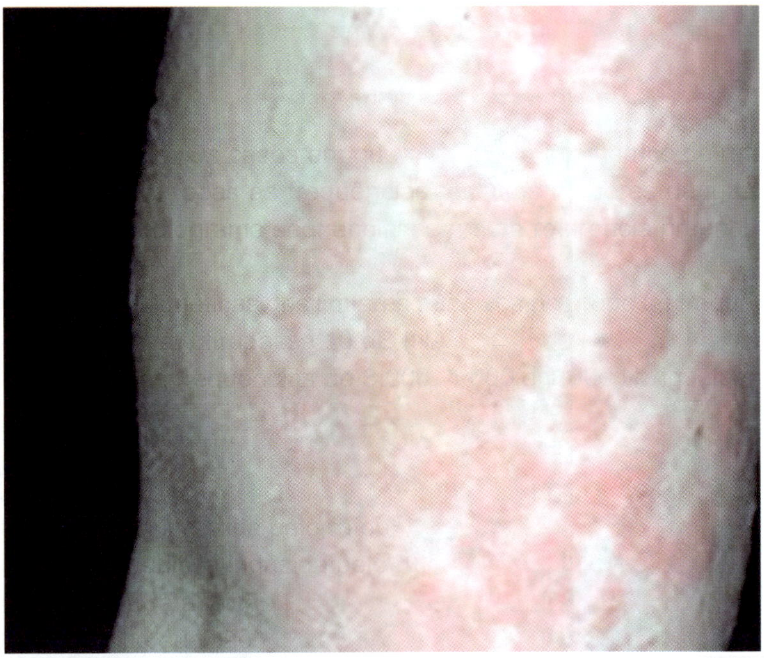 **Figura 10.4** – *Urticária.*

Fatores de Riscos Físicos	*Controle Médico em Saúde Ocupacional*
Calor	Verificar história clínica de outras doenças relacionadas ao calor: hiperpirexia, insolação e intermação. Maior vigilância quanto ao trabalhador hipertenso exposto ao calor. Orientar o trabalhador quanto à importância da hidratação.
Umidade	Não existe exame complementar indicado nos Quadros Ia, Ib ou II da NR 7. O médico examinador deverá ter atenção especial com o exame da pele. São frequentes, nos trabalhadores expostos à umidade, as reações cutâneas, principalmente quando as condições ambientais de trabalho apresentarem níveis de umidade relativa do ar baixos. Podem ocorrer pele seca descamativa na face e reações urticariformes difusas.
Trabalho sob condições hiperbáricas	O Exame Médico Periódico deverá ocorrer semestralmente.
Atividade de mergulho	Respeitando o Quadro II da NR 7, o trabalhador exposto a condições hiperbáricas deverá realizar no exame admissional e anualmente, radiografias de articulações coxofemorais e escapuloumerais. Atenção: O Anexo 6, da NR 15, apresenta padrões psicofísicos para *seleção* dos candidatos à atividade de *mergulho* (Anexo "A") e padrões psicofísicos para *controle do pessoal* em atividade de *mergulho* (Anexo "B"). Atenção: O médico do trabalho responsável pela supervisão ou pelos exames e pelo PCMSO deverá possuir conhecimentos comprovados em Medicina Hiperbárica. ANEXO A: PADRÕES PSICOFÍSICOS PARA SELEÇÃO DOS CANDIDATOS À ATIVIDADE DE MERGULHO I – IDADE: O trabalho submerso ou sob pressão somente será permitido a trabalhadores com idade mínima de 18 (dezoito) anos. II – ANAMNESE: Inabilita o candidato à atividade de mergulho a ocorrência ou constatação de patologias referentes a: epilepsia, meningite, tuberculose, asma e qualquer doença pulmonar crônica; sinusites crônicas ou repetidas; otite média e otite externa crônica; doença incapacitante do aparelho locomotor; distúrbios gastrointestinais crônicos ou repetidos; alcoolismo crônico e sífilis (salvo quando convenientemente tratada e sem a persistência de nenhum sintoma consequente); outras a critério médico.

Fatores de Riscos Físicos	***Controle Médico em Saúde Ocupacional***
Trabalho sob condições hiperbáricas *Atividade de mergulho*	III – EXAME MÉDICO 1. BIOMETRIA: Peso: os candidatos à atividade de mergulho serão selecionados de acordo com o seu biotipo e tendência a obesidade futura. Poderão ser inabilitados aqueles que apresentarem variação para mais de 10% (dez por cento) em peso, das tabelas-padrão de idade-altura-peso, a critério médico. 2. APARELHO CIRCULATÓRIO: A integridade do aparelho circulatório será verificada pelo exame clínico, radiológico e eletrocardiográfico; a pressão arterial sistólica não deverá exceder a 145 mmHg e a diastólica a 90 mmHg, sem nenhuma repercussão hemodinâmica. As perturbações da circulação venosa periférica (varizes e hemorroidas) acarretam a inaptidão. 3. APARELHO RESPIRATÓRIO: Será verificada a integridade clínica e radiológica do aparelho respiratório: a) integridade anatômica da caixa torácica; b) atenção especial deve ser dada à possibilidade de tuberculose e outras doenças pulmonares, pelo emprego de telerradiografia e reação tuberculínica, quando indicadas; c) doença pulmonar ou outra qualquer condição mórbida que dificulte a ventilação pulmonar deve ser causa de inaptidão; d) incapacitam os candidatos doenças inflamatórias crônicas, tais como: tuberculose, histoplasmose, bronquiectasia, asma brônquica, enfisema, pneumotórax, paquipleuriz e sequela de processo cirúrgico torácico. 4. APARELHO DIGESTIVO: Será verificada a integridade anatômica e funcional do aparelho digestivo e de seus anexos: a) candidatos com manifestação de colite, úlcera péptica, prisão de ventre, diarreia crônica, perfuração do trato gastrointestinal ou hemorragia digestiva serão inabilitados; b) dentes: os candidatos devem possuir número suficiente de dentes, naturais ou artificiais e boa oclusão, que assegurem mastigação satisfatória. Doenças da cavidade oral, dentes cariados ou comprometidos por focos de infecção podem também ser causas de inaptidão. As próteses deverão ser fixas, de preferência. Próteses removíveis, tipo de grampos, poderão ser aceitas desde que não interfiram no uso efetivo dos equipamentos autônomos (válvula reguladora, respirador) e dependentes (tipo narguilé).

Fatores de Riscos Físicos	*Controle Médico em Saúde Ocupacional*
Trabalho sob condições hiperbáricas *Atividade de mergulho*	Os candidatos, quando portadores desse tipo de prótese, devem ser orientados para removê-la quando em atividades de mergulho. 5. APARELHO GENITOURINÁRIO: As doenças genitourinárias, crônicas ou recorrentes, bem como as doenças venéreas, ativas ou repetidas, inabilitam o candidato. 6. SISTEMA ENDÓCRINO: As perturbações do metabolismo, da nutrição ou das funções endócrinas são incapacitantes. IV – EXAME OFTALMO-OTORRINOLARINGOLÓGICO: a) deve ser verificada a ausência de doenças agudas ou crônicas em ambos os olhos; b) acuidade visual: é exigido 20/30 de visão em ambos os olhos corrigível para 20/20; c) senso cromático: são incapacitantes as discromatopsias de grau acentuado; d) a audição deve ser normal em ambos os ouvidos. Doenças agudas ou crônicas do conduto auditivo externo, da membrana timpânica, do ouvido médio ou interno, inabilitam o candidato. As trompas de Eustáquio deverão estar, obrigatoriamente, permeáveis e livres para equilíbrio da pressão, durante as variações barométricas nos mergulhos; e) as obstruções à respiração e as sinusites crônicas são causas de inabilitação. As amígdalas com inflamações crônicas, bem como todos os obstáculos nasofaringeanos que dificultam a ventilação adequada, devem inabilitar os candidatos. V – EXAME NEUROPSIQUIÁTRICO: Será verificada a integridade anatômica e funcional do sistema nervoso: a) a natureza especial do trabalho de mergulho requer avaliação cuidadosa dos ajustamentos nos planos emocional, social e intelectual dos candidatos; b) história pregressa de distúrbios neuropsíquicos ou de moléstia orgânica do sistema nervoso, epilepsia ou pós-traumática, inabilitam os candidatos; c) tendências neuróticas, imaturidade ou instabilidade emocional, manifestações antissociais, desajustamentos ou inadaptações inabilitam os candidatos.

Fatores de Riscos Físicos	***Controle Médico em Saúde Ocupacional***
Trabalho sob condições hiperbáricas *Atividade de mergulho*	VI – EXAMES COMPLEMENTARES: Serão exigidos os seguintes exames complementares: 1. telerradiografia do tórax (AP); 2. eletrocardiograma basal; 3. eletroencefalograma; 4. urina: elementos anormais e sedimentoscopia; 5. fezes: protozooscopia e ovo-helmintoscopia; 6. sangue: sorologia para lues, dosagem de glicose, hemograma completo, grupo sanguíneo e fator Rh; 7. radiografia das articulações escapuloumerais, coxofemorais e dos joelhos (AP); 8. audiometria. VII – TESTES DE PRESSÃO: Todos os candidatos devem ser submetidos à pressão de 6 ATA na câmara de recompressão, para verificar a capacidade de equilibrar a pressão no ouvido médio e nos seios da face. Qualquer sinal de claustrofobia, bem como apresentação de suscetibilidade individual à narcose pelo nitrogênio, será motivo de inabilitação do candidato. VIII – TESTE DE TOLERÂNCIA AO OXIGÊNIO: Deverá ser realizado o teste de tolerância ao oxigênio, que consiste em fazer o candidato respirar oxigênio puro sob pressão (2,8 ATA) num período de 30 (trinta) minutos, na câmara de recompressão. Qualquer sinal ou sintoma de intoxicação pelo oxigênio será motivo de inabilitação. IX – TESTE DE APTIDÃO FÍSICA: Todos os candidatos devem ser submetidos ao "Teste de Ruffier" (ou similar) que consiste em: 30 (trinta) agachamentos em 45 (quarenta e cinco) segundos e tomadas de frequência do pulso: P1 – Pulso do mergulhador em repouso; P2 – Pulso imediatamente após o esforço; P3 – Pulso após 1 (um) minuto de repouso. Índice de Ruffier – IR = $\frac{(P1 + P2 + P3) - 200}{10}$ O "Índice de Ruffier" deverá estar abaixo de 10 (dez).

Fatores de Riscos Físicos	*Controle Médico em Saúde Ocupacional*
Trabalho sob condições hiperbáricas *Atividade de mergulho*	ANEXO B: PADRÕES PSICOFÍSICOS PARA CONTROLE DO PESSOAL EM ATIVIDADE DE MERGULHO Os critérios psicofísicos para controle do pessoal em atividade de mergulho são os mesmos prescritos no Anexo A, com as seguintes modificações: I – IDADE: Todos os mergulhadores que permaneçam em atividade deverão ser submetidos a exames médicos periódicos. II – ANAMNESE: A história de qualquer doença constatada após a última inspeção será meticulosamente averiguada, principalmente as doenças neuropsiquiátricas, otorrinolaringológicas, pulmonares e cardíacas, advindas ou não de acidentes de mergulho. III – EXAME MÉDICO 1. BIOMETRIA: Mesmo critério do Anexo A. 2. APARELHO CIRCULATÓRIO: a) a evidência de lesão orgânica ou de distúrbio funcional do coração será causa de inaptidão; b) as pressões sistólica e diastólica não devem exceder 150 e 95 mmHg, respectivamente. 3. APARELHO RESPIRATÓRIO: Qualquer lesão pulmonar, advinda ou não de um acidente de mergulho, é incapacitante. 4. APARELHO DIGESTIVO: Mesmos critérios constantes do Anexo A. 5. APARELHO GENITOURINÁRIO: Mesmos critérios constantes do Anexo A. 6. SISTEMA ENDÓCRINO: As perturbações do metabolismo, da nutrição ou das funções endócrinas acarretam uma incapacidade temporária; a diabetes caracterizada é motivo de inaptidão.

Fatores de Riscos Físicos	***Controle Médico em Saúde Ocupacional***
Trabalho sob condições hiperbáricas *Atividade de mergulho*	IV – EXAME OFTALMO-OTORRINOLARINGOLÓGICO: Mesmos critérios do Anexo A com a seguinte alteração: acuidade visual: 20/40 de visão em ambos os olhos, corrigível para 20/20. V – EXAME NEUROPSIQUIÁTRICO: Os mesmos critérios do Anexo A. Dar atenção a um passado de embolia traumática pelo ar ou doença descompressiva, forma neurológica, que tenha deixado sequelas neuropsiquiátricas. VI – EXAMES COMPLEMENTARES: 1. telerradiografia do tórax (AP); 2. urina: elementos normais e sedimentoscopia; 3. fezes: protozooscopia e ovo-helmintoscopia; 4. sangue: sorologia para lues, hemograma completo, glicose; 5. ECG basal; 6. audiometria, caso julgar necessário; 7. radiografia das articulações escapuloumerais, coxofemorais e dos joelhos, caso julgar necessário; 8. quaisquer outros exames (ex., ecocardiograma, cicloergometria, etc.) poderão ser solicitados a critério do médico responsável pelo exame de saúde do mergulhador.
Atividade de trabalho sob ar comprimido	Para trabalho sob ar comprimido, os empregados deverão satisfazer os seguintes requisitos: a) ter mais de 18 anos e menos de 45 anos de idade; b) ser submetido a exame médico obrigatório, pré-admissional e periódico, exigidos pelas características e peculiaridde próprias do trabalho. O Exame Médico Periódico deverá ocorrer semestralmente; c) ser portador de placa de identificação, de acordo com o modelo especificado. Essa placa será fornecida no ato da admissão, após a realização do exame médico.

Fatores de Riscos Físicos	*Controle Médico em Saúde Ocupacional*
Trabalho sob condições hiperbáricas *Atividade de trabalho sob ar comprimido*	**Modelo de placa de identificação para trabalho em ambiente sob ar comprimido** Especificação do material da placa: Alumínio com espessura de 2 mm FRENTE EM CASO DE INCONSCIÊNCIA OU MAL DE CAUSA INDETERMINADA TELEFONAR PARA O Nº: ____________________ E ENCAMINHAR O PORTADOR DESTA PARA: ____________________ 4 cm 6 cm VERSO NOME DA CIA: ________________ NOME DO TRABALHADOR: ____________________ ATENÇÃO: TRABALHA EM AR COMPRIMIDO 4 cm 6 cm

Fatores de Riscos Físicos	*Controle Médico em Saúde Ocupacional*
Trabalho sob condições hiperbáricas *Atividade de trabalho sob ar comprimido*	Antes da jornada de trabalho, os trabalhadores deverão ser inspecionados pelo médico, não sendo permitida a entrada em serviço daquele que apresente sinais de afecções das vias respiratórias e outras moléstias. É vedado o trabalho àqueles que se apresentem alcoolizados ou com sinais de ingestão de bebidas alcoólicas. É proibido ingerir bebidas gasosas e fumar dentro dos tubulões e túneis. Junto ao local de trabalho, deverão existir instalações apropriadas à Assistência Médica, à recuperação, à alimentação e à higiene individual dos trabalhadores sob ar comprimido. Todo empregado que vá exercer trabalho sob ar comprimido deverá ser orientado quanto aos riscos decorrentes da atividade e às precauções que deverão ser tomadas, mediante educação audiovisual. Com relação à supervisão médica para o trabalho sob ar comprimido, deverão ser observadas as seguintes condições: a) sempre que houver trabalho sob ar comprimido, deverá ser providenciada a assistência por médico qualificado, bem como local apropriado para atendimento médico; b) todo empregado que trabalhe sob ar comprimido deverá ter uma ficha médica, onde deverão ser registrados os dados relativos aos exames realizados; c) nenhum empregado poderá trabalhar sob ar comprimido, antes de ser examinado por médico qualificado, que atestará, na ficha individual, estar essa pessoa apta para o trabalho; d) o candidato considerado inapto não poderá exercer a função, enquanto permanecer sua inaptidão para esse trabalho; e) o atestado de aptidão terá validade por 6 (seis) meses; f) em caso de ausência ao trabalho por mais de 10 (dez) dias ou afastamento por doença, o empregado, ao retornar, deverá ser submetido a novo exame médico. Para o tratamento de caso de doença descompressiva ou embolia traumática pelo ar, deverão ser empregadas as tabelas de tratamento de Van der Auer e as de Workman e Goodman.

Fatores de Riscos Físicos	*Controle Médico em Saúde Ocupacional*
Radiações ionizantes	**Hemograma completo e contagem de plaquetas** no admissional e semestralmente (exame obrigatório). O médico examinador deverá ter atenção especial quanto à história clínica, ao exame físico e aos exames complementares compatíveis com: anemia aplástica, púrpura e outras manifestações hemorrágicas, leucemias, síndromes mielodisplásicas, reação leucemoide, leucocitose, agranulocitose, blefarite, conjuntivite, ceratite e ceratoconjuntivite, catarata, afecções de pele e do tecido conjuntivo relacionadas com a radiação, osteonecrose, polineuropatias, infertilidade masculina, diversas neoplasias (cavidade nasal e dos seios paranasais, brônquios e pulmão, ossos e cartilagens articulares de pele). Orientar o trabalhador quanto ao uso do EPI.
Radiações não ionizantes	
Micro-ondas	Não existe exame complementar apontado pela NR 7, nos Quadros Ia, Ib e II. Em razão da prevalência de alterações visuais (catarata) entre trabalhadores expostos, sugerimos, no admissional, no periódico e no demissional, a realização de **exame oftalmológico**. O médico examinador deverá ter atenção especial com o exame da pele. É frequente trabalhadores apresentando: eritema *ab igne*, distrofia ungueal e queimaduras.
Laser	O médico examinador deverá, na anamnese, pesquisar por história de alterações circulatórias e endócrinas (função sexual alterada, abortamentos espontâneos, malformações, alterações na fertilidade). Não existe exame complementar apontado pela NR 7, nos Quadros Ia, Ib e II. Em razão da prevalência de alterações visuais (catarata) entre trabalhadores expostos, sugerimos, no admissional, no periódico e no demissional, a realização de **exame oftalmológico**. O médico examinador deverá ter atenção especial com o exame da pele. É frequente o aparecimento de eritema e queimaduras.

Fatores de Riscos Físicos	*Controle Médico em Saúde Ocupacional*
Ultravioleta	Não existe exame complementar apontado pela NR 7, nos Quadros Ia, Ib e II. O médico examinador deverá ter atenção especial com o exame da pele (queimaduras). Com relação aos trabalhadores expostos a radiação solar (pescadores, lavradores, construção civil, etc.), o médico examinador deverá ter atenção especial com o exame da pele, visando a presença de tumores malignos de pele (epitelioma, espinocelular, melanoma, etc.). Sugerimos **exame oftalmológico** para trabalhadores expostos a radiação ultravioleta nas operações de soldagem (pode ocorrer conjuntivite e ceratite).
Infravermelho	Não existe exame complementar apontado pela NR 7, nos Quadros Ia, Ib e II. Sugerimos **exame oftalmológico** (é comum catarata nos vidreiros). O médico examinador deverá ter atenção com o exame da pele (as queimaduras são frequentes).
Vibração em membros superiores	Não existe exame complementar apontado pela NR 7, nos Quadros Ia, Ib e II. Com relação à vibração localizada nas mãos, o médico examinador deverá ter atenção especial com o exame: • das mãos (é frequente a fibromatose da fáscia palmar ou contratura ou moléstia de Dupuytren); • dos ombros (é frequente a síndrome do manguito rotatório ou síndrome do supraespinhoso, tendinite, bursite, capsulite). Pesquisar: Teste irritativo de Neer, teste do músculo supraespinhal de Jobe, teste irritativo de Hawkins, teste do músculo infraespinhal de Patte, teste do alcance de Apley, teste de Yergason, sinal de Hueter, teste para articulação acromioclavicular, teste da adução horizontal, teste da gaveta, teste da apreensão, teste de Fukuda, sinal do dedo, sinal da palma.

Fatores de Riscos Físicos	*Controle Médico em Saúde Ocupacional*
Vibração em membros superiores	**Teste irritativo de Neer:** Consiste na elevação passiva do membro superior em rotação medial com a escápula estabilizada pelo exa-minador (**Figura 10.5**). A resposta é positiva quando há aparecimento de dor no ombro ou no braço. O teste é inespecífico, podendoser positivo na tendinite do supraespinhal, na bursite, na capsulite adesiva, na instabilidade multidirecional e nas lesões da articulação acromioclavicular. 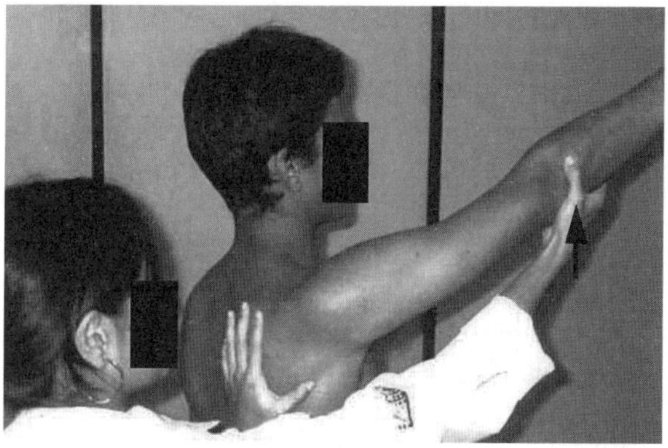 **Figura 10.5** – *Teste irritativo de Neer.* **Teste do músculo supraespinhal de Jobe:** Avalia lesão do músculo supraespinhal. A manobra é realizada pela elevação ativa do membro superior rodado medialmente no plano da escápula (**Figura 10.6**). A resposta positiva é o aparecimento de dor na face anterolateral do ombro acompanhada ou não da diminuição da força, ou incapacidade para a realização do movimento. O teste positivo sugere tendinite ou ruptura do supraespinhal. 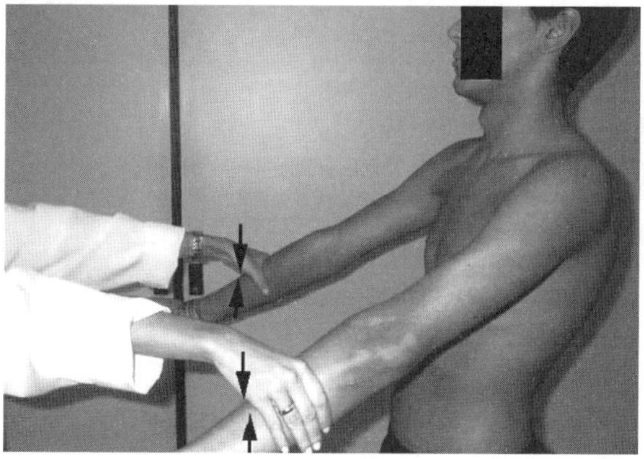 **Figura 10.6** – *Teste de Jobe.*

Fatores de Riscos Físicos	*Controle Médico em Saúde Ocupacional*
Vibração em membros superiores	**Teste irritativo de Hawkins:** Avalia o impacto das estruturas do ombro sobre o arco coracoacromial. A manobra consiste na realização passiva da rotação medial do ombro, com o ombro elevado anteriormente a 90° (**Figura 10.7**). A presença de dor ou diminuição da força caracteriza exame positivo, sugerindo bursite e/ou tendinite do supraespinhal. 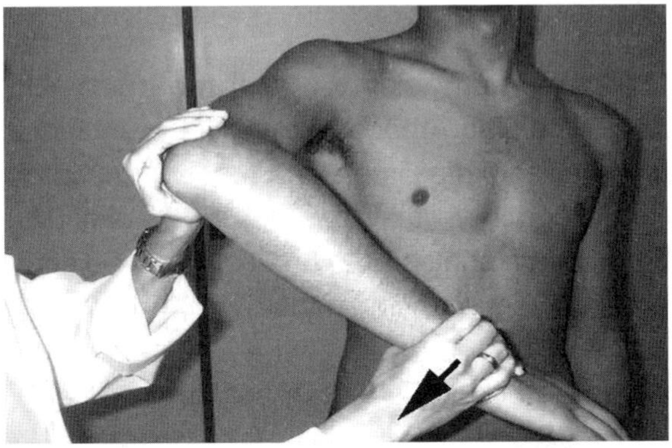 **Figura 10.7** – *Teste irritativo de Hawkins.* **Teste do músculo infraespinhal de Patte:** Avalia o músculo infraespinhal. A manobra consiste na realização ativa da rotação externa contra a resistência com o ombro abduzido a 90° e o cotovelo fletido a 90° (**Figura 10.8**). A presença de dor ou diminuição da força caracteriza o exame positivo sugerindo lesão do músculo infraespinhal (não é comum com a vibração em membros superiores). 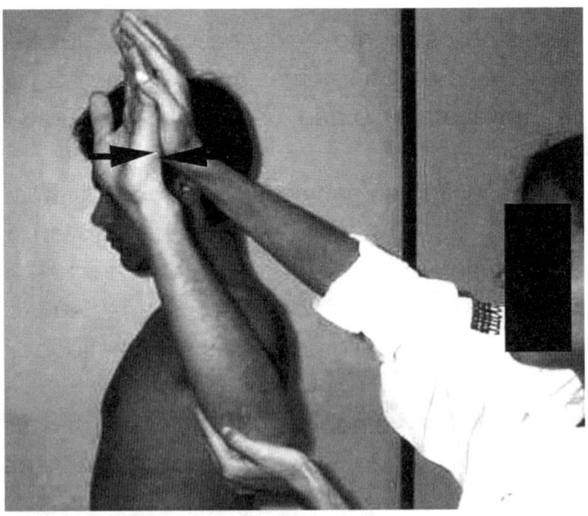 **Figura 10.8** – *Teste de Patte.*

Fatores de Riscos Físicos	*Controle Médico em Saúde Ocupacional*
Vibração em membros superiores	**Teste do alcance de Apley:** É um teste funcional. A manobra é realizada solicitando-se ao paciente que tente alcançar a escápula oposta em seu ângulo superior, utilizando o dedo indicador. Ao mesmo tempo é solicitado que com o outro braço tente alcançar o indicador do braço oposto que se encontra próximo ao ângulo superior e medial da escápula correspondente (**Figura 10.9**). A incapacidade para realizar esta manobra pode indicar *artrose escapuloumeral ou lesão do manguito rotador.* 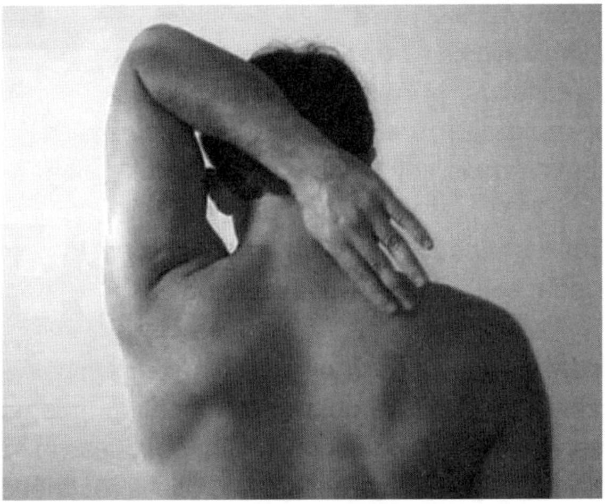 **Figura 10.9 –** *Teste de Apley.* **Teste de Yergason, teste para o tendão longo do bíceps:** Avalia a lesão da cabeça longa do bíceps. Consiste em opor resistência à supinação ativa com o cotovelo a 90° em extensão (**Figura 10.10**). 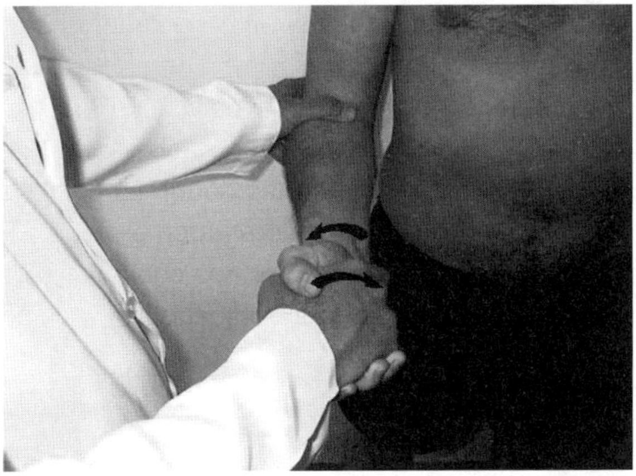 **Figura 10.10 –** *Teste de Yergason.*

<table>
<tr><th>Fatores de Riscos Físicos</th><th>Controle Médico em Saúde Ocupacional</th></tr>
<tr><td>Vibração em membros superiores</td><td>Sinal de Hueter: É observado em caso de ruptura da cabeça longa do bíceps. Corresponde a uma massa muscular em forma de “bola” (Figura 10.11).
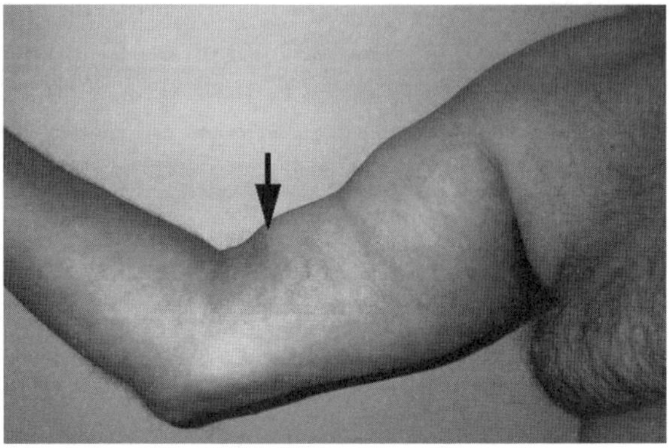
Figura 10.11 – Sinal de Hueter.

Teste para articulação acromioclavicular: Consiste em avaliar a articulação acromioclavicular no teste do arco doloroso (Figura 10.12) e no teste da adução horizontal do ombro. Observar se existe dor referida na amplitude de 140° a 180° no teste do arco doloroso, que sugere origem na articulação acromioclavicular.
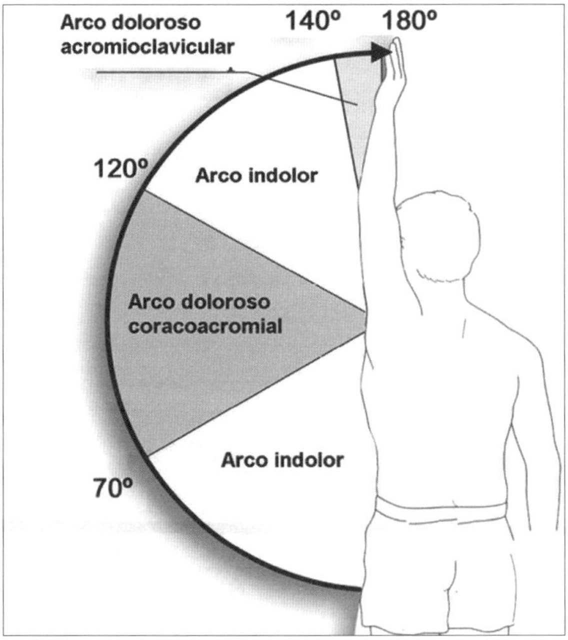

Figura 10.12 – Teste do arco doloroso.</td></tr>
</table>

<table>
<tr><th>Fatores de Riscos Físicos</th><th>Controle Médico em Saúde Ocupacional</th></tr>
<tr><td>Vibração em membros superiores</td><td>Teste da adução horizontal: Consiste em opor resistência ao movimento de adução com o membro superior abduzido e o cotovelo fletido (Figura 10.13).
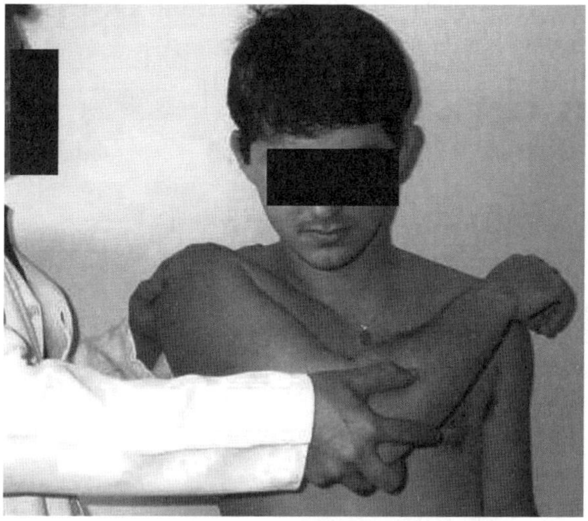
Figura 10.13 – Teste da adução horizontal.

Teste da gaveta: Consiste no deslocamento passivo anterior e posterior da cabeça do úmero em relação à glenoide (Figura 10.14). Esse teste permite diagnosticar a existência da instabilidade capsuloligamentar. Quando ocorre deslocamento de 25% ou mais da cabeça em relação à glenoide, isso caracteriza uma resposta positiva.
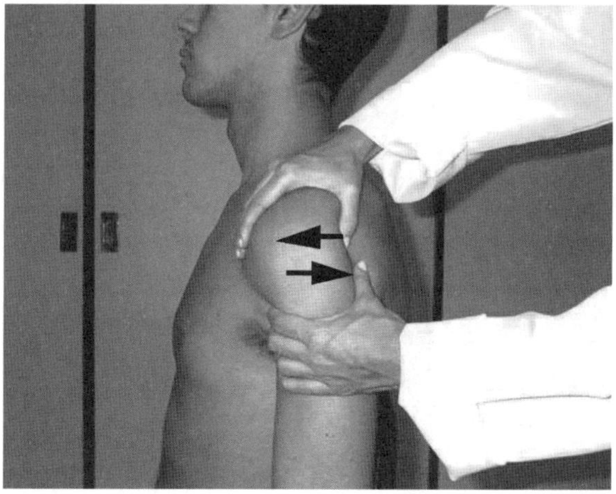
Figura 10.14 – Teste da gaveta.</td></tr>
</table>

Fatores de Riscos Físicos	*Controle Médico em Saúde Ocupacional*
Vibração em membros superiores	**Teste da apreensão:** Consiste em simular movimentos que produzem luxação. A manobra é determinada pela realização passiva da abdução, rotação lateral e extensão do ombro (**Figura 10.15**). Quando há instabilidade anterior, a sensação de luxação iminente provoca apreensão do paciente. 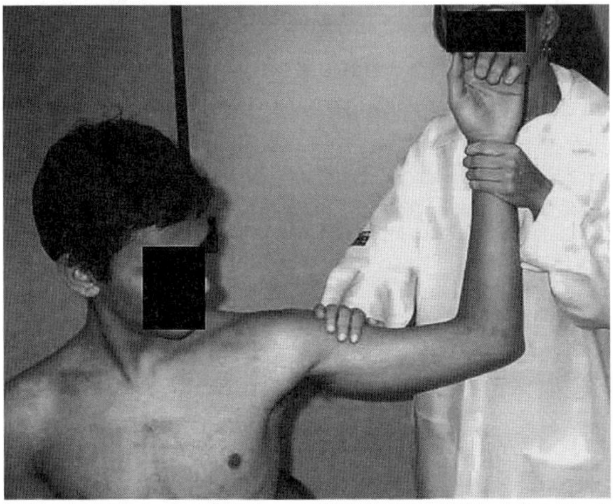 **Figura 10.15** – *Teste da apreensão.* **Teste de Fukuda:** É o teste para a instabilidade posterior. Consiste em aduzir, fletir e rodar medialmente o braço na tentativa de se deslocar posteriormente a cabeça do úmero (**Figura 10.16**). Se houver instabilidade posterior, essa manobra causa subluxação da cabeça do úmero. 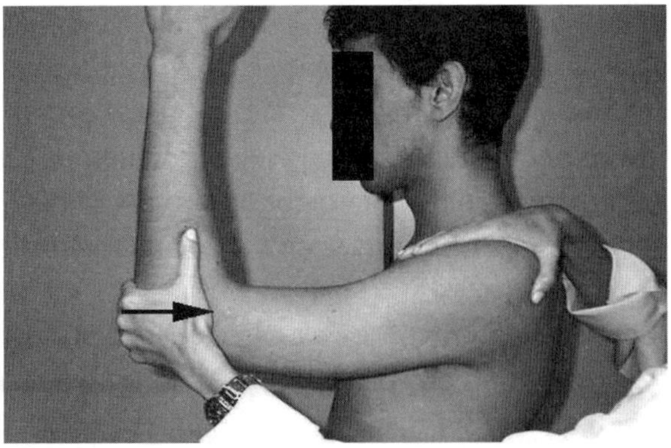 **Figura 10.16** – *Teste de Fukuda.*

Fatores de Riscos Físicos	*Controle Médico em Saúde Ocupacional*
Vibração em membros superiores	**Sinal do dedo:** No caso de dor, é comum o paciente apontar com o dedo indicador sobre a articulação acromioclavicular afetada. Este procedimento é chamado de "sinal do dedo". **Sinal da palma:** Ocorre na dor de origem glenoumeral ou subacromial. Nesse caso geralmente o paciente aponta com a palma para uma região no braço logo abaixo do acrômio. Esse procedimento é chamado de "sinal da palma".
Vibração de corpo inteiro (VCI)	Não existe exame complementar apontado pela NR 7, nos Quadros Ia, Ib e II. Com relação à vibração de corpo inteiro (VCI), o médico examinador deverá ter atenção especial com os exame físico da coluna, sinais e sintomas de doenças vasculares periféricas.
Vibração de corpo inteiro e ruído	Atenção sobre a concomitância entre vibração de corpo inteiro e ruído. A vibração pode potencializar o efeito do ruído, crescendo assim o risco de perda auditiva induzida por níveis elevados de pressão sonora. Neste caso, seguir as recomendações mencionadas neste quadro para ruído contínuo.
Vibração de corpo inteiro e lombalgia	Atenção sobre os efeitos decorrentes da exposição a vibração de corpo inteiro sobre a coluna. Choque mecânico e vibração de corpo inteiro são considerados causas representativas para o desenvolvimento de lombalgias (em motoristas, por exemplo). Destacamos o exame físico da coluna e a recomendação de exames radiológicos, caso seja necessário. Não indicamos radiografia de coluna como rotina, em razão do alto índice de falso-positivos.
Vibração de corpo inteiro e queixas gastrointestinais	Recomendamos ao médico examinador atenção quanto às queixas gastrointestinais que frequentemente estão associadas à vibração de corpo inteiro.
Frio	Não existe exame complementar apontado pela NR 7, nos Quadros Ia, Ib e II. O médico examinador deverá ter especial atenção com o exame da pele, visando detectar possíveis lesões produzidas no tegumento pela ação do frio, principalmente nas extremidades e áreas salientes do corpo, tais como mãos, pés, face, pavilhão auricular, região mentoniana e joelhos.

Fatores de Riscos Físicos	***Controle Médico em Saúde Ocupacional***
Frio	Principais lesões dermatológicas ocasionadas pelo frio:
Eritema pérnio	Lesões eritematosas ou arroxeadas atingindo extremidades dos membros que na fase inicial desaparecem à vitropressão. *Sintomas:* queimação, prurido, bolhas, ulcerações rasas e posterior descamação podem aparecer também lesões na face, nas orelhas, regiões calvas e nádegas. As lesões resultam de constrição das arteríolas superficiais da pele com estase capilar (**Figura 10.17**). Em nosso meio, os trabalhadores das regiões mais quentes que migram para as áreas mais frias são, no inverno, os mais suscetíveis. Diagnóstico diferencial: com eritema indurado de Bazin e vasculite nodular. Prevenção e tratamento: proteger as mãos com luvas apropriadas e os pés com meias de algodão e calçar botas adequadas. Lavar as mãos e os pés com água morna. Anti-histamínicos são úteis em caso de prurido. 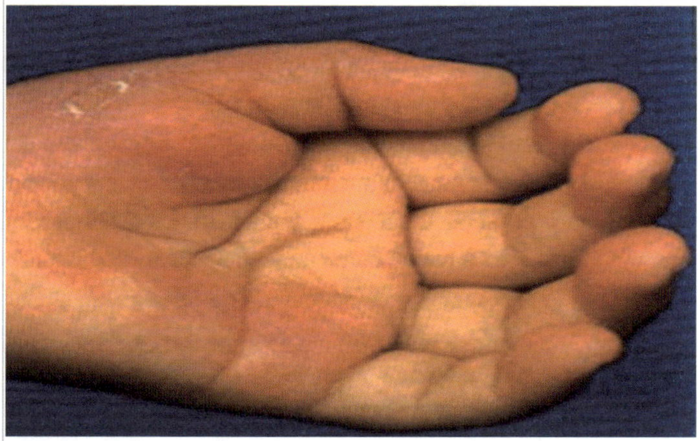 **Figura 10.17 –** *Eritema pérnio.*
Frostbite	A deficiência circulatória ocorre em decorrência do vasoespasmo e pode causar danos em vênulas, arteríolas e células capilares endoteliais.

Fatores de Riscos Físicos	***Controle Médico em Saúde Ocupacional***
Frio	
Frostbite	Lesões que atingem predominantemente as extremidades, ocorrem devido à intensa vasoconstrição e à deposição de microcristais nos tecidos, quando a região exposta entra em contato com temperaturas que alcançam –2°C ou menos (**Figura 10.18**). O *frostbite* é classificado em: *Frostbite* de 1º grau: lesões com hiperemia e edema. *Frostbite* de 2º grau: lesões com hiperemia, edema, vesículas ou bolhas. *Frostbite* de 3º grau: lesões com necrose da epiderme, derme ou subcutâneo. *Frostbite* de 4º grau: lesões necróticas profundas, perda de extremidades. **Prevenção e tratamento:** Reaquecer as áreas afetadas em água morna (40 a 42°C) até que a coloração do leito ungueal volte à normalidade. Não usar fonte calórica seca. Podem ser administrados analgésicos e doses pequenas de corticoides. 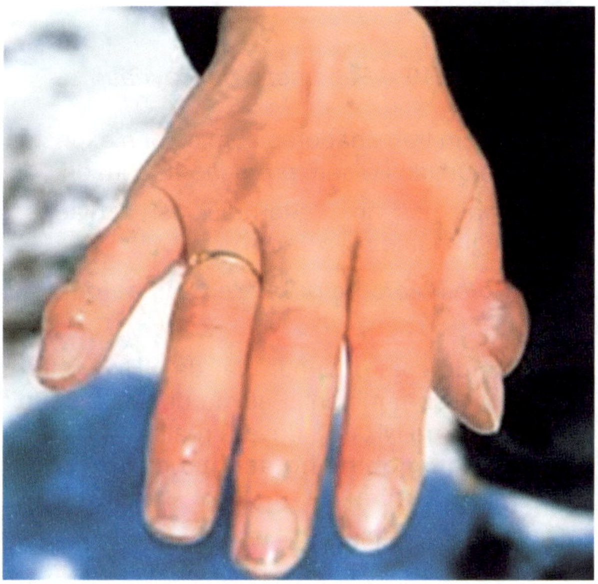 **Figura 10.18 –** Frostbite *de 2º grau.*

Fatores de Riscos Físicos	***Controle Médico em Saúde Ocupacional***
Frio	
Fenômeno de Raynaud	É uma sensibilidade idiopática ao frio. **Nota do autor**: essa lesão foi mencionada no Controle Médico em Saúde Ocupacional relacionada com a vibração localizada em membros superiores (**Figura 10.19**). **Prevenção e tratamento**: Proteger o trabalhador contra o frio e o estresse e evitar o fumo por sua ação vasoconstritora. Os vasodilatadores e antagonistas do cálcio podem ser úteis. Simpatectomia é indicada nas formas mais graves. 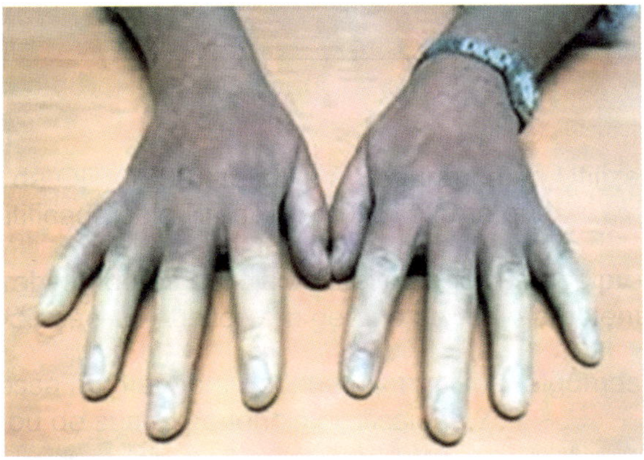 **Figura 10.19** – *Fenômeno de Raynaud.*
Pé de imersão	Ocorre em trabalhadores com os pés expostos à água fria ou em ambientes úmidos e sem proteção adequada por longos períodos. *Sintomas:* pés frios, "adormecidos", azulados, sem pulso e, às vezes, com tegumento macerado.
Fatores de Riscos Químicos	***Controle Médico em Saúde Ocupacional***
Anilina	De acordo com o Quadro Ia, da NR 7, o trabalhador exposto a anilina com teor ambiental acima do limite de tolerância (Quadro Ia, do Anexo 11, da NR 15), deverá realizar semestralmente a **dosagem de meta-hemoglobina no sangue** e/ou **dosagem do ácido para-aminofenol na urina.** O médico examinador deverá ter atenção especial em relação às queixas de: cefaleia, tonteira, cianose de extremidades. **Nota do autor**: a anilina é carcinogênica e pode ocasionar câncer de bexiga. As dosagens de meta-hemoglobina no sangue ou do ácido para-aminofenol na urina podem ser solicitadas quando o teor ambiental da anilina estiver acima do nível de ação (critério não obrigatório).

<table>
<tr><th>Fatores de Riscos Químicos</th><th>Controle Médico em Saúde Ocupacional</th></tr>
<tr><td>Arsênico</td><td>De acordo com o Quadro Ia, da NR 7, o trabalhador exposto a arsênico em atividades e operações consideradas insalubres, em decorrência do reconhecimento e da avaliação qualitativa do ambiente de trabalho, deverá realizar semestralmente a dosagem de arsênico na urina.

O médico examinador deverá ter atenção especial com o exame ou queixas relacionadas com:
• Pele: dermatite de contato, melanodermia (escurecimento da pele), leucodermia (vitiligo ocupacional), ceratose palmar ou plantar e ainda quanto ao aparecimento de lesões compatíveis com câncer de pele.
• Vias respiratórias: rinite crônica, hiperemia da mucosa nasal (é importante a rinoscopia), úlcera e/ou necrose do septo nasal, bronquite aguda, bronquite crônica, enfisema. Estas manifestações agudas ou crônicas podem aparecer em trabalhadores expostos a inalação de vapor de arsênico. Nesses trabalhadores pode ser indicada a radiografia de tórax e a espirometria, a critério do médico responsável ou do médico encarregado do exame.
• Olhos: blefarite, conjuntivite são frequentes em trabalhadores expostos a vapor de arsênico.
• Aparelho digestivo: gastroenterite e colites tóxicas. Estomatites.
Nota do autor: o arsênico é hepatotóxico.
• Alterações vasculares: espasmos de vasos de extremidades, podendo provocar claudicação e, em estágio mais avançado, gangrena da extremidade distal.
• Carcinogenicidade: câncer de pele, câncer de pulmão, angiossarcoma do fígado e câncer de fossas nasais.</td></tr>
<tr><td>Cádmio</td><td>De acordo com o Quadro Ib, da NR 7, o trabalhador exposto a cádmio, em atividades e operações consideradas insalubres em decorrência do reconhecimento e da avaliação qualitativa do ambiente de trabalho, deverá realizar, semestralmente, a dosagem de cádmio na urina.

O médico examinador deverá ter atenção especial com o exame ou as queixas relacionadas com:
• Vias respiratórias: bronquite aguda ou crônica, enfisema, história de pneumonite e/ou edema agudo de pulmão. Aparelho urinário: nefropatia, proteinúria.
• Olfato: transtorno do nervo olfatório (anosmia).
• Dentes: alterações pós-eruptivas da cor dos tecidos duros dos dentes.
• Ossos: osteomalacia.
A critério do médico responsável ou do médico encarregado do exame poderão ser solicitados: radiografia de tóra, espirometria, EAS e parecer odontológico.</td></tr>
</table>

Fatores de Riscos Químicos	***Controle Médico em Saúde Ocupacional***
Chumbo inorgânico	De acordo com o Quadro Ib, da NR 7, o trabalhador exposto ao chumbo inorgânico, em decorrência do reconhecimento e da avaliação qualitativa do ambiente de trabalho, ou ainda com teor no ambiente acima do limite de tolerância (LT), deverá realizar semestralmente a **dosagem de chumbo no sangue** e **ácido delta aminolevulínico na urina**. **Nota do autor:** a dosagem de chumbo no sangue reflete a absorção do metal nas semanas antecedentes à coleta. É importante (mas não obrigatório pelo Quadro Ib da NR 7), o controle biológico da exposição ocupacional ao chumbo com a realização do hemograma. **Nota do autor**: o chumbo pode interferir na formação do heme (parte da molécula da hemoglobina) e/ou provocar hemólise. O chumbo é um agente hemolítico. O médico examinador deverá ter atenção especial com as queixas e os sinais clínicos que possam estar relacionados com o quadro clínico de intoxicação crônica pelo chumbo: sinais e sintomas de anemia; anorexia; dor abdominal em cólica; anorexia; náuseas e vômitos; linha gengival de Burton; sinais e sontomas de nefropatia; hipertensão arterial; sintomas de neuropatia periférica; sinais e sintomas de encefalopatia; sinais e sintomas de hipotireoidismo.
Chumbo tetraetila	De acordo com o Quadro Ia, da NR 7, o trabalhador exposto a chumbo tetraetila em atividades e operações consideradas insalubres, em decorrência do reconhecimento e da avaliação qualitativa do ambiente de trabalho, deverá realizar semestralmente a **dosagem de chumbo na urina.**
Cromo hexavalente	De acordo com o Quadro Ia, da NR 7, o trabalhador exposto ao cromo hexavalente em atividades e operações consideradas insalubres, em decorrência do reconhecimento e da avaliação qualitativa do ambiente de trabalho, deverá realizar semestralmente a **dosagem de cromo na urina.** É importante (mas não obrigatório pelo Quadro Ia da NR 7) a realização dos seguintes exames: • Rinoscopia: para os trabalhadores expostos a vapor ou névoas de cromo hexavalente, principalmente em galvanoplastia. **Nota do autor**: é frequente hiperemia de mucosa nasal ou ainda ulceração ou necrose do septo nasal. • Espirometria: realização de medidas seriadas de pico de fluxo expiratório *(peak flow)*.

<table>
<tr><th>Fatores de Riscos Químicos</th><th>Controle Médico em Saúde Ocupacional</th></tr>
<tr><td>Cromo hexavalente</td><td> Nota do autor: é frequente asma ocupacional entre trabalhadores expostos a névoa de ácido crômico. O médico examinador deverá ter atenção a queixas e sinais clínicos relativos à exposição ao cromo hexavalente: rinite crônica; dermatoses pápulo-pustulosas; dermatite alérgica; úlcera em "olho de pombo" (principalmente pelo cimento). Nota do autor: atenção quanto à carcinogênese do cromo hexavalente. Pode ocorrer neoplasia maligna dos brônquios e do pulmão. </td></tr>
<tr><td>Diclorometano (cloreto de metileno)</td><td> De acordo com o Quadro Ia, da NR 7, o trabalhador exposto ao diclorometano (cloreto de metileno), em decorrência do reconhecimento e da avaliação qualitativa do ambiente, ou ainda com teor no ambiente de trabalho acima do limite de tolerância (LT), deverá realizar semestralmente a dosagem de diclorometano na urina. Nota do autor: o diclorometano é amplamente utilizado como solvente, pois é considerado um dos compostos organoclorados menos perigosos (desengordurante). É importante (mas não obrigatório pelo Quadro Ia, da NR 7) a realização dos seguintes exames: <ul><li> Exame oftalmológico: é comum a neurite óptica (degeneração ou desmielinização do nervo óptico). A diminuição e até a perda da visão bilateral constituem o sintoma fundamental. O exame de fundo de olho pode mostrar edema de papila. Pode acontecer referência a distúrbios visuais subjetivos: escurecimento da visão, imagem diminuída ou aumentada, fadiga ocular acompanhada de desconforto, lacrimejamento e cefaleia (esse conjunto forma a chamada astenopia), cegueira diurna, escotoma cintilante, fotofobia, halos (auréolas visuais), perda súbita da visão. </li><li>ECG (estudo eletrocardiográfico contínuo de 12 ou 24 horas – holter: é comum a ocorrência de arritmias cardíacas (por vezes assintomáticas). As taquicardias (palpitações) são frequentes. Existem relatos de que o diclorometano provoca bradicardia sinusal, hipotensão, síncope, agravamento dos sintomas de insuficiência cardíaca congestiva e insuficiência coronariana, levando a morte súbita.</li><li>Teste ergométrico.</li></ul></td></tr>
</table>

Fatores de Riscos Químicos	*Controle Médico em Saúde Ocupacional*
Diclorometano (cloreto de metileno)	• É importante lembrar que o diclorometano em contato com superfícies muito quentes, arco voltaico ou chama direta, pode gerar o gás fosfogênio. O diclorometano é um solvente usado para limpeza de chapas metálicas antes da soldagem com solda elétrica ou maçarico, e por isso pode também gerar o gás fosfogênio. Esta gás, uma vez inalado, decompõe-se em algumas horas em ácido clorídrico e pode levar a uma pneumonia química cerca de 12 horas após uma exposição que passou despercebida. Em razão de a afecção ocorrer de forma aguda, não indicamos radiografia de tórax. Exame neurológico: o diclorometano pode ocasionar transtorno extrapiramidal. As manifestações neurológicas são acompanhadas por: distúrbios de movimento com acinesia/hipocinesia, hipertonia plástica (sinal da roda denteada), hipercinesia (tremor de repouso). • Exame da pele: o diclorometano pode provocar irritabilidade na pele, inclusive queimaduras (na forma líquida). • Síndrome tóxica: o diclorometano é irritante para os olhos, nariz e garganta, se inalado causará náuseas e tontura (na forma de vapor).
Dimetilformamida (DMF)	De acordo com o Quadro Ia, da NR 7, o trabalhador exposto a dimetilformamida, em decorrência do reconhecimento e da avaliação qualitativa do ambiente, ou ainda com teor no ambiente de trabalho acima do limite de tolerância (LT), deverá realizar semestralmente a **dosagem de M-metilformamida na urina**.
Dissulfeto de carbono (sulfeto de carbono)	De acordo com o Quadro Ia, da NR 7, o trabalhador exposto ao dissulfeto de carbono, em decorrência do reconhecimento e da avaliação qualitativa do ambiente de trabalho, ou ainda com teor no ambiente acima do limite de tolerância (LT), deverá realizar semestralmente a **dosagem de ácido 2-tio-tiazolidina na urina**. É importante (mas não obrigatório pelo Quadro Ia da NR 7) realizar os seguintes exames: 1. Lipidograma: a exposição ao dissulfeto de carbono (S_2C) é reconhecida por seus efeitos sobre o metabolismo lipídico, acelerando o processo de aterosclerose ou arteriosclerose. 2. Exame neurológico: o parkinsonismo ou doença de Parkinson secundária, distúrbio de postura, com rigidez e tremor, pode resultar dos efeitos tóxicos sobre os núcleo da base do cérebro, decorrentes da exposição ao dissulfeto de carbono (pode ocorrer também por exposição ao monóxido de carbono e ao dióxido de manganês).

<table>
<tr><th>Fatores de Riscos Químicos</th><th>Controle Médico em Saúde Ocupacional</th></tr>
<tr><td>Dissulfeto de carbono (sulfeto de carbono)</td><td>Outras manifestações neuropsiquiátricas pela exposição ao dissulfeto de carbono:
• distúrbios da consciência e de atenção;
• afasia ou distúrbios da comunicação;
• estado mental e anormalidades das funções de integração;
• distúrbios emocionais ou comportamentais;
• tipos especiais de preocupação ou obsessão;
• anormalidades sensoriais ou motoras importantes;
• distúrbios dos movimentos;
• distúrbios neurológicos episódicos;
• distúrbios do sono;
• parkinsonismo (síndrome clínica caracterizada pela combinação de tremor em repouso, rigidez, bradicinesia, postura fletida, perda de reflexos posturais e fenômeno de congelamento);
• transtornos do nervo olfatório (incluem anosmia). Resulta da desmielinização das fibras do nervo olfatório provocada pelo dissulfeto de carbono e outros produtos químicos.

3. O dissulfeto de carbono (solvente usado na fabricação do rayon viscose, tecido e do papel celofane, também é usado na indústria química como matéria-prima para alguns produtos, como tetrametiltiuram, um aditivo da borracha) pode provocar neurite óptica (inflamação, degeneração ou desmielinização do nervo óptico), determinando diminuição ou perda da visão.

4. Audiometria: é comum a coexistência de ruído e produtos ototóxicos a produzir perda auditiva. O dissulfeto de carbono, entre outros produtos químicos, pode potencializar a perda auditiva induzida por níveis elevados de pressão sonora. E, frequentemente também, a hipoacusia ototóxica ou perda da audição ototóxica. É uma perda auditiva tipo neurossensorial, induzida pelo dissulfeto de carbono. O efeito ototóxico pode alcançar também, com frequência, o aparelho de equilíbrio.</td></tr>
<tr><td>Ésteres organofosforados e carbamatos (inseticidas inibidores da colinesterase)</td><td>De acordo com o Quadro Ib, da NR 7, o trabalhador exposto aos organofosforados ou carbamatos, em decorrência do reconhecimento e da avaliação qualitativa do ambiente de trabalho, deverá realizar semestralmente a atividade da acetilcolinesterase intraeritrocitária ou atividade da butilcolinesterase no plasma ou soro.

O médico encarregado do exame ocupacional deverá proceder, em trabalhadores expostos a organofosforados ou carbamatos, uma avaliação clínica relacionada à história pregressa de intoxicação.

O Brasil é um dos maiores consumidores de agrotóxicos do mundo. A utilização maciça dos agrotóxicos traz, como consequências, graves</td></tr>
</table>

Fatores de Riscos Químicos	Controle Médico em Saúde Ocupacional
Ésteres organofosforados e carbamatos (inseticidas inibidores da colinesterase)	problemas à saúde dos trabalhadores e de toda a população, além de causar danos à natureza, pela degradação dos recursos naturais não renováveis, desequilíbrio e destruição da fauna e flora e poluição das águas, dos solos e do ar. Intoxicação por organofosforados: o mecanismo de ação comum a todos os organofosforados é a fosforilação da enzima acetilcolinesterase (ACHE). Ao bloqueá-lo, há um acúmulo do neurotransmissor acetilcolina (ACh) nas sinapses, o que leva a um estímulo aumentado do órgão efetor. Esse aumento resulta nos sinais e sintomas de ação muscarínica (em músculos lisos, fibras cardíacas e glândulas endócrinas) e nicotínica (em músculos esqueléticos e gânglios autônomos). Além da ação de fosforilação da acetilcolinesterase (ACHE), alguns organofosforados, com os ésteres de fosfato, fosfonato e fosforamidatos apresentam também a ação de inibir uma esterase chamada *neuropathy target esterase* (NTE), presente tanto no sistema nervoso central (SNC), quanto no periférico e em outros tecidos como músculos e linfócitos. Sua função ainda não está bem esclarecida, muito embora se acredite que esteja envolvida no metabolismo de lipídio dos neurônios. O quadro clínico decorrente da intoxicação por organofosforados pode ocorrer em três estágios: síndrome colinérgica aguda, síndrome intermediária e neuropatia tardia. *Síndrome colinérgica aguda:* é o quadro clínico que se estabelece quase imediatamente após a exposição ao produto, surgindo em até 96 horas após a intoxicação. O tempo necessário para aparecerem os sintomas varia conforme a via de intoxicação, e por via inalatória surgem em questão de minutos, enquanto por exposição dérmica pode haver aparecimento tardio. *Síndrome muscarínica:* salivação, sudorese, broncoespasmo, bradicardia, diarreia. *Síndrome nicotínica:* taquicardia, hipertensão, fraqueza muscular e fasciculações. **Nota do autor:** alterações neurológicas como fraqueza muscular, fasciculações, tremores, paralisia e convulsões também podem ocorrer e devem-se principalmente à hiperestimulação autonômica que causa dessensibilização dos receptores colinérgicos, levando à paralisia flácida e consequente disfunção do 2º neurônio motor. Por isso, pode ocorrer falência respiratória, acarretando a morte.

Fatores de Riscos Químicos	*Controle Médico em Saúde Ocupacional*
Ésteres organofosforados e carbamatos (inseticidas inibidores da colinesterase)	*Síndrome intermediária:* é uma manifestação tardia da intoxicação por organofosforado. Comumente reversível, ocorre após a síndrome colinérgica aguda e antes da neuropatia tardia, e surge em torno de 24 a 96 horas após a exposição ao produto. A síndrome intermediária é provocada, provavelmente pela dessensibilização crônica de receptores da placa envolvendo um aumento de fagocitose dessas estruturas, reduzindo a densidade de receptores na membrana pós-juncional. A falência respiratória, uma grave consequência da síndrome intermediária, é devida, provavelmente, a um processo de necrose da placa mioneural por hiperestimulação colinérgica da membrana pós-sináptica. O principal sintoma é a falência respiratória, causada pelos efeitos dos organofosforados nos músculos da respiração. Outros sintomas da síndrome intermediária: • paralisia dos músculos comandados pelos nervos cranianos e pelos flexores do pescoço e da musculatura proximal das pernas; • diarreia intensa. *Neuropatia tardia:* é também chamada de polineuropatia retardada ou neurotoxicidade retardada induzida por organofosforados. É a mais tardia das manifestações da intoxicação por organofosforados e costuma surgir entre 1 a 3 semanas após a intoxicação por compostos capazes de inibir a enzima *neuropathy target esterase* (NTE). O efeito tóxico também pode ocorrer pelo "envelhecimento" da NTE fosforilada.
Estireno	De acordo com o Quadro Ia, da NR 7, o trabalhador exposto ao estireno, em decorrência do reconhecimento e da avaliação qualitativa do ambiente de trabalho, ou ainda com teor no ambiente de trabalho acima do limite de tolerância (LT), deverá realizar semestralmente a **dosagem da soma dos ácidos mandélico** e **fenilglioxílico** na **urina** ou **estireno na urina**. São importantes, mas não obrigatórios, os seguintes exames e procedimentos para os expostos ao estireno: 1. **Hemograma**: pela exposição ao estireno, podem ocorrer as síndromes mielodisplásicas (SMD). O hemograma pode mostrar anemia, citopenia (isolada ou múltipla), neutrófilos hipogranulados, blastos e hiato leucêmico. As síndromes mielodisplásicas são entidades de curso crônico, duração variável e podem preceder o aparecimento de leucemia mieloide aguda. **Nota do autor**: as síndromes mielodisplásicas são geralmente consideradas idiopáticas, mas têm sido observadas após quimio-

Fatores de Riscos Químicos	*Controle Médico em Saúde Ocupacional*
Estireno	terapia citotóxica, ou por ação de cloranfenicol, colchicina, anti-inflamatórios não hormonais (fenilbutazona). A síndrome mielodisplásica foi observada também por exposição de concentração elevada de benzeno, éteres de glicol, TNT (explosivo), dinitrofenol, pentaclorofenol (pó da China), hexaclorociclo-hexano (BHC ou lindano) e a p-hidroquinona. 2. **Otoscopia e audiometria:** o estireno pode ocasionar uma hipoacusia ototóxica. A audiometria pode mostrar uma surdez neurossensorial progressiva para tons agudos, bilateral, semelhante à PAINPSE (perda auditiva induzida por níveis de pressão sonora elevado). Os achados audiométricos em casos de ototoxicidade tendem a ser semelhantes aos da presbiacusia, mostrando perdas em 8.000 Hz. Os testes vestibulares podem mostrar um nistagmo espontâneo, depressão da reação térmica labiríntica e reflexos vestibuloespinhais normais.
Etil-benzeno	De acordo com o Quadro Ia, da NR 7, o trabalhador exposto ao etil-benzeno, em decorrência do reconhecimento e da avaliação qualitativa do ambiente de trabalho, ou ainda com teor no ambiente de trabalho acima do limite de tolerância (LT), deverá realizar semestralmente a **dosagem da soma dos ácidos mandélico e fenilglioxílico na urina.** O médico encarregado do exame deverá ter atenção especial com queixas de irritação da pele, dos olhos e mucosas. Em episódios de exposição a alta concentração poderá ocorrer depressão respiratória e do sistema nervoso central. Sintomas frequentes: • irritação da pele; • irritação dos olhos; • irritação nasal; • vertigem; • fadiga, sonolência, cefaleia e irritabilidade dos olhos e do trato respiratório quando da exposição crônica.
Fenol	De acordo com o Quadro I, da NR 7, o trabalhador exposto ao fenol, em decorrência do reconhecimento e da avaliação qualitativa do ambiente de trabalho, ou ainda com teor no ambiente de trabalho acima do limite de tolerância (LT), deverá realizar semestralmente a **dosagem de fenol na urina**. O médico encarregado do exame deverá ter atenção especial com o exame da pele, dos olhos e mucosas. O fenol pode produzir deposição de pigmentos escuros na pele, eritema e edema.

Fatores de Riscos Químicos	*Controle Médico em Saúde Ocupacional*
Fenol	Sintomas frequentes: • irritação dos olhos; • irritação da pele e nas mucosas; • cefaleia; • vertigem; • sialorreia; • náuseas; • vômitos; • diarreia; • em intoxicação grave pode ocorrer albuminúria. A hidroquinona, metabólito do fenol, pode acarretar a formação de urina esverdeada ou marrom.
Flúor e fluoretos inorgânicos e ácido fluorídrico	Os trabalhadores expostos a flúor e fluoretos, por avaliação ambiental qualitativa, deverão realizar semestralmente: **dosagem de fluoreto na urina.** O médico encarregado do exame deverá ter atenção especial à história clínica com os seguintes sinais clínicos ou sintomas: • conjuntivite; • rinite crônica; • tosse frequente (bronquite crônica); • erosão dentária; • fluorose do esqueleto; • lesões de pele (dermatite de contato); • intoxicação aguda (bronquite, pneumonite, edema agudo de pulmão).
Mercúrio inorgânico (mercúrio metálico)	De acordo com o Quadro Ia da NR 7, o trabalhador exposto ao mercúrio inorgânico, em decorrência do reconhecimento e da avaliação qualitativa do ambiente de trabalho, deverá realizar semestralmente a **dosagem do mercúrio na urina.** **Nota do autor**: a exposição ocorre pela inalação de vapor de mercúrio metálico. A intoxicação por mercúrio orgânico (metil mercúrio) ocorre por ingestão ou pelo contato com a pele. O médico examinador deverá ter atenção a queixas e sinais clínicos relativos à exposição ao mercúrio inorgânico: • transtorno de personalidade (alterações da personalidade e do comportamento); • transtorno mental; • episódios de depressão; • neurastenia (síndrome de fadiga); • ataxia cerebelar (incapacidade de coordenar movimentos voluntários; • parkinsonismo (combinação de tremor em repouso, rigidez, bradicinesia, postura fletida, perda de reflexos posturais e fenômeno de congelamento); • tremores finos de extremidades;

Fatores de Riscos Químicos	*Controle Médico em Saúde Ocupacional*
Mercúrio inorgânico (mercúrio metálico)	• transtorno extrapiramidal (discinesia ou dificuldades com movimentos voluntários, movimentos espasmódicos de dedos, da face, do pescoço e dos músculos peribucais); • encefalopatia tóxica aguda ou síndrome neuropsiquiátrica; • hipoacusia (perda da audição ototóxica/perda auditiva neurossensorial); • hipertensão arterial por ação nefrotóxica; • arritmias cardíacas por toxicidade direta; • gengivite; • estomatite ulcerativa crônica; • gastroenterite (náuseas, vômitos, diarreia e dor abdominal em cólica); • dermatites alérgicas de contato; • queixas de secura na boca e sabor metálico; • rigidez muscular e câimbras dolorosas; • alterações na escrita; • voz monótona (sussurrada); • história de quadro clínico de síndrome do "chapeleiro maluco", na qual o paciente apresenta um quadro neurológico/psiquiátrico e motor (perda da memória, timidez excessiva, baixa autoestima; irritabilidade, depressão, delírios, alucinações, desânimo, cansaço, agitação, insônia, tremor de intenção, contração do campo visual combinação de estomatite e eritema cutâneo, tremor); • história de quadro clínico de síndrome de Minamata (excitação + ereção + síndrome do "chapeleiro maluco"). Frequentemente na síndrome de Minamata é observado quadro clínico de parestesia, ataxia, tremor, dificuldade da fala e audição e contração dos campos visuais. **Nota do autor:** o parkinsonismo é frequente pela exposição ao manganês.
Metanol (álcool metílico)	De acordo com o Quadro Ia da NR 7, o trabalhador exposto a metanol, em decorrência do reconhecimento e da avaliação qualitativa do ambiente de trabalho, ou ainda com teor no ambiente acima do LT, deverá realizar semestralmente a **dosagem de metanol na urina.** O médico examinador deverá ter atenção a queixas e sinais clínicos relativos à exposição ao metanol: • *por inalação*: dor de cabeça, náuseas, vômito, alterações visuais, podendo levar a cegueira (neurite óptica); • *contato com a pele*: pode deixar a pele seca e quebradiça. Na exposição crônica ao metanol são frequentes as alterações da visão. Podem ocorrer também alterações hepáticas e pancreáticas. É importante salientar que as lesões são produzidas pelo ácido fórmico (produto da biotransformação do metanol).

Fatores de Riscos Químicos	*Controle Médico em Saúde Ocupacional*
Metanol (álcool metílico)	Outros exames para trabalhadores expostos ao metanol: • acuidade visual; • TGO + TGP + gama-GT; • amilase e lipase.
Metil-etilcetona (butanona)	De acordo com o Quadro Ia, da NR 7, o trabalhador exposto a metil-etil-cetona, em decorrência do reconhecimento e da avaliação qualitativa do ambiente de trabalho, ou ainda com teor no ambiente acima do LT, deverá realizar semestralmente a **dosagem de metil-etilcetona na urina.** O médico examinador deverá ter atenção a queixas e sinais clínicos relativos à exposição a metil-etilcetona: • *por inalação*: dor de cabeça, tonteiras, náuseas, hipotensão, mal-estar. Ocorrem efeitos narcóticos (sonolência, por exemplo); • *contato com a pele*: podem ocorrer irritação nos olhos (conjuntivite) e, em casos extremos, queimaduras, com danos à visão; pode provocar dermatites e ressecamento da pele.
Monóxido de carbono	De acordo com o Quadro Ia, da NR 7, o trabalhador exposto ao monóxido de carbono, em decorrência do reconhecimento e da avaliação qualitativa do ambiente de trabalho, ou ainda com teor no ambiente acima do LT, deverá realizar semestralmente a **dosagem de carboxiemoglobina no sangue** ou **monóxido de carbono no ar exalado.** O médico examinador deverá ter atenção com as queixas e os sinais clínicos relativos à exposição ao monóxido de carbono: • tonteira; • cefaleia; • cianose de extremidades; • distúrbios neurocomportamentais. O monóxido de carbono é um asfixiante químico (substância que impede a utilização do oxigênio pela hemoglobina). O monóxido de carbono possui afinidade pela hemoglobina 200 vezes mais que o oxigênio. O episódio de intoxicação aguda pode ser relatado pelo trabalhador: quadro grave com hipotensão, arritmias, IAM, IAP, manifestações neurológicas (confusão mental, desorientação).
N-Hexano	De acordo com o Quadro Ia, da NR 7, o trabalhador exposto ao N-hexano, em decorrência do reconhecimento e da avaliação qualitativa do ambiente de trabalho, deverá realizar semestralmente a **dosagem de 2,5-hexanodiona na urina.** O médico examinador deverá ter atenção com as queixas e os sinais clínicos relativos à exposição ao N-hexano: • distúrbios neurocomportamentais; • polineuropatias (perda de sensibilidade, dor em membros inferiores e fraqueza muscular; • irritação dos olhos; • parestesia em pernas e braços; • perda de força e atrofia muscular; • alterações visuais em cores e da pigmentação da retina. Pode ser solicitado o exame de acuidade visual.

Fatores de Riscos Químicos	*Controle Médico em Saúde Ocupacional*
Nitrobenzeno	De acordo com o Quadro Ia, da NR 7, o trabalhador exposto ao nitrobenzeno, em decorrência do reconhecimento e da avaliação qualitativa do ambiente de trabalho, deverá realizar semestralmente a **dosagem de meta-hemoglobina no sangue.** O médico examinador deverá ter atenção com as queixas e os sinais clínicos relativos à exposição ao nitrobenzeno: • cefaleia; • tonteira; • cianose de extremidades; • sinais e sintomas de anemia; • a ingestão de bebidas alcoólicas agrava os sintomas de intoxicação por nitrobenzeno; • ambientes quentes potencializam o aparecimento de cianose de extremidades.
Pentaclorofenol (PCP ou pó da China)	O trabalhador exposto ao pentaclorofenol, em decorrência do reconhecimento e da avaliação qualitativa do ambiente de trabalho, deverá realizar a **dosagem de pentaclorofenol na urina** (não previsto em nenhum dos Quadros da NR 7). O médico examinador deverá ter atenção com as queixas e os sinais clínicos relativos à exposição ao pentaclorofenol na exposição crônica: • conjuntivites; • sinusites; • bronquites; • polineurites; • dermatites; • sinais e sintomas de anemia (anemia aplástica ou hemolítica); • hepatopatia (esteatose, degeneração e congestão hepática) com hepatomegalia; • história de quadro agudo de intoxicação por PCP: hiperpirexia, taquicardia, taquipneia, fraqueza generalizada, náuseas e vômitos, dor abdominal, cefaleia, sede intensa, delírio, convulsões, sinais de nefrotoxicidade. Podem ser solicitados: hemograma, TGO, TGP, gama-GT, ureia, creatinina, EAS.
Tetracloroetileno ou percloroetileno	De acordo com o Quadro Ia, da NR 7, o trabalhador exposto ao tetracloroetileno, em decorrência do reconhecimento e da avaliação qualitativa do ambiente, ou ainda com o teor no ambiente de trabalho acima do LT, deverá realizar semestralmente a **dosagem do tetracloroetileno no sangue ou tetracloroetileno no ar exalado.** O médico examinador deverá ter atenção com as queixas e os sinais clínicos relativos à exposição ao tetracloroetileno: • *exposição crônica*: déficit de memória, dormência em extremidades, neuropatia periférica, diminuição da visão, menorragia e dismenorreia em mulheres, sensação de queimação e eritema na pele; • *exposição aguda*: depressão do sistema nervoso central, lesão hepática e neuropatia periférica. Pode ser solicitado exame de acuidade visual.

Fatores de Riscos Químicos	*Controle Médico em Saúde Ocupacional*
Tolueno ou toluol	De acordo com o Quadro Ia, da NR 7, o trabalhador exposto ao tolueno, em decorrência do reconhecimento e da avaliação qualitativa do ambiente, ou ainda com o teor no ambiente de trabalho acima do LT, deverá realizar semestralmente a **dosagem de tolueno no sangue** ou **tolueno na urina** ou **ortocresol na urina.** O médico examinador deverá ter atenção com as queixas e os sinais clínicos relativos à exposição ao tolueno: • cefaleia e tonteiras; • fadiga leve; • fraqueza; • confusão mental; • lacrimejamento; • parestesia; • nervosismo; • insônia; • atrofia cerebral e cerebelar com disfunção cerebral (cheiradores de cola); • irritação dos olhos podendo ocorrer lesão corneana transitória e irritação conjuntival; • dermatite por efeito desengordurante; • podem ocorrer efeitos hepatotóxicos; • podem ocorrer efeitos nefrotóxicos. Podem ser solicitados: TGO, TGP, gama-GT, ureia, creatinina e EAS.
Tricloroetano ou metilclorofórmio	De acordo com o Quadro Ia, da NR 7, o trabalhador exposto ao tricloroetano, em decorrência do reconhecimento e da avaliação qualitativa do ambiente, ou ainda com o teor no ambiente de trabalho acima do LT, deverá realizar semestralmente a **dosagem de metilclorofórmio no ar exalado** ou **ácido tricloroacético na urina** ou **tricloroetanol total no sangue.** O médico examinador deverá ter atenção com as queixas e os sinais clínicos relativos à exposição ao tricloroetano: • *exposição crônica*: é frequente a associação com neuropatia sensorial e encefalopatia tóxica; déficit de memória. • *exposição aguda*: depressão do sistema nervoso central, arritmias cardíacas, distúrbios do equilíbrio, incoordenação motora.
Tricloroetileno (TRI ou TCE)	De acordo com o Quadro Ib, da NR 7, o trabalhador exposto ao tricloroetileno, em decorrência do reconhecimento e da avaliação qualitativa do ambiente, ou ainda com o teor no ambiente de trabalho acima do LT, deverá realizar semestralmente a **dosagem de ácido tricloroacético na urina** ou **tricloroetanol no sangue.** O médico examinador deverá ter atenção com as queixas e os sinais clínicos relativos à exposição ao tolueno: • cefaleia e tonteiras; • fadiga; • tonturas; • cefaleia; • diminuição da memória;

Fatores de Riscos Químicos	*Controle Médico em Saúde Ocupacional*
Tricloroetileno (TRI ou TCE)	• diminuição da capacidade de concentração; • parestesia; • dor muscular; • distúrbios gastrointestinais; • rubor de face e pescoço em associação ao uso de bebidas alcoólicas; • dermatite pelo efeito desengordurante na pele; • em *exposição aguda*: depressão do sistema nervoso central, letargia, tonturas, disfunção hepática.
Xileno ou xilol	De acordo com o Quadro Ia, da NR 7, o trabalhador exposto ao xileno, em decorrência do reconhecimento e da avaliação qualitativa do ambiente, ou ainda com o teor no ambiente de trabalho acima do LT, deverá realizar semestralmente a **dosagem de ácido metil-hipúrico na urina.** O médico examinador deverá ter atenção com as queixas e os sinais clínicos relativos à exposição crônica ao xileno: • fadiga fácil; • anorexia; • insônia; • emagrecimento. • irritação das vias aéreas superiores; • irritação a queimadura dos olhos, com eventual lesão de córnea; • dermatite por ressecamento da pele; • no caso de inalação prolongada pode provocar cefaleia, tonteiras, náuseas e sonolência.
Aerodispersoide fibrogênico	
Sílica	De acordo com o Quadro II, da NR 7, o trabalhador exposto à poeira de sílica, em decorrência do reconhecimento e da avaliação qualitativa do ambiente, ou ainda com o teor no ambiente de trabalho acima do LT, deverá realizar **radiografia de tórax no admissional e anualmente.** A radiografia de tórax deverá seguir as diretrizes e condições mínimas para a realização e interpretação de radiografias de tórax (Anexo II do Quadro II, Portaria SIT nº 223, de 6 de maio de 2011). A leitura radiológica deve estar de acordo com os critérios da OIT. Em casos selecionados, a critério clínico, pode ser solicitada a tomografia computadorizada de alta resolução de tórax. O laudo da radiografia deve ser assinado por um profissional (ou mais de um, em caso de múltiplas leituras). Os profissionais indicados deverão possuir qualificação e/ou certificação na classificação radiológica da OIT, são eles: • médico radiologista; • pneumologista;

Fatores de Riscos Químicos	*Controle Médico em Saúde Ocupacional*
Aerodispersoide fibrogênico	
Sílica	• médico do trabalho; • clínico médico. O médico examinador deverá ter atenção com as queixas e os sinais clínicos relativos à exposição a poeira de sílica: • bronquite aguda (tosse persistente); • história clínica de DPOC (doença pulmonar obstrutiva crônica); • bronquite crônica e enfisema. O diagnóstico de silicose é radiológico, confirmado pelo aparecimento das imagens nodulares, e é relacionado ao tempo de exposição à poeira. Os nódulos são de morfologia regular e dos tipos **p**, **q**, **r**. **Nota do autor**: é frequente o quadro clínico de associação de silicose com tuberculose (silicotuberculose). É comum câncer de pulmão e de brônquios com outras doenças relacionadas à exposição a poeira de sílica: *cor pulmonale* e neoplasia maligna dos brônquios e do pulmão. Nota: É comum a associação de silicose com doença de Caplan. Espirometria: É recomendada no admissional e bienal (técnica preconizada pela *American Thoracic Society,* 1987).
Carvão	De acordo com o Quadro II, da NR 7, o trabalhador exposto à poeira de carvão, em decorrência do reconhecimento e da avaliação qualitativa do ambiente, ou ainda com o teor no ambiente de trabalho acima do LT, deverá realizar **radiografia de tórax no admissional e anualmente.** A radiografia de tórax deverá seguir as diretrizes e condições mínimas para a realização e interpretação de radiografias de tórax (Anexo II do Quadro II, Portaria SIT nº 223, de 6 de maio de 2011). A leitura radiológica deve estar de acordo com os critérios da OIT. Em casos selecionados, a critério clínico, pode ser solicitada a tomografia computadorizada de alta resolução de tórax. O laudo da radiografia deve ser assinado por um profissional (ou mais de um, em caso de múltiplas leituras). Os profissionais indicados deverão possuir qualificação e/ou certificação na classificação radiológica da OIT, são eles: • médico radiologista; • pneumologista; • médico do trabalho; • clínico médico.

Fatores de Riscos Químicos	***Controle Médico em Saúde Ocupacional***
Aerodispersoide fibrogênico	
Carvão	O médico examinador deverá ter atenção com as queixas e os sinais clínicos relativos à exposição a poeira de carvão: • bronquite aguda (tosse persistente); • história clínica de DPOC (doença pulmonar obstrutiva crônica); bronquite crônica e enfisema. O diagnóstico de pneumoconiose dos trabalhadores de carvão (PTC) é radiológico, confirmado pelo aparecimento das imagens nodulares, e é relacionado ao tempo de exposição à poeira. Os nódulos são de morfologia regular e dos tipos **p**, **q**, **r**. **Nota do autor**: é frequente o quadro clínico de associação de PTC com tuberculose. É comum câncer de pulmão e de brônquios com outras doenças relacionadas à exposição a poeira de carvão: *cor pulmonale* e neoplasia maligna dos brônquios e do pulmão. **Nota do autor**: é comum a associação de PTC com doença de Caplan. Espirometria: É recomendada no admissional e bienal (técnica preconizada pela *American Thoracic Society,* 1987).
Asbesto ou amianto	De acordo com o Quadro II, da NR 7, o trabalhador exposto a fibras de asbesto ou amianto, em decorrência do reconhecimento e da avaliação qualitativa do ambiente, ou ainda com o teor no ambiente de trabalho acima do LT, deverá realizar **radiografia de tórax no admissional e anualmente.** A radiografia de tórax deverá seguir as diretrizes e condições mínimas para a realização e interpretação de radiografias de tórax (Anexo II do Quadro II, Portaria SIT nº 223, de 6 de maio de 2011). A leitura radiológica deve estar de acordo com os critérios da OIT. Em casos selecionados, a critério clínico, pode ser solicitada a tomografia computadorizada de alta resolução de tórax. O laudo da radiografia deve ser assinado por um profissional (ou mais de um, em caso de múltiplas leituras). Os profissionais indicados deverão possuir qualificação e/ou certificação na classificação radiológica da OIT, são eles: • médico radiologista; • pneumologista; • médico do trabalho; • clínico médico. O médico examinador deverá ter atenção com as queixas e os sinais clínicos relativos à exposição a poeira de asbesto ou amianto: • bronquite aguda (tosse persistente); • história clínica de DPOC (doença pulmonar obstrutiva crônica); • bronquite crônica e enfisema.

Fatores de Riscos Químicos	*Controle Médico em Saúde Ocupacional*
Aerodispersoide fibrogênico	
Asbesto ou amianto	O diagnóstico de asbestose é radiológico, confirmado pelo aparecimento das imagens nodulares, e é relacionado ao tempo de exposição a fibras de asbesto ou amianto. Os nódulos são de morfologia irregular e dos tipos **s**, **t**, **u**. Quadro clínico da asbestose: • falta de ar; • tosse; • estertores crepitantes basais; • dedos em baqueta de tambor. **Nota do autor**: é frequente a história ocupacional de exposição ao amianto e quadro clínico de mesotelioma de pleura, peritônio e pericárdio, bem como câncer de brônquios e pulmão, câncer de estômago e de laringe. É comum a associação entre exposição ao amianto e aparecimento de placas e derrame pleural.
Aerodispersoide não fibrogênico	
Ferro, estanho, bário, rocha fosfática	De acordo com o Quadro II, da NR 7, o trabalhador exposto a aerodispersoides não fibrogênicos, em decorrência do reconhecimento e da avaliação qualitativa do ambiente, deverá realizar: • radiografia de tórax no admissional e trienal, se exposição menor que 15 anos, ou bienal, se exposição por mais de 15 anos (Classificação Internacional da OIT para radiografias); • espirometria no admissional e bienal (técnica preconizada pela *American Thoracic Society*). O médico examinador deverá ter atenção com as queixas e os sinais clínicos relativos à exposição aos agentes elencados: • tosse (bronquite aguda ou crônica); • dispneia e outros sintomas; • bronquiolite obliterante.
Algodão, linho, cânhamo	De acordo com o Quadro II, da NR 7, o trabalhador exposto a aerodispersoides não fibrogênicos, em decorrência do reconhecimento e da avaliação qualitativa do ambiente, deverá realizar: • radiografia de tórax no admissional e trienal, se exposição menor que 15 anos, ou bienal, se exposição por mais de 15 anos (Classificação Internacional da OIT para radiografias); • espirometria no admissional e bienal (técnica preconizada pela *American Thoracic Society*). **Nota do autor**: a radiografia de tórax não é conclusiva para diagnóstico e controle médico dos expostos a algodão, linho ou cânhamo. A doença provocada pela exposição à poeira de algodão, linho e cânhamo é conhecida como **bissinose**.

<table>
<tr><th>Fatores de Riscos Químicos</th><th>Controle Médico em Saúde Ocupacional</th></tr>
<tr><td>Aerodispersoide não fibrogênico</td><td></td></tr>
<tr><td>Algodão, linho, cânhamo</td><td>O médico examinador deverá ter atenção com as queixas e os sinais clínicos relativos à exposição aos agentes elencados:
• sensação de depressão torácica;
• cansaço fácil;
• falta de ar.</td></tr>
<tr><td>Alérgenos animais, alérgenos de peixes, cereais e farinhas, látex, enzimas usadas na produção de materiais de limpeza, medicamentos (antibióticos e psillium), isocianatos, anidridos, metais (níquel, cromo, sais de platina, vanádio e cobalto), glutaraldeído, poeiras de madeira, persulfatos</td><td>De acordo com o Quadro II, da NR 7, o trabalhador exposto a aerodispersoides não fibrogênicos, em decorrência do reconhecimento e da avaliação qualitativa do ambiente, deverá realizar:
• radiografia de tórax no admissional e trienal, se exposição menor que 15 anos, ou bienal, se exposição por mais de 15 anos (Classificação Internacional da OIT para radiografias);
• espirometria no admissional e bienal (técnica preconizada pela American Thoracic Society).
O médico examinador deverá ter atenção com as queixas e os sinais clínicos relativos à exposição aos agentes elencados que, frequentemente, podem determinar o aparecimento de asma relacionada ao trabalho.
Na asma relacionada ao trabalho, o broncoespasmo pode ser por mecanismos imunogênicos e não imunogênicos. Ainda podemos classificar a asma relacionada ao trabalho em:
• asma agravada pelas condições de trabalho: asma preexistente, sintomática ou não (falta de ar), que foi agravada devido a fatores presentes no local de trabalho;
• asma induzida por irritantes (síndrome de disfunção reativa das vias aéreas): não possui latência, ocorre após a exposição ao agente irritante em altas concentrações.
Nota do autor: a espirometria é de fundamental importância para trabalhadores expostos aos agentes elencados. É indicada a realização de medidas seriadas de pico de fluxo expiratório (peak flow).</td></tr>
<tr><td>Compostos orgânicos e inorgânicos: feno, palha, grãos mofados, excremento e penas de aves, cana mofada, poeira mofada, poeira de madeira, óleo mineral contaminado</td><td>De acordo com o Quadro II, da NR 7, o trabalhador exposto a aerodispersoides não fibrogênicos, em decorrência do reconhecimento e da avaliação qualitativa do ambiente, deverá realizar:
• radiografia de tórax no admissional e trienal, se exposição menor que 15 anos, ou bienal, se exposição por mais de 15 anos (Classificação Internacional da OIT para radiografias);
• espirometria no admissional e bienal (técnica preconizada pela American Thoracic Society).
O médico examinador deverá ter atenção com as queixas e os sinais clínicos relativos à exposição aos agentes elencados que, frequentemente, podem determinar o aparecimento de pneumonia por hipersensibilidade (PH).
A PH resulta da sensibilização por exposições inalatórias recorrentes de partículas antigênicas derivadas de materiais orgânicos e substâncias químicas sintéticas.</td></tr>
</table>

Fatores de Riscos Químicos	*Controle Médico em Saúde Ocupacional*
Aerodispersoide não fibrogênico	
Compostos orgânicos e inorgânicos: feno, palha, grãos mofados, excremento e penas de aves, cana mofada, poeira mofada, poeira de madeira, óleo mineral contaminado	Os sintomas e sinais de PH são falta de ar, “chiado”, tosse seca, mal--estar e fadiga. Frequentemente tais episódios são caracterizados como “estado gripal” ou mesmo “pneumonia atípica”. • Casca mofada – PH: pulmões dos trabalhadores de malte, cogumelos, cortiça e boldo. • Poeira mofada – PH. • Madeiras e poeira de combustível mofadas – PH: pulmão de trabalhadores de serrarias, carpintarias e marcenarias. • Epitélio animal, proteína de peixe – PH: pulmão dos manipuladores de animais e peixes. • Óleo mineral contaminado – PH: pulmão de trabalhadores de névoas de óleo.
Névoas, neblinas, vapores, fumos metálicos	De acordo com o Quadro II, da NR 7, o trabalhador exposto a aerodispersoides não fibrogênicos, em decorrência do reconhecimento e da avaliação qualitativa do ambiente, deverá realizar: • radiografia de tórax no admissional e trienal, se exposição menor que 15 anos, ou bienal, se exposição por mais de 15 anos (Classificação Internacional da OIT para radiografias); • espirometria no admissional e bienal (técnica preconizada pela *American Thoracic Society*). O médico examinador deverá ter atenção com as queixas e os sinais clínicos relativos à exposição aos agentes elencados que, frequentemente, podem determinar o aparecimento de tosse (bronquite aguda/ bronquite crônica). Quadro clínico da bronquiolite obliterante: **Nota do autor**: é comum em galvanoplastia com a ocorrência de vapor aquecido, levar o trabalhador exposto a: rinite, hiperemia da mucosa nasal, úlcera de septo nasal. Fica indicada para estes trabalhadores a realização de rinoscopia. **É** frequente, com vapor aquecido, acometimento grave de pneumonite química e consequente SARA (síndrome da angústia respiratória aguda) e/ ou edema agudo de pulmão. Vapores metálicos que podem provocar manifestações de vias aéreas superiores e pneumonite: cromo hexavalente e vapor de arsênico. **Nota do autor:** os fumos metálicos podem provocar a “febre dos fumos metálicos”.

Fatores de Riscos Biológicos	***Controle Médico em Saúde Ocupacional***
Riscos biológicos	Os riscos biológicos resultam do contato do homem com microrganismos que podem causar diversas doenças. Várias atividades profissionais, como indústrias de alimentos, hospitais, serviços de limpeza (coleta de lixo pública), laboratórios, matadouros, etc., podem propiciar o contato dos trabalhadores com esses riscos. Dentre as doenças profissionais causadas por microrganismos, incluem-se a tuberculose, brucelose, aspergilose, malária e febre amarela. Para que estas doenças sejam consideradas profissionais, é necessário que o funcionário esteja exposto a esses microrganismos.
Riscos biológicos e biossegurança	As medidas de segurança do trabalhador para tais riscos abrangem: • conhecimento da legislação brasileira de biossegurança, especialmente das Normas de Biossegurança emitidas pela Comissão Técnica Nacional de Biossegurança; • conhecimento dos riscos biológicos pelo manipulador.
Riscos biológicos e matéria orgânica	Com relação aos trabalhos que manipulem matéria orgânica de origem animal ou vegetal, o médico examinador deve ter atenção especial com o exame da pele. São frequentes as dermatofitoses ocupacionais em manipuladores de vegetais.
Riscos biológicos e os profissionais de saúde	Para quem realiza atividades de atenção à saúde humana, é de fundamental importância no PCMSO a aplicação dos preceitos da NR 32; a solicitação de **sorologia para hepatite** e o **esquema de vacinas**. Quanto aos trabalhadores da área da Saúde, deve ser fornecido, gratuitamente, o **programa de imunização ativa contra tétano, difteria e hepatite B**. A vacinação deve ser registrada no prontuário clínico individual do trabalhador.
Riscos biológicos e exames complementares	É recomendada a indicação de exames complementares para expostos aos riscos biológicos: • PPD; • exame parasitológico de fezes (principalmente para quem manipula alimentos, em atendimento à Portaria Anvisa e para os demais trabalhadores expostos a riscos biológicos); • hemograma; • radiografia de tórax.
Riscos biológicos e vacinas	Recomenda-se o seguinte esquema de vacinas: • hepatite B; • hepatite A; • antitetânica; • febre amarela; • varicela; • antigripal.

Fatores de Riscos Biológicos	*Controle Médico em Saúde Ocupacional*

Interpretação de infecção pelo VHB

AgHBs	*AgHBe*	*Anti-HBc IgM*	*Anti-HBc IgG*	*Anti-HBe*	*Anti-HBs**	*Interpretação*
+	+	+	+	–	–	Infecção aguda pelo VHB
+	+	–	+	–	–	Infecção pelo VHB (infecção crônica ou final de uma infecção aguda)
+	–	–	+	+	–	Infecção crônica pelo VHB ou final de uma infecção aguda
+	–	–	+	–	–	Infecção crônica pelo VHB ou final de uma infecção aguda
–	–	+	+	–	–	Infecção recente pelo VHB Início do período de convalescença
–	–	–	+	–	–	Infecção antiga pelo VHB Cicatriz sorológica
–	–	–	+	+	+	Imune Infecção passada pelo VHB Cicatriz sorológica
–	–	–	+	–	+	Imune Infecção passada pelo VHB
–	–	–	–	–	+	Imune Resposta vacinal
–	–	–	–	–	–	Suscetível

* Com o passar do tempo, o Anti-HBs pode estar em níveis indetectáveis pelos testes sorológicos.

Investigar, sempre, todos os comunicantes em quaisquer situações acima.

Situações de Trabalho que Podem Provocar ou Agravar Doenças Preexistentes (Ex.: Riscos Ergonômicos)	*Controle Médico em Saúde Ocupacional*
Trabalho manual com movimentos repetitivos	Não existe exame complementar obrigatório pela NR 7. O médico encarregado do exame clínico deverá direcionar a anamnese e o exame físico de acordo com as regiões anatômicas submetidas aos fatores de risco. É importante o entendimento de que a etiologia dos casos de LER (lesões por esforços repetitivos) e DORT (distúrbios osteomusculares relacionados ao trabalho) é multifatorial, diferentemente de uma intoxicação por metal pesado, cuja etiologia é claramente identificada e mensurável. Nos casos dos fatores de risco relacionados ao esforço repetitivo, em particular ao trabalho manual com movimentos repetitivos, é importante analisar os vários fatores de risco envolvidos direta ou indiretamente. Principais afecções determinadas por trabalho manual com movimentos repetitivos e a atenção do médico examinador. *Doença e condição:* são considerados sinônimos de LER, DORT, afecções musculoesqueléticas relacionadas ao trabalho (AMERT) e lesões por trauma cumulativo (LTC). Nota: As denominações oficiais do Ministério da Saúde e da Previdência Social são LER e DORT: LER/DORT. O médico encarregado do exame deve compreender que as lesões por esforços repetitivos e os distúrbios relacionados ao trabalho são, por definição, um fenômeno relacionado ao trabalho. Ambos são danos decorrentes da utilização excessiva, imposta ao sistema musculoesquelético, e da falta de tempo para recuperação. Caracterizam-se pela ocorrência de vários sintomas, concomitantes ou não, de aparecimento insidioso, geralmente nos membros superiores, tais como: • dor; • parestesia; • sensação de peso; • fadiga. O médico encarregado do exame deverá ter atenção especial com a referência de sintomas compatíveis com o trabalho manual com movimentos repetitivos e promover a pesquisa de sinais das seguintes afecções. *Etiologia:* compreensão do nervo mediano, que passa por um canal estreito do punho, chamado túnel do carpo. É gerada por movimentos repetitivos, como digitar e tocar instrumentos.

Situações de Trabalho que Podem Provocar ou Agravar Doenças Preexistentes (Ex.: Riscos Ergonômicos)	***Controle Médico em Saúde Ocupacional***
Trabalho manual com movimentos repetitivos	
Síndrome do túnel do carpo (STC)	*Dados importantes na história clínica*: • *menopausa ou gravidez*: a STC é frequente em mulheres entre 35 e 60 anos. A STC frequentemente está associada às alterações hormonais; • *doenças que aumentam os riscos de danos ao nervo mediano:* diabetes *mellitus*, artrite reumatoide, doença tireoidiana, insuficiência renal e obesidade. *Sinais e sintomas da STC:* • dor (piora à noite); • sensação de choque; • formigamento; • perda de destreza nas mãos; • a dor pode sofrer irradiação para o braço e o ombro; • diminuição da sensibilidade dos dedos; • parestesia dolorosa e/ou dor em queimação; • a dor pode ser de caráter agudo ou crônico. *Diagnóstico da STC:* O diagnóstico da STC é baseado principalmente nos achados clínicos e nas manobras que aumentam a pressão dentro do canal do punho (túnel do carpo).
Sinal de Tinel para pesquisa de STC	**Sinal de Tinel**: é obtido pelo teste de Tinel, que consiste na percussão leve sobre o punho, que transmite uma sensação de parestesia na região de distribuição do nervo mediano (**Figura 10.20**). 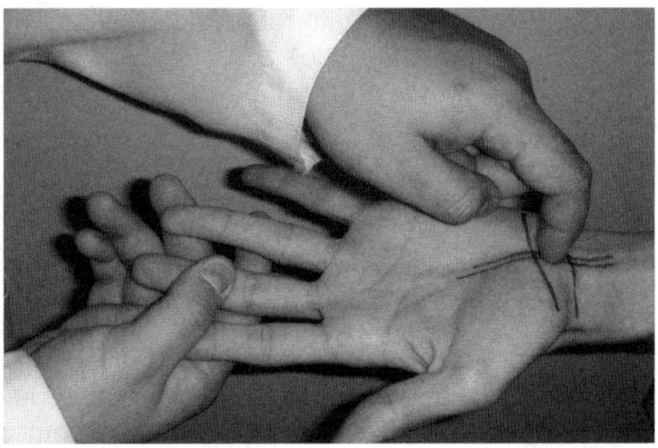 **Figura 10.20 –** *Teste de Tinel.*

<table>
<tr><th>Situações de Trabalho que Podem Provocar ou Agravar Doenças Preexistentes (Ex.: Riscos Ergonômicos)</th><th>Controle Médico em Saúde Ocupacional</th></tr>
<tr><td>Trabalho manual com movimentos repetitivos</td><td></td></tr>
<tr><td>Síndrome do túnel do carpo (STC)

Sinal de Phlen para pesquisa de STC</td><td>Sinal de Phalen: é obtido pelo teste de Phalen, que consiste na flexão completa do punho, não forçada, por 60 segundos. A posição fletida do punho comprime na posição neutra, no caso da STC, provocando também parestesias na região do nervo mediano (Figura 10.21).

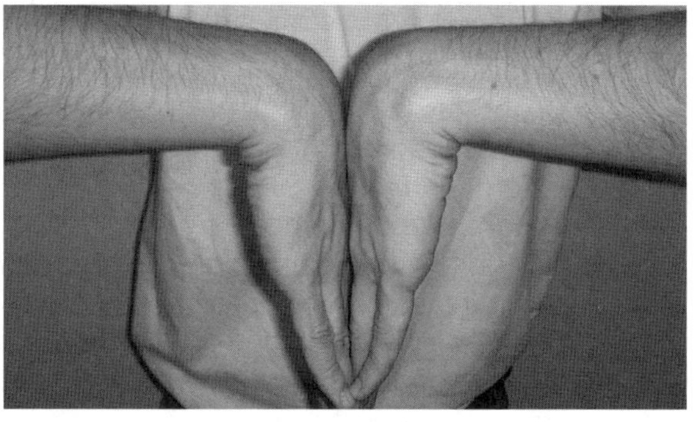

Figura 10.21 – Teste de Phalen.

Obs.: Para STC também podem ser utilizados os testes de Paley e McMurphy, descritos a seguir.</td></tr>
<tr><td>Dedo em gatilho (tenossinovite estenosante)</td><td>Teste de Paley e McMurphy: o sinal é positivo se a pressão manual próxima ao nervo mediano entre 1 e 2 cm proximais da dobra da flexão do punho desencadear dor ou parestesia.

Etiologia: resulta do comprometimento dos tendões flexores profundos dos dedos e do tendão flexor longo do polegar. A bainha tendinosa apresenta-se espessada em decorrência do processo inflamatório provocado por traumatismos repetitivos, que evolui para a constrição do próprio tendão. A extensão forçada poderá provocar queda do dedo em flexão, manifestação que dá o nome ao quadro (dedo em gatilho).

O dedo em gatilho é desencadeado por situações em que existe uma combinação de movimento repetitivo com esforço, como o de preensão forte, flexão de dedos e/ou falanges distais, compressão palmar, na atividade de segurar com firmeza objetos cilíndricos e especialmente se há compressão em cima da bainha sinovial dos tendões. A pressão localizada, mesmo isoladamente, pode ser causa de tendinite, como, por exemplo, na preensão de alicate ou tesoura contra o tendão flexor longo do polegar.</td></tr>
</table>

Situações de Trabalho que Podem Provocar ou Agravar Doenças Preexistentes (Ex.: Riscos Ergonômicos)	***Controle Médico em Saúde Ocupacional***
Trabalho manual com movimentos repetitivos	
Dedo em gatilho (tenossinovite estenosante)	*Dados importantes da história clínica:* o diagnóstico diferencial deve ser feito com quadros reumáticos e/ou degenerativos, situação em que a radiografia simples de mãos assume grande importância. *Sinais e sintomas*: • dificuldade e/ou impossibilidade de estender os dedos; • teste: consiste na manobra do destravamento do dedo, que ocorre com um esforço ativo ou passivo, produzindo um movimeno súbito e um estalido acompanhado de dor (**Figura 10.22**). 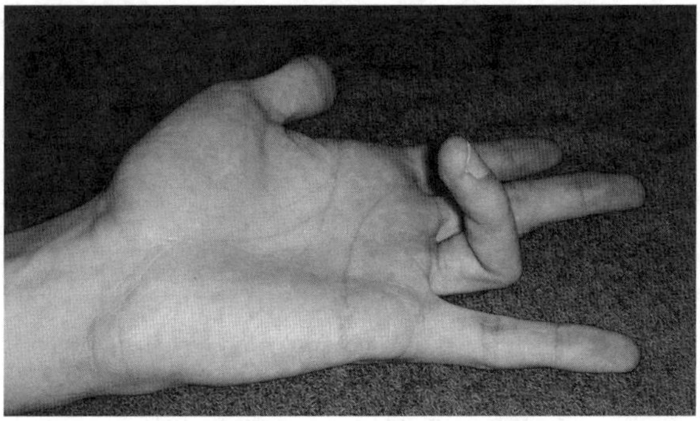 **Figura 10.22 –** *Tenossinovite estenosante "dedo em gatilho".*
Tenossinovite de De Quervain ou tenossinovite do estiloide radial	*Etiologia*: resulta da constrição da bainha comum dos tendões do abdutor longo e do extensor curto do polegar por, principalmente, uso prolongado de tesoura. *Dados importantes na história clínica*: é mais frequente em mulheres em grupos populacionais acima de 40 anos de idade, associada a exposições ocupacionais que exigem movimentos repetitivos de polegar, a pinça de polegar associada a flexão, extensão, rotação ou desvio ulnar repetido do carpo, principalmente se associando com força, polegar mantido elevado e/ou abduzido durante atividades (polegar alienado) e uso prolongado de tesouras. *Sinais e sintomas*: dor em projeção do processo estiloide do rádio, com ou sem irradiação em projeção radial até o ombro, e que aumenta com a abdução radial ativa do polegar, com alongamento passivo de abdutor longo do polegar, desvio ulnar do punho, dificuldade para pronossupinação ou pinça. Geralmente é unilateral.

Situações de Trabalho que Podem Provocar ou Agravar Doenças Preexistentes (Ex.: Riscos Ergonômicos)	*Controle Médico em Saúde Ocupacional*
Trabalho manual com movimentos repetitivos	
Tenossinovite de De Quervain ou tenossinovite do estiloide radial Manobra de Finkelstein para pesquisa de tenossinovite de De Quervain	Na manobra de Finkelestein a mão deve ser fechada com os dedos envolvendo o polegar. A flexão radial do carpo provoca dor intensa na base do polegar, na altura do processo estiloide radial. Ao exame físico pode ser encontrada tumefação na região afetada, sinal de Finkelstein (**Figura 10.23**). 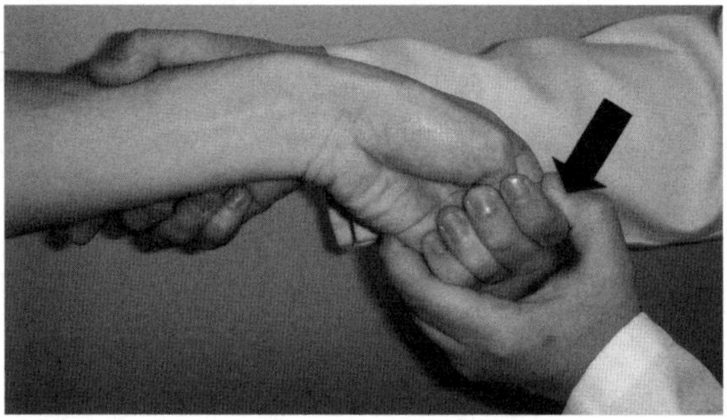 **Figura 10.23** – *Manobra de Finkelstein.*
Epicondilite lateral (cotovelo de tenista)	*Etiologia:* é desencadeada por movimentos repetitivos de punho e olhos, com flexão branda ou frequente, esforço estático e preensão prolongada de objetos, principalmente com o punho estabilizado em flexão e pronação como, por exemplo, na preensão de chaves de fenda, condução de veículos, cujos volantes exigem esforço e no transporte de bolsas ou sacos pesados, em que haja pronação repetida. *Dados importantes da história clínica*: a epicondilite lateral ou cotovelo de tenista tem alta incidência na população geral e predomina entre 35 e 55 anos. Dos portadores de cotovelo de tenista, 95% não praticam esportes. Ambos os sexos são acometidos na mesma proporção e a doença é sete vezes mais frequente que a epicondilite medial. A epicondilite lateral tem sido descrita em trabalhadores de fábricas de linguiça, cortadores e empacotadores de carne e de frigoríficos em que se desenvolvam atividades com movimentos repetitivos de dorsoflexão (extensão) ou desvio radial de punho, supinação de antebraço, esforço estático e preensão prolongada de objetos, principalmente com punho estabilizado em extensão e supinação repetidas e compressão mecânica do cotovelo.

Situações de Trabalho que Podem Provocar ou Agravar Doenças Preexistentes (Ex., Riscos Ergonômicos)	*Controle Médico em Saúde Ocupacional*
Trabalho manual com movimentos repetitivos	
Epicondilite lateral (cotovelo de tenista) Teste de Cozen para pesquisa de epicondilite lateral (cotovelo de tenista)	*Sinais e sintomas:* • dor no epicôndilo lateral ao apanhar objetos ou à extensão e/ou supinação do punho, dor à palpação em epicôndilo e/ou à dorsoflexão e supinação de punho em contrarresistência. *Diagnóstico*: o médico encarregado do exame deverá executar: O **Teste de Cozen** é a manobra com o cotovelo fletido em 90° com a mão posicionada em pronação. A extensão do punho contra a resistência provoca dor no epicôndilo lateral (**Figura 10.24**). 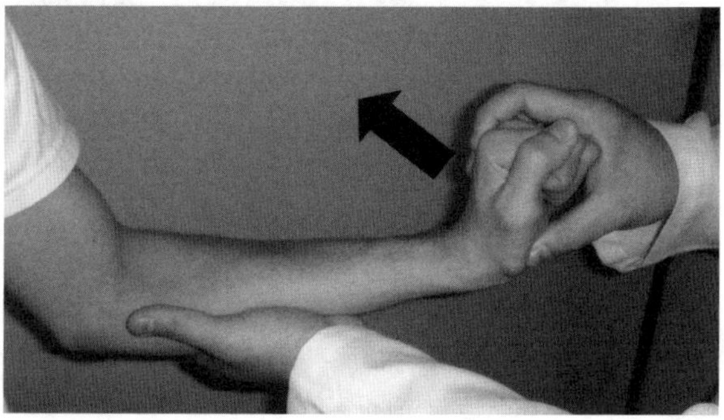 **Figura 10.24** – *Teste de Cozen.*
Epicondilite medial ou cotovelo do jogador de golfe	*Etiologia:* inflamação aguda ou crônica que acomete a inscrição de tendões em epicôndilo medial. É desencadeada por movimentos repetitivos do punho e dos dedos, com flexão brusca e frequente, esforço estático e preensão prolongada, principalmente com o punho estabilizado em flexão e pronação, como, por exemplo, na preensão de chaves de fenda, condução de veículos, cujos volantes exigem esforço, e no transporte ou deslocamento de bolsas ou sacos pesados, em que não haja pronação repetida. *Dados importantes da história clínica:* é menos frequente que a epicondilite lateral. *Sinais e sintomas*: dor em epicôndilo medial ao apanhar objetos ou à flexão e/ou pronação de punho; ou dor à palpação em epicôndilo e/ou à flexão e pronação de punho em contrarresistência. *Diagnóstico:* exame clínico com a manobra específica para epicondilite medial.

Situações de Trabalho que Podem Provocar ou Agravar Doenças Preexistentes (Ex., Riscos Ergonômicos)	***Controle Médico em Saúde Ocupacional***
Trabalho manual com movimentos repetitivos	
Manobra para pesquisa de epicondilite medial ou cotovelo do jogador de golfe	A manobra para epicondilite medial consiste em colocar a mão do paciente posicionada em supinação. A flexão do punho contra a resistência provoca dor no epicôndilo medial (**Figura 10.25**). 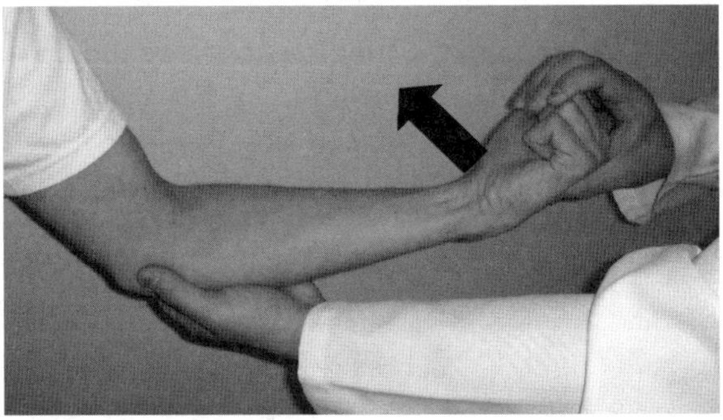 **Figura 10.25** – *Manobra com o cotovelo fletido em 90º.*
Fibromatose da fáscia palmar ou contratura ou moléstia de Dupuytren	*Etiologia*: espessamento e retração da fáscia palmar, acarretando contratura em flexão dos dedos e incapacidade funcional das mãos. Ocorre formação de nódulos na face palmar das mãos, que evoluem formando cordas fibrosas, que podem ser percebidas à palpação. Essas cordas são originadas na fáscia palmar retraída por baixo da pele. Na fase residual, os nódulos desaparecem, permanecendo apenas focos de aderência e cordas fibrosas reacionais. É decorrente de exigências de compressão palmar repetida com trabalho pesado (pode estar associada ou não a vibrações). Entre os fatores de risco são considerados posições forçadas, gestos repetitivos, ritmo de trabalho penoso e vibrações localizadas. *Diagnóstico*: • contratura em flexão das mãos; • atrofia dos músculos das mãos e dos antebraços, rigidez e incapacidade; • afeta, principalmente, o lado ulnar das mãos, acometendo em ordem decrescente de frequência o terceiro, o quarto e o quinto dedos; • é comum apresentar-se bilateralmente mas, quando unilateral, predomina na mão dominante.

Situações de Trabalho que Podem Provocar ou Agravar Doenças Preexistentes (Ex., Riscos Ergonômicos)	*Controle Médico em Saúde Ocupacional*
Trabalho manual com movimentos repetitivos	
Síndrome do pronador redondo (SPR)	*Etiologia*: ocorre por compressão do nervo mediano em sua passagem pela região do cotovelo entre as duas porções do músculo pronador redondo. Dentre as exposições ocupacionais associadas à SPR, estão a supinação e a pronação repetidas e a repetição do esforço manual com antebraço em pronação. *Diagnóstico*: • dor em projeção do músculo pronador durante esforços e/ou repetição; • hipoestesia do território do nervo mediano; • diminuição da força de preensão e de pinça. O médico encarregado do exame deverá executar: **Manobra de flexão de cotovelo:** em contrarresistência (CR), entre 120° e 150°. **Teste de antagonismo da função do pronador redondo**: com o cotovelo estendido e o antebraço supinado, fazer pronação em CR. **Teste de antagonismo do flexor superficial do dedo médio**: flexão contra a resistência de interfalangiano proximal. **Manobra com dor à palpação do músculo pronador.**
Sinal de Tinel para pesquisa da síndrome do pronador redondo (SPR)	**Pesquisa do sinal de Tinel:** a percussão na fossa antecubital provoca parestesia na área do nervo mediano, isto é, do primeiro à face radial do quarto quirodáctilo. O Tinel positivo no caso de antebraço e negativo em punho, sinais de Phalen (**Figura 10.26**). 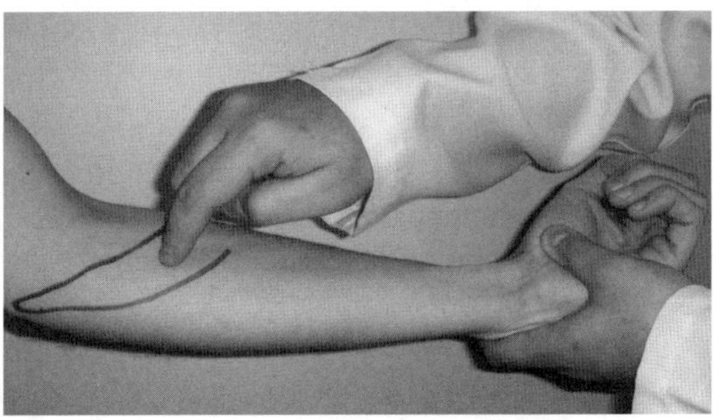 **Figura 10.26 –** *Sinal de Tinel.*

Situações de Trabalho que Podem Provocar ou Agravar Doenças Preexistentes (Ex., Riscos Ergonômicos)	***Controle Médico em Saúde Ocupacional***
Trabalho manual com movimentos repetitivos	
Síndrome do canal de Guyon Sinal de Tinel do punho para pesquisa da síndrome do canal de Guyon	*Etiologia*: ocorre pela compressão do nervo ulnar na região do punho, no canal ou túnel de Guyon. Trata-se de quadro pouco comum, associado a exposições a movimentos repetitivos (flexão, extensão) de punhos e mãos, contusões contínuas, impactos intermitentes ou compressão mecânica na base das mãos, vibrações. É um problema descrito há tempos, entre ciclistas. *Diagnóstico*: • formigamento e dor nos quarto e quinto dedos; • predomina o quadro de alterações motoras, com possível paralisia de todos os músculos intrínsecos de dedos, exceto os dois primeiros lumbricais e o músculo abdutor curto do polegar; inervado pelo mediano; • teste de monofilamento alterado em área de ulnar; • hipertrofia dos músculos intrínsecos; • sinal de Tinel no punho (**Figura 10.27**); 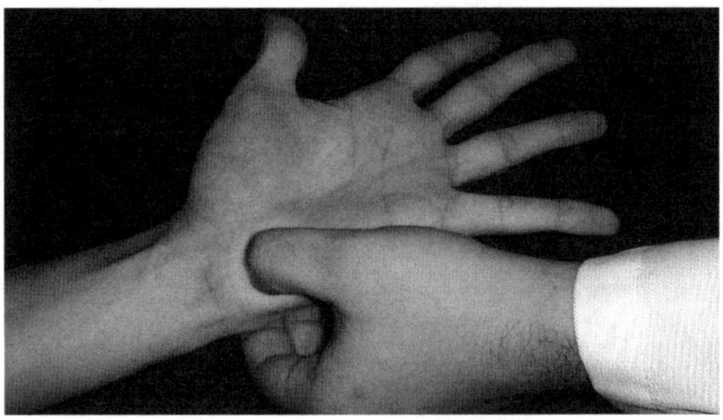 **Figura 10.27** – *Sinal de Tinel do punho.* • sinal de Phalen positivo em área de ulnar; • sinal de Froment (diminuição de força de adução de polegar); • diminuição de força de preensão e pinça (polegar–quinto dedo); • dificuldade de impulsionar bolinha de papel (piparote) com alça de polegar e mínimo; • dificuldade de adução e abdução dos quarto e quinto dedos; • pode ser observada ao exame físico a presença de cisto sinovial; • podem ser solicitados para confirmação diagnóstica: radiografia da mão para avaliar a articulação radioulnar distal e a eletroneuromiografia dos nervos mediano, ulnar e radial.

Situações de Trabalho que Podem Provocar ou Agravar Doenças Preexistentes (Ex., Riscos Ergonômicos)	***Controle Médico em Saúde Ocupacional***
Trabalho manual com movimentos repetitivos	
Síndrome do túnel cubital ou lesão do nervo cubital	*Etiologia*: ocorre pela compressão do nervo ulnar na região do cotovelo entre as duas cabeças do músculo flexor ulnar do carpo – túnel cubital ou na altura do canal cubital. *Dados importantes na história clínica:* • é a segunda manifestação de compressão nervosa mais frequente; • é comum em pessoas que dormem com o braço fletido ou pronado; • é associada a movimentos repetitivos, flexão externa do cotovelo com ombro abduzido, flexão repetida de cotovelo associada com sua extensão em contrarresistência, apoio de cotovelo em superfícies duras e vibrações localizadas. *Diagnóstico*: • fraqueza nas mãos; • dormência nas mãos; • agulhadas em território do nervo ulnar; • dor na região medial do cotovelo; • o distúrbio pode ser visto apenas quando há flexão do cotovelo por tempo prolongado, mesmo inexistindo movimentos repetitivos; • dor e parestesia noturna em área do nervo ulnar que acorda o paciente; • diminuição da força de preensão; • dificuldade para movimentos finos de precisão. O médico examinador deverá executar: • **Flexão com pronação do cotovelo**: por cerca de 30 segundos, tendo como resposta a dor. • **Teste de monofilamentos de Semmes-Weistein**: alterações de sensibilidade em área do nervo ulnar. Pode ser solicitado (não como controle médico) o exame eletroneuromiográfico (mostra lesão exclusiva do nervo ulnar).
Compressão do nervo supraescapular	*Etiologia:* compressão do nervo supraescapular em sua passagem sobre a borda superior da escápula ou por meio do forame supraescapular. A exposição ocupacional está associada a atividade em que há uso de tiras largas nos ombros para o transporte de peso, exigências de elevação de objetos pesados acima da altura do ombro e histórico de acidentes de trabalho com fratura de escápula e/ou traumatismo do ombro.

Situações de Trabalho que Podem Provocar ou Agravar Doenças Preexistentes (Ex., Riscos Ergonômicos)	***Controle Médico em Saúde Ocupacional***
Trabalho manual com movimentos repetitivos	
Compressão do nervo supraescapular	A ocorrência de compressão do nervo supraescapular pode estar associada à prática de esportes, como o voleibol ou o beisebol. *Diagnóstico*: • dor escapular; • comprometimento de movimentos e força de abdução e rotação externa do braço; • hipertrofia do músculo supraespinhoso e/ou infraespinhoso; • fraqueza isolada do músculo infraespinhoso (compressão exclusiva do ramo inferior do supraescapular) em atividade doméstica, de esporte ou lazer. Exames complementares: radioimagem e eletroneuromiografia.
Síndrome do desfiladeiro torácico ou transtorno do plexo braquial ou síndrome da saída do tórax	*Etiologia*: compressão do feixe neurovascular–plexo braquial, artéria e veia subclávia na sua passagem pela região cervical, no desfiladeiro torácico. Ou ainda quando da passagem pela fenda entre a clavícula e o gradeado costal (costela cervical) e entre as porções anterior e média do músculo escaleno. *Dados importantes da história clínica*: • é comum entre mulheres trabalhadoras de linha de montagem; • é frequente no trabalho em posição forçada com elevação e abdução dos braços acima da altura dos ombros empregando força, flexão e/ou hiperextensão de ombros, compressão sobre o ombro ou do ombro contra algum objeto e flexão lateral do pescoço. *Diagnóstico*: • dores irradiadas na coluna cervical por todo o membro superior; • dor e hiperestesia de caráter migratório; • alterações de sensibilidade em ombro interno de braço, antebraço e em território do nervo ulnar na mão (quarto e quinto dedos), que geralmente acontecem à noite. Os sintomas vasculares: edema, claudicação aos esforços, sensação de frio na mão, parecem acometer mais o lado radial e os dedos polegar e indicador. Os sintomas vasculares: edema, claudicação aos esforços, sensação de frio na mão, parecem acometer mais o lado radial e os dedos polegar e indicador.

Situações de Trabalho que Podem Provocar ou Agravar Doenças Preexistentes (Ex., Riscos Ergonômicos)	*Controle Médico em Saúde Ocupacional*
Trabalho manual com movimentos repetitivos	
Síndrome do desfiladeiro torácico ou transtorno do plexo braquial ou síndrome da saída do tórax	*Diagnóstico:* o médico examinador deverá executar: **Teste de Adson**: a manobra consiste em abduzir o braço com o cotovelo em extensão, promovendo leve rotação externa do ombro. A cabeça do paciente deve voltar-se para o lado examinado. No caso de compressão vascular, ocorre uma redução do pulso radial (**Figura 10.28**).
Teste de Adson para pesquisa de síndrome do desfiladeiro torácico	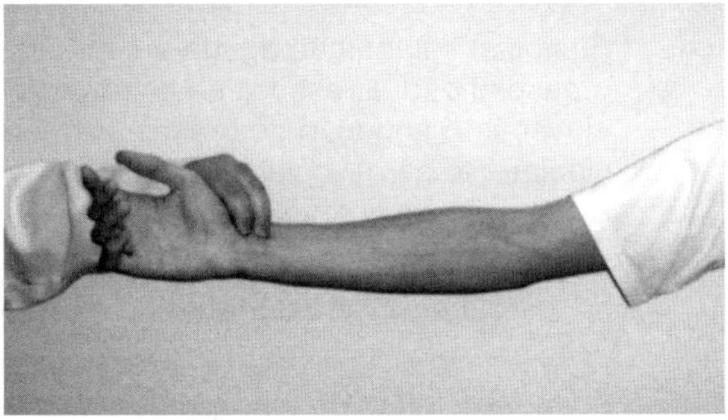 **Figura 10.28** – *Teste de Adson.*
Manobra de Roos para pesquisa de síndrome do desfiladeiro torácico	**Manobra de Roos (teste de estresse de Roos)**: a partir de uma posição sentada, o médico encarregado do exame irá pedir ao paciente para manter ambos os cotovelos na altura do ombro enquanto empurra os ombros para trás. O paciente vai então repetidamente abrir e fechar as mãos por alguns minutos. Se os sintomas estiverem presentes após o teste, ou se o paciente referir peso e fadiga em seus ombros, isso pode indicar a presença de síndrome do desfiladeiro torácico.
Teste de Wright para pesquisa de síndrome do desfiladeiro torácico	**Teste de Wright**: colocar o paciente em posição sentada, pedir para segurar para cima e atrás (hiperabdução) girando-o para fora. Enquanto é realizada a manobra, o médico encarregado do exame verifica se o pulso do paciente está diminuindo. Cabe também ao médico encarregado do exame verificar se os sintomas são reproduzidos durante o teste.

Situações de Trabalho que Podem Provocar ou Agravar Doenças Preexistentes (Ex., Riscos Ergonômicos)	***Controle Médico em Saúde Ocupacional***
Trabalho manual com movimentos repetitivos	
Síndrome do desfiladeiro torácico ou transtorno do plexo braquial ou síndrome da saída do tórax	Exames que podem ser indicados para trabalhadores propensos à síndrome do desfiladeiro torácico ou com queixas e sinais compatíveis: • radiografia da área afetada (pode revelar uma costela extra – costela cervical); • ressonância magnética; • eletromiografia.
Síndrome do supraespinhoso Teste de Jobe para pesquisa da síndrome do supraespinhoso	*Etiologia*: inflamação aguda ou crônica acometendo o tendão supraespinhoso. É associada a movimentos repetitivos de braços, elevação e abdução de braços acima da altura dos ombros, principalmente se associados ao uso de força por tempo prolongado e elevação do cotovelo. *Dados importantes na história clínica:* a dor melhora com repouso, geralmente sem dor noturna e sem limitação de movimentos. *Diagnóstico*: • dor em trajeto de tendão supraespinhoso relacionada ao esforço, que melhora com repouso, geralmente sem dor noturna e sem limitação de movimento. O médico examinador deverá executar: **Teste de Jobe:** o paciente faz elevação do membro superior (no plano da escápula) em extensão e rotação interna (polegar para baixo) contra a resistência oposta pelo examinado (**Figura 10.29**). 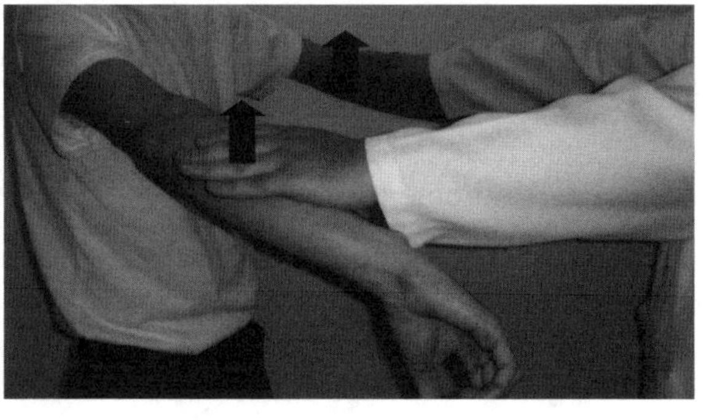 **Figura 10.29 –** *Teste de Jobe.* **Nota do autor**: o teste acima com rotação interna passiva é o teste de Neer sensibliizado

Situações de Trabalho que Podem Provocar ou Agravar Doenças Preexistentes (Ex., Riscos Ergonômicos)	***Controle Médico em Saúde Ocupacional***
Ombro doloroso	Aproximadamente 85% dos pacientes com queixa de dor no ombro são portadores de doença primária do ombro e o restante, portadores de dor irradiada (principalmente da coluna cervical) ou de dor referida de outras doenças clínicas: • adolescentes e adultos jovens, por lesões causadas por traumatismos (exemplo: esportes); • em trabalhadores, por sobrecarga musculoarticular.
Acometimentos relacionados com o ombro doloroso	
Síndrome do impacto Manobra do arco doloroso para pesquisa da síndrome do impacto Pesquisa do sinal de Hawkins para síndrome do impacto	*Etiologia:* resulta da compressão de estruturas do manguito rotador e da bursa do subacromial entre a grande tuberosidade da cabeça do úmero e o acrômio. Frequentemente a compressão ocorre quando o trabalhador executa atividades com braços elevados acima da cabeça acompanhadas por dor de grau variado. *Dados importantes na história clínica:* • é mais frequente entre a quarta e a quinta década de vida; • a síndrome do impacto, se não tratada adequadamente, leva a inflamação da bursa (bursite), tendinite do manguito rotador e ruptura do manguito rotador. *Diagnóstico*: • dor ao executar a abdução e elevação do braço no plano da escápula, que geralmente se inicia em 90°; • a força muscular pode estar diminuída por atrofia muscular; • a síndrome é de instalação gradual e é notada à noite ao dormir sobre o ombro acometido. O médico examinador deverá executar: **Manobra do arco doloroso**: determinará o grau do impacto: leve quando a dor aparece semente aos 90°, moderado quando a dor aparece aos 60° e grave quando a dor ocorre aos 45°. **Pesquisa do sinal de Hawkins**: fletir o braço a 90° e rodar internamente o ombro (polegar para baixo), dessa forma aproxima-se mais a grande tuberosidade do úmero ao acrômio. A dor subacromial deve ser pesquisada aplicando-se firme pressão no ombro do paciente. Exame complementar: deve-se iniciar a investigação por radiografia simples do ombro. As alterações mais frequentes são: • formato irregular, má fusão óssea ou osteófito no acrômio; • artrose com osteófito na articulação acromioclavicular; • sequela de fraturas do ombro. Esses achados sugerem estreitamento do espaço subacromial e consequentemente aumento do impacto nas estruturas que passam por esse espaço.

<table>
<tr><th>Situações de Trabalho que Podem Provocar ou Agravar Doenças Preexistentes (Ex., Riscos Ergonômicos)</th><th>Controle Médico em Saúde Ocupacional</th></tr>
<tr><td>Acometimentos relacionados com o ombro doloroso</td><td></td></tr>
<tr><td>Tendinite do manguito rotador</td><td>Etiologia: é a inflamação do tendão do músculo supraespinhal. Frequentemente decorre de movimentos repetitivos com os braços elevados como puxar, empurrar e sustentar peso.

Dados importantes na história clínica: é a principal causa de dor no ombro dos pacientes com idade superior a 30 anos.

Diagnóstico:
• dor focal subacromial e em deltoide lateral;
dor à movimentação ativa sob resistência à abdução (músculo supraespinhal) e rotação externa (músculo infraespinhal).O médico examinador deverá executar:</td></tr>
<tr><td>Teste de impacto ou de Neer para pesquisa da tendinite do manguito rotador</td><td>Teste de impacto ou de Neer: é feita a abdução passiva do braço, estabilizando-se a escápula, o que produz dor no ombro (Figura 10.30).

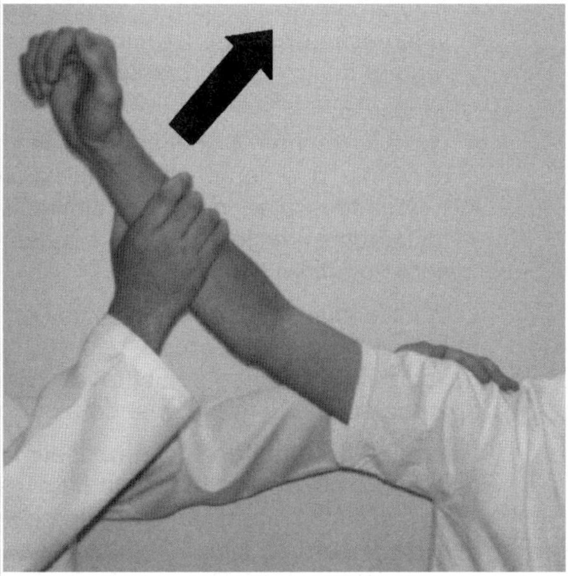

Figura 10.30 – Teste de impacto ou de Neer.

Exame complementar: radiografia simples do ombro.</td></tr>
</table>

Situações de Trabalho que Podem Provocar ou Agravar Doenças Preexistentes (Ex., Riscos Ergonômicos)	*Controle Médico em Saúde Ocupacional*
Acometimentos relacionados com o ombro doloroso	
Ruptura do manguito rotador	*Etiologia*: é resultado de síndrome do impacto crônico ou degeneração progressiva dos tendões por traumatismos repetitivos (em 95% dos casos). O músculo mais afetado é o supraespinhal. *Dados importantes na história clínica*: • a ruptura do manguito rotador é frequente em pacienes com história de tendinite do manguito rotador, uso crônico de corticosteroide e em idosos; • relato de dor crônica (tendinite) que se intensificou após traumatismo ou movimento brusco não usual; • existe associação entre luxação e rotura do manguito rotador em trabalhadores com mais de 60 anos. *Diagnóstico*: • sintomas semelhantes aos da tendinite do manguito rotador; • fraqueza muscular; • dificuldade para colocar a mão na cabeça; • dor noturna e perda da função do ombro; • o paciente não consegue fazer abdução do braço sob resistência. O médico examinador deverá executar:
Teste para o músculo redondo menor ou "teste do chifre caído para pesquisa de ruptura do manguito rotador	**Teste para o músculo redondo menor ou "teste do chifre caído"**: braço abduzido a 90°. Passivamente o médico examinador leva o antebraço até a posição superior e solicita que o paciente assim o mantenha. Com a lesão do músculo redondo menor o antebraço cai. Se a ruptura for pequena prevalecerá a dor à impotência funcional. Se a ruptura for grande o paciente irá se queixar de fraqueza, dor e perda funcional (não consegue colocar a mão sobre a cabeça, abduzir o braço, tem incapacidade para puxar ou empurrar objetos, colocar o dorso da mão nas costas). Pode haver história de dor progressiva de natureza insidiosa antes do evento agudo. Nesses casos, encontra-se o sinal do "braço caído" ou de positividade para o teste do "chifre caído".

Situações de Trabalho que Podem Provocar ou Agravar Doenças Preexistentes (Ex.: Riscos Ergonômicos)	***Controle Médico em Saúde Ocupacional***
Acometimentos relacionados com o ombro doloroso	
Ruptura do manguito rotador	*Exames complementares*: • radiografia de ombro e/ou TC: podem mostrar alterações indiretas como elevação da cabeça umeral e osteófitos, ou seja, as prováveis causas do impacto que podem ter levado à ruptura do manguito rotador; • ultrassonografia do ombro: visualiza a maioria das lesões, excetuando-se as pequenas e as incompletas; • ressonância magnética: usada para detectar, quantificar e planejar o tratamento cirúrgico.
Capsulite adesiva ou ombro congelado	*Etiologia*: tem etiologia desconhecida. É caracterizada por contratura da cápsula articular. A cápsula articular perde sua distensibilidade e em casos de longa evolução há formação de aderências ou adesões entre a cápsula e a cabeça do úmero. *Dados importantes da história clínica*: • ocorre com mais frequência entre a quarta e a sexta década de vida; • o uso de tipoia por tempo prolongado pode ser determinante para capsulite adesiva ou ombro congelado; • em trabalhadores a tendinite do manguito rotador (mais frequentemente) ou a ruptura do manguito, a bursite subacromial, a fratura da cabeça ou do colo do úmero são fatores predisponentes para ombro congelado. *Diagnóstico*: • dor e restrição ativa e passiva dos movimentos do ombro, principalmente elevação, rotação interna e externa; • dor crônica e enrijecimento da articulação glenoumeral. O médico examinador deverá executar:
Teste de Apley para pesquisa de capsulite adesiva ou ombro congelado	**Teste de Apley**: a manobra consiste em solicitar ao paciente para colocar o dorso da mão nas costas, tentando encostar o indicador na apófise espinhosa mais alta, geralmente se alcança de T8 a T10 – teste dos músculos rotadores internos (músculo subescapular). Esse teste serve para demonstrar a limitação da amplitude, por meio da elevação completa dos braços, abdução e rotação externa.

Situações de Trabalho que Podem Provocar ou Agravar Doenças Preexistentes (Ex., Riscos Ergonômicos)	***Controle Médico em Saúde Ocupacional***
Acometimentos relacionados com o ombro doloroso	
Tendinopatia bicipital (tendinite)	*Etiologia*: na verdade as lesões da cabeça longa do bíceps podem ser classificadas em três categorias: tendinites, subluxação ou luxação e ruptura. Podem acontecer isoladamente ou associadas com frequência às rupturas do manguito rotador. Etiologicamente, a tendinopatia bicipital ocorre por elevações repetitivas do braço ou movimentos semelhantes aos de pentear o cabelo ou colocar as mãos sobre a cabeça, o que pode causar inflamação (tendinite bicipital). O comprometimento do tendão bicipital pode ocorrer por esforços físicos como levantamento ou carregamento de carga (caixas, pacotes etc.). *Dado importante da história clínica*: • a tendinite bicipital é agravada pelo impacto. *Diagnóstico:* • dor na face anterior do ombro; • dor à palpação da canaleta bicipital (abaixo da protuberâcia acromial). O médico examinador deverá executar:
Teste de Speed para pesquisa de tendinopatia bicipital (tendinite)	**Teste de Speed**: a manobra consiste na flexão do braço contra a resistência, com o antebraço totalmente estendido e a mão em posição supinada, provocando dor na região anterior do ombro (**Figura 10.31**). 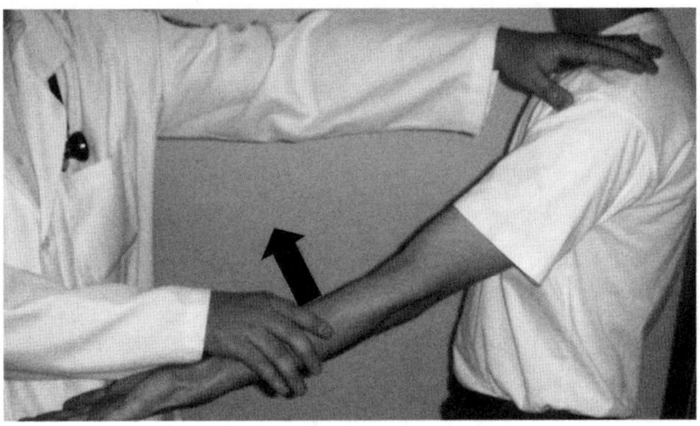 **Figura 10.31** – *Teste de Speed.*

Situações de Trabalho que Podem Provocar ou Agravar Doenças Preexistentes (Ex., Riscos Ergonômicos)	***Controle Médico em Saúde Ocupacional***
Acometimentos relacionados com o ombro doloroso	
Tendinopatia bicipital por subluxação ou luxação da cabeça longa do bíceps	A subluxação ou luxação do tendão da cabeça longa do bíceps pode estar associada a caso de dor crônica e impotência funcional ativa por aproximadamente 6 meses.
Teste de Yergason ou teste do músculo bíceps para pesquisa de tendinopatia bicipital (tendinite)	**Teste de Yergason ou teste para o músculo bíceps**: a manobra consiste em manter o cotovelo fletido em 90°, com o braço junto ao corpo e o antebraço pronado. Deve-se solicitar ao paciente que realize supinação ativa contra a resistência do examinador (**Figura 10.32**). 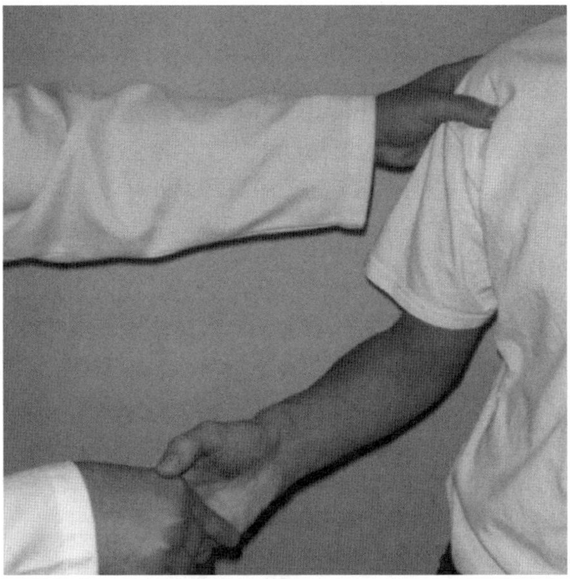 **Figura 10.32 –** *Teste deYergason.*

Situações de Trabalho que Podem Provocar ou Agravar Doenças Preexistentes (Ex., Riscos Ergonômicos)	***Controle Médico em Saúde Ocupacional***
Acometimentos relacionados com o ombro doloroso	
Tendinopatia bicipital por ruptura completa do tendão da cabeça longa do bíceps	A ruptura completa do tendão da cabeça longa do músculo bíceps pode ocorrer por movimento brusco sobre o tendão inflamado. Fatores de risco para a ruptura do tendão da cabeça do bíceps: tendinite, ruptura do manguito rotador e do bíceps contralateral. Exames complementares: • radiografia simples; • ultrassonografia (tanto as tendinites, quanto as luxações e rupturas do bíceps são diagnosticadas com facilidade por esse exame); • TC simples ou contrastada (para diagnosticar as luxações e rupturas do tendão do bíceps); • ressonância magnética (é bastante sensível para o diagnóstico das tendinites). **Nota do autor:** nenhum desses exames é indicado para o controle médico de trabalhadores sujeitos a tendinopatia bicipital. Estão indicados na hipótese de diagnóstico.
Esforço físico intenso e transporte manual de cargas	O médico examinador deverá ter atenção a queixas e sinais clínicos relativos ao esforço físico intenso e transporte manual de cargas precedendo os seguintes protocolos:
Coluna cervical	Para os trabalhadores que estejam apresentando queixas e/ou exame físico positivo para hérnia inguinal e hérnia umbilical, que executem tarefas de esforço físico intenso e/ou transporte manual de carga, o médico examinador deve avaliar todos os riscos da tarefa. Essa prática só será possível mediante o conhecimento do "trabalho real" do empregado, com informações precisas de parte da coordenação do PCMSO. Tal cuidado poderá evitar erros tanto na aptidão como na inaptidão indevida. **Nota do autor**: nas mulheres, uma hérnia femoral (abaixo da virilha) pode causar um abaulamento e estender-se até a porção superior da coxa. As hérnias femorais são comuns em mulheres obesas.

Situações de Trabalho que Podem Provocar ou Agravar Doenças Preexistentes (Ex., Riscos Ergonômicos)	***Controle Médico em Saúde Ocupacional***
Esforço físico intenso e transporte manual de cargas	
Coluna cervical	Na investigação da história clínica, o médico deve estar atento aos seguintes dados do trabalhador: • idade; • ocupação; • atividade de lazer usual; • fator causal da lesão; • gravidade da lesão; • capacidade funcional no momento do exame; • localizar áreas dolorosas e classificar a intensidade da dor (superficial/profunda, contínua, em pontada, irradiando, ou em queimação); • capacidade respiratória; • se há algum distúrbio do sono devido à lesão (avaliar a posição em que o paciente dorme, se há apneia do sono); • sintomas consequentes à lesão: dores nos membros inferiores, parestesias, tontura, síncope, dores de cabeça, sintomas simpáticos. Para a inspeção da coluna cervical, o paciente deve adotar postura sentada relaxada, que deve ser observada nas vistas anterior, posterior e lateral. A avaliação deve abranger: • a postura da cabeça e do pescoço; • a expressão facial; • o nivelamento dos ombros; • os contornos ósseos; • evidências de espasmo muscular; • isquemias nos membros superiores; • assimetrias estruturais; • articulações periféricas (cintura escapular, cotovelos, punho, mão e articulações temporomandibulares).

Situações de Trabalho que Podem Provocar ou Agravar Doenças Preexistentes (Ex., Riscos Ergonômicos)	***Controle Médico em Saúde Ocupacional***
Esforço físico intenso e transporte manual de cargas	
Coluna cervical	Após a inspeção, deve-se proceder a palpação do paciente em decúbito dorsal, de acordo com a sequência: • *face posterior*: protuberância occipital externa, processos espinhosos e articulares das vértebras cervicais, processo mastóideo; • *face lateral*: processos transversos das vértebras cervicais, articulações temporomandibulares, mandíbula; • *face anterior*: três primeiras costelas, fossa supraclavicular. Se o paciente apresentar restrições de movimento, faz-se necessária a avaliação da mobilidade e amplitude dos segmentos, com movimentos ativos e passivos. Para estabelecer a totalidade das restrições, o médico avaliador deverá realizar um teste goniométrico, procedendo posteriormente ao registro das limitações e à estabilização do quadro. *Movimentos ativos*: realizados pelo paciente sem nenhuma interferência, são utilizados para que o médico avaliador observe a amplitude de movimentos, sua coordenação motora, capacidade e força. O médico deve estar atento a: • restrições de movimento; • movimentação de articulações associadas; • quaisquer limitações; • ritmo e padrão do movimento;

Situações de Trabalho que Podem Provocar ou Agravar Doenças Preexistentes (Ex., Riscos Ergonômicos)	***Controle Médico em Saúde Ocupacional***
Esforço físico intenso e transporte manual de cargas	
Coluna cervical	• ocorrência de dor (em que ponto do movimento, onde ocorre, se o movimento aumenta ou diminui a dor, e qual a sua intensidade). *Movimentos passivos*: realizados pelo médico avaliador sem auxílio do paciente, são utilizados para que se observe, na amplitude de movimentos, possíveis lesões articulares, flexibilidade capsular, ligamentar e muscular. O médico deve estar atento a: • restrições de movimento; • movimentação de articulações associadas; • quaisquer limitações; • como o paciente sentiu o movimento; • ocorrência de dor (em que ponto do movimento, onde ocorre, se o movimento aumenta ou diminui a dor, e qual a sua intensidade). Para os trabalhadores que estejam apresentando queixas e/ou exame físico positivo para radiculopatias, que executem tarefas de esforço físico intenso e/ou transporte manual de carga, o médico examinador deve avaliar todos os riscos da tarefa. Essa prática só será possível mediante o conhecimento do “trabalho real” do empregado, com informações precisas de parte da coordenação do PCMSO. Tal cuidado poderá evitar erros tanto na aptidão como na inaptidão indevida.

Situações de Trabalho que Podem Provocar ou Agravar Doenças Preexistentes (Ex., Riscos Ergonômicos)	***Controle Médico em Saúde Ocupacional***
Esforço físico intenso e transporte manual de cargas	
Coluna torácica	Para os trabalhadores com queixas de dormência e/ou parestesia, observar que a região afetada em geral indica o dermátomo da lesão: • região medial do cotovelo, no dermátomo T1; • porção medial do braço, no dermátomo T2; • axila, no dermátomo T3; • mamilo, no dermátomo T4; • parede torácica, nos dermátomos T5 a T8; • parede abdominal, nos dermátomos T9, T11 e T12; • umbigo, no dermátomo T10. Geralmente as afecções da coluna torácica podem decorrer de doenças e ter um início insidioso: • o trauma torácico limita-se a desenvolver dor na área afetada; • as síndromes facetárias podem ser referidas como rigidez e dor no local. O médico deve examinar todos os órgãos abdominais para avaliar a origem da dor: • dores nas costelas ou profundas no peito são causadas pelo comprometimento das raízes nervosas do tórax e/ou espondilose; • o teste de Adams ou teste-minuto deve ser feito para a avaliação da curvatura lateral e da convexidade lombar da coluna.
Escoliose	Escoliose é a curvatura lateral da coluna vertebral, geralmente associada a cifose. A avaliação dessas curvaturas é feita por cálculos matemáticos e revela os padrões que contribuem para essas duas deformidades distintas: • *escoliose estrutural* é decorrente da variação e da mobilidade das vértebras. Quando congênita, é causada por hemivértebra, fusão de vétebras ou ausência ou fusão de costelas. Para diagnóstico e tratamento, são precisos exame e histórico cuidadosos; • *escoliose paralítica* manifesta-se geralmente como sequela de poliomielite e a deformidade evolui depois da perda da ação dos músculos do tronco e da coluna; • *escoliose neuropática* é decorrente de afecções neuropáticas, complicação da neurofibromatose, paralisia cerebral, espinha bífida, siringomielia e ataxia de Friedreich;

Situações de Trabalho que Podem Provocar ou Agravar Doenças Preexistentes (Ex., Riscos Ergonômicos)	*Controle Médico em Saúde Ocupacional*
Esforço físico intenso e transporte manual de cargas	
Coluna torácica	
Escoliose	• *escoliose miopática* é causada por transtornos primários da musculatura que sustenta a coluna vertebral, como distrofia muscular ou artrogripose; • *escoliose metabólica* manifesta-se na cistinose, na síndrome de Marfan e no raquitismo, e sua ocorrência é rara; • *escoliose idiopática* tem causa inexplicada, apesar de ser a mais importante e sua ocorrência ser a mais comum entre as escolioses. As curvas primárias desenvolvem-se quando várias vértebras são afetadas em um ou dois níveis distintos. Nesta área a curva é fixa, há perda da mobilidade e deformidade de rotação das vértebras, com os processos espinhosos girando para a concavidade e os corpos que sustentam as costelas girando para a convexidade. As curvas secundárias são móveis e progridem acima e abaixo das primárias e empenham-se para sustentar a cabeça e a bacia na posição correta. Uma deformação da vértebra associada a redução do tronco, que pode ser analisada por meio de tabelas antropométricas de valores normais, por vezes é relacionada com disfunções respiratória e cardíaca que, em situações graves, levam à invalidez. Quando a escoliose surge na criança em desenvolvimento, tende à deterioração. O prognóstico para uma escoliose estrutural idiopática ou congênita depende da idade em que a lesão teve início, do quanto a coluna foi afetada, da extensão e do número de curvas primárias. No início da puberdade, durante o estirão de crescimento, entre as idades de 11 e 13 anos nas meninas e 13 e 15 anos nos meninos, a deterioração alcança a sua taxa máxima. A altura e o estágio vigente da maturidade esquelética devem ser avaliados em todos os casos. Em muitos deles a deterioração termina quando é atingida a maturidade esquelética.

Situações de Trabalho que Podem Provocar ou Agravar Doenças Preexistentes (Ex., Riscos Ergonômicos)	***Controle Médico em Saúde Ocupacional***
Esforço físico intenso e transporte manual de cargas	
Coluna torácica	
Escoliose	Porém, decorrente de alguma degeneração do disco ou uma subluxação vertebral, ela pode continuar, segundo registros, confirmando a deterioração de 17° em curvas torácicas de 70°, e de 20° em curvas lombares de 30°. Assim sendo, quanto mais jovem for o paciente e mais alto for o nível de envolvimento da coluna, pior é o prognóstico. Nota-se exceção em alguns casos ocorridos em lactentes, nos quais houve recuperação espontânea, fato extraordinário e inexplicável para a medicina. Fatores favoráveis são verificados em curvas do lado esquerdo, que ocorreram no primeiro ano de vida em pacientes homens quando o ângulo costovertebral está acima de 20°. Em escolioses congênitas e paralíticas há menor expectativa de vida, o que não acontece na escoliose idiopática. Na escoliose estrutural é sempre necessária a investigação minuciosa e apropriada, com base na medida radiográfica das curvas e averiguação cuidadosa da lesão.
Escápula alada	Sinais e sintomas: • verificar a borda medial da escápula alada ou a rotação medial do ângulo inferior da escápula; • observar a posição escapular em repouso e os movimentos específicos para localizar o nervo envolvido; • em lesões do nervo torácico longo, o ângulo superior da escápula é medialmente deslocado e o ângulo inferior desloca-se lateralmente e a extensão do braço à frente do corpo acentua a escápula alada; • em lesões do espinhal acessório, a borda vertebral superior da escápula afasta-se das vértebras ao mesmo tempo em que o ângulo inferior fixa-se e o ombro é deprimido. A abdução do braço acentua a deformidade alada.

Situações de Trabalho que Podem Provocar ou Agravar Doenças Preexistentes (Ex., Riscos Ergonômicos)	*Controle Médico em Saúde Ocupacional*
Esforço físico intenso e transporte manual de cargas	
Coluna torácica	
Cifose	O aumento da convexidade da coluna torácica é chamado de cifose. Com o paciente de perfil, percebe-se o tipo de cifose desenvolvida: • *lordose lombar* é o achatamento da curvatura lombar, que se manifesta pela perda ou diminuição da curva côncava; • *lordose invertida*, atribuída a casos extremos, é a convexidade posterior da curva lombar. Em geral, a maior parte das vértebras da coluna lombar é afetada e o aumento da curvatura é regular. Cifose angular distingue-se por uma alteração brusca da curvatura torácica, quase sempre acompanhada por uma proeminência causada por um processo espinhoso ou giba. Quando a coluna cifótica tiver mobilidade normal, a deformidade deverá ser atribuída à escoliose postural, sendo comum em adolescentes. A deformidade pode também ser secundária a um aumento da lordose lombar, que pode ter como causa uma inclinação anterior anormal da bacia, uma contratura em flexão dos quadris ou uma luxação congênita dos quadris. De forma mais rara, a cifose pode ser atribuída a fraqueza muscular após poliomielite ou distrofia muscular anterior. Quando a curva torácica se encontra fixa, as causas mais comuns são cifose senil, doença de Scheuermann, espondilite anquilosante e doença de Paget. Em casos de cifose angular são comuns as infecções tuberculosas e da coluna, fraturas traumática e patológica secundárias à osteoporose, e alguns tumores. Em adultos, os tumores mais frequentes têm origem no depósito metastático e, em crianças, o mais comum é o granuloma eosinofílico.

Situações de Trabalho que Podem Provocar ou Agravar Doenças Preexistentes (Ex., Riscos Ergonômicos)	*Controle Médico em Saúde Ocupacional*
Esforço físico intenso e transporte manual de cargas	
Coluna torácica	
Espondilite anquilosante	Doença de tendência hereditária, na qual o risco entre os filhos de um dos pais afetados de desenvolver a afecção é de um em seis. Manifesta-se por inflamação crônica, de etiologia desconhecida e ossificação progressiva das articulações da coluna. É associada à artrite reumatoide porém, de forma diferenciada, não é comum nas mulheres. Dependendo da idade em que se iniciou a manifestação, a proporção é de dois a seis homens para cada mulher. Nos homens a afecção manifesta-se, em geral, entre a terceira e a quarta década de vida e as articulações de T12 a L1 são afetadas inicialmente, envolvendo o resto da coluna torácica e lombar com rapidez. Quando as articulações costovertebrais são atingidas, a expansão do tórax é reduzida e a capacidade vital é afetada. Associadas a *Aspergillus* encontram-se as infecções de pulmão ou a tuberculose pulmonar, com risco de complicações cardiovasculares, renais, gastrointestinais e oculares. Na maioria dos casos, há rigidez nas costas das mãos associada a dor, mas o envolvimento de articulações coxofemorais e joelhos apresentando derrames pode ser o primeiro sintoma. Pode haver entesopatia envolvendo as inserções dos tendões do calcâneo ou a fáscia plantar. Ao acordar, pela manhã, o paciente pode estar com mais rigidez, que tende a melhorar com as atividades desenvolvidas no decorrer do dia. Apesar de ser uma doença progressiva, acontecem algumas interrupções espontâneas durante algum tempo no início da sua evolução, sendo comuns as alterações como anquilose completa da coluna ou coluna de bambu apresentadas nas radiografias. A flexão anterior da coluna apresenta-se intensa, de maneira que se torna impossível a visão para a frente, já que a cabeça fica flexionada sobre o tórax.

Situações de Trabalho que Podem Provocar ou Agravar Doenças Preexistentes (Ex., Riscos Ergonômicos)	***Controle Médico em Saúde Ocupacional***
Esforço físico intenso e transporte manual de cargas	
Coluna torácica	
Espondilite anquilosante	Invariavelmente, em um estado precoce, há envolvimento das articulações sacroilíacas com fusão da articulação manubrioesternal. O antígeno HLA-B27 apresenta-se positivo e há histórico de irite seguida de sequelas.
Prolapsos discais torácicos	Apesar de raros, os prolapsos discais na coluna torácica têm várias apresentações, quase sempre com muitas dúvidas sobre o quadro clínico, como dor no peito em faixa, escoliose, distúrbios neurológicos bizarros seguidos de mudanças abruptas da temperatura periférica, alterações dos reflexos e fraqueza das extremidades inferiores. Deve-se tomar o cuidado para não serem diagnosticados como esclerose múltipla ou esclerose lareral amiotrófica. Podem ser identificados por meio de RM e tratados por excisão transtorácica.
Coluna torácica e lombar	Para um exame completo da coluna torácica lombar é preciso: • inspecionar o alinhamento da coluna; • examinar, por meio de toque, os processos espinhosos e os músculos paravertebrais, averiguando placas tensas musculares com pontos-gatilhos; • fazer percussão à procura de pontos dolorosos; • realizar o teste de amplitude de movimento por meio das seguintes manobras: flexão frontal (75°); hiperextensão (30°); inclinação lateral (35°); e rotação.
Coluna lombar	
Síndrome facetária	A segunda principal causa de dor lombar crônica refere-se às facetas lombares, que respondem por aproximadamente 40% das queixas de pacientes idosos e 15 a 20% dos pacientes jovens. Articulações facetárias correspondem às articulações sinoviais que têm a função de flexionar e estender a coluna vertebral e dão resistência ao movimento de deslizamento para a frente e de torção. Quando lesadas, podem desenvolver artrose e tornarem-se dolorosas.

Situações de Trabalho que Podem Provocar ou Agravar Doenças Preexistentes (Ex., Riscos Ergonômicos)	*Controle Médico em Saúde Ocupacional*
Esforço físico intenso e transporte manual de cargas	
Coluna lombar	
Síndrome facetária	Embora possa ocorrer em qualquer idade, essa condição apresenta-se em geral em pacientes com idade acima de 50 anos, manifestando dor lombar que pode ser irradiada às nádegas e aos joelhos, sendo rara direcionar-se à perna ou ao pé. Evidencia-se por dor profunda e contínua e de distribuição inexplicável. Há piora em prolongados períodos de ortostatismo, caminhadas e descidas de escada. Tende a melhora quando se senta e curva-se para a frente.
Dor lombar discogênica	A lombalgia discogênica é uma afecção que gera muitas controvérsias e discussões. As confusões são causadas pelas mais variadas formas. As principais são: • a dúvida entre dor lombar discogênica e herniação discal; • o disco tem as mesmas características nas colunas lombar, cervical e torácica; • o núcleo pulposo é formado por uma geleia interna sem fibras nervosas e uma crosta exterior formando o anel fibroso; • as fibras nervosas capazes de transmitir dor estão localizadas no terço exterior do anel fibroso; • o disco torna-se uma fonte de dor quando os nervos sofrem irritação por estimulação mecânica ou química. Para que as fibras nervosas anelares sejam irritadas, é preciso haver ruptura do anel fibroso que se estenda ao núcleo pulposo. A ruptura no anel fibroso permite que os mediadores inflamatórios vazem e irritem as fibras nervosas anelares, através do fator alfa de necrose tumoral e das interleucinas que se encontram no núcleo pulposo. Dessa maneira, é possível que, quando o disco sofre pressão, as fibras nervosas irritadas, banhadas em mediadores químicos inflamatórios, estimulem a sensação de dor. A dor lombar discogênica, que pode ter uma duração de mais de 3 meses, é a principal causa das dores lombares crônicas. A dor lombar discogênica é comum em pacientes jovens, atingindo 40% dos casos, mas também é causa de grande importância em pacientes idosos, perfazendo 30 a 40% destes.

Situações de Trabalho que Podem Provocar ou Agravar Doenças Preexistentes (Ex., Riscos Ergonômicos)	***Controle Médico em Saúde Ocupacional***
Esforço físico intenso e transporte manual de cargas	
Coluna lombar	
Dor lombar discogênica	Para que as fibras nervosas anelares sejam irritadas, é preciso haver ruptura do anel fibroso que se estenda ao núcleo pulposo. A ruptura no anel fibroso permite que os mediadores inflamatórios vazem e irritem as fibras nervosas anelares, através do fator alfa de necrose tumoral e das interleucinas que se encontram no núcleo pulposo. Dessa maneira, é possível que, quando o disco sofre pressão, as fibras nervosas irritadas, banhadas em mediadores químicos inflamatórios, estimulem a sensação de dor. A dor lombar discogênica, que pode ter uma duração de mais de 3 meses, é a principal causa das dores lombares crônicas. A dor lombar discogênica é comum em pacientes jovens, atingindo 40% dos casos, mas também é causa de grande importância em pacientes idosos, perfazendo 30 a 40% destes.
Hérnia discal	A hérnia discal pode se manifestar de duas maneiras: • *contida*: quando a protrusão com as fibras anulares, intactas ou rompidas, mantém o material nuclear; • *não contida:* quando o material nuclear vasa através do anel rompido. Divide-se nas seguintes subvariedades: *extrusa* (subligamentar ou transligamentar) e *sequestrada* (quando se encontra caída dentro do canal vertebral).
Protrusão e hérnia de disco	*Protrusão* é a definição para uma hérnia contida e entende-se como o abaulamento do disco resultante de uma alteração degenerativa do anel fibroso. *Hérnia de disco* é uma hérnia não contida e ocorre quando há deslocamento do material do núcleo pulposo através da ruptura do anel fibroso decorrente de alguma fissura radial do anel. Quando o núcleo pulposo fica embaixo do ligamento longitudinal posterior (extrusa ligamentar) ou quando atravessa este ligamento (extrusa transligamentar) denomina-se como hérnia discal extrusa. Quando cai dentro do canal vertebral é denominado de hérnia discal sequestrada.

Situações de Trabalho que Podem Provocar ou Agravar Doenças Preexistentes (Ex.: Riscos Ergonômicos)	***Controle Médico em Saúde Ocupacional***
Esforço físico intenso e transporte manual de cargas	
Coluna lombar	
Estenose vertebral lombar	As dores se manifestam mais acentuadamente após esforço físico exagerado e suavizam com o repouso ou em flexão lombar. • lombalgia; • dor e dormência na perna, esporádica e bilateralmente, que se apresentam após exercício; • fraqueza nas pernas durante exercício; • dor na perna com ortostase; • ausência de reflexos patelares ou aquileus; • queda do pé quando anda; • impossibilidade de subir ladeiras; • dores vesicais e intestinais ocasionalmente. É causada pelo estreitamento do canal vertebral na região lombar. O canal vertebral contém a medula espinhal desde a porção cervical até a porção lombar alta. As porções média e inferior do canal lombar contêm as raízes nervosas da chamada cauda equina. O canal estreito pode comprimir essas raízes e determinar sinais e sintomas neurológicos. O teste da amplitude de movimento costuma piorar com a extensão e qualquer manobra para provocar dor, como a elevação da perna, apresenta-se negativa. O teste neurológico constata alguns déficits sensoriais e dificuldade de deambulação com os pés em linha reta em casos graves. As estruturas ósseas são bem visualizadas na TC e nas radiografias, porém **a RM é o padrão ouro para a detecção da estenose vertebral.**
Diagnóstico diferencial com claudicação vascular	• Dor bilateral constante, em todas as posições da coluna, na panturrilha, no pé, na coxa, no quadril ou nas nádegas, desencadeada por esforço físico e marcha em aclive. • Alívio da dor com repouso em até 5 minutos. • Não há sensação de queimação ou hipoestesia. • Não há pulsos nas extremidades inferiores. • Alterações de coloração cutânea nos pés e de sensibilidade. • Alterações cutâneas (pele seca, descamativa, fria, mau crescimento de unhas e pelos). • Incidência entre a quarta e a sexta década de vida.

Situações de Trabalho que Podem Provocar ou Agravar Doenças Preexistentes (Ex., Riscos Ergonômicos)	***Controle Médico em Saúde Ocupacional***
Esforço físico intenso e transporte manual de cargas	
Coluna lombar	
Estenose vertebral lombar Diagnóstico diferencial com claudicação neurogênica	• Dor bilateral ou unilateral nas costas, nádegas, coxas, panturrilhas e pés. • Diminuição da dor com flexão da coluna e com repouso no leito. • Aumento da dor com a extensão da coluna e com a marcha. • Sensação de queimação e hipoestesia das costas até as nádegas e em um ou ambos os membros inferiores. • Pulsos normais. • Boa nutrição cutânea. • Incidência entre a quarta e a sexta década de vida.
Síndrome das articulações facetárias (interapofisárias ou zigoapofisárias)	A flexoextensão da coluna é facilitada pelas facetas articulares lombares, que são as articulações sinoviais que oferecem resistência ao deslizamento para a frente e à torção. A articulação facetária, como toda articulação sinovial, possui membrana sinovial, líquido sinovial e cápsula articular inervada. Com seu revestimento cartilaginoso desgastado, a faceta articular sofre degeneração que evolui para artrose seguida de rigidez e dor na articulação. Os portadores da síndrome apresentam dor que se estende pelo tronco. Quando a extensão é oblíqua, a queixa álgica do paciente é maior. Os músculos dorsais podem estar dolorosos e contraturados e a síndrome dolorosa miofascial, através dos seus pontos-gatilhos, pode se manifestar na musculatura espástica.
Principais infecções da coluna lombar	
Lombalgia	Dor localizada na região inferior do dorso, entre o último arco costal e a prega glútea, com ou sem rigidez.
Lombociatalgia	Dor que se irradia na região lombar, para um ou ambos os membros inferiores, ultrapassando os joelhos.
Ciatalgia ou ciática	Dor que tem início na raiz da coxa, ultrapassando os joelhos e atingindo o pé homolateral, que pode ter ou não déficit motor ou sensitivo.

Situações de Trabalho que Podem Provocar ou Agravar Doenças Preexistentes (Ex., Riscos Ergonômicos)	***Controle Médico em Saúde Ocupacional***
Esforço físico intenso e transporte manual de cargas	
Coluna lombar	
Semiologia voltada para a coluna lombar	O médico examinador deve estar atento aos seguintes itens, no exame do paciente com lombalgia: • *em pé:* constituição corporal, postura, deformidades, inclinação pélvica, alinhamento da coluna vertebral. Verificar se há espasmo muscular, pontos de gatilho, nódulos miofasciais, sensibilidade do nervo ciático e das articulações sacroilíacas, compressão das cristas ilíacas. • *em movimento:* caminhar sobre os artelhos para testar os músculos da panturrilha; caminhar sobre os calcanhares para testar a dorsiflexão do pé e do hálux; movimentar a coluna vertebral em flexão, extensão, inclinação lateral e rotação. O médico examinador deve estar atento aos seguintes itens, no exame do paciente com lombalgia: • *em pé:* constituição corporal, postura, deformidades, inclinação pélvica, alinhamento da coluna vertebral. Verificar se há espasmo muscular, pontos de gatilho, nódulos miofasciais, sensibilidade do nervo ciático e das articulações sacroilíacas, compressão das cristas ilíacas. • *em movimento:* caminhar sobre os artelhos para testar os músculos da panturrilha; caminhar sobre os calcanhares para testar a dorsiflexão do pé e do hálux; movimentar a coluna vertebral em flexão, extensão, inclinação lateral e rotação. O médico examinador deverá executar: **Teste de Schober** É utilizado para medir a mobilidade da coluna lombar. É feito em posição ortostática e em flexão máxima e tem como pontos de referência a transição lombossacra e 10 cm acima deste ponto. É considerado normal quando a variação fica acima de 5 cm entre as medidas em posição ortostática e flexão lombar total. **Teste do músculo iliopsoas** O paciente levanta a perna contra resistência. São checados o nervo femoral e as raízes de L2 e L3. **Teste de adução das pernas** Neste teste são verificadas as raízes L2, L3 e L4.

Situações de Trabalho que Podem Provocar ou Agravar Doenças Preexistentes (Ex., Riscos Ergonômicos)	***Controle Médico em Saúde Ocupacional***
Esforço físico intenso e transporte manual de cargas	
Coluna lombar	
Semiologia voltada para a coluna lombar	O médico examinador deverá executar: **Teste de abdução das pernas** Neste teste são verificados os músculos glúteo máximo e glúteo mínimo, as raízes L4, L5 e S1. **Teste de avaliação do glúteo máximo** Pede-se ao paciente que pressione sua perna contra a mão do examinador. Nesse teste, são verificadas as raízes de L4 e L5 e o nervo glúteo. **Teste do quadríceps femoral** O examinador apoia a mão sob o joelho do paciente e pede que ele faça movimento de chute. Avalia-se o músculo quadríceps, que é inervado pelo nervo femoral, as raízes de L3 e L4. **Teste do nervo ciático** O examinador apoia uma mão sobre o joelho do paciente, e pede que ele puxe a perna contra sua mão. **Teste da dorsiflexão do pé** O médico examinador avalia com a dorsiflexão, o nervo peroneal, nas raízes de L4 e L5. **Teste dos músculos sóleo e gastrocnêmio** É avaliada a região inervada pelo nervo tibial nas raízes de S1 e S2. **Teste para o músculo extensor longo do hálux** É avaliada a região inervada pelas raízes de L5. **Teste de Lasègue** Consiste na flexão do quadril e do joelho a 90°, seguida da extensão do joelho. O teste é positivo se a dor irradiar-se para baixo do joelho. O ângulo entre a perna elevada e a mesa de exames então é medido (35° a 70°).
Pontuação na escala de avaliação de testes	Os testes a seguir apresentam muito boa sensibilidade e confiabilidade na avaliação da coluna lombar: • teste da elevação da perna estendida; • teste da distensão de Bragard; • teste da extensão do joelho com o paciente sentado; • teste da distensão femoral.

Situações de Trabalho que Podem Provocar ou Agravar Doenças Preexistentes (Ex., Riscos Ergonômicos)	***Controle Médico em Saúde Ocupacional***
Coluna lombar	
Exame físico	**Sinais radiculares:** • sinal de Lasègue – não deve haver dor com elevações até 30°; • sinal de Gowers – característico de distrofia muscular de Duchenne; • sinal de Naffziger e sinal de Patrick (contraprova) – diferenciam lesões nervosas de ortopédicas; • sinal de Schober – sugestivo de espondilite anquilosante; • sinal de Phalen – sugestivo de síndrome do túnel do carpo; • sinal de Froment – sugestivo de síndrome do canal de Guyon; • sinal de Tinel – sugestivo de síndrome do túnel do carpo; • prece maometana ou atitude genupeitoral – sugestiva de pericardite constritiva.
Exames complementares	• *Eletromiografia:* útil nas lombalgias degenerativas, como na síndrome de compressão radicular). • *Biópsia*: aplicada nas lombalgias neoplásicas, metabólicas e infecciosas. • *Infiltrações interfacetárias*: aplicadas nas lombalgias do compartimento posterior da coluna vertebral. • *Avaliação psicológica*: usa-se o MMPI (*Minnesota Multiphasic Personality Inventory*). • *Exame retal e/ou pélvico.*
Distúrbios e achados físicos	**Estenose vertebral:** • perda da lordose lombar normal; • os sintomas nas pernas são reproduzidos com a extensão passiva da coluna; • hipersensibilidade da incisura isquiática; • déficit motor ou sensitivo (variável); • teste de elevação da perna reta anormal (infrequente).
Espaço confinado, monotonia, trabalho noturno, situações causadoras de estresse emocional, portadores de armas de fogo	O médico examinador deverá ter atenção especial com os sinais de alteração do comportamento, irritabilidade e outros, isto é, quadro clínico que possa sugerir distúrbio mental relacionado ao trabalho. Exames sugeridos: • avaliação psiquiátrica; • testes psicológicos.

Fluxogramas de Gestão do PCMSO (Figuras 10.33 a 10.35)

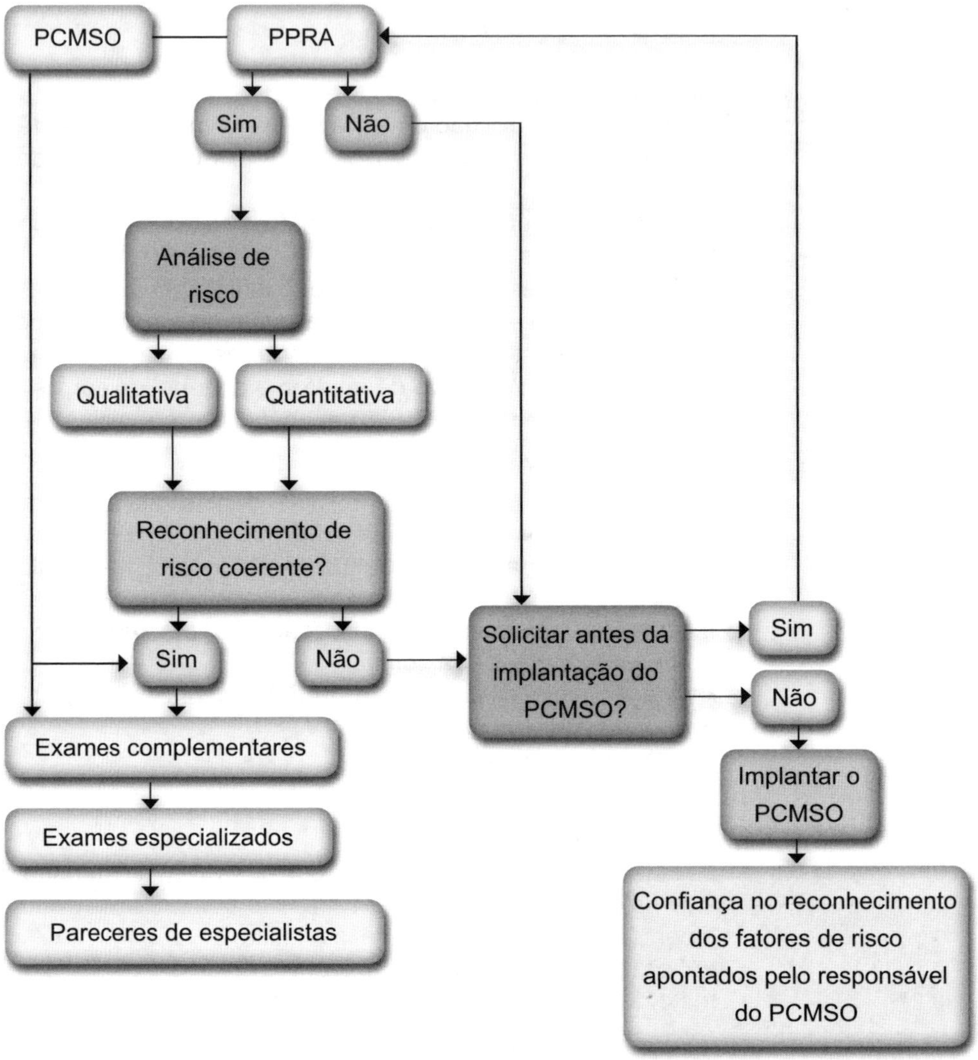

Figura 10.33 – Fluxograma da relação PPRA/PCMSO.

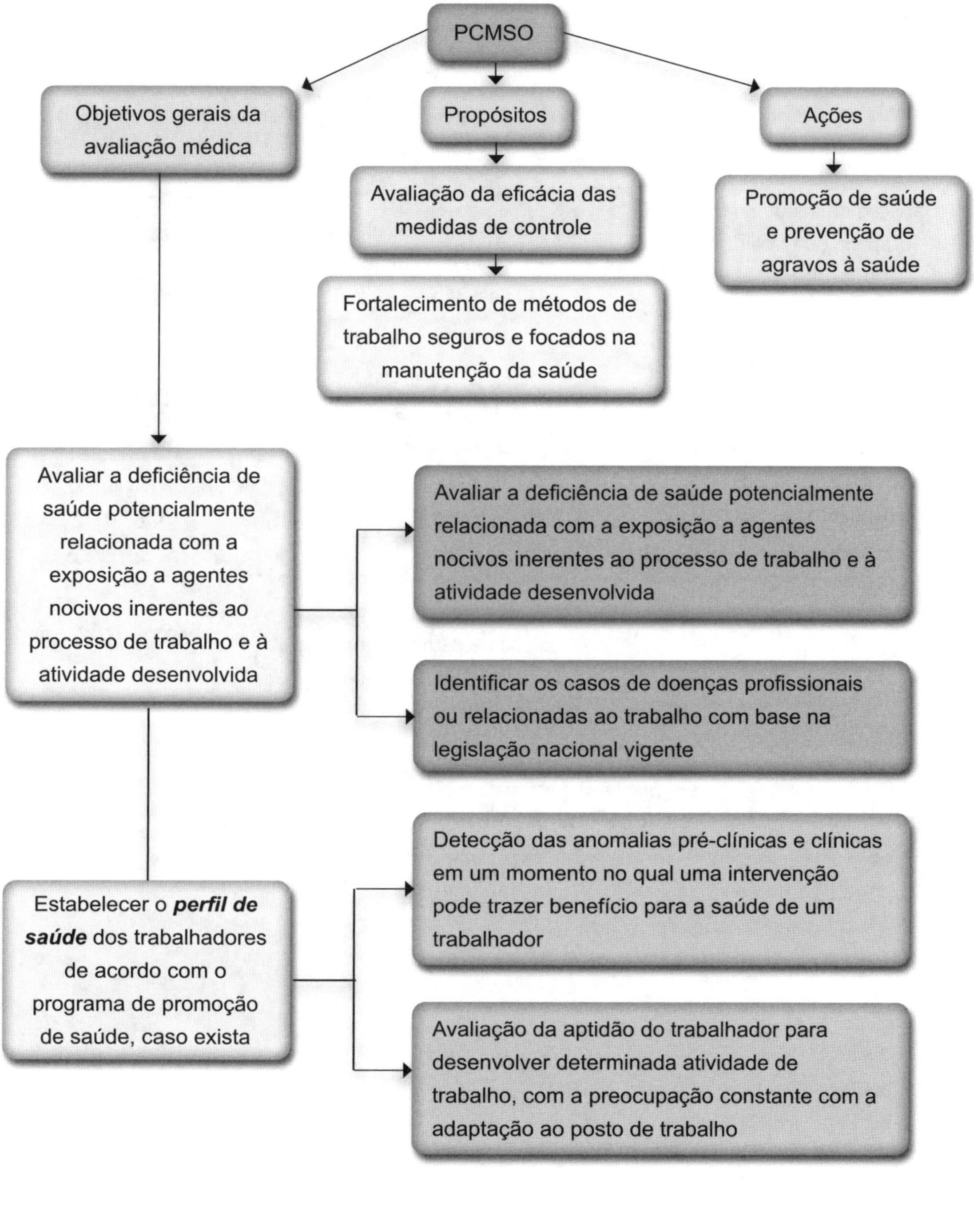

Figura 10.34 – Objetivos, propósitos e ações do PCMSO.

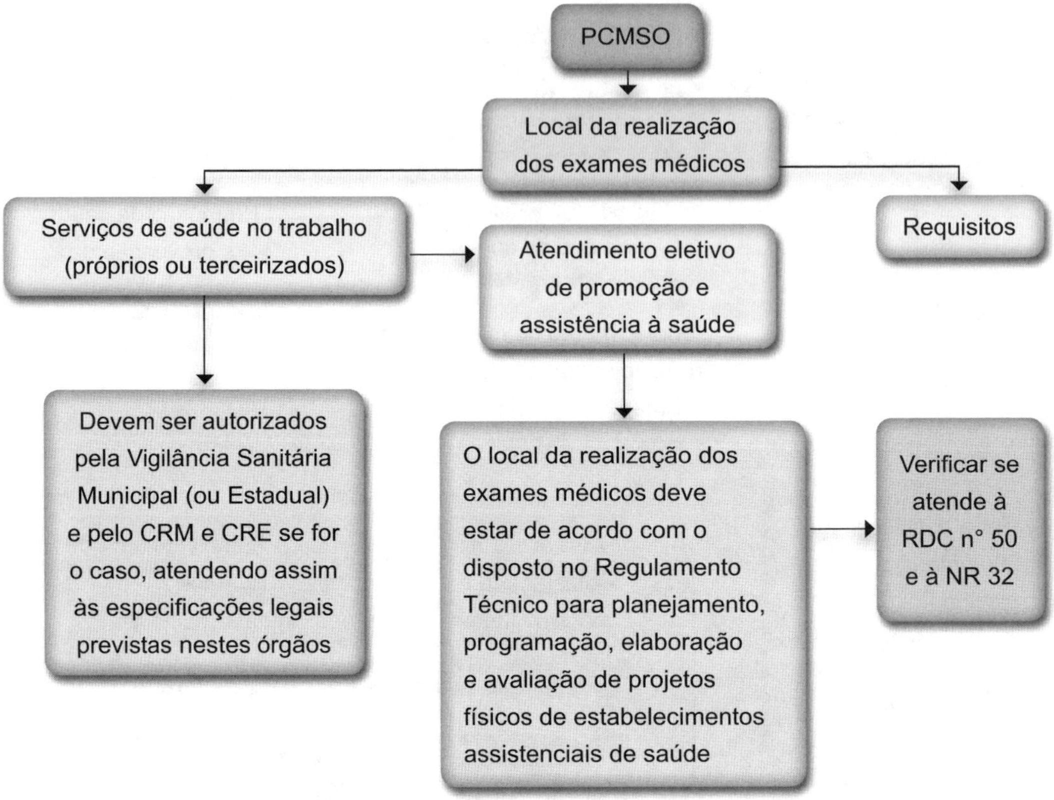

Figura 10.35 – PCMSO e o local dos exames médicos ocupacionais.

Questões para Prova da ANAMT

Capítulo 11

Este capítulo é dedicado ao médico do trabalho que deseja testar o seu conhecimento relativo à aplicação da Norma Regulamentadora n° 7 (NR 7), intitulada Programa de Controle Médico de Saúde Ocupacional (PCMSO). Cabe ressaltar a importância do tema para quem irá prestar a Prova de Título de Especialista em Medicina do Trabalho da ANAMT e Concursos Públicos.

1- (ANAMT 1985) A NR 7 diz que a audiometria periódica deve ser feita quando o trabalhador é exposto a:
a) Ruído acima de 85 dB (A).
b) Ruído acima de 90 dB (A).
c) Níveis de ruído acima dos limites previstos na NR 15, se não usar protetor auricular.
d) Níveis de ruído acima dos limites previstos na NR 15, mesmo usando protetor auricular.
e) Ruído acima de 100 dB (A).

2- (ANAMT 1985) Como controle biológico de trabalhadores expostos a benzeno:
a) Fenol urinário.
b) Ácido hipúrico urinário.
c) Benzeno no sangue.
d) Benzeno nas fezes.
e) Paranitrobenzol no ar expirado.

3- (ANAMT 1985) No pessoal que faz desengraxante com tricloroetileno, o exame biológico recomendado para controle da exposição a este agente é:
a) Teste da azida sódica.
b) Tricloro compostos totais no sangue.
c) Tricloro compostos totais na urina.
d) Tricloroetileno no ar expirado.
e) Tricloroetileno na urina.

4- (ANAMT 1986) Certos gases irritantes provocam edema agudo de pulmão por:
a) Hipertensão arterial.
b) Aumento da pressão capilar subitamente.
c) Por sensibilização.
d) Por aumento da permeabilidade capilar.
e) Por broncoespasmo.

5- (ANAMT 1996) A dosagem do ácido metil-hipúrico urinário alterada em trabalhadores sugere exposição ocupacional a:

a) Acetato de etila.
b) Benzeno.
c) Estireno.
d) Tolueno.
e) Xileno.

6- (ANAMT 1997) São exigências para uma audiometria confiável e correta, EXCETO:

a) Audiômetro calibrado.
b) Cabine audiométrica calibrada.
c) Timpanometria e condutometria.
d) Otoscopia ou meatoscopia prévia.
e) Repouso acústico por 14 horas.

7- (ANAMT 1997) Para um diagnóstico competente de PAIR (Perda Auditiva Induzida por Ruído) ocupacional são necessários os seguintes fatores, EXCETO:

a) Diagnóstico fornecido pelo(a) fonoaudiólogo(a).
b) Audiometria alterada e realizada dentro dos rigores técnicos.
c) Conhecimento da exposição prévia ao ruído.
d) Anamnese ocupacional.
e) Otoscopia ou meatoscopia.

8- (ANAMT 1998) O exame médico de retorno ao trabalho deverá ser feito obrigatoriamente no primeiro dia de volta ao trabalho do trabalhador ausente por motivo de acidente ou doença de natureza ocupacional ou não, ou parto, por um período de tempo igual ou superior a:

a) 10 dias.
b) 15 dias.
c) 20 dias.
d) 30 dias.
e) 45 dias.

9- (ANAMT 1998) Após o desligamento do trabalhador, o responsável pelo PCMSO tem a responsabilidade de manter os registros médicos por:

a) 5 anos.
b) 10 anos.
c) 15 anos.
d) 20 anos.
e) 30 anos.

10- (ANAMT 1998) No caso de trabalhadores expostos ao benzeno, os exames que legalmente deverão ser solicitados, são:
a) Hemograma completo e plaquetas.
b) Mielograma e plaquetas.
c) Hemograma completo e dosagem de benzeno na urina.
d) Leucograma e mielograma.
e) EEG e mielograma.

11- (ANAMT 1998) Para monitoramento biológico, recomenda-se que sejam tomadas amostras de urina depois da jornada de trabalho no final do último dia da semana de trabalho dos trabalhadores expostos a:
a) Mercúrio.
b) Dissulfeto de carbono.
c) Tricloroetileno.
d) Chumbo inorgânico.
e) Organoclorados.

12- (ANAMT 1995) Sobre o exame médico de retorno ao trabalho podemos dizer que:
a) É opcional.
b) É opcional somente para o trabalhador afastado por 30 dias.
c) É obrigatório quando há afastamento por 15 dias.
d) É obrigatório após afastamento de 30 dias ou mais.
e) É obrigatório somente após afastamentos superiores a 90 dias.

13- (ANAMT 1995) A dosagem urinária do ácido delta-aminolevulínico é utilizada, principalmente, para o diagnóstico de intoxicações causadas por:
a) Chumbo.
b) Compostos aminados.
c) Compostos organoclorados.
d) Substâncias ionizantes.
e) Derivados halogenados.

14- (ANAMT 1995) A NR 7 determina que nas atividades ou operações com radiações ionizantes seja obrigatória, nos exames admissional, periódico e demissional, a realização dos seguintes exames:
a) Provas de função hepática + telerradiografia de tórax.
b) Contagem de plaquetas + telerradiografia de tórax.
c) Telerradiografia de tórax + provas de função respiratória.
d) Hemograma completo + telerradiografia de tórax.
e) Hemograma completo + contagem de plaquetas.

15- (ANAMT 1995) O exame médico pré-admissional visa selecionar os trabalhadores:
a) Que estejam em perfeitas condições de saúde.
b) Que melhor possam ser adaptados aos serviços que irão executar.
c) De forma que possam exercer as suas atividades sem ter afetada a sua saúde ou a de outros trabalhadores.
d) Que não sejam portadores de problemas oftalmológicos, devido a risco de ocorrência de acidente de trabalho.
e) Que não tenham sido expostos a riscos profissionais para a saúde.

16- (ANAMT 1995) Todos os trabalhadores, independentemente da função que exercem ou que exerceram, devem ser submetidos durante o exame médico pré-admissional ou periódico aos seguintes procedimentos, EXCETO:
a) Exame de aptidão mental.
b) Exame de aptidão física.
c) Anamnese clínica.
d) Anamnese profissional.
e) Controle biológico de agentes químicos.

17- (ANAMT 1996) Os parâmetros biológicos para controle de exposição a agentes químicos estão na Norma Regulamentadora:
a) 4.
b) 7.
c) 15.
d) 17.
e) 21.

18- (ANAMT 1996) Por ocasião da demissão, a empresa é obrigada a entregar ao empregado o:
a) Prontuário médico.
b) Resultado dos exames laboratoriais.
c) Radiografia de tórax.
d) Atestado de Saúde Ocupacional.
e) Dossiê odontológico.

19- (ANAMT 1996) O parâmetro biológico utilizado para o acompanhamento de pessoas expostas ao chumbo é a dosagem de:
a) Cálcio plasmático.
b) Ácido mandélico sanguíneo.
c) Ácido delta-aminolevulínico urinário.
d) Álcool metílico urinário.
e) Compostos fenólicos fecais.

20- (ANAMT 1996) Além do exame clínico, os exames obrigatórios para os trabalhadores que estão expostos ao contato com asbestos são:
a) De escarro e radiografia de tórax.
b) Broncoscopia e gasometria.
c) Hemograma e espirometria.
d) Radiografia de tórax e espirometria.
e) Lavado brônquico para pesquisa de fibra de asbestos.

21- (ANAMT 1996) Numa empresa com grau de risco 3 o exame médico periódico, como substitutivo do exame médico demissional, tem o prazo de validade de:
a) 30 dias.
b) 75 dias.
c) 90 dias.
d) 120 dias.
e) 135 dias.

22- (ANAMT 1996) Qual dentre os métodos analíticos abaixo NÃO é recomendado pela NR 7?
a) Espectrofotometria ultravioleta/visível.
b) Espectrofotometria de absorção atômica.
c) Cromatografia em fase gasosa.
d) Eletrodo íon-positivo.
e) Reações de toque (*spot-test*).

23- (ANAMT 1997) Desde que não haja negociação específica, a empresa estará desobrigada a indicar médico responsável para o seu PCMSO numa situação em que o grau de risco e o número de empregados são, respectivamente:
a) 1 e 20.
b) 2 e 20.
c) 2 e 500.
d) 3 e 150.
e) 4 e 150.

24- (ANAMT 1997) Para os trabalhadores cujas atividades envolvem os riscos discriminados no Quadro I da NR 7 (Controle Biológico de Agentes Químicos), os exames médicos complementares deverão ser executados, no mínimo, a cada:
a) 6 meses.
b) 8 meses.
c) 10 meses.
d) 12 meses.
e) 20 meses.

25- (ANAMT 1997) Para um trabalhador com idade de 28 anos que não esteja exposto a risco ou situação de trabalho que implique o desencadeamento de doença ocupacional e não seja portador de doença crônica, o exame médico periódico é obrigatório a cada:

a) 1 ano.
b) 2 anos.
c) 3 anos.
d) 4 anos.
e) 5 anos.

26- (ANAMT 1997) Quando é emitido o Atestado de Saúde Ocupacional (ASO), sua primeira via fica arquivada no local de trabalho do empregado, enquanto a segunda via, obrigatoriamente, é entregue ou encaminhada a(ao):

a) CIPA.
b) Delegacia Regional do Trabalho.
c) INSS.
d) Sindicato.
e) Trabalhador.

27- (ANAMT 1997) Sendo verificada, através da avaliação clínica do trabalhador e dos exames constantes do Quadro I da NR 7, apenas exposição excessiva ao risco (EE ou SC+), mesmo sem sintomatologia ou sinal clínico da doença, o procedimento em relação ao trabalhador, até que as medidas de controle ambiental tenham sido adotadas, será de:

a) Encaminhá-lo para tratamento clínico pelo sistema próprio da empresa.
b) Encaminhá-lo ao SUS para tratamento.
c) Licenciá-lo do trabalho, na empresa, por 30 dias.
d) Apenas afastá-lo do local de risco até a normalização dos indicadores biológicos.
e) Emitir CAT e encaminhar o trabalhador ao INSS para o estabelecimento do nexo causal.

28- (ANAMT 1997) No controle biológico da exposição ao fenol, a substância pesquisada na urina é o:

a) Ácido mandélico.
b) Ácido fenilglioxílico.
c) Ácido tricloroacético.
d) Fenol.
e) Pentaclorofenol.

29- (ANAMT 1997) Com relação aos parâmetros de controle biológico da exposição a agentes químicos, um dos índices comparativos é o Valor de Referência da Normalidade (VR). Este índice se refere a valores encontrados em:

a) Trabalhadores expostos a substâncias químicas, sem sinais de doenças.
b) Trabalhadores eventualmente expostos a substâncias químicas.
c) Grupos específicos de trabalhadores com sinais de doença ou não.
d) Populações não expostas ocupacionalmente a substâncias químicas.
e) Populações expostas acidentalmente a substâncias químicas.

30- (ANAMT 1997) O ASO deverá conter no mínimo os seguintes dados, EXCETO:
a) O nome completo do trabalhador, número de registro da sua identidade e sua função.
b) Indicação dos procedimentos médicos a que foi submetido o trabalhador, incluindo os exames complementares, o diagnóstico de todas as alterações de saúde diagnosticadas e a data em que estes exames foram realizados.
c) Indicação de apto ou inapto para a função específica que irá exercer, estiver exercendo ou exerceu.
d) Nome do médico encarregado do exame e endereço.
e) Data e assinatura do médico encarregado do exame e carimbo contendo seu número de inscrição no CRM.

31- (ANAMT 1998) Quando um médico de determinada empresa é substituído por outro, os prontuários médicos deverão:
a) Continuar com o médico que foi substituído, pois a ele pertencem.
b) Ser guardados no departamento pessoal da empresa até a chegada do novo médico.
c) Continuar no ambulatório médico para serem consultados pelos interessados.
d) Ser incinerados quando os registros tiverem mais de 5 anos, pois não mais se prestam para reclamações trabalhistas.
e) Ser transferidos pelo próprio médico, oficialmente, ao seu sucessor.

32- (ANAMT 1998) No monitoramento biológico de um Grupo Homogêneo formado por um número menor que oito trabalhadores:
a) É impossível tirar conclusões sobre o ambiente de trabalho.
b) Aplicando-se a metodologia estatística adequada, é possível tirar conclusões sobre as condições ambientais de exposição dos trabalhadores.
c) Não é aconselhável acreditar nos valores obtidos.
d) Deve-se repetir a amostragem biológica por diversos dias consecutivos, até a obtenção de um número estatisticamente significativo de amostras para poder tirar alguma conclusão.
e) Deve-se recorrer a um estatístico para calcular o quadrado e o desvio-padrão.

33- (ANAMT 1998) Em princípio, o monitoramento biológico NÃO deve ser empregado:
a) Para monitorar o ambiente de trabalho reconhecidamente inadequado sob o ponto de vista de higiene ocupacional.
b) Para detectar falhas não percebidas no controle do ambiente de trabalho.
c) Para detectar falhas nas operações de trabalho.
d) Para detecção precoce de indivíduos hipersuscetíveis.
e) Para substituir, com vantagens, o monitoramento ambiental.

34- (ANAMT 1999) Pelos conhecidos efeitos potencializadores, o médico do trabalho deve redobrar a sua atenção no controle médico dos trabalhadores expostos a níveis excessivos de ruído, quando o trabalhador também estiver exposto a:
a) Solventes orgânicos.
b) Metais pesados.
c) Inseticidas organoclorados.
d) Fumos de plásticos.
e) Diazepínicos.

35- (ANAMT 1999) O controle biológico de expostos a estireno, tolueno e xileno deve ser realizado, respectivamente, através das dosagens dos ácidos:

a) Acético, delta-aminolevulínico, hipúrico.
b) Glioxílico, ácido carboxílico, peptínico.
c) Mandélico, hipúrico, metil-hipúrico.
d) Metil-hipúrico, hipúrico, fenilglioxílico.
e) Metil-hipúrico, vanilmandélico, etacrínico.

36- (ANAMT 1999) O clínico deve considerar, no diagnóstico das doenças profissionais, EXCETO:

a) A história ocupacional.
b) A evolução lenta e insidiosa.
c) Os sintomas podem ser comuns com outras doenças não ocupacionais.
d) Correlação obrigatória entre o quadro clínico e o laboratorial.
e) As características do local e as condições de trabalho.

37- (ANAMT 1999) Em relação aos exames médicos admissionais, periódicos e demissionais, é CORRETO afirmar que é:

a) Obrigatório para todos os trabalhadores contratados segundo o regime da CLT.
b) Obrigatório apenas para empregados de empresas que sejam obrigadas a manter um SESMT.
c) Obrigatório em empresas de riscos 3 e 4, independentemente do regime de trabalho.
d) Facultativo para os membros da CIPA, menores e mulheres.
e) Facultativo e fica a critério da empresa, de acordos coletivos ou ainda da exigência do fiscal-médico.

38- (ANAMT 1999) A evolução da perda auditiva induzida pelo ruído, de acordo com a legislação vigente, é comprovada quando se observa, entre a audiometria admissional e uma audiometria periódica posterior, uma diferença:

a) De 20 dB na frequência de 4.000 Hz.
b) De 15 dB ou mais, nas médias das frequências de 1, 2 e 3 kHz.
c) De 10 dB ou mais, nas médias das frequências de 2, 3 e 4 kHz.
d) De 5 ou mais dB em qualquer frequência, isoladamente.
e) De 5 dB em duas baixas frequências.

39- (ANAMT 2000) Conforme a legislação brasileira, a audiometria periódica deve ser realizada:

a) Imediatamente após a saída do local de trabalho.
b) No mínimo 2 horas após cessar a exposição a ruído excessivo.
c) No mínimo 14 horas após cessar a exposição a ruído excessivo.
d) No mínimo 24 horas após cessar a exposição a ruído excessivo.
e) Independentemente do intervalo entre a exposição e o exame.

40- (ANAMT 2000) Numa indústria química os trabalhadores utilizam solvente (*thinner*) e a composição revelou 33% de tolueno, 33% de xileno, 33% de estireno e outras impurezas. O controle biológico deverá ser realizado, RESPECTIVAMENTE, através dos ácidos:

a) Hipúrico, metil-hipúrico e mandélico.
b) Acético, delta-aminolevulínico e hipúrico.
c) Metil-hipúrico, vanilmandélico e etacrínico.
d) Glioxílico, ácido carboxílico e oxálico.
e) Úrico, hipúrico e metil-hipúrico.

41- (ANAMT 2000) Para expostos ao metanol, o Indicador Biológico indicado pela legislação brasileira é do metanol em amostras de:

a) Sangue.
b) Urina.
c) Fezes.
d) Lágrima.
e) Saliva.

42- (ANAMT 2001) Um dos exames úteis para o controle dos expostos a anilina é a dosagem de:

a) Colinesterase.
b) Fosfatase alcalina.
c) Para-aminofenol.
d) Glicose 6-fosfato.
e) Ácido tricloroacético.

43- (ANAMT 2001) Um médico do trabalho deve monitorar trabalhadores expostos a dissulfeto de carbono. Ele solicitou dosagem do ácido 2-tio-tiazolidina na primeira urina da manhã. Nosso colega equivocou-se porque:

a) O exame deveria ser a dosagem do ácido mandélico.
b) A amostra deveria ser de sangue.
c) A urina deveria ser ao final do último dia de jornada de trabalho.
d) A amostra deveria ser de ar expirado.
e) Não se conhece indicador biológico para este agente.

44- (ANAMT 2002) Segundo a NR 7, qual das situações abaixo pode ser considerada agravamento de perda auditiva induzida por níveis de pressão sonora elevados?

a) A audiometria referencial tem limiares melhores que 25 dB e a sequencial tem limiares piores que 25 dB nas frequências de 3, 4 e 6 kHz.
b) A audiometria referencial tem limiares de 0,5 kHz, 1 kHz e 2 kHz piores que 25 dB e mais elevados que nas outras frequências testadas e a sequencial tem piora isolada em uma destas frequências maior ou igual a 15 dB.
c) A audiometria referencial tem limiares em 3, 4 e 6 kHz piores que 25 dB e mais elevados que nas outras frequências testadas, e a sequencial tem piora isolada em uma destas frequências maior ou igual a 15 dB.

d) A audiometria referencial tem limiares melhores que 25 dB e a sequencial tem piora isolada em uma frequência entre 3 e 6 kHz maior ou igual a 15 dB.
e) A audiometria referencial tem limiares em 3, 4 e 6 kHz piores que 25 dB e mais elevados que nas outras frequências testadas e a sequencial tem piora isolada em uma destas frequências maior ou igual a 10 dB.

(ANAMT 2002) Uma empresa de consultoria em SST foi contratada para orientar sobre a elaboração dos programas: PPRA e PCMSO em um hospital geral, em uma localidade na qual não havia médico do trabalho residente. Em seu planejamento, o médico do trabalho fez várias recomendações para o cumprimento e adequação à NR 7, além de outros regulamentos sanitários e ambientais existentes no estado e município. Diante desse perfil de empresa, responda às questões 45, 46, 47 e 48.

45- Sobre o Programa de Controle Médico de Saúde Ocupacional deste hospital, podemos dizer que as afirmações estão corretas, EXCETO:
a) Ele poderá ser elaborado por qualquer médico que tenha experiência em saúde ocupacional.
b) Como rotina, devemos emitir CAT em casos de acidente com material biológico.
c) Deve-se instituir programa de vigilância específico para os acidentes com risco de contaminação biológica.
d) Nos exames admissionais deve-se solicitar como rotina a sorologia para hepatite B e anti-HIV.
e) Cabe ao empregador custear todas as despesas com o PCMSO.

46- Sobre exposição a radiações ionizantes, pode-se afirmar que, EXCETO:
a) As síndromes mielodisplásicas têm sido observadas em exposição ocupacional às radiações ionizantes.
b) A anemia hemolítica adquirida é uma das patologias adquiridas por trabalhadores expostos a radiações ionizantes.
c) Os raios alfa, beta, gama e raios X são classificados como radiações ionizantes.
d) O aumento da distância entre a fonte e a pessoa é uma forma de proteção contra as radiações ionizantes.
e) O uso do EPI específico para radiações ionizantes e a interposição de barreiras devem ser comtemplados, em caráter obrigatório, no PPRA e PCMSO.

47- Qual das doenças abaixo não é provocada por radiações não ionizantes?
a) Esterilidade.
b) Catarata.
c) Eritema de pele.
d) Ceratoconjuntivite.
e) Elaioconiose.

48- Uma enfermeira que se acidentou com material perfurocortante, durante um procedimento com um paciente portador do HIV, deve se submeter imediatamente ao teste anti-HIV com o objetivo de:
a) Encaminhá-la imediatamente ao Acidente do Trabalho.
b) Verificar se já era portadora do vírus.
c) Verificar se ela foi contaminada pelo acidente sofrido.
d) Iniciar o tratamento retroviral imediatamente.
e) Orientá-la sobre os riscos e as medidas preventivas.

49- (ANAMT 2003) O monitoramento biológico para o xileno deverá ser realizado:
a) Na urina, no final da jornada.
b) Na urina, 24 horas, quando for o dia de maior exposição.
c) Hemograma com contagem de plaquetas e reticulócitos semestralmente.
d) Na urina, no início da jornada.
e) No sangue, ao final da jornada.

50- (ANAMT 2003) Sobre a NR 7, assinale a alternativa CORRETA:
a) Empresas com menos de 20 empregados estão desobrigadas de indicar médico responsável pelo PCMSO, independentemente do grau de risco.
b) O exame de retorno ao trabalho deve ser realizado quando o trabalhador ficar ausente do trabalho por período igual ou superior a 30 dias, em casos de doença, acidentes, parto e férias.
c) Cabe ao médico responsável pelo PCMSO emitir as comunicações de acidente de trabalho – CAT.
d) O empregador deve custear, sem ônus para os empregados, todos os procedimentos relacionados ao PCMSO.
e) Os exames médicos periódicos devem ser feitos obrigatoriamente a cada 12 meses.

51- (ANAMT 2003) O diagnóstico e o nexo causal de perda auditiva induzida pelo ruído devem ser feitos através de:
a) Exame audiométrico.
b) Audiometria e confirmação BERA.
c) Um conjunto de procedimentos que incluem otoscopia, audiometria e BERA, sem a necessidade de outros exames.
d) Um conjunto de procedimentos que envolvam anamnese clínica e ocupacional, exame físico, avaliação audiológica e, se necessário, exames complementares, além do estudo do local de trabalho.
e) Avaliação clínica pelo médico do trabalho, exclusivamente.

52- (ANAMT 2004) O Ministério do Trabalho, através do despacho de 1° de outubro de 1996 da Secretaria de Segurança e Saúde no Trabalho, resolveu expedir Nota Técnica visando orientar os profissionais da saúde para adequada operacionalização do Programa de Controle Médico de Saúde Ocupacional, objeto da Norma Regulamentadora n° 7. Sobre o Médico Responsável, nesta Nota Técnica, assinale a alternativa INCORRETA:

a) O médico do trabalho responsável pode elaborar e ser responsável pelo PCMSO de várias empresas, filiais, unidades e frentes de trabalho, inclusive em várias Unidades da Federação.
b) Inexistindo médico do trabalho ou indisponibilidade do mesmo em alguma localidade do país, a empresa poderá contratar médico de outra especialidade para coordenar o PCMSO.
c) Há necessidade de registrar ou cadastrar o médico do trabalho responsável pelo PCMSO, ou empresa prestadora de serviço na Delegacia Regional do Trabalho.
d) O médico responsável poderá indicar "profissional familiarizado" para realização de exames médicos ocupacionais, independentemente de sua especialização.
e) É recomendado que o médico responsável, ao encarregar outro médico de realizar exames, faça por escrito esta delegação.

53- (ANAMT 2005) Durante o período de elaboração do PCMSO de uma indústria, o médico do trabalho constata a presença de anilina em determinado processo de trabalho. Indique o indicador biológico deste agente químico:

a) Meta-hemoglobina.
b) Ácido delta-aminolevulínico.
c) 2,5-hexanodiona.
d) Ácido tricloroacético.
e) Zincoprotoporfirina.

54- (ANAMT 2005) Ao constatar uma diminuição gradual da acuidade auditiva em trabalhador acima do limite de tolerância, o médico do trabalho deve considerar que:

a) A audiometria é o único exame capaz de detectar a presença de perda auditiva induzida pelo ruído.
b) Somente deve realizar-se a Audiometria se ficar comprovado um repouso auditivo superior a 8 horas.
c) A perda auditiva induzida pelo ruído é uma lesão retrococlear que se manifesta preferencialmente nas frequências de 300 a 400 Hz.
d) Comprovada a presença de PAIR (atualmente PAINPSE), deve-se emitir CAT e afastar o trabalhador da exposição até que a melhora da lesão seja considerada satisfatória.
e) O sistema auditivo pode ser alvo de várias doenças sistêmicas de incidência comum na população e que resultam em disacusia neurossensorial.

55- (ANAMT 2005) Quando uma empresa, pelo número de empregados e grau de risco, estiver desobrigada de manter Serviço Especializado em Segurança e Medicina do Trabalho, o prontuário médico, pela legislação atual, deverá ficar:

a) Arquivado no Serviço Médico que realizou o exame.
b) Arquivado no Departamento de Pessoal da empresa, em envelope fechado pelo médico examinador.
c) Arquivado no Departamento de Pessoal da empresa, em arquivo especial ao qual só terão acesso ficais médicos do trabalho.
d) De posse do trabalhador examinado.
e) Enviado pelo médico examinador, em envelope fechado, por intermédio da empresa, à repartição governamental correspondente.

56- (ANAMT 2006 – Questão adaptada) Relacione os riscos ocupacionais listados nas colunas com os indicadores biológicos/exames.

I- Tolueno.
II- Tetracloroetileno.
III- Chumbo inorgânico.
IV- Monóxido de carbono.

M- Carboxiemoglobina no sangue.
N- Para-aminofenol no sangue.
O- Ácido tricloroacético na urina.
P- Ácido hipúrico na urina.
Q- Ácido delta-aminolevulínico na urina.

A relação correta é:

a) I- M; II- O; III- P, IV- N.
b) I- N; II- Q; III- M; IV- O.
c) I- O; II- P; III- Q; IV- M.
d) I- P; II- O; III- Q; IV- M.
e) I- P; II- Q; III- N; IV- O.

57- (ANAMT 2007 – Questão adaptada). Quanto a indicadores biológicos, são feitas as afirmações abaixo:

I- Na monitoração biológica dos trabalhadores expostos a agentes químicos, o Valor de Referência da Normalidade (VR) é o valor possível de ser encontrado em populações não expostas ocupacionalmente.
II- O indicador biológico utilizado para o controle da exposição ao xileno é a dosagem do ácido mandélico na urina.
III- A ultrapassagem do Índice Biológico Máximo Permitido (IBMP) indica, sempre, doença profissional.

Está(ão) correta(s) a(s) afirmação(ões):

a) I, apenas.
b) II, apenas.
c) III, apenas.
d) I e II, apenas.
e) I e III, apenas.

58- (ANAMT 2008 – Questão adaptada) De acordo com o Quadro II (redação dada pela Portaria 19, de 9 de abril de 1998) da NR 7, a periodicidade da espirometria para trabalhadores expostos às poeiras não fibrogênicas é:

a) Anual apenas para trabalhadores com mais de 15 anos de exposição.
b) Anual para todos os trabalhadores, independentemente do tempo de exposição.
c) Bienal para todos os trabalhadores, independentemente do tempo de exposição.
d) Bienal apenas para os trabalhadores com menos de 15 anos de exposição.

59- (ANAMT 2009) Podemos controlar biologicamente a exposição ao N-hexano realizando na urina a dosagem do:

a) Ciclo-hexanol.
b) Ácido hipúrico.
c) Ácido mandélico.
d) 2,5-hexanodiona.
e) Ácido metil-hipúrico.

60- (ANAMT 2009) O médico do trabalho de uma empresa metalúrgica, durante a realização dos exames periódicos, notou uma alteração condutiva moderada na orelha esquerda no teste audiométrico admissional de um candidato ao trabalho no setor de contabilidade. Qual a atitude correta frente a esse caso?

a) Considerá-lo inapto para o trabalho.
b) Apto para o trabalho com o uso de EPI na orelha esquerda.
c) Encaminhá-lo para a perícia do INSS.
d) Encaminhar para avaliação otorrinolaringológica e incluí-lo no PCA.
e) Trabalhar sem restrições, pois no setor não há risco de desenvolver PAIR ocupacional.

61- (ANAMT 2009) Um trabalhador exposto a *thinner* apresentou, em sua urina, alta quantidade de ácido hipúrico. Esse fato faz suspeitar de:

a) Intoxicação por benzeno.
b) Intoxicação crônica por tolueno.
c) Contaminação por ingestão acidental.
d) Exposição ambiental acima dos limites de tolerância ao tolueno.
e) Contaminação do frasco ou adulteração do material enviado ao laboratório.

62- (ANAMT 2010) Conforme determina a NR 7, o EXAME MÉDICO DEMISSIONAL deve ser realizado até a data da homologação:

a) Em todos os casos.
b) Desde que o último exame periódico tenha sido realizado há mais de 180 dias para empresa de riscos 1 e 2.
c) Desde que o último exame periódico tenha sido realizado há mais de 90 dias para empresa de riscos 3 e 4.
d) Apenas para trabalhadores em atividades insalubres.
e) Não sendo possível alterar para mais ou para menos este prazo.

63- (ANAMT 2011) Com relação aos fatores de risco presentes nos diferentes ambientes de trabalho, assinale a alternativa CORRETA:

a) São agentes físicos: vibrações, gases asfixiantes, barulho, rios ultravioletas e ultrassom.
b) São agentes químicos: gases, neblinas, raios X, poeira de amianto, hélio e amônia.
c) São agentes biológicos: vírus, bactérias, fungos, cães e ratos.
d) São agentes ergonômicos: má postura, repetição de movimentos, má iluminação, excesso de ruído e carregamento de peso excessivo.
e) São asfixiantes simples: o oxigênio, o gás carbônico, cianeto e monóxido de carbono.

64- (ANAMT 2012) O ASO deverá conter, no mínimo, os seguintes dados, EXCETO:

a) O nome completo do trabalhador, número de registro de sua identidade e sua função.
b) Indicação dos procedimentos médicos a que foi submetido o trabalhador, incluindo os exames complementares, o diagnóstico de todas as alterações de saúde diagnosticadas e a data em que esses exames foram realizados.
c) Indicação de apto ou inapto para a função específica que irá exercer, exerce ou exerceu.
d) O nome do médico encarregado do exame e endereço.
e) A data e a assinatura do médico encarregado do exame e carimbo contendo o seu número de inscrição no CRM.

65- (ANAMT 2013) Pode ser considerada uma característica da perda auditiva induzida pelo ruído:

a) Trata-se de uma lesão reversível.
b) Não afeta trabalhadores jovens.
c) Afeta principalmente as frequências de 2.000 a 4.000 Hz.
d) Trata-se de uma lesão tipicamente retrococlear.
e) Cessada a exposição, interrompe-se o processo.

66- (ANAMT 2014) Durante a realização de Exames Periódicos em uma indústria, foi constatada a presença de alta quantidade de tolueno na urina de um trabalhador exposto a toluol. Pode-se concluir que houve uma:

a) Grave intoxicação do trabalhador ao utilizar o solvente.
b) Contaminação do trabalhador por uma ingestão acidental de toluol.
c) Contaminação do frasco ou adulteração da amostra enviada ao laboratório.
d) Exposição ambiental muito acima do limite de tolerância preconizado na NR 15.

67- (ANAMT 2014) Conforme a NR 7, a audiometria no exame periódico deve ser realizada:

a) Imediatamente após a saída do local de trabalho.
b) No mínimo 2 horas após cessada a exposição ao ruído excessivo.
c) No mínimo 14 horas após cessada a exposição ao ruído excessivo.
d) Independentemente do intervalo entre a exposição e o exame.

68- (ANAMT 2014) Com relação à exposição ao ruído, podemos afirmar que:

a) Quando da operação simultânea de máquinas com níveis de ruído diferentes, podemos afirmar que o nível de ruído total será igual à média aritmética dos níveis de ruído de cada máquina.
b) Quando colocamos para funcionar em um ambiente uma segunda máquina com nível de ruído igual ao da primeira máquina que antes funcionava sozinha naquele ambiente, o nível de ruído resultante não se modificará, permanecendo o mesmo.
c) As perdas auditivas induzidas pelo ruído ocorrem inicialmente nas frequências de 4.000 e 6.000 Hz, pois o ruído provoca alterações na cadeia dos ossículos da orelha interna, responsáveis pela sua transmissão.
d) A exposição do trabalhador a solventes concomitantemente ao ruído agrava a perda auditiva induzida pelo ruído.

69- (ANAMT 2014) A matriz biológica e os indicadores biológicos utilizados para avaliação ocupacional aos solventes orgânicos: tolueno, xileno e N-hexano são, RESPECTIVAMENTE:

a) Urina: ácido hipúrico, ácido metil-hipúrico, 2,5-hexanodiona.
b) Sangue: ácido hipúrico, ácido metil-hipúrico, 2,5-hexanodiona.
c) Sangue: ácido tricloroacético, ácido mandélico, fenol.
d) Urina: fenol, metil-etil-cetona, ácido hipúrico.

70- (ANAMT 2014) Com relação às diversas formas químicas do mercúrio e a exposição ocupacional específica em ambiente de fabricação de lâmpadas fluorescentes, é CORRETO afirmar que:

a) Com a exposição nesse tipo de ambiente é o mercúrio orgânico (alquilmercúrio), altamente lipossolúvel, as vias de absorção são predominantemente dérmicas e inalatórias, e o monitoramento periódico deverá ser realizado com dosagens de mercúrio em sangue total.
b) O mercúrio das lâmpadas fluorescentes foi abolido a partir de 1999, em função dos acordos e convenções de Montreal.
c) O monitoramento biológico de trabalhadores nesse tipo de ambiente deve ser realizado com dosagens periódicas de mercúrio urinário, corrigidas pela creatinina urinária.
d) O monitoramento biológico de trabalhadores nesse tipo de ambiente deve ser feito com dosagens periódicas de mercúrio na urina e no sangue, corrigidas pela creatinina sanguínea.

71- (ANAMT 2014) De acordo com a NR 7, com relação à exposição ocupacional na agricultura a agrotóxicos da classe dos carbamatos e organofosforados, é CORRETO afirmar que:

a) A avaliação da exposição é feita pela determinação dos agrotóxicos em sangue e urina.
b) A avaliação da exposição é feita pela determinação das colinesterases: eritrocitária e plasmática em sangue total.
c) A avaliação da exposição é feita pela determinação de ácido mandélico, corrigida pela creatinina urinária.
d) A avaliação da exposição é feita pela determinação das colinesterases: eritrocitária e plasmática em urina.

72- (ANAMT 2014) Na monitoração da exposição ocupacional às radiações ionizantes, a NR 7, da Portaria 3.214/78, determina que ela deva ser realizada através de hemograma completo e contagem de plaquetas. Podemos afirmar que esse procedimento:

a) Caracteriza-se como medida de prevenção secundária para a exposição das radiações ionizantes.
b) Permite estabelecer, com o acompanhamento seriado dos hemogramas, qual a natureza e o tipo de radiação ionizante que foi determinante da alteração sanguínea encontrada.
c) Possibilita determinar os efeitos aditivos e sinérgicos existentes com eventuais agentes químicos presentes nos ambientes de trabalho.
d) Verifica se as medidas de controle das condições ambientais dos trabalhadores expostos às radiações ionizantes estão adequadas ou não.

73- (ANAMT 2014) A aptidão para o trabalho em altura dever ser consignada no Atestado de Saúde Ocupacional, sendo realizados exames conforme a sistemática de avaliação prevista no Programa de Controle Médico de Saúde Ocupacional da empresa. No que se refere aos Exames Complementares a serem solicitados pelo médico do trabalho:

a) É obrigatória a realização de eletroencefalograma, eletrocardiograma e glicemia anual.
b) É obrigatório apenas o eletrocardiograma, sendo os demais exames opcionais.
c) A NR 35 não obriga, mas recomenda a realização do eletroencefalograma a cada 2 anos.
d) A NR 35 não especifica que exames complementares devem ser realizados, os quais devem ser previstos pelo médico responsável e consignados no PCMSO.

74- (ANAMT 2015/Prova de Manaus) O prontuário clínico individual de trabalhadores da saúde em serviços de radiodiagnóstico deve ser mantido atualizado e conservado, após o término de seu contrato de trabalho, por um período mínimo de:

a) 30 anos.
b) 20 anos.
c) 25 anos.
d) 35 anos.

75- (ANAMT 2015/Prova de Manaus) De acordo com o anexo 6 da NR 15, da Portaria 3.214/78, o empregado que trabalha sob ar comprimido deverá ser submetido a exame médico, quando de seu retorno por ausência ao trabalho superior a:

a) 5 dias.
b) 10 dias.
c) 15 dias.
d) 30 dias.

76- (ANAMT 2015/Prova de Manaus) A norma regulamentadora NR 7, PCMSO, estabelece parâmetros mínimos e diretrizes gerais a serem observadas na execução do Programa, podendo os mesmos ser ampliados:

a) Por iniciativa dos membros da CIP, após análise do relatório anual do PCMSO.
b) Por iniciativa do empregador para atender suas necessidades técnicas.
c) Por iniciativa da empresa contratada para a implementação do PCMSO.
d) Mediante negociação coletiva de trabalho.

77- (ANAMT 2015/Prova de Manaus) O empregador, após o término do contrato de trabalho envolvendo exposição ao asbesto, deve manter disponível a realização de exames médicos periódicos dos trabalhadores durante:

a) 15 anos.
b) 25 anos.
c) 20 anos.
d) 30 anos.

78- (ANAMT 2015/Prova de Manaus) Os casos em que o exame audiométrico de referência apresenta limiares auditivos em todas as frequências testadas menores ou iguais a 25 dB (NA) e a comparação do audiograma sequencial com o de referência preenchem um dos critérios abaixo:

✓ A diferença entre as medidas aritméticas dos limiares auditivos no grupo de frequência de 3.000, 4.000 e 6.000 Hz iguala ou ultrapassa 10 dB (NA).
✓ A piora em pelo menos uma das frequências de 3.000, 4.000 e 6.000 Hz iguala ou ultrapassa 15 dB (NA).

São considerados sugestivos de:

a) Agravamento de perda auditiva induzida pelo ruído.
b) Desencadeamento de perda auditiva induzida pelo ruído.
c) Mudança temporária do limiar da audição.
d) Mudança definitiva do limiar de audição.

79- (ANAMT 2015/Prova de Vitória) São características da perda auditiva induzida pelo ruído, de acordo com a NR 7:

a) Irreversibilidade, progressão gradual com o tempo de exposição ao risco e acometimento dos limiares auditivos nas frequências exclusivamente nas faixas de 2.000 e 4.000 Hz.

b) Irreversibilidade, progressão rápida independente do tempo de exposição e acometimento dos limiares auditivos nas frequências exclusivamente nas faixas de 4.000 e 8.000 Hz.
c) Irreversibilidade, progressão gradual com o tempo de exposição ao risco e acometimento dos limiares auditivos em uma ou mais frequências da faixa de 3.000 e 6.000 Hz.
d) Reversível se detectada precocemente, progressão gradual com o tempo de exposição ao risco e acometimento dos limiares auditivos nas frequências exclusivamente nas faixas de 2.000 e 8.000 Hz.

80- (ANAMT 2015/Prova de Vitória) Você atua como médico do trabalho em uma indústria que conta com SESMT próprio e é questionado quanto aos procedimentos de verificação e controle periódico do audiômetro. De acordo com as normas do Ministério do Trabalho, deve-se realizar a aferição acústica:
a) Semestral.
b) Anual.
c) Bienal.
d) Sempre que a calibração indicar alteração.

81- (ANAMT 2015/Prova de Vitória) Para realizar a audiometria conforme a legislação brasileira, o trabalhador deverá permanecer em repouso auditivo por um período mínimo de:
a) 06 horas até o momento da realização do exame audiométrico.
b) 08 horas até o momento da realização do exame audiométrico.
c) 12 horas até o momento da realização do exame audiométrico.
d) 14 horas até o momento da realização do exame audiométrico.

82- (ANAMT 2015/Prova de Vitória) Você é médico do trabalho e recebe uma audiometria cujo resultado apresenta traçado com o uso de cores. Neste caso, considera-se que:
a) A cor vermelha deve ser usada para os símbolos referentes à orelha direita e a cor verde para os símbolos referentes à orelha esquerda.
b) A cor azul deve ser usada para os símbolos referentes à orelha direita e a cor verde para os símbolos referentes à orelha esquerda.
c) A cor vermelha deve ser usada para os símbolos referentes à orelha direita e a cor azul para os símbolos referentes à orelha esquerda.
d) A cor azul deve ser usada para os símbolos referentes à orelha direita e a cor vermelha para os símbolos referentes à orelha esquerda.

83- (ANAMT 2015/Prova de Vitória) Consideram-se como sugestivos de desencadeamento de perda auditiva induzida por níveis de pressão sonora elevados os casos em que os limiares auditivos:
a) Permanecem maiores que 25 dB (NA) e a comparação com o exame de referência mostra uma diferença na média aritmética igual ou maior que 15 dB (NA) nas frequências 3, 4 e 6 kHz ou perda igual ou maior que 15 dB (NA) nas frequências de 3, 4 ou 6 kHz.
b) Permanecem menores ou iguais a 25 dB (NA), mas a comparação com o exame de referência mostra uma diferença na média aritmética igual ou maior que 15 dB (NA) nas

frequências 4, 6 e 8 kHz ou perda igual ou maior que 15 dB (NA) nas frequências de 4, 6 ou 8 kHz.

c) Permanecem menores ou iguais a 25 dB (NA), mas a comparação com o exame de referência mostra uma diferença na média aritmética igual ou maior que 10 dB (NA) nas frequências 3, 4 e 6 kHz ou perda igual ou maior que 15 dB (NA) nas frequências de 3, 4 ou 6 kHz.

d) Permanecem maiores que 25 dB (NA), e a comparação com o exame de referência mostra uma diferença na média aritmética igual ou maior que 10 dB (NA) nas frequências 4, 6 e 8 kHz ou perda igual ou maior que 15 dB (NA) nas frequências de 4, 6 ou 8 kHz.

84- (ANAMT 2015/Prova de Vitória) Nos termos do Código de Conduta para Médicos do Trabalho, é vedado ao médico do trabalho:

a) Atuar visando essencialmente a promoção de saúde e prevenção contra os riscos existentes no trabalho.
b) No exame admissional, compatibilizar a aptidão do candidato do ponto de vista médico ao posto de trabalho.
c) Considerar a gestação como fator de inaptidão ao trabalho.
d) Constatando inaptidão por motivos médicos para determinado posto de trabalho, informar os motivos ao trabalhador.

85- (ANAMT 2015/Prova de Vitória) O uso da Classificação Internacional de Radiografias de Pneumoconioses da OIT tem o objetivo de:

a) Codificar o diagnóstico e definir a capacidade laboral.
b) Codificar as alterações radiológicas para fins de indenização.
c) Codificar as alterações radiológicas para fins de benefício previdenciário.
d) Codificar as alterações radiológicas das pneumoconioses de maneira simples e reprodutível.

86- (ANAMT 2015/Prova de Vitória) Durante a realização de um exame admissional, o médico do trabalho detectou, pela Audiometria, uma disacusia condutiva moderada na orelha esquerda de um trabalhador que estará exposto a ruído. A atitude mais correta neste caso é:

a) Considerá-lo INAPTO para o trabalho.
b) Considerá-lo APTO com restrições.
c) Emitir a Comunicação de Acidente de Trabalho.
d) Avaliação otorrinolaringológica e incluir PCA da empresa.

87- (ANAMT 2015/Prova de Vitória) Toda trabalhadora com gravidez confirmada que trabalha em atividades com radiações ionizantes deve ser, conforme a NR 32:

a) Remanejada para atividade compatível com seu nível de formação.
b) Remanejada para atividade compatível de acordo com a sintomatologia.
c) Monitorada durante todo o período para ser remanejada se necessário.
d) Afastada do trabalho durante o período de gestação.

88- (ANAMT 2015/Prova de Vitória) De acordo com a NR 32, a todo trabalhador dos serviços de saúde deve ser fornecido, gratuitamente, programa de imunização ativa contra:

a) Hepatite B, unicamente.
b) Hepatite B e C, tétano, tríplice viral e gripe.
c) Tétano, difteria, sarampo, hepatite B e gripe.
d) Tétano, difteria, hepatite B e os estabelecidos no PCMSO.

89- (ANAMT 2015/Prova de Vitória) O exame médico para trabalhadores que vão desenvolver atividades de trabalho em altura, conforme a NR 35, deve:

a) Ser voltado às patologias que poderão originar mal súbito e queda de altura, considerando também os fatores psicossociais.
b) Ter a avaliação psicossocial, eletroencefalograma, eletrocardiograma e glicemia na admissão e periodicamente.
c) Ter eletroencefalograma, eletrocardiograma e glicemia somente na admissão.
d) Ter avaliação psicossocial, eletroencefalograma, eletrocardiograma e gama-GT complementando o exame médico.

90- (ANAMT 2015/Prova de João Pessoa) Uma empresa quer se instalar na cidade de João Pessoa e perguntou a um médico do trabalho se precisaria indicar um médico responsável. Assinale a resposta CORRETA:

a) Ficam desobrigadas de indicar médico responsável as empresas de graus de risco 1 e 2, segundo o Quadro I da NR 4, com até 20 empregados e aquelas de graus de risco 3 e 4, segundo o Quadro I da NR 4, com até dez empregados.
b) Ficam desobrigadas de indicar médico responsável as empresas de graus de risco 1 e 2, segundo o Quadro I da NR 4, com até 25 empregados e aquelas de graus de risco 3 e 4, segundo o Quadro I da NR 4, com até dez empregados.
c) Ficam desobrigadas de indicar médico responsável as empresas de graus de risco 1, 2 e 3, segundo o Quadro I da NR 4, com até 25 empregados e aquelas de grau de risco 4, segundo o Quadro I da NR 4, com até dez empregados.
d) Ficam desobrigadas de indicar médico responsável as empresas de grau de risco 1, segundo o Quadro I da NR 4, com até 25 empregados e aquelas de graus de risco 2, 3 e 4, segundo o Quadro I da NR 4, com até dez empregados.

91- (ANAMT 2015/Prova de João Pessoa) Uma empresa de grau de risco 2 necessita demitir um empregado e perguntou ao médico de trabalho se necessitava realizar exame médico demissional. A resposta foi que, baseado na NR 7 do Ministério do Trabalho e Emprego, não necessitava, desde que o último exame tivesse sido feito há menos de:

a) 45 dias.
b) 60 dias.
c) 90 dias.
d) 135 dias.

92- (ANAMT 2015/Prova de João Pessoa) No Quadro I da NR 7 do MTE que trata dos Parâmetros para Controle Biológico da Exposição Ocupacional a alguns Agentes Químicos aparece o item IBMP. Esta sigla significa:

a) Índice Biológico de Material Permitido: é o valor do indicador biológico para o qual se supõe que a maioria das pessoas ocupacionalmente expostas não corre risco de danos à saúde. A ultrapassagem do valor deste material significa exposição excessiva.
b) Índice Biológico do Momento de Amostragem Permitido: é o valor do momento de coleta de indicador biológico para o qual se supõe que a maioria das pessoas ocupacionalmente expostas não corre risco de danos à saúde. A ultrapassagem deste momento de coleta significa exposição excessiva.
c) Índice Biológico de Máximo Permitido: é o valor máximo do indicador biológico para o qual se supõe que a maioria das pessoas ocupacionalmente expostas não corre risco de danos à saúde. A ultrapassagem do valor significa exposição excessiva.
d) Índice Biológico de Mínimo Permitido: é o valor mínimo do indicador biológico para o qual se supõe que a maioria das pessoas ocupacionalmente expostas não corre risco de danos à saúde. A ultrapassagem do valor significa exposição excessiva.

93- (ANAMT 2015/Prova de João Pessoa) Com relação à Perda Auditiva Induzida pelo Ruído, indique a resposta correta:

a) Patologia de acometimento neurossensorial em razão do dano causado às células do órgão de Corti da orelha interna, quase sempre bilateral, irreversível, perda no início das faixas de 4 e 6 kHz, progressiva, mesmo após cessada a exposição.
b) Patologia de acometimento neurossensorial em razão do dano causado às células do órgão de Corti da orelha interna, quase sempre bilateral, irreversível, perda no início das faixas de 4 e 6 kHz, cessada a exposição, não é progressiva.
c) Patologia de acometimento neurossensorial em razão do dano causado às células do órgão de Corti da orelha interna, quase sempre bilateral, irreversível, perda no início das faixas "da fala" de 4 e 6 kHz, e cessada a exposição, não é progressiva.
d) Patologia de acometimento neurossensorial em razão do dano causado às células do órgão de Corti da orelha interna, quase sempre unilateral, irreversível, perda no início das faixas de 4 e 6 kHz, cessada a exposição, não é progressiva.

94- (ANAMT 2015/Prova de João Pessoa) Para fins de aplicação da NR 32, o PCMSO, além do previsto na NR 7, deve contemplar:

a) Exames médicos pré-admissionais mais rigorosos incluindo sorologia para hepatite B e para HIV de forma obrigatória, conforme a Portaria 485/2005.
b) De forma obrigatória apenas os exames complementares solicitados no próprio texto da NR 32.
c) Rotas de fuga em caso de ocorrer algum acidente com material biológico.
d) O programa de vacinação.

95- (ANAMT 2015/Prova de João Pessoa) O Indicador Biológico para controle de trabalhadores expostos a tolueno é:

a) Ácido mandélico.
b) Ácido delta-aminolevulínico.
c) Ácido metil-hipúrico.
d) Ácido hipúrico.

96- (ANAMT maio/2016) Com relação aos biomarcadores de exposição ocupacional, assinale a alternativa verdadeira:

a) São indicadores biológicos de exposição ao mercúrio: mercúrio no sangue e ácido delta--aminolevulínico urinário.
b) Atividade da colinesterase é indicador de efeito para exposição a inseticidas organoclorados, carbamatos e organofosforados.
c) As colinesterases plasmáticas e eritrocitárias são produzidas durante a hematopoiese.
d) Valores de referência e Índice Biológico Máximo Permitido (IBMP) são parâmetros utilizados na interpretação de resultados da monitoração biológica da exposição ocupacional à substância química.

97- (ANAMT maio/2016) De acordo com o anexo 6 da NR 15 (Atividades e Operações Insalubres), na supervisão médica para trabalhadores sob ar comprimido, o empregado que se ausentar do trabalho deverá, no retorno, fazer novo exame médico de aptidão se a ausência for superior a:

a) 5 dias.
b) 10 dias.
c) 15 dias.
d) 30 dias.

98- (ANAMT maio/2016) De acordo com a NR 30 (Segurança e Saúde no Trabalho Aquaviário), caso o prazo de validade de um exame médico de saúde ocupacional expire no decorrer de uma travessia, fica sua validade prorrogada até a data da escala da embarcação em porto com as condições necessárias, para a realização do exame médico, observado o prazo máximo de:

a) 30 dias.
b) 45 dias.
c) 60 dias.
d) 90 dias.

99- (ANAMT maio/2016) Com relação ao Programa de Controle Médico de Saúde Ocupacional (PCMSO) e ao Programa de Prevenção de Riscos Ambientais (PPRA), é correto afirmar:

I- O PCMSO corresponde a um programa a ser realizado pela empresa.
II- O PCMSO corresponde a um programa a ser realizado pelo médico do trabalho.
III- O PPRA consiste na antecipação, no reconhecimento e avaliação de riscos ambientais e o PCMSO, no consequente controle da ocorrência.

IV- O PPRA consiste na antecipação, no reconhecimento, avaliação e consequente controle da ocorrência de riscos ambientais existentes.

a) As respostas I e III estão corretas.
b) As respostas II e IV estão corretas.
c) As respostas II e III estão corretas.
d) As respostas I e IV estão corretas.

100- (ANAMT maio/2017 – Questão adaptada) No escopo do PCMSO, o médico do trabalho resolveu incluir o estímulo à atividade física, levando os trabalhadores a desenvolverem caminhadas por pelo menos 30 minutos por dia. No início do último inverno resolveu propor à empresa um programa de vacinação contra gripe. As iniciativas podem ser classificadas como:

a) Atos de prevenção de doenças infectocontagiosas e musculodegenerativas.
b) Atos de prevenção de doenças infectocontagiosas e LER/DORT.
c) Ações de promoção de saúde.
d) Ações que estão sem sintonia com a lógica do PCMSO.

101- (ANAMT maio/2017 – Questão adaptada) Recomendação ANAMT 01/2016 que dispõe sobre a solicitação de exame toxicológico para motoristas profissionais e sobre a conduta do médico do trabalho. Assinale a resposta INCORRETA.

a) O médico do trabalho deve incorporar testes toxicológicos no PCMSO e ASO.
b) O médico do trabalho deve concluir o admissional com base na NR 7, independentemente do resultado toxicológico.
c) Não cabe ao médico do trabalho instituir o programa de prevenção ao uso de álcool e outras drogas com vistas à reabilitação, independentemente do PCMSO.
d) O médico do trabalho deve concluir a demissão com base na avaliação física e mental e o processo de desligamento poderá ser realizado, independentemente do resultado do toxicológico, desde que seguidas as normas vigentes.

102- (ANAMT Nov/2017 – Prova adaptada) Sobre o EEG como forma de rastreamento de epilepsia nos exames médicos ocupacionais, podemos afirmar que:

a) Deve ser solicitado quando da verificação de riscos para determinadas categorias de trabalhadores.
b) É um exame fundamental para motoristas profissionais.
c) Não é recomendado devido à baixa sensibilidade e ao elevado número de falso-positivos.
d) Deve ser sempre solicitado, juntamente com a glicemia em jejum, para os trabalhadores que laboram em altura.

103- (ANAMT Nov/2017 – Questão adaptada) Quanto aos exames toxicológicos de renovação de CNH, a ANAMT recomenda que:

a) Devem ser sempre incorporados ao PCMSO.
b) Devem ser sempre incorporados ao PCMSO e ao ASO.
c) Devem ser sempre acompanhados de provas de função hepática e devidamente associados ao PCMSO.
d) Não devem ser incorporados ao PCMSO e ao ASO.

104- (ANAMT 2017 – Questão adaptada) Quando a história ocupacional é considerada inconclusiva, um exame complementar pode ser indicado por um médico examinador visando averiguar se houve exposição à poeira de amianto. Assinale-o.

a) Biópsia pulmonar a céu aberto tendo em vista o depósito predominantemente em áreas periféricas nas proximidades da pleura.
b) Biópsia transbrônquica tendo em vista que as fibras tendem a depositar-se de modo disperso por todo o pulmão.
c) Contagem de fibras de asbestos em ar exalado, realizada nas primeiras horas da manhã.
d) Contagem de corpos asbestóticos/fibras de asbestos em lavado broncoalveolar.

105- (ANAMT 2018 – Questão adaptada) Uma empresa, grau de risco 4, possui no dimensionamento do SESMT oito técnicos de segurança, dois médicos do trabalho, dois engenheiros de segurança e dois auxiliares de enfermagem do trabalho. Quanto à elaboração do PPRA e à coordenação do PCMSO, podemos afirmar, respectivamente:

a) Elaborado apenas pelo engenheiro de segurança/coordenado por dois médicos do trabalho.
b) Elaborado pelo técnico de segurança/coordenado por dois médicos do trabalho.
c) Elaborado por um profissional do SESMT habilitado/coordenado por um dos médicos do trabalho do SESMT.
d) Elaborado apenas pelo engenheiro de segurança/coordenado por um dos médicos do SESMT com a assessoria do auxiliar de enfermagem do trabalho.

Questões Discursivas/Práticas (adaptadas de provas da ANAMT)

1- Em um abatedouro de frangos, os operários, durante a tarefa de pegar frangos nos aviários, têm diversas atividades que os expõem a possíveis agravos à saúde. Analisando a foto abaixo, do ponto de vista ergonômico, cite apenas um agravo à saúde do trabalhador. Recomende ao menos uma possível melhoria do posto de trabalho para eliminar ou minimizar tal risco.

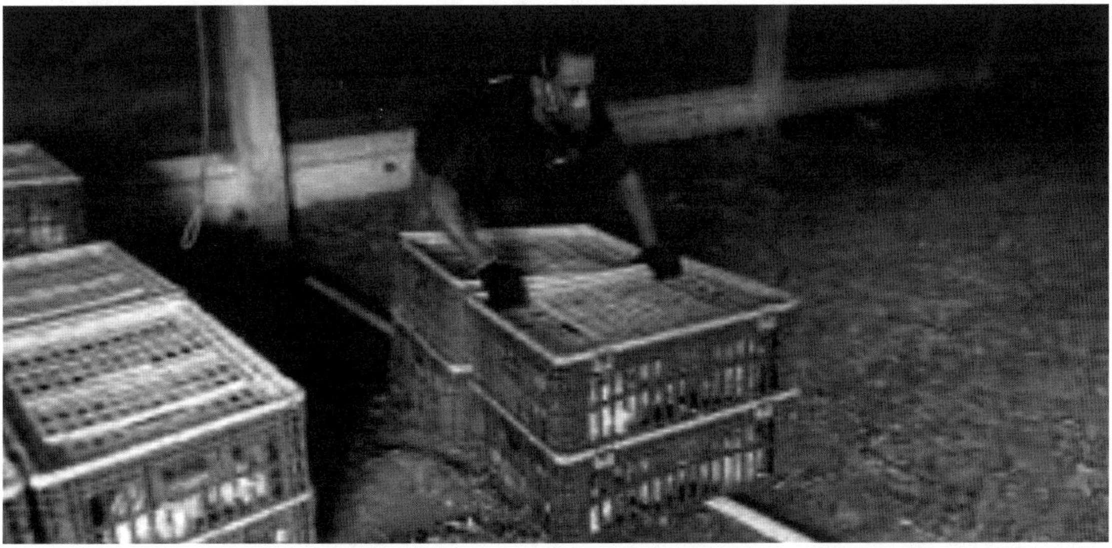

2- Na figura abaixo observamos o trabalho irregular de um repositor de supermercado. Tomando por base que a atividade é repetida inúmeras vezes com o levantamento frequente dos braços acima dos ombros, responda:

I- Qual o mais provável diagnóstico da doença relacionada ao trabalho desenvolvida pelo trabalhador?

II- Cite quatro condutas que devem ser assumidas pelo médico responsável pelo PCMSO ou pelo encarregado do exame, após o diagnóstico da doença relacionada ao trabalho.

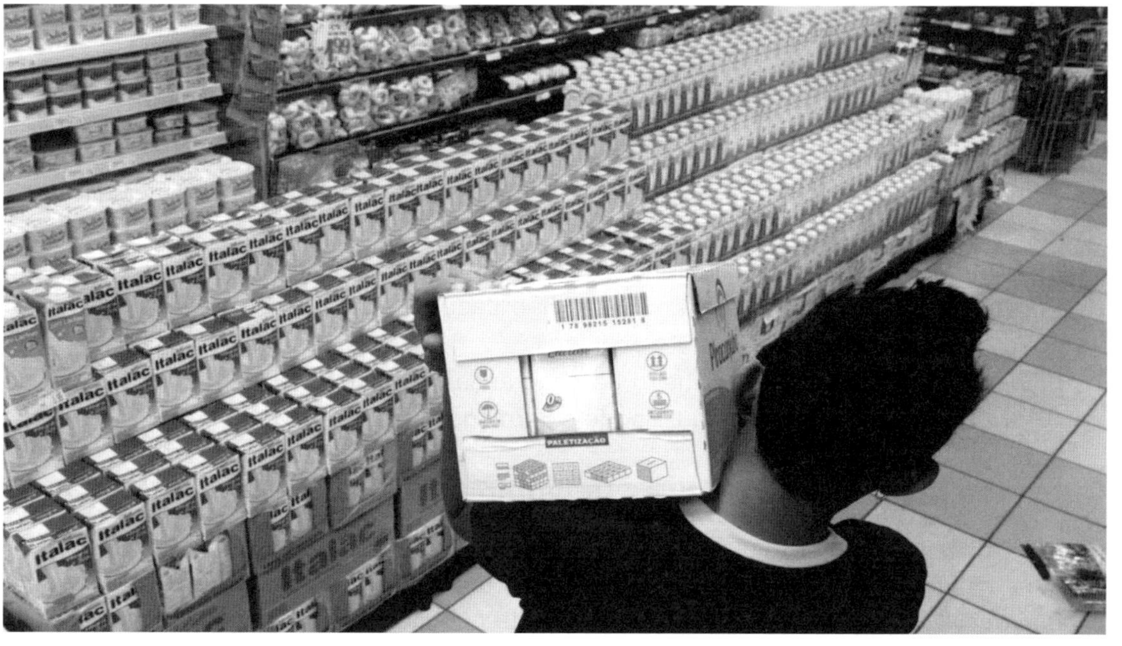

3- Um trabalhador de 53 anos procurou o serviço médico com queixas de tonturas, zumbidos e insônia há 5 anos. Relaciona os sintomas com a função de motorista de ônibus da área urbana há 15 anos. O médico encarregado do exame e também responsável pelo PCMSO analisou a audiometria e diante do resultado de "perda auditiva sensorioneural bilateral de grau leve", pediu ao paciente que o informasse como e quando tiveram início os sintomas. O motorista, após um momento de silêncio, relatou que foi vítima de um assalto e quando sentiu a arma em sua cabeça desmaiou. Desde então, não conseguiu mais trabalhar devido aos zumbidos e ao agravamento da insônia. Afirma também que acorda à noite com lembranças daquele episódio. Qual(is) o(s) mais provável(is) diagnóstico(s) e as condutas a serem assumidas pelo médico?

4- Um médico do trabalho, durante um exame ocupacional de um trabalhador exposto ao calor, detectou as lesões abaixo. Notifique os possíveis diagnósticos relacionados às figuras A e B abaixo:

Foto A:

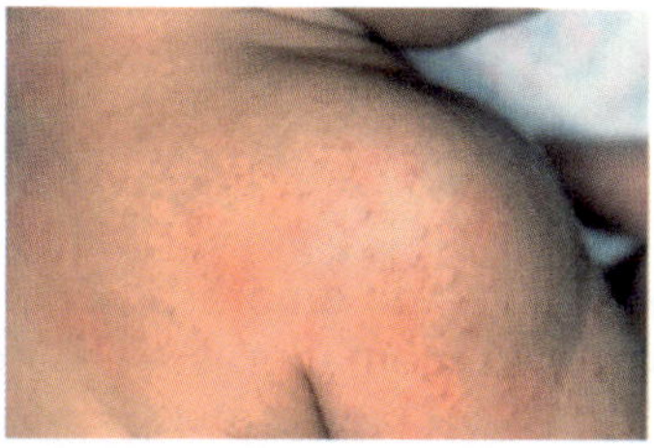
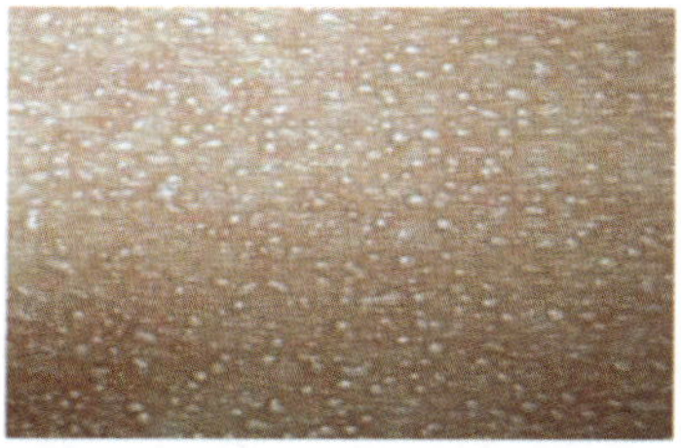
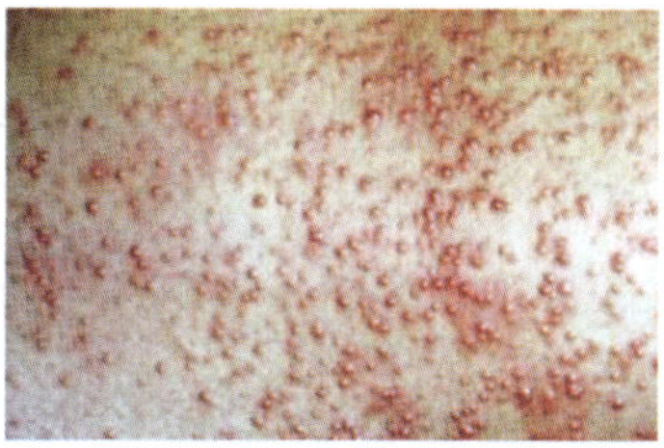

Foto B:

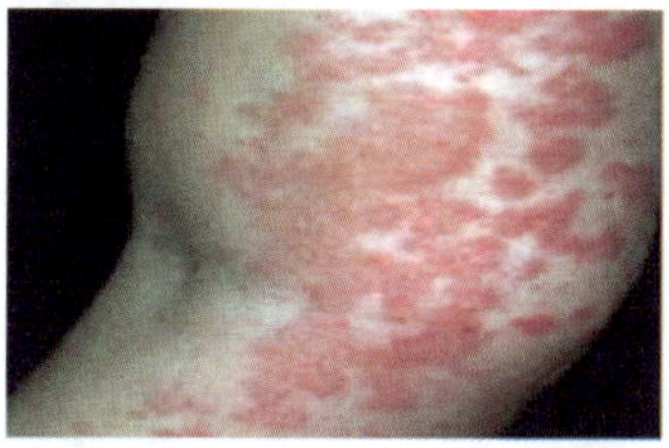

5- Descreva sete itens obrigatórios em um ASO.

6- Questão prático-teórica da prova de Título de Especialista em Medicina do Trabalho de 2017 (Questão adaptada)

Função	**Atividade**	**Riscos/Agentes**	**Fonte Geradora**
Técnico de radiologia	Preparação do paciente no aparelho de raios X para a realização do exame	**Físico** Radiação ionizante	Aparelho de raios X
	Acompanhamento e realização do exame de raios X	**Biológico** Microrganismos patogênicos	Paciente
	Revelação de filmes	**Químico** Produtos químicos: - revelador - fixador	Produtos químicos usados na câmara escura

Considerando os Riscos Ocupacionais indicados, elabore o planejamento de exames médicos ocupacionais do PCMSO.

Questões Abertas

As questões a seguir deverão ser respondidas na própria folha, com os questionamentos. Solicitamos que a letra seja bem legível para uma melhor correção. Cada questão valerá de 0 a 5 pontos.

1- "O PCMSO é parte integrante do conjunto mais amplo de iniciativas da empresa no campo da saúde dos trabalhadores, devendo estar articulado com o disposto nas demais NR." (NR 7.2.1)

Identifique, esquematicamente, este "conjunto mais amplo de iniciativas da empresa no campo da saúde dos trabalhadores", estabelecido nas Normas Regulamentadoras.

2- "O PCMSO deverá considerar as questões incidentes sobre o indivíduo e a coletividade de trabalhadores, privilegiando o instrumental clínico-epidemiológico na abordagem da relação entre a saúde e o trabalho." (NR 7.2.2)

Na prática, como você consegue identificar as "questões incidentes sobre o indivíduo e a coletividade"?

3- De acordo com o artigo 2º da Resolução CFM nº 1.488/98, "para o estabelecimento da relação (nexo) causal entre os transtornos de saúde e as atividades do trabalhador, *além* de exame clínico (físico e mental) e exames complementares, quando necessário", o que o médico deveria considerar?

4- Recente estudo publicado na Revista Brasileira de Medicina do Trabalho conclui com as seguintes afirmações:

"Se uma área tem baixa incidência de LER/DORT e outra, em atividade semelhante, tem alta incidência, é porque nesta última: 1) os fatores biomecânicos são diferentes; 2) assumiu-se para a mão-de-obra uma carga de trabalho acima de sua capacidade; 3) instituiu-se um nível exagerado de pressão; 4) ou eliminaram-se os mecanismos de regulação. Cabe ao pesquisador do fenômeno identificar qual desses fatores é o mais importante naquela realidade."

Gostaríamos de conhecer seus comentários a respeito destas observações e qual a sua proposta ou desenho de estudo para, de forma esquemática e preliminar, elucidar a contribuição relativa de cada um destes fatores de risco.

5- No quadro abaixo são fornecidos os limites de tolerância (LT) de cinco agentes para uma jornada de 8 horas de trabalho. Pedimos que calculem o nível de ação (NA) de cada um destes agentes levando em consideração o exposto na NR 9 e na NR 15, como também fazer a indicação dos exames complementares específicos, conforme o Quadro I da NR 7, para os trabalhadores expostos a estes agentes.

Agente	**LT**	**Nível de Ação**	**Exame Complementar**
Ruído	85 dB(A)		
Tolueno	290 mg/m^2		
Xileno	340 mg/m^2		
Chumbo	0,1 mg/m^2		
Amônia	20 ppm		

6- Um juiz, durante uma sessão oral de um processo de indenização por danos físicos de uma provável doença relacionada com o trabalho, pede ao médico Perito para citar cinco (5) características principais de Perda Auditiva Induzida pelo Ruído, baseando-se em conformidade do Comitê Nacional de Ruído e Conservação Auditiva (Boletim 01, emitido em junho de 1994 e revisto em novembro de 1999). Cite essas cinco características principais:

1.____

2.____

3.____

4.____

5.____

7- A Convenção nº 170 da OIT (1990), relativa à Segurança na Utilização de Produtos Químicos no Trabalho, ratificada pelo Brasil em 1998, afirma que:

"(...) a proteção dos trabalhadores contra os efeitos nocivos dos produtos químicos contribui também para a proteção do público em geral e do meio ambiente."

Você concorda com essa afirmação e poderia exemplificar algumas situações concretas, conhecidas por você ou de sua experiência profissional?

8- Faz parte das atribuições da CIPA, "participar, com o SESMT, onde houver, das discussões promovidas pelo empregador, para avaliar os impactos de alterações no ambiente e processo de trabalho relacionados à segurança e saúde dos trabalhadores." (NR 5.16 g)

Quais são as formas ou maneiras sugeridas por você para poder "avaliar impactos de alterações no ambiente e processo de trabalho relacionados à segurança e saúde dos trabalhadores"?

9- Segundo o artigo 1º da Resolução CFM nº 1.488/98, são atribuições dos profissionais que prestam assistência médica ao trabalhador:

"fornecer laudos, pareceres e relatórios de exames médicos e dar encaminhamento, sempre que necessário, para benefício do paciente e dentro dos preceitos éticos, quanto aos dados de diagnóstico, prognóstico e tempo previsto de tratamento."

Comente o enunciado acima. Na sua opinião, quais são os preceitos éticos importantes que norteiam as atividades do médico do trabalho?

10- As fotografias abaixo mostram um posto de trabalho (*check out*) de um hipermercado em que, após análise das condições de trabalho, foi constatado que as atividades dos(as) operadores(as) de caixa são desenvolvidas permanentemente em condições ergonômicas desfavoráveis, tanto físicas como organizacionais, e que havia uma elevada prevalência de sintomas compatíveis com DORT.

Na sua opinião como médico do trabalho, de acordo com a NR 17, quais foram – no mínimo cinco (5) – as possíveis condições ergonômicas desfavoráveis encontradas, e cite os dois (2) mais prováveis distúrbios osteoligamentares apresentados pelos trabalhadores e suas localizações anatômicas.

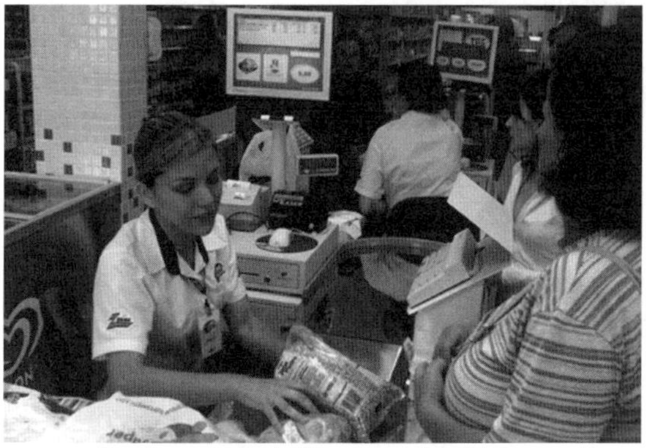

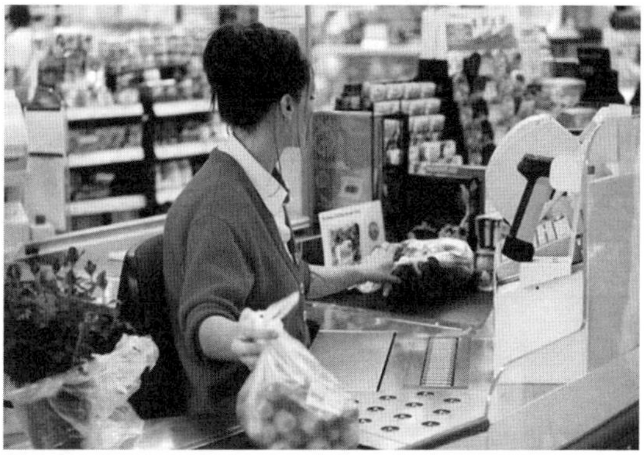

1.____

2.____

3.____

4.____

5.____

1.____

2.____

Gabarito

Questão 1: D

A confirmação da resposta é encontrada no item 3.1, dos "Princípios e procedimentos básicos para a realização do Exame Audiométrico". Deve-se fazer a leitura do Anexo I – Quadro II da NR 7.

"Devem ser submetidos a Exames Audiométricos de referência e sequenciais, no mínimo, todos os trabalhadores que exerçam ou exercerão suas atividades em ambientes cujos níveis de pressão sonora ultrapassem os Limites de Tolerância estabelecidos nos Anexos I e II da NR 15, independentemente do uso do protetor auricular."

ATENÇÃO: A opção A pode conduzi-lo ao erro pois, na verdade, a audiometria para ser realizada de forma obrigatória vai depender do tempo em que o trabalhador ficou exposto a 85 dB (A) ou a um nível de ruído superior. É importante rever o Anexo I da NR 15.

Limites de Tolerância para Ruído Contínuo ou Intermitente

85	8 horas
86	7 horas
87	6 horas
88	5 horas
89	4 horas e 30 minutos
90	4 horas
91	3 horas e 30 minutos
92	3 horas
93	2 horas e 40 minutos
94	2 horas e 15 minutos
95	2 horas
96	1 hora e 45 minutos
98	1 hora e 15 minutos
100	1 hora
102	45 minutos
104	35 minutos
105	30 minutos
106	25 minutos
108	20 minutos
110	15 minutos
112	10 minutos
114	8 minutos
115	7 minutos

Na verdade, o Limite de Tolerância para ruído contínuo é Dose = I, pois, via de regra, durante a jornada de trabalho ocorrem dois ou mais períodos de exposição a ruídos de diferentes níveis, devendo ser considerados os seus efeitos combinados:

$$\frac{C1 + C2 + C3 +}{T1 \quad T2 \quad T3} \frac{Cn}{Tn}$$

Cn: Tempo total que o trabalhador ficou exposto a um nível de ruído específico.

Tn: Máxima exposição diária permissível a um determinado nível de ruído.

Exemplo: Um trabalhador ficou exposto:

1 h – 90 dB (A)

1 h – 95 dB (A)

6 h – 84 dB (A)

Portanto: C1 = 1 h; T1 = 4 h; C2 = 1 h; T2 = 2 h

1/4 + 1/2 = 0,75 Dose de Ruído.

Neste caso, a audiometria **não é obrigatória**, porém **recomendada**, pois a dose de ruído está acima do Nível de Ação (0,50 de dose).

Questão 2: A

Note que a questão não se refere ao Quadro II, da NR 7, no qual encontramos que os trabalhadores expostos ao benzeno devem realizar, no admissional e semestralmente, hemograma completo com contagem de plaquetas.

O benzeno, em sua toxicologia, pode gerar **catecol**, **hidroquinona**, **fenol** e **ácido trans--transmucônico**. Esses metabólitos podem servir como controle biológico de trabalhadores expostos ao benzeno, inclusive o fenol urinário.

Questão 3: C

O tricloroetileno é um solvente (hidrocarboneto clorado) usado como desengordurante de peças metálicas, removedor de manchas e corretor de escrita e já foi utilizado como analgésico volátil. Tal substância pode provocar arritmias cardíacas e também é considerada hepatotóxica.

O tricloroetileno em contato com o calor intenso pode produzir um gás irritante conhecido como fosfogênio. Esse gás irritante aumenta a permeabilidade capilar nos pulmões, levando a edema agudo de pulmão (EAP).

O tricloro compostos totais é o metabólito do tricloroetileno e, sendo assim, no Quadro I da NR 7 o controle biológico indica a dosagem do referido composto na urina.

Questão 4: D

Gases irritantes são aqueles que possuem ação local (mucosa nasal, olhos e mucosa brônquica). Exemplos: cloro, amônia, gás fosfogênio. Esses gases (acidentes com alta concentração) frequentemente ocasionam EAP.

Questão 5: E

Pelo Quadro I da NR 7, o controle biológico para a exposição ocupacional ao xileno é realizado pela dosagem semestral do ácido metil-hipúrico urinário.

Questão 6: C

O Anexo I da NR 7 trata das Diretrizes e Parâmetros Mínimos para a Avaliação e Acompanhamento da Audição em trabalhadores expostos a níveis de pressão sonora elevados. Neste

Anexo encontramos os "Princípios e Procedimentos Básicos para a realização dos Exames Audiométricos":

- aferição acústica anual;
- calibração acústica, sempre que a aferição acústica indicar alteração e, obrigatoriamente, a cada 5 anos;
- a aferição biológica pode ser recomendada pelo Médico Agente de Inspeção do Trabalho ou mediante Negociação Coletiva de Trabalho;
- o resultado do Exame Audiométrico deve ser registrado em uma ficha que contenha, no mínimo: nome, idade, número de registro da identidade do trabalhador; nome da empresa e a função do trabalhador; tempo de repouso auditivo cumprido para a realização do Exame Audiométrico; traçado audiométrico conforme modelo especificado no Anexo I (a cor vermelha deve ser usada para os símbolos referentes à orelha direita e a cor azul, referentes à orelha esquerda);
- Nome, número de registro no Conselho Regional e a assinatura do profissional responsável pelo exame audiométrico.

Diretrizes e Parâmetros Mínimos para Avaliação e Acompanhamento da Audição em Trabalhadores Expostos a Níveis de Pressão Sonora Elevados

1 – Objetivos

1.1. Estabelecer diretrizes e parâmetros mínimos para a avaliação e o acompanhamento da audição do trabalhador através da realização de exames audiológicos de referência e sequenciais.

1.2. Fornecer subsídios para a adoção de programas que visem a prevenção da perda auditiva induzida por níveis de pressão sonora elevados e a conservação da saúde auditiva dos trabalhadores.

2. Definições e Caracterização

2.1. Entende-se por perda auditiva por níveis de pressão sonora elevados as alterações dos limiares auditivos, do tipo sensorioneural, decorrentes da exposição ocupacional sistemática a níveis de pressão sonora elevados. Tem como características principais a irreversibilidade e a progressão gradual com o tempo de exposição ao risco. A sua história natural mostra, inicialmente, o acometimento dos limiares auditivos em uma ou mais frequências da faixa de 3.000 a 6.000 Hz. As frequências mais altas e mais baixas poderão levar mais tempo para serem afetadas. Uma vez cessada a exposição, não haverá progressão da redução auditiva.

2.2. Entende-se por exames audiológicos de referência e sequenciais o conjunto de procedimentos necessários para avaliação da audição do trabalhador ao longo do tempo de exposição ao risco, incluindo:

a. anamnese clínico-ocupacional;
b. exame otológico;
c. exame audiométrico realizado segundo os termos previstos nesta norma técnica;
d. outros exames audiológicos complementares solicitados a critério médico.

3. Princípios e procedimentos básicos para a realização do exame audiométrico

3.1. Devem ser submetidos a exames audiométricos de referência e sequenciais, no mínimo, todos os trabalhadores que exerçam ou exercerão suas atividades em ambientes cujos níveis de pressão sonora ultrapassem os limites de tolerância estabelecidos nos anexos 1 e 2 da NR 15 da Portaria 3.214 do Ministério do Trabalho, independentemente do uso de protetor auditivo.

3.2. O audiômetro será submetido a procedimentos de verificação e controle periódico do seu funcionamento.

3.2.1. Aferição acústica anual.

3.2.2. Calibração acústica, sempre que a aferição acústica indicar alteração e, obrigatoriamente, a cada 5 anos.

3.2.3. Aferição biológica é recomendada precedendo a realização dos exames audiométricos. Em caso de alteração, submeter o equipamento à aferição acústica.

3.2.4. Os procedimentos constantes dos itens 3.2.1 e 3.2.2 devem seguir o preconizado na norma ISO 8.253-1, e os resultados devem ser incluídos em um certificado de aferição e/ou calibração que acompanhará o equipamento.

3.3. O exame audiométrico será executado por profissional habilitado, ou seja, médico ou fonoaudiólogo, conforme resoluções dos respectivos conselhos federais profissionais.

3.4. Periodicidade dos exames audiométricos.

3.4.1. O exame audiométrico será realizado, no mínimo, no momento da admissão, no 6º (sexto) mês após a mesma, anualmente a partir de então, e na demissão.

3.4.1.1. No momento da demissão, do mesmo modo como previsto para a avaliação clínica no item 7.4.3.5 da NR 7, poderá ser aceito o resultado de um exame audiométrico realizado até:

a. 135 (cento e trinta e cinco) dias retroativos em relação à data do exame médico demissional de trabalhador de empresa classificada em grau de risco 1 ou 2;
b. 90 (noventa) dias retroativos em relação à data do exame médico demissional de trabalhador de empresa classificada em grau de risco 3 ou 4.

3.4.2. O intervalo entre os exames audiométricos poderá ser reduzido a critério do médico responsável pelo PCMSO ou por notificação do médico agente de inspeção do trabalho, ou mediante negociação coletiva de trabalho.

3.5. O resultado do exame audiométrico deve ser registrado em uma ficha que contenha, no mínimo:

a. nome, idade e número de registro de identidade do trabalhador;
b. nome da empresa e a função do trabalhador;
c. tempo de repouso auditivo cumprido para a realização do exame audiométrico;
d. nome do fabricante, modelo e data da última aferição acústica do audiômetro;
e. traçado audiométrico e símbolos conforme o modelo constante do Anexo 1;
f. nome, número de registro no Conselho Regional e assinatura do profissional responsável pelo exame audiométrico.

3.6. Tipos de exames audiométricos

O trabalhador deverá ser submetido a exame audiométrico de referência e a exame audiométrico sequencial na forma abaixo descrita:

3.6.1. Exame audiométrico de referência, aquele com o qual os sequenciais serão comparados e cujas diretrizes constam dos seguintes subitens, deve ser realizado:

a. quando não se possua um exame audiométrico de referência prévio:
b. quando algum exame audiométrico sequencial apresentar alteração significativa em relação ao de referência, conforme descrito nos itens 4.2.1, 4.2.2 e 4.2.3 desta norma técnica.

3.6.1.1. O exame audiométrico será realizado em cabina audiométrica, cujos níveis de pressão sonora não ultrapassem os níveis máximos permitidos, de acordo com a norma ISO 8.253-1.

3.6.1.1.1. Nas empresas em que existir ambiente acusticamente tratado, que atenda à norma ISO 8.253-1, a cabina audiométrica poderá ser dispensada.

3.6.1.2. O trabalhador permanecerá em repouso auditivo por um período mínimo de 14 horas até o momento de realização do exame audiométrico.

3.6.1.3. O responsável pela execução do exame audiométrico inspecionará o meato acústico externo de ambas as orelhas e anotará os achados na ficha de registro. Se identificada alguma anormalidade, encaminhará ao médico responsável.

3.6.1.4. Vias, frequências e outros testes complementares.

3.6.1.4.1. O exame audiométrico será realizado, sempre, pela via aérea nas frequências de 500, 1.000, 2.000. 3.000, 4.000, 6.000 e 8.000 Hz.

3.6.1.4.2. No caso de alteração detectada no teste pela via aérea ou segundo a avaliação do profissional responsável pela execução do exame, o mesmo será feito, também, pela via óssea nas frequências de 500, 1.000, 2.000, 3.000 e 4.000 Hz.

3.6.1.4.3. Segundo a avaliação do profissional responsável, no momento da execução do exame poderão ser determinados os limiares de reconhecimento de fala (LRF).

3.6.2. Exame audiométrico sequencial, aquele que será comparado com o de referência, aplica-se a todo trabalhador que já possua um exame audiométrico de referência prévio, nos moldes previstos no item 3.6.1. As seguintes diretrizes mínimas devem ser obedecidas:

3.6.2.1. Na impossibilidade da realização do exame audiométrico nas condições previstas no item 3.6.1.1, o responsável pela execução do exame avaliará a viabilidade de sua realização em um ambiente silencioso, através do exame audiométrico em 2 (dois) indivíduos, cujos limiares auditivos, detectados em exames audiométricos de referência atuais, sejam conhecidos. Diferença de limiar auditivo, em qualquer frequência e em qualquer um dos 2 (dois) indivíduos examinados, acima de 5 dB (NA) (nível de audição em decibel) inviabiliza a realização do exame no local escolhido.

3.6.2.2. O responsável pela execução do exame audiométrico inspecionará o meato acústico externo de ambas as orelhas e anotará os achados na ficha de registro.

3.6.2.3. O exame audiométrico será feito pela via aérea nas frequências de 500, 1.000, 2.000, 3.000, 4.000, 6.000 e 8.000 Hz.

4. Interpretação dos resultados do exame audiométrico com finalidade de prevenção

4.1. A interpretação dos resultados do exame audiométrico de referência deve seguir os seguintes parâmetros:

4.1.1. São considerados dentro dos limites aceitáveis, para efeito desta norma técnica de caráter preventivo, os casos cujos audiogramas mostram limiares auditivos menores ou iguais a 25 dB (NA) em todas as frequências examinadas.

4.1.2. São considerados sugestivos de perda auditiva induzida por níveis de pressão sonora elevados os casos cujos audiogramas, nas frequências de 3.000 e/ou 4.000 e/ou 6.000 Hz, apresentam limiares auditivos acima de 25 dB (NA) e mais elevados do que nas outras frequências testadas, estando estas comprometidas ou não, tanto no teste da via aérea quanto no da via óssea, em um ou em ambos os lados.

4.1.3. São considerados não sugestivos de perda auditiva induzida por níveis de pressão sonora elevados os casos cujos audiogramas não se enquadram nas descrições contidas nos itens 4.1.1 e 4.1.2 acima.

4.2. A interpretação dos resultados do exame audiométrico sequencial deve seguir os seguintes parâmetros:

4.2.1. São considerados sugestivos de desencadeamento de perda auditiva induzida por níveis de pressão sonora elevados os casos em que os limiares auditivos em todas as frequências testadas no exame audiométrico de referência e no sequencial permanecem menores ou iguais a 25 dB (NA), mas a comparação do audiograma sequencial com o de referência mostra uma evolução dentro dos moldes definidos no item 2.1 desta norma, e preenche um dos critérios abaixo:

a. a diferença entre as médias aritméticas dos limiares auditivos no grupo de frequências de 3.000, 4.000 e 6.000 Hz iguala ou ultrapassa 10 dB (NA);
b. a piora em pelo menos uma das frequências de 3.000, 4.000 ou 6.000 Hz iguala ou ultrapassa 15 dB (NA).

4.2.2. São considerados, também sugestivos de desencadeamento de perda auditiva induzida por níveis de pressão sonora elevados, os casos em que apenas o exame audiométrico de referência apresenta limiares auditivos em todas as frequências testadas menores ou iguais a 25 dB (NA), e a comparação do audiograma sequencial com o de referência mostra uma evolução dentro dos moldes definidos no item 2.1 desta norma, e preenche um dos critérios abaixo:

a. a diferença entre as médias aritméticas dos limiares auditivos no grupo de frequência de 3.000, 4.000 e 6.000 Hz iguala ou ultrapassa 10 dB (NA);
b. a piora em pelo menos uma das frequências de 3.000, 4.000 ou 6.000 Hz iguala ou ultrapassa 15 dB (NA).

4.2.3. São considerados sugestivos de agravamento da perda auditiva induzida por níveis de pressão sonora elevados, os casos já confirmados em exame audiométrico de referência, conforme item 4.1.2., e nos quais a comparação de exame audiométrico sequencial com o de referência mostra uma evolução dentro dos moldes definidos no item 2.1 desta norma, e preenche um dos critérios abaixo:

a. a diferença entre as médias aritméticas dos limiares auditivos no grupo de frequência de 500, 1.000 e 2.000 Hz, ou no grupo de frequências de 3.000, 4.000 e 6.000 Hz iguala ou ultrapassa 10 dB (NA);
b. a piora em uma frequência isolada iguala ou ultrapassa 15 dB (NA).

4.2.4. Para fins desta norma técnica, o exame audiométrico de referência permanece o mesmo até o momento em que algum dos exames audiométricos sequenciais for preenchido com algum dos critérios apresentados em 4.2.1, 4.2.2 ou 4.2.3. Uma vez preenchido por algum destes critérios, deve-se realizar um novo exame audiométrico, dentro dos moldes previstos no item 3.6.1 desta norma técnica, que será, a partir de então, o novo exame audiométrico de referência. Os exames anteriores passam a constituir o histórico evolutivo da audição do trabalhador.

5. Diagnóstico da perda auditiva induzida por níveis de pressão sonora elevados e definição da aptidão para o trabalho.

5.1. O diagnóstico conclusivo, o diagnóstico diferencial e a definição da aptidão para o trabalho, na suspeita de perda auditiva induzida por níveis de pressão sonora elevados, estão a cargo do médico responsável pelo PCMSO de cada empresa, ou do médico encarregado pelo mesmo para realizar o exame médico, dentro dos moldes previstos na NR 7, ou, na ausência destes, do médico que assiste ao trabalhador.

5.2. A perda auditiva induzida por níveis de pressão sonora elevados, por si só, não é indicativa de inaptidão para o trabalho, devendo-se levar em consideração na análise de cada caso, além do traçado audiométrico ou da evolução sequencial de exames audiométricos, os seguintes fatores:

a. história clínica e ocupacional do trabalhador;
b. o resultado da otoscopia e de outros testes audiológicos complementares;
c. a idade do trabalhador;
d. o tempo de exposição pregressa e atual a níveis de pressão sonora elevados;
e. os níveis de pressão sonora a que o trabalhador estará, está ou esteve exposto no exercício do trabalho;
f. a demanda auditiva do trabalho ou da função;
g. a exposição não ocupacional a níveis de pressão sonora elevados;
h. a exposição ocupacional a outro(s) agente(s) de risco ao sistema auditivo;
i. a exposição não ocupacional a outro(s) agentes de risco ao sistema auditivo;
j. a capacitação profissional do trabalhador examinado;
k. os programas de conservação auditiva aos quais tem ou terá acesso o trabalhador.

6. Condutas preventivas

6.1. Em presença de trabalhador cujo exame audiométrico de referência se enquadre no item 4.1.2, ou algum dos exames audiométricos sequenciais se enquadre no item 4.2.1, ou 4.2.2 ou 4.2.3, o médico responsável pelo PCMSO, ou o encarregado pelo mesmo do exame médico, deverá:

a. definir a aptidão do trabalhador para a função, com base nos fatores ressaltados no item 5.2 desta norma técnica;
b. incluir o caso no relatório anual do PCMSO;
c. participar da implantação, do aprimoramento e controle de programas que visem a prevenção da progressão da perda auditiva do trabalhador acometido e de outros expostos ao risco, levando-se em consideração o disposto no item 9.3.6 da NR 9;
d. disponibilizar cópias dos exames audiométricos aos trabalhadores.

6.2. Em presença de trabalhador cujo exame audiométrico de referência se enquadre no item 4.1.3, ou que algum dos exames audiométricos sequenciais se enquadre nos itens 4.2.1.a., 4.2.1.b, 4.2.2.a, 4.2.2.b, 4.2.3.a ou 4.2.3.b, mas cuja evolução foge dos moldes definidos no item 2.1 desta norma técnica, o médico responsável pelo PCMSO, ou o encarregado pelo mesmo do exame médico, deverá:

a. verificar a possibilidade da presença concomitante de mais de um tipo de agressão ao sistema auditivo;

b. orientar e encaminhar o trabalhador para avaliação especializada;
c. definir sobre a aptidão do trabalhador para função;
d. participar da implantação, do aprimoramento e controle de programas que visem a prevenção da progressão da perda auditiva do trabalhador acometido e de outros expostos ao risco, levando-se em consideração o disposto no item 9.3.6 da NR 9.
e. disponibilizar cópias dos exames audiométricos aos trabalhadores.

Anexo I

Traçado Audiométrico

Orelha Direita										
Frequência em kHz										
	−10		0,25	0,5	1	2	3	4	6	8
	0									
	10									
	20									
D	30									
	40									
Nível de audição dB	50									
	60									
	70									
	80									
	90									
	100									
	110									
	120									
	130									

Orelha Esquerda										
Frequência em kHz										
	−10		0,25	0,5	1	2	3	4	6	8
	0									
	10									
	20									
D	30									
	40									
Nível de audição dB	50									
	60									
	70									
	80									
	90									
	100									
	110									
	120									
	130									

______ D   ______ D

A distância entre cada oitiva de frequência deve corresponder a uma variação de 20 dB no eixo do nível de audição (D).

1. Os símbolos referentes à via de condução aérea devem ser ligados através de linhas contínuas para a orelha direita e linhas interrompidas para a orelha esquerda.
2. Os símbolos de condução óssea não devem ser interligados.
3. No caso do uso de cores:
   a) a cor vermelha deve ser usada para os símbolos referentes à orelha direita;
   b) a cor azul deve ser usada para os símbolos referentes à orelha esquerda.

Questão 7: A

Nas diretrizes e parâmetros mínimos para a avaliação e acompanhamento da audição em trabalhadores expostos a níveis de pressão sonora elevados (Anexo I da NR 7) consta que exame audiométrico poderá ser **executado por profissional habilitado**, ou seja, médico ou fonoaudiólogo, mas não inclui a possibilidade do **diagnóstico** ser feito por fonoaudiólogo.

Questão 8: D

Questão 9: D

Segundo o texto da NR 7, os dados obtidos nos exames médicos, incluindo avaliação clínica e exames complementares, assim como as conclusões e medidas aplicadas, deverão ser registrados em prontuário clínico individual, que ficará sob a responsabilidade do médico responsável por um período mínimo de 20 anos após o desligamento do trabalhador (últimas anotações no prontuário).

Questão 10: A

Segundo o Quadro II da NR 7, os trabalhadores expostos ao benzeno deverão realizar hemograma completo e plaquetas no admissional e semestralmente.

A Portaria 1.109, de 20 de setembro de 2016, acrescentou à NR 9 (PPRA) o Anexo II, que versa sobre a Exposição Ocupacional ao Benzeno em Postos Revendedores de Combustíveis. Neste anexo, os trabalhadores que exerçam suas atividades com risco de exposição ocupacional ao benzeno deverão realizar, com frequência mínima semestral, hemograma com contagem de plaquetas e reticulócitos (diferente do Quadro II da NR 7).

Consoante à Portaria SIT/DSST n° 34, de 20/12/2001, existe um protocolo que tem a finalidade da utilização de dois Indicadores Biológicos de Exposição Ocupacional do Benzeno, o qual a Comissão Nacional Permanente do Benzeno poderá acompanhar, na medida do possível, a aplicação destes indicadores, que correspondem:

– à dosagem de benzeno no **ar exalado**;

– à dosagem do ácido trans-transmucônico na urina.

Estes exames poderão também ser exigidos pelos Agentes de Inspeção do Trabalho do MT.

Questão 11: C

É importante o conhecimento, por médicos responsáveis pelo PCMSO, da amostragem do exame de urina ou sangue dos Indicadores Biológicos de Exposição.

O mercúrio apresenta na amostragem a indicação PU T-12, que significa primeira urina da manhã (PU) e a recomendação de iniciar a monitoração após 12 meses de exposição (T-12).

O dissulfeto de carbono tem como indicador biológico a análise do ácido 2-tio-tiazolidina na urina com a amostragem indicada para o final do último dia de jornada de trabalho, com a recomendação de evitar a primeira jornada da semana (FJ).

O tricloroetileno tem como indicador biológico a análise de triclorocompostos totais na urina com a amostragem indicada para o final do último dia da jornada da semana (FS).

O chumbo inorgânico tem como indicador biológico a análise de chumbo no sangue e do ácido delta-aminolevulínico ou zincoprotoporfirina no sangue, com a amostragem indicada para ser feita em qualquer dia e horário, desde que o trabalhador esteja em trabalho contínuo nas últimas 4 semanas sem afastamento maior que 4 dias (NC), sendo recomendado iniciar a monitoração após 1 mês de exposição (T-1).

Quanto aos organoclorados, não há a indicação de monitoramento biológico.

Questão 12: D

O Exame Médico de Retorno ao Trabalho deverá ser realizado obrigatoriamente no primeiro dia da volta ao trabalho de trabalhador ausente por período igual ou superior a 30 dias por motivo de doença ou acidente de natureza ocupacional ou não, ou parto.

Questão 13: A

O chumbo inorgânico interfere no mecanismo de formação do **heme** (anel tetrapirrólico) da hemoglobina. A toxicologia mostra que o chumbo inibe a enzima ALA-desidratase, acarretando o aumento no acúmulo do ácido delta-aminolevulínico (ALA), levando ao aumento do ALA-U.

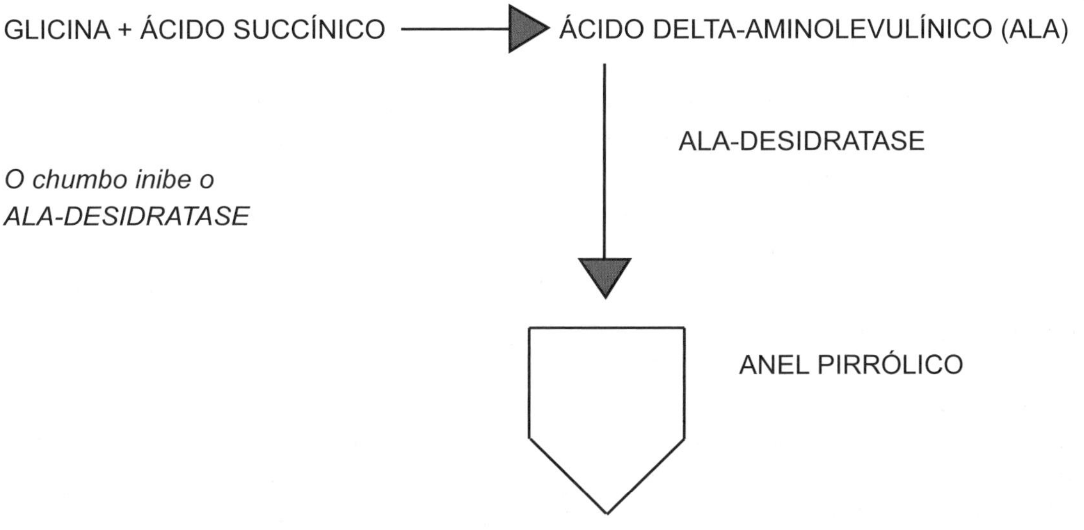

Observação: Quatro rodadas envolvendo o esquema acima teremos a formação do anel tetrapirrólico ou o heme da hemoglobina.

Questão 14: E

Para os trabalhadores expostos a radiações ionizantes, o preconizado no Quadro II da NR 7 é a realização de hemograma completo e contagem de plaquetas no admissional e semestralmente.

Questão 15: C

Na admissão de um trabalhador, o médico encarregado do exame deve analisar se o mesmo se encontra em condições de saúde para que possa exercer as suas atividades sem nenhum prejuízo para órgãos ou sistemas, ou que venha a colocar em risco a saúde de outros trabalhadores.

Questão 16: E

Os exames médicos de natureza ocupacional devem compreender: Avaliação clínica, abrangendo anamnese ocupacional (ou profissional) e exame físico e mental. O controle biológico vai depender dos riscos aos quais o trabalhador está submetido.

Questão 17: B

Questão 18: D

Para qualquer Exame Médico Ocupacional, e não apenas o Demissional, a empresa é **obrigada** a entregar ao empregado o ASO (Atestado de Saúde Ocupacional).

Questão 19: C

No Quadro I da NR 7, referente aos Parâmetros para Controle Biológico da Exposição a alguns Agentes Químicos, encontramos para o chumbo inorgânico a análise obrigatória e semestral de: chumbo no sangue e ácido delta-aminolevulínico na urina ou zincoprotoporfirina no sangue.

Questão 20: D

No Quadro II da NR 7, referente a Parâmetros para Monitoração da Exposição Ocupacional a alguns riscos à saúde, encontramos para os aerodispersoides fibrogênicos (nos quais o asbesto ou amianto está incluído) os seguintes exames complementares obrigatórios:

– telerradiografia de tórax no admissional e anual, em posição posteroanterior (PA), dentro da técnica preconizada pela OIT (1980);
– espirometria no admissional e bienal, seguindo a técnica preconizada pela *American Thoracic Society* (1987).

Questão 21: C

O Exame Médico Demissional será obrigatoriamente realizado até a data da homologação, desde que o último exame médico ocupacional tenha sido realizado há mais de:

– 135 dias para as empresas de graus de risco 1 e 2;
– 90 dias para as empresas de graus de risco 3 e 4.

Questão 22: E

No Quadro I, Anexo I, de abreviaturas da NR 7, encontramos os Métodos Analíticos Recomendados:

E – Espectrofotometria ultravioleta/visível;
EAA – Espectrofotometria de absorção atômica;
CG – Cromatografia em fase gasosa;
CLAD – Cromatografia líquida de alto desempenho;
IS – Eletrodo íon-seletivo;
HF – Hematofluorômetro.

Observação: A opção D poderia levar à anulação da questão, pois o correto é eletrodo íon-seletivo.

Questão 23: B

Segundo a NR 7 (PCMSO), ficam desobrigadas de indicar médico responsável as empresas de graus de risco 1 e 2 com até 25 empregados e aquelas de grau de risco 3 e 4 com até dez empregados.

Questão 24: A

Questão 25: B

Os trabalhadores expostos a riscos ou situações de trabalho que impliquem no desenvolvimento ou agravamento de doenças ocupacionais, ou, ainda, para aqueles que sejam portadores de doenças crônicas, os exames deverão ser repetidos a cada ano ou intervalos menores, a critério do médico encarregado, ou se notificado pelo médico agente de inspeção do trabalho ou, ainda, como resultado de negociação coletiva de trabalho.

Para os trabalhadores envolvidos nas atividades de mergulho (expostos a condições hiperbáricas) os exames periódicos serão realizados nas seguintes condições:

- por ocasião da admissão;
- a cada 6 meses, para todo pessoal em efetiva atividade de mergulho;
- imediatamente, após acidente ocorrido no desempenho de atividade de mergulho ou em caso de moléstia grave;
- após o término de incapacidade temporária;
- em situações específicas, por solicitação do mergulhador ao empregador.

Questão 26: E

Para cada exame médico realizado, o médico emitirá o ASO em duas vias:

- a primeira via ficará arquivada no local de trabalho, inclusive Frente de Trabalho ou Canteiro de Obras;
- a segunda via será obrigatoriamente entregue ao trabalhador, mediante recibo da primeira via.

Questão 27: D

A NR 7 (PCMSO) possui diversas abreviaturas em um anexo:

EE – é um Indicador Biológico capaz de sugerir uma exposição ambiental acima do Limite de Tolerância mas não possui, isoladamente, significado clínico ou toxicológico próprio, ou seja, não indica doença, nem está associado a um efeito ou disfunção de qualquer sistema biológico;

SC – além de mostrar uma exposição excessiva, o Indicador Biológico deste tipo também possui significado clínico ou toxicológico próprio, ou seja, pode indicar doença ou estar associado a um efeito ou uma disfunção do sistema biológico avaliado;

SC+ – o Indicador Biológico possui significado clínico ou toxicológico próprio mas, na prática, devido à sua curta meia-vida biológica, deve ser considerado como EE.

Questão 28: D

Segundo o Quadro I da NR 7 para o Controle Biológico da Exposição Ocupacional ao fenol, a indicação é a dosagem de fenol na urina.

Questão 29: D

Entre as abreviaturas usadas no Quadro I da NR 7 encontramos o VR, que significa o teor achado em indivíduos não expostos ocupacionalmente.

Questão 30: B

É vedada a colocação do diagnóstico de alterações observadas durante o exame médico no ASO.

Questão 31: E

Os dados obtidos nos Exames Médicos, incluindo avaliação clínica e exames complementares, as conclusões e as medidas aplicadas deverão ser registrados em Prontuário Clínico Individual, que ficará sob a responsabilidade do médico responsável do PCMSO. Havendo substituição do médico responsável, os arquivos deverão ser transferidos para o sucessor.

Questão 32: B

Considera-se como Grupo Homogêneo de Exposição (GHE) aquele em que um grupo de trabalhadores, independentemente do número de participantes, está exposto aos mesmos agentes de risco. O GHE deve passar pelo monitoramento biológico seguindo os parâmetros estabelecidos pelos Quadros I e II da NR 7. No caso de uma exposição ocupacional a agentes químicos, a análise do Indicador Biológico deverá focar para os trabalhadores de um mesmo GHE, o valor encontrado na urina ou no sangue e comparado com o valor estabelecido no IBMP (Índice Biológico Máximo Permitido).

O IBMP é o valor máximo do Indicador Biológico para o qual se supõe que a maioria das pessoas ocupacionalmente expostas não corre risco de dano à saúde. A ultrapassagem deste valor significa **exposição excessiva**. Portanto, no monitoramento biológico de um GHE, aplicando-se a metodologia estatística adequada, é possível tirar conclusões sobre as condições ambientais às quais os trabalhadores estão expostos.

Questão 33: E

Os resultados do Monitoramento Biológico da exposição ocupacional estão sujeitos a variações ligadas a diversas causas. Existem as ligadas às próprias variações de concentrações do agente químico no ar e as variações intraindividuais, que são as verificadas nos resultados do IBEx (Indicador Biológico de Exposição) de um mesmo indivíduo exposto a uma mesma concentração de um produto químico ao longo do tempo. Podem estar ligadas a momentos particulares, à alimentação, a medicamentos, à variação da forma de trabalho, ao uso ou não do EPI e à vestimenta, em caso de agentes com absorção cutânea.

As variações interindividuais são variações entre os indivíduos expostos a uma mesma concentração do agente. São ligadas às características fisiológicas, anatômicas e metabólicas específicas de cada indivíduo e podem explicar por que trabalhadores expostos a uma mesma concentração de contaminantes podem apresentar, às vezes, diferenças importantes nas concentrações de Indicadores Biológicos medidos no sangue, na urina ou em outras amostras biológicas. A capacidade metabólica natural ou adquirida dos indivíduos, obesidade ou não, sexo, idade, doenças eventualmente presentes e hábitos alimentares estão presentes entre os principais fatores responsáveis para a variabilidade biológica interindividual. Portanto, em princípio, o monitoramento biológico deve ser empregado visando, entre outros, os seguintes aspectos:

- monitorar o ambiente de trabalho reconhecidamente inadequado sob o ponto de vista de Higiene Ocupacional, principalmente em etapas do PPRA;

– para detectar falhas não percebidas no controle do ambiente de trabalho;
– para detectar falhas nas operações de trabalho;
– para detecção de indivíduos hipersuscetíveis.

Cabe informar que o Monitoramento Biológico NÃO SUBSTITUI o Monitoramento Ambiental.

Questão 34: A

A Perda Auditiva Induzida por Níveis de Pressão Sonora Elevada, por si só, não é indicativa de inaptidão para o trabalho, devendo-se levar em consideração na análise de cada caso, além do traçado audiométrico ou da evolução sequencial de exames audiométricos, diversos fatores, sobretudo a exposição ocupacional a agentes de risco ao Sistema Auditivo, como os solventes orgânicos (substâncias ototóxicas).

Questão 35: C

A indicação das dosagens para as substâncias químicas (estireno, tolueno e xileno) é fornecida pelo Quadro I da NR 7 (Parâmetros para Controle Biológico da Exposição Ocupacional.
Estireno – Dosagem do ácido mandélico na urina e/ou ácido fenilglicoxílico na urina.
Tolueno – Dosagem do ácido hipúrico na urina.
Xileno – Dosagem do ácido metil-hipúrico na urina.

Questão 36: D

A Lei Previdenciária 8.213/91, Art. 20, define a Doença Profissional, assim entendida a produzida ou desencadeada pelo exercício do trabalho **peculiar** a determinada atividade. O médico clínico e/ou encarregado do exame médico ocupacional deve considerar, no diagnóstico das doenças profissionais e as doenças do trabalhador, a história ocupacional, as características do local e as condições de trabalho, bem como os riscos ocupacionais. Deve ser cuidadoso no diagnóstico diferencial, principalmente com os sintomas comuns a outras doenças não ocupacionais, e atentar quanto à evolução da doença, se lenta ou insidiosa. Não é obrigatória a correlação entre o quadro clínico e o laboratorial.

Questão 37: A

Os Exames Médicos Ocupacionais são amparados legalmente pelo Art. 168 da CLT.
Art. 168 da CLT (Lei 6.514/77) "Será obrigatório **exame médico**, por conta do empregador, nas condições estabelecidas neste artigo e nas instruções complementares a serem expedidas pelo Ministério do Trabalho."

– Na admissão.
– Na demissão.
– Periodicamente.

Os exames ocupacionais de Retorno ao Trabalho e o de Mudança de Função foram introduzidos na NR 7 por instruções complementares do Ministério do Trabalho. Conclusão: Os Exames Médicos Ocupacionais são obrigatórios para os celetistas.

Questão 38: A

Na Portaria 19/1998, que criou as Diretrizes e Parâmetros Mínimos para Avaliação e Acompanhamento da Audição em trabalhadores expostos a níveis de pressão sonora elevados, encontramos: "São considerados **sugestivos de agravamento** de Perda Auditiva induzida por níveis de pressão sonora elevados os casos já confirmados em exame audiométrico de referência, e nos quais a comparação de exame audiométrico sequencial com o de referência mostra uma evolução dentro dos moldes definidos no item 2.1 desta norma, e preenche um dos critérios abaixo:

- a **diferença** entre as médias aritméticas dos limiares auditivos no grupo de frequências de 500, 1.000 e 2.000 Hz, ou no grupo de frequências de 3.000, 4.000 e 6.000 iguala ou ultrapassa 10 dB (NA);
- a **piora** em uma frequência isolada iguala ou ultrapassa a 15 dB (NA)."

A questão mostra que, na opção A, na frequência isolada de 4.000 Hz, a perda auditiva apresentou piora, ultrapassando os 15 dB (NA).

Questão 39: C

A Portaria 19 da NR 7, sobre Diretrizes e Parâmetros Mínimos para a Avaliação e Acompanhamento da Audição, aborda o repouso auditivo para a realização do exame audiométrico com a seguinte redação:

"O trabalhador permanecerá em repouso auditivo por um período mínimo de 14 horas até o momento da realização do exame".

Questão 40: A

No Quadro I da NR 7 encontramos os Parâmetros para Controle Biológico da Exposição Ocupacional de alguns agentes químicos.

O *thinner* (do inglês *thinner*, traduzido como "que dilui") é um solvente para tintas e vernizes muito utilizado em oficinas de funilaria e pintura de automóveis. É uma mistura à base de hidrocarbonetos aromáticos, acetona, álcool, estireno e outros produtos químicos. Em diversos tipos de *thinner* encontramos tolueno, xileno, estireno e cerca de 1% de benzeno. É necessário, portanto, conhecer o tipo de *thinner* e sua composição para proceder o controle biológico.

Para o tolueno, o material biológico é a urina e a análise é do ácido hipúrico.

Para o xileno, o material biológico é a urina e a análise é do ácido metil-hipúrico.

Para o estireno, o material biológico é a urina e a análise é do ácido mandélico e/ou ácido fenilglicoxílico.

Questão 41: B

Um Indicador Biológico de Exposição (IBEx) pode ser a **urina**, o **sangue**, ou o **ar exalado**. De acordo com o Quadro I da NR 7, o metanol possui como indicador biológico de exposição a urina e a análise é do metanol urinário.

Questão 42: C

Segundo o Quando I da NR 7, o Controle Biológico da Exposição Ocupacional à anilina é feito pela análise da meta-hemoglobina no sangue e/ou do ácido para-aminofenol na urina.

Questão 43: C

O Quadro I da NR 7 indica que o Controle Biológico da Exposição Ocupacional do dissulfeto de carbono deve ter a amostragem **FJ**, isto é, a dosagem do ácido 2-tio-tiazolidina no final do último dia da jornada de trabalho (recomenda-se evitar a primeira jornada da semana).

Condições de amostragem:

FJ – Final do último dia da jornada de trabalho.

FS – Final do último dia da jornada da semana.

FS+ – Início da última jornada da semana.

PP+ – Pré e pós a quarta jornada de trabalho da semana.

PU – Primeira urina da manhã.

NC – Momento de amostragem “não crítico”: pode ser feita em qualquer dia e horário, desde que o trabalhador esteja em trabalho contínuo nas últimas 4 semanas sem afastamento maior que 4 dias.

T-1 – Recomenda-se iniciar a monitoração após 1 mês de exposição.

T-6 – Recomenda-se iniciar a monitoração após 12 meses de exposição.

O-1- Pode-se fazer a diferença entre pré e pós-jornada.

Questão 44: C

Segundo o texto da Portaria 19 (Anexo I da NR 7), a **audiometria de referência**:

- **Audiograma considerado dentro dos limites aceitáveis** – Com limiares auditivos **menores ou iguais** a 25 dB (NA) em todas as frequências.
- **Audiograma sugestivo de perda auditiva induzida por níveis de pressão sonora elevados** – As frequências de 3.000 e/ou 4.000 e/ou 6.000 Hz apresentam limiares auditivos **acima** de 25 dB (NA) e mais elevados do que nas outras frequências testadas.
- **Audiograma sugestivo de desencadeamento de perda auditiva induzida por níveis de pressão sonora elevados** – Limiares auditivos em todas as frequências testadas no exame audiométrico de referência e no sequencial permanecem **menores ou iguais** a 25 dB (NA), mas a comparação do audiograma sequencial com o de referência dentro de um dos critérios abaixo:
  - **a)** A diferença entre as médias aritméticas dos limiares auditivos no grupo de frequências de 3.000, 4.000 e 6.000 Hz iguala ou ultrapassa a 10 dB (NA).
  - **b)** A piora em pelo menos uma das frequências de 3.000, 4.000 ou 6.000 Hz iguala ou ultrapassa a 15 dB (NA).
- **Audiograma sugestivo de agravamento de perda auditiva por níveis de pressão sonora elevados** – Confirmado em exame audiométrico de referência e nos quais a comparação do sequencial com o de referência mostra uma evolução dentro de um dos critérios abaixo:
  - **a)** A diferença entre as médias aritméticas dos limiares auditivos no grupo de frequências de 500, 1.000 e 2.000 Hz, ou no grupo de frequências de 3.000, 4.000 e 6.000 Hz iguala ou ultrapassa a 10 dB (NA).
  - **b)** A piora em uma frequência isolada iguala ou ultrapassa a 15 dB (NA).
- **Audiograma de referência sugestivo de perda auditiva por níveis de pressão sonora elevada** – Tem limiares auditivos em 3.000 e/ou 4.000 e/ou 6.000 Hz acima de 25 dB (NA) e mais elevados que nas outras frequências testadas e o **audiograma sequencial** piora em pelo menos em uma destas frequências.

Questão 45: D

Dentre as obrigações do empregador em relação ao PCMSO, encontramos no texto da NR 7 que, no caso de uma empresa estar desobrigada de manter médico do trabalho, deverá o empregador indicar médico do trabalho, empregado ou não da empresa, para coordenar o PCMSO. Inexistindo médico do trabalho na localidade, o empregador poderá contratar médico de outra especialidade para coordenar o PCMSO.

Todo acidente com material biológico deve ser acompanhado de emissão de CAT e em caso de áreas apresentando incidência de acidentes com risco de contaminação, deve-se providenciar o Programa de Vigilância Específico.

Nos exames médicos ocupacionais desenvolvidos para atendimento da NR 32 não existe, em caráter obrigatório, a solicitação de sorologia para hepatite B e anti-HIV.

O custeio das ações do PCMSO de um hospital ou de outra qualquer empresa é de inteira responsabilidade do empregador.

Questão 46: B

A anemia adquirida por trabalhadores expostos às radiações ionizantes é do tipo aplástica.

Questão 47: E

A elaioconiose é uma foliculite ocupacional que pode ser provocada por ação de óleo mineral, solventes e graxas.

Questão 48: B

No caso de acidente com material perfurocortante envolvendo um profissional de saúde e um paciente portador do vírus HIV torna-se necessária a solicitação do teste anti-HIV no profissional, objetivando verificar se o profissional já era portador do vírus.

Questão 49: A

De acordo com o Quadro I da NR 7, o xileno tem o seu controle biológico através da análise do teor do ácido metil-hipúrico na urina. A amostragem deve corresponder à condição FJ, isto é, no final do último dia de jornada de trabalho.

Questão 50: D

Alternativa A: As empresas são desobrigadas de indicar médico responsável em decorrência também do grau de risco. Ficam desobrigadas de indicar médico responsável as empresas de graus de risco 1 e 2 com até 25 empregados e aquelas de graus de risco 3 e 4 com até dez empregados.

Alternativa B: O exame de retorno ao trabalho não é indicativo para as férias do trabalhador, sendo realizado quando do afastamento do trabalho por período igual ou superior a 30 dias, obrigatoriamente, por motivo de doença ou acidente, de natureza ocupacional ou não, ou parto.

Alternativa C: O CAT deve ser emitido em caso de acidente de trabalho pela empresa, cabendo a qualquer médico o preenchimento do campo relativo ao acidente de trabalho.

Alternativa E: Os exames médicos periódicos para trabalhadores expostos a riscos ou a situações de trabalho que impliquem no desencadeamento ou agravamento de doença ocupacional, ou ainda, para aqueles que sejam portadores de doenças crônicas devem ser realizados:

I – a cada ano ou em intervalos menores, a critério do médico encarregado, ou se notificado pelo médico agente da inspeção do trabalho, ou ainda, como resultado de negociação coletiva de trabalho;

II – semestralmente para os trabalhadores expostos a condições hiperbáricas.

Os trabalhadores não inseridos nos itens I e II poderão realizar o exame médico periódico de acordo com a idade:

- anual: trabalhadores menores de 18 anos e maiores de 45 anos de idade;
- a cada 2 anos: trabalhadores entre 18 anos e 45 anos de idade.

Questão 51: D

A PAINPSE (perda auditiva induzida por nível de pressão sonora elevada) tem o diagnóstico através de:

- Anamnese clínico-ocupacional;
- Exame otológico;
- Exame audiométrico de acordo com a Portaria 19 da NR 7;
- Outros exames audiológicos complementares solicitados a critério médico.

Cabe ressaltar que tal diagnóstico não ocorre por avaliação clínica exclusiva do médico do trabalho, bem como o nexo causal, que é uma atribuição de todo e qualquer médico.

O exame BERA (*Brainstem Evoked Response Audiometry*) tem o objetivo de examinar a integridade das vias auditivas, desde a orelha interna até o córtex cerebral. Com base neste exame é possível determinar se existe ou não perda auditiva – e caso haja, se ela está relacionada com lesões na cóclea, no nervo auditivo ou no tronco encefálico. Este exame é indicado para realizar o diagnóstico de perda auditiva em crianças e adultos, identificar como está o desenvolvimento das vias auditivas, diagnosticar problemas do nervo auditivo (como tumores) ou tronco encefálico, em casos de doenças neurológicas ou tumores intracranianos e em casos de cirurgias da fossa craniana.

Questão 52: C

O médico do trabalho responsável pelo PCMSO não precisa se registrar junto à Delegacia Regional do Trabalho (atual Superintendência Regional do Trabalho).

Questão 53: A

O indicador biológico de exposição à anilina é a análise da meta-hemoglobina no sangue e/ou a dosagem do ácido para-aminofenol na urina.

- Ácido delta-aminolevulínico – É um dos indicadores biológicos da exposição ao chumbo inorgânico.
- 2,5-hexanodiona – É o indicador biológico da exposição ao N-hexano.
- Ácido tricloroacético – É o indicador biológico de exposição ao tetracloroetileno.
- Zincoprotoporfirina – É um dos indicadores biológicos da exposição ao chumbo inorgânico.

Questão 54: E

Doenças sistêmicas de incidência comum na população como, por exemplo, o diabetes, sífilis, doença de Paget, podem comprometer a audição, resultando numa disacusia neurossensorial (atualmente, sensorioneural).

Alternativa A: O exame audiométrico pode ser acompanhado de outros exames audiológicos complementares, solicitados a critério médico.

Alternativa B: O repouso auditivo para a realização do exame audiométrico é de 14 horas.

Alternativa C: A PAINPSE é uma lesão sensorioneural.

Alternativa D: A PAINPSE não é doença relacionada ao trabalho passível de afastamento do trabalhador após emissão do CAT, e sim um dado para a inclusão do trabalhador no PCA (Programa de Controle Auditivo). Cabe informar que PAINPSE não melhora com o afastamento do trabalhador da fonte sonora.

Questão 55: A

O prontuário médico deve estar sob a guarda de um médico, arquivado em serviço próprio.

Questão 56: D

Os indicadores biológicos estão listados no Quadro I da NR 7.

Questão 57: A

Na afirmação II, o controle biológico da exposição ao xileno é a dosagem do ácido metil-hipúrico na urina.

Na afirmação III, a ultrapassagem do IBMP pode estar relacionada a uma doença não profissional.

Questão 58: C

Para exposição a aerodispersoides não fibrogênicos a monitoração dos trabalhadores se dá por telerradiografia de tórax no admissional, trienal, se a exposição for por menos que 15 anos e bienal, se a exposição for por mais que 15 anos. A espirometria deverá acontecer no admissional e bienal.

Questão 59: D

O controle biológico para trabalhadores expostos ao N-hexano é realizado pela dosagem do 2,5-hexanodiona na urina, no final do último dia da jornada de trabalho (FJ).

Questão 60: D

No admissional de um candidato para trabalhar no setor de contabilidade, certamente, não constará exposição a ruído. Portanto, a conduta diante de uma alteração condutiva moderada, unilateral, deve proceder com avaliação otorrinolaringológica e inserir o trabalhador no PCA.

Questão 61: D

O Indicador Biológico de Exposição, quando apresentar alta quantidade de ácido hipúrico, guarda, certamente, uma correlação linear com o teor de tolueno acima do limite de tolerância.

Questão 62: C

De acordo com a redação da NR 7, o exame médico demissional será obrigatoriamente realizado até a data da homologação, desde que o último exame médico ocupacional tenha sido realizado há mais de:

– 135 dias para as empresas de graus de risco 1 e 2;

– 90 dias para as empresas de graus de risco 3 e 4.

Questão 63: D

Consideram-se agentes físicos: ruído, vibrações, pressões anormais, temperaturas extremas, radiações ionizantes, radiações não ionizantes, infrassom e ultrassom.

Consideram-se agentes químicos as substâncias: compostos ou produtos que possam penetrar no organismo pela via respiratória, nas formas de poeira, fumos, névoas, neblinas, gases ou vapores, ou que pela natureza da atividade de exposição possam ter contato ou ser absorvidos pelo organismo através da pele ou por ingestão.

Consideram-se agentes biológicos: bactérias, fungos, bacilos, parasitas, protozoários, vírus, entre outros.

Questão 64: B

O ASO deverá conter, no mínimo:

1) Nome completo do trabalhador, número de registro de sua identidade e sua função.
2) Os riscos ocupacionais específicos existentes, ou a ausência deles.
3) Indicação dos procedimentos médicos aos quais foi submetido o trabalhador.
4) Nome do médico responsável, quando houver, com o respectivo CRM.
5) Definição de apto ou inapto para a função específica que o trabalhador vai exercer, exerce ou exerceu.
6) Nome do médico encarregado do exame, endereço ou forma de contato.
7) Data e assinatura do médico encarregado do exame e carimbo contendo seu número de inscrição no CRM.

Questão 65: E

Dentre as características da PAINPSE, encontramos:

– Sensorineural, decorrente da exposição ocupacional sistemática a níveis de pressão sonora elevados.

– É irreversível e de progressão gradual com o tempo de exposição ao ruído.

– Inicialmente há acometimento dos limiares auditivos em uma ou mais frequências na faixa de 3.000 a 6.000 Hz.

– As frequências mais altas e as mais baixas poderão levar mais tempo para serem afetadas.

– Uma vez cessada a exposição, não haverá progressão da redução auditiva.

Questão 66: C

Não existe possibilidade de o Indicador Biológico de Exposição ao tolueno mostrar tolueno na urina. O IBEx do toluol (contendo tolueno) é a presença do ácido hipúrico na urina.

Questão 67: C

Comentário feito anteriormente.

Questão 68: D

Comentário feito anteriormente.

Questão 69: A

O controle biológico para a exposição ao tolueno, xileno e N-hexano possui como material biológico a urina.

Tolueno – ácido hipúrico na urina.

Xileno – ácido metil-hipúrico na urina.

N-hexnao – 2,5-hexanodiona na urina.

Questão 70: C

O mercúrio utilizado na fabricação de lâmpadas fluorescentes é o inorgânico e sendo assim, o controle biológico terá monitoramento periódico com dosagens de mercúrio inorgânico na urina.

Questão 71: B

O controle biológico de trabalhadores expostos a ésteres organofosforados e carbamatos é realizado com a dosagem da acetilcolinesterase eritrocitária ou colinesterase plasmática ou colinesterase eritrocitária e plasmática (sangue total).

Questão 72: A

O controle biológico dos trabalhadores expostos às radiações ionizantes é feito tão-somente por hemograma completo e contagem de plaquetas, no exame admissional e semestralmente. O hemograma é capaz de indicar apenas os efeitos mielotóxicos produzidos pelas radiações ionizantes.

Questão 73: D

As evidências científicas fundamentam pela **não realização** do EEG, com ou sem fotoestimulação para rastreamento na seleção de trabalhadores para atividade laboral, inclusive para o trabalho em altura. Dessa forma, não recomendamos a utilização do EEG, para rastreamento de epilepsia na prática da Medicina do Trabalho. No PCMSO, o médico responsável poderá, para o trabalho em altura, aplicar o Questionário de Predição Clínica para rastreamento da epilepsia. Tal questionário é uma proposta da OMS, apresenta qualidades técnico-científicas e validação científica para a tradução em português. Cabe salientar que de acordo com a Diretriz Técnica da ANAMT, 01/2015, voltada para Epilepsia e Trabalho (Rastreamento), não é indicada a realização de EEG em trabalhadores assintomáticos, devido à baixa sensibilidade e ao elevado número de falso-positivos.

Não há evidências na literatura científica acerca da eficácia do eletrocardiograma de repouso como exame de rastreamento para cardiopatias em população adulta e assintomática. A eficácia do ECG de repouso seguida de inaptidão para a prevenção de acidentes e eventos cardiovasculares continua incerta e controversa na literatura. Portanto, não há evidência científica para indicação de ECG de repouso para rastreamento em população adulta e assintomática, inclusive para o trabalho em altura, na prevenção de acidentes, morte súbita e

síncope. Dessa forma, não é recomendado o uso do ECG de repouso na NR 35.
Qualquer exame complementar deverá ser solicitado para o trabalhador que opera em altura, de acordo com a anamnese e o exame físico.

Questão 74: A

Por exigência da NR 32 (Segurança e Saúde no Trabalho em Serviços de Saúde), todo trabalhador exposto à radiação ionizante deve possuir:

I- Prontuário Clínico individual previsto pela NR 7, que deverá ser mantido atualizado e ser conservado por 30 anos após o término de sua ocupação.

II- Registro individual de cada trabalhador é também previsto na NR 32 para aqueles que trabalham em instalação radioativa. Esse registro individual deve estar atualizado, e conservado por 30 anos, após o término da sua ocupação. O registro será mantido no local de trabalho e à disposição da inspeção do trabalho.

Questão 75: B

Com relação à supervisão médica para o trabalho sob ar comprimido, deverão ser observadas as seguintes condições (anexo 6 da NR 15):

1) Sempre que houver trabalho sob ar comprimido, deverá ser providenciada a assistência por médico qualificado, bem como local apropriado para atendimento médico.
2) Nenhum empregado poderá trabalhar sob ar comprimido antes de ser examinado pelo médico qualificado, que atestará, na ficha individual, estar essa pessoa **apta** para o trabalho.
3) O candidato considerado inapto não poderá exercer a função enquanto permanecer sua inaptidão para esse trabalho.
4) O atestado de aptidão terá validade de 6 meses.
5) Em caso de ausência do trabalho por mais de 10 dias ou afastamento por doença, o empregado, ao retornar, deverá ser submetido a novo exame médico.

Questão 76: D

Do objeto da NR 7 (PCMSO), os parâmetros e as diretrizes gerais observados na execução do PCMSO podem ser ampliados por negociação coletiva de trabalho.

Questão 77: D

Todos os trabalhadores que desempenham ou tenham funções ligadas à exposição ocupacional ao asbesto serão submetidos a exame médico conforme o previsto na NR 7, sendo que por ocasião da admissão, demissão e anualmente devem ser realizados, obrigatoriamente, exames complementares incluindo, além da avaliação clínica, telerradiografia de tórax e prova de função pulmonar (espirometria).
A radiografia de tórax deve obedecer ao padrão determinado pela OIT, especificado na Classificação Internacional de Radiografias de Pneumoconioses.
As empresas ficam obrigadas a informar aos trabalhadores examinados, em formulário próprio, os resultados dos exames realizados. Note que o PCMSO para trabalhadores em exposição ao ar comprimido é diferenciado, cabendo ao empregador, após o término do contrato

de trabalho de um envolvido na exposição ao asbesto, ter o cuidado de oferecer a realização periódica de exames médicos de controle durante 30 anos.

Questão 78: B

No Anexo 1 da NR 7, encontramos dados referentes à interpretação dos resultados do exame audiométrico:

Os exames audiométricos de referência devem seguir:

1- Dentro dos limites aceitáveis: audiogramas com limiares auditivos menores ou iguais a 25 dB (NA) em todas as frequências examinadas.
2- Sugestivos de perda auditiva: audiogramas, nas frequências de 3.000 e/ou 4.000 e/ou 6.000 Hz, apresentam limiares auditivos acima de 25 dB (NA) e mais elevados do que nas outras frequências testadas.
3- Sugestivos de desencadeamento de perda auditiva: audiogramas com limiares auditivos em todas as frequências testadas no exame audiométrico de referência e no sequencial permanecem menores ou iguais a 25 dB (NA), mas a comparação do audiograma sequencial com o de referência deve preencher um dos critérios abaixo:
   ✓ a diferença entre as médias aritméticas dos limiares auditivos no grupo de frequências de 3.000, 4.000 e 6.000 Hz iguala ou ultrapassa 10 dB (NA);
   ✓ a piora em pelo menos uma das frequências de 3.000, 4.000 ou 6.000 Hz iguala ou ultrapassa 15 dB (NA).

Questão 79: C

Características da PAINPSE:

– Sensorineural.
– Irreversível.
– Progressão gradual.
– Incialmente, o acometimento dos limiares auditivos ocorre em uma ou mais frequências da faixa de 3.000 a 6.000 Hz.

Questão 80: B

O audiômetro será submetido a procedimentos de verificação e controle periódico do seu funcionamento, tendo aferição acústica anual e a calibração acústica, sempre que a aferição indicar alteração e, obrigatoriamente, a cada 5 anos.

Questão 81: D

Comentário realizado anteriormente.

Questão 82: C

O traçado audiométrico possui símbolos especificados no Quadro II, do Anexo 1 ampliado pelo Portaria 19.

Os símbolos referentes à via de condução aérea devem ser ligados através de linha contínua para a orelha direita e linhas interrompidas para a orelha esquerda.

Os símbolos de condução óssea não devem ser interligados e, no caso do uso de cores, a cor vermelha deve ser usada para os símbolos referentes à orelha direita e a cor azul para a orelha esquerda.

Questão 83: C

Exames audiométricos considerados sugestivos de desencadeamento de perda auditiva apresentam limiares auditivos em todas as frequências testadas no exame de referência e no sequencial menores ou iguais a 25 dB (NA), mas a comparação do audiograma sequencial com o de referência deve preencher um dos critérios abaixo:

- ✓ A diferença entre as médias aritméticas dos limiares auditivos nos grupos de frequências de 3.000, 4.000 e 6.000 Hz iguala ou ultrapassa a 10 dB (NA).
- ✓ A piora em pelo menos uma das frequências de 3.000, 4.000 ou 6.000 Hz iguala ou ultrapassa 15 dB (NA).

Questão 84: C

Gestação não é doença e não deve ser fator de inaptidão ao trabalho.

Questão 85: D

A Classificação Internacional de Radiografias de Pneumoconioses da OIT tem o objetivo de criar códigos para as alterações radiológicas tornando a leitura de forma simples e reprodutível.

Questão 86: D

No caso de trabalhadores com audiometria sugestiva de perda auditiva, sugestiva de desencadeamento de perda auditiva ou de agravamento de perda auditiva, o médico responsável pelo PCMSO, ou o encarregado pelo exame médico deverá:

1) Definir a aptidão do trabalhador para a função, com base nos fatores resultados de história clínica e/ou ocupacional, otoscopia, idade do trabalhador, tempo de exposição ao ruído, exposição não ocupacional ao ruído e exposição ao ruído concomitante a solventes orgânicos.
2) Incluir o caso de perda auditiva no Relatório Anual do PCMSO.
3) Participação na implantação, no aprimoramento e controle do Programa de Controle Auditivo (PCA).
4) Disponibilizar cópias dos exames audiométricos aos trabalhadores.

É também importante para trabalhadores com audiometria sugestiva de perda, sugestiva de desencadeamento de perda ou de agravamento, que o responsável pelo PCMSO ou o médico encarregado pelo exame médico tome as seguintes providências:

I- Avaliar o ambiente de trabalho de forma cuidadosa, reestudando a fonte sonora e a forma de propagação do ruído com a concomitância de outros tipos de agentes agressores ao sistema auditivo.

II- Orientar e encaminhar o trabalhador para a avaliação médica especializada, isto é, avaliação otorrinolaringológica.

III- Definir sobre a aptidão do trabalhador para a função.

IV- Participar da implantação, do aprimoramento e controle de programas que visem a proteção coletiva dos trabalhadores.

V- Disponibilizar cópias dos exames audiométricos para os trabalhadores.

Portanto, diante de uma disacusia condutiva moderada unilateral, não implica considerar o trabalhador como INAPTO para o trabalho ou APTO com restrições. Não é necessário, também, emitir CAT.

Questão 87: A

No texto da NR 32 que pontua a exposição a radiações ionizantes consta, entre outras providências, que toda trabalhadora com gravidez confirmada deve ser afastada das atividades com radiações ionizantes, devendo ser remanejada para atividade compatível com o seu nível de formação.

Questão 88: D

A NR 32, que impõe para os trabalhadores um PCMSO diferenciado, obriga ao empregador fornecer, de forma gratuita, programa de imunização. O programa de vacinação inclui, para a NR 32, vacinas obrigatórias como tétano, difteria e hepatite B, ou outras estabelecidas no PCMSO. O esquema vacinal deve ser anotado no prontuário médico individual.

Questão 89: A

Não há na NR 35 nenhuma exigência de exames complementares para os trabalhadores envolvidos com trabalho em altura. Entretanto, o médico encarregado do exame deve estar atento para rastreamento e diagnóstico precoce de patologias que possam impactar o trabalho em altura. Qualquer exame para esclarecimento de um possível diagnóstico pode e deve ser solicitado. Cabe lembrar a existência de diretrizes da ANAMT que não recomendam, por fatores já explicados anteriormente, a solicitação do EEG ou do ECG.

Questão 90: B

A redação da NR 7 informa que, em regra, empresas graus de risco 1 e 2 com até 25 trabalhadores ou graus de risco 3 e 4 com até dez trabalhadores não precisam da indicação de médico responsável para o PCMSO, salvo negociação coletiva de trabalho ou intervenção de um agente de inspeção do Ministério do Trabalho.

Questão 91: D

A NR 7 orienta que as empresas de graus de risco 1 e 2 possam dispensar o exame médico demissional quando o ASO for realizado até 135 dias, bem como as empresas de graus de risco 3 e 4 estão dispensadas de realizar exame demissional quando o ASO for realizado até 90 dias.

Questão 92: C

O Indicador Biológico de Exposição (IBEx) pode ser obtido através de material biológico como urina, sangue ou ar exalado. A análise realizada laboratorialmente implica na atenção médica para o Valor de Referência (VR) e para o Índice Biológico Máximo Permitido (IBMP). O VR mostra um valor possível de ser encontrado em populações não expostas ocupacionalmente.

O IBMP é o valor máximo do indicador biológico para o qual se supõe que a maioria das pessoas ocupacionalmente expostas não corre risco de dano à saúde. A ultrapassagem deste valor significa exposição excessiva.

Questão 93: B

Gabarito: B

Conforme comentários anteriores, a perda auditiva induzida pelo ruído ocupacional é sensorineural por lesão das células do órgão de Corti, quase sempre bilateral, irreversível, com perdas no início das faixas de frequências de 4 e 6 kHz.

Vale complementar a alternativa considerada correta de que o acometimento dos limiares auditivos, particularmente, atinge uma ou mais frequências da faixa de 3 a 6 kHz, sendo que as frequências mais altas e mais baixas poderão levar mais tempo para serem afetadas.

Questão 94: D

O PCMSO, para o trabalho em serviço de saúde, obriga a inclusão do programa de vacinação para os trabalhadores (hepatite, difteria e tétano).

Questão 95: D

Pelo uso frequente de solventes aromáticos em diversas atividades no parque industrial brasileiro, é comum a atenção nas provas da ANAMT e de concursos públicos para o controle biológico de trabalhadores expostos ao tolueno, xileno e benzeno.

Tolueno: dosagem do ácido hipúrico na urina.

Xileno: dosagem do ácido metil-hipúrico na urina.

Benzeno: hemograma completo com contagem de plaquetas.

Questão 96: D

Os Indicadores Biológicos de Exposição (IBEx) representam a quantidade do agente químico que penetrou no organismo e foi efetivamente absorvida, também conhecido como Indicador de Dose Interna.

Com relação ao mercúrio, tal indicador corresponde à dosagem do metal na urina.

- Alternativa A: a dosagem de mercúrio é realizada na urina e quanto ao ácido delta-aminolevulínico urinário, é um indicador biológico de exposição ao chumbo.
- Alternativa B: a atividade da colinesterase não é Indicador de Efeito e sim Indicador Biológico de Exposição ou de Dose Interna.
- Alternativa C: as colinesterases plasmáticas e eritrocitárias não são produzidas pela hematopoiese.

Questão 97: B

Atente-se para o fato de que, para trabalho sob condições hiperbáricas, além do PCMSO é importante a inclusão da supervisão médica, especialmente para o trabalho sob ar comprimido.

- ✓ Sempre que houver trabalho sob ar comprimido a empresa deverá providenciar assistência por médico qualificado, bem como local apropriado para atendimento.

- ✓ Todo empregado sob ar comprimido deverá ter uma ficha médica, onde deverão ser registrados os dados relativos aos exames realizados.
- ✓ Nenhum empregado poderá trabalhar sob ar comprimido antes de ser examinado por médico qualificado, que atestará na ficha individual colocando a aptidão para o trabalho. O empregado considerado inapto não poderá exercer a função enquanto permanecer sua inaptidão para o trabalho.
- ✓ O atestado de aptidão terá validade por 6 meses.
- ✓ Em caso de ausência do trabalho por mais de 10 dias ou afastamento por doença, o empregado ao retornar deverá ser submetido a novo exame médico.

Questão 98: B

O PCMSO de aplicação na NR 30 possui algumas particularidades, por exemplo: a primeira via do ASO deve ser mantida a bordo da embarcação em que o trabalhador estiver prestando serviço. A segunda via deve ser obrigatoriamente entregue ao trabalhador, e a terceira deve ser mantida na empresa em terra.

Caso o prazo de validade do exame médico expire no decorrer de uma travessia, fica prorrogado até a data da escala da embarcação em porto onde haja condições necessárias para a realização desses exames, observado o prazo máximo de 45 dias.

Questão 99: D

O PCMSO é amparado legalmente pelo Art. 168 da CLT (Lei 6.514/77) que sustenta a obrigatoriedade do exame médico, por conta do empregador, nas condições estabelecidas no artigo e nas instruções complementares a serem expedidas pelo Ministério do Trabalho. Assim, o PCMSO, que desenvolve entre outras ações, o exame médico ocupacional, corresponde a um programa a ser realizado pela empresa tendo como preposto o médico do trabalho.

O PPRA é um programa que envolve as seguintes etapas: antecipação ao risco; reconhecimento e identificação do risco; avaliação do risco e o estabelecimento das medidas de controle de ocorrência dos riscos ambientais existentes.

Questão 100: C

O PCMSO possui como objetivos: promoção e preservação da saúde do conjunto de seus trabalhadores. É fundamental que o responsável pelo PCMSO evidencie a implementação de ações de promoção de saúde.

Questão 101: C

Recomendação ANAMT aos médicos do trabalho sobre a solicitação de exames toxicológicos de larga escala para os motoristas profissionais regulamentada pela Portaria MTPS n° 116, de 13 de novembro de 2015:

- ✓ Não deve incorporar os testes toxicológicos no PCMSO e nem no ASO.
- ✓ Não deve solicitar o teste toxicológico na admissão e o encaminhamento para o laboratório credenciado pode ser feito diretamente pelo empregador ou pelo acesso direto do trabalhador.

- ✓ Deve concluir o processo de admissão com base na avaliação da saúde física e mental do trabalhador, independentemente do resultado do teste toxicológico.
- ✓ Deve concluir o processo de demissão com base na avaliação da saúde física e mental do trabalhador e o processo de desligamento poderá ser realizado independentemente do resultado do teste toxicológico, desde que devidamente seguidas as normativas vigentes.
- ✓ Deve instituir um programa de prevenção de uso de álcool e outras drogas com vistas à reabilitação, independentemente do PCMSO, quando necessário.
- ✓ Deve arquivar os testes toxicológicos recebidos ou cópias destes em prontuário individual, devidamente resguardado o sigilo médico.
- ✓ O diagnóstico nosológico dos sintomas cognitivos, comportamentais e fisiológicos provenientes do uso de substâncias psicoativas deve ser definido com base no Manual Diagnóstico e Estatístico de Transtornos Mentais.
- ✓ Não deve ser responsável pela coleta de amostras, devendo os trabalhadores/motoristas ser encaminhados pelo empregador para os postos de coleta devidamente credenciados.
- ✓ Não deve receber o relatório, nem proceder à intermediação de comunicação do resultado ao trabalhador. Independentemente do resultado do exame toxicológico realizado, cabe ao médico do trabalho realizar a avaliação clínica para averiguar a capacidade para o trabalho e o estabelecimento do diagnóstico, em conformidade com o PCMSO.
- ✓ Não deve considerar o relatório dos exames como critério de diagnóstico pelo "uso indevido de substância psicoativa".
- ✓ Recomenda-se que as Empresas que mantêm Programas de Prevenção quanto ao uso indevido de substância psicoativa conservem o caráter preventivo de suas ações.

Questão 102: C

Por recomendação da ANAMT, o rastreamento de epilepsia através do eletroencefalograma não deve ser executado.

Questão 103: D

Ver comentários da Questão 101.

Questão 104: D

O lavado brônquico não é indicado para controle biológico de trabalhadores expostos ao amianto, porém, diante de uma história ocupacional e clínica inconclusiva, ele pode estar indicado.

Questão 105: C

A elaboração, implementação, o acompanhamento e a avaliação do PPRA poderão ser feitos pelo SESMT ou por pessoa ou equipe de pessoas que, a critério do empregador, sejam capazes de desenvolver o disposto na NR 9. Quanto ao PCMSO, a coordenação é do médico do trabalho.

Respostas das Questões Discursivas/Práticas (adaptadas de provas da ANAMT)

Questão 1:

a) Agravo: *Lombalgia*

b) Melhoria: *Modificação no processo de trabalho, através de um estudo ergonômico prévio.*

Questão 2:

I. *Síndrome do supraespinhoso.*

II.

1. *Solicitar à empresa a emissão do CAT.*
2. *Indicar, se necessário, o afastamento do trabalhador.*
3. *Encaminhar o trabalhador à Previdência Social para estabelecimento de nexo causal, avaliação de incapacidade e definição da conduta previdenciária em relação ao trabalho.*
4. *Orientar o empregador quanto à necessidade de adoção de medidas de controle no ambiente de trabalho.*

Nota do Autor: Para cumprir com suas responsabilidades, cabe ao médico responsável pelo PCMSO conhecer os ambientes e o processo de trabalho para identificar os riscos e/ou fatores de risco relacionados ao trabalho e, por fim, ser capaz de reconhecer os agravos da saúde relacionados ao trabalho, em especial daqueles de notificação compulsória.

Questão 3:

1- *Transtorno de estresse pós-traumático relacionado ao trabalho.*

2- *Solicitar à empresa a emissão de CAT/Indicar o afastamento do trabalhador, encaminhando-o para a Previdência Social/Orientar o trabalhador quanto ao tratamento médico especializado/Notificar ao Sistema de Informação de Agravos de Notificação (SINAN).*

Nota do Autor: Considerando os diferentes agravos à saúde relacionados ao trabalho, as seguintes condições devem ser notificadas ao SINAN:

- Acidente de trabalho fatal.
- Acidente de trabalho com mutilações.
- Acidente com exposição a material biológico.
- Acidente de trabalho com crianças e adolescentes.
- Dermatoses ocupacionais.
- Intoxicações exógenas (por substâncias químicas que incluem agrotóxicos, gases tóxicos e metais pesados).
- Distúrbios osteomusculares relacionados ao trabalho (DORT).
- Pneumoconioses.
- Perdas auditivas induzidas pelo ruído.
- Transtornos mentais relacionados ao trabalho.
- Câncer relacionado ao trabalho.

Questão 4:

Foto A: *Miliária rubra, cristalina e postulosa/profunda*.

Foto B: *Urticária pelo calor*.

Questão 5:

I- *Nome completo do trabalhador, número de registro de sua identidade e sua função;*

II- *Riscos ocupacionais específicos existentes, ou a ausência deles, na atividade do empregado;*

III- *Indicação dos procedimentos médicos a que foi submetido o trabalhador, incluindo os exames complementares e a data em que foram realizados;*

IV- *Nome do médico responsável, quando houver, com o respectivo CRM;*

V- *Definição de apto ou inapto para a função específica que o trabalhador vai exercer, exerce ou exerceu;*

VI- *Nome do médico encarregado do exame e endereço ou forma de contato;*

VII- *Data e assinatura do médico encarregado do exame e carimbo contendo seu número de inscrição no CRM.*

Questão 6:

Risco físico

Os técnicos de radiologia que atuam na preparação do paciente no aparelho para a realização do exame devem, segundo o Quadro II da NR 7 (Parâmetros para a Monitorização da Exposição Ocupacional a Alguns Riscos à Saúde), realizar o hemograma completo com contagem de plaquetas no admissional e semestralmente.

Risco biológico

Com relação ao acompanhamento e à realização do exame de raios X do paciente, o técnico em radiologia está exposto ao risco biológico por contato com microrganismos patogênicos. A coordenação do PCMSO chama a atenção dos médicos encarregados dos exames para investigar sinais e sintomas relacionados a doenças agudas e crônicas, de natureza infecciosa, que eventualmente podem acometer o técnico de radiologia.
Não há nenhum exame complementar obrigatório, ficando a critério do médico encarregado do exame médico ocupacional.

Risco químico

Os técnicos de radiologia estão expostos a produtos químicos, como reveladores e fixadores, que são utilizados na câmara escura. Dentre os reveladores, destacamos a hidroquinona, à qual o médico encarregado do exame deverá estar atento a sua toxicidade. A hidroquinona pode causar reações como eritema nas mãos, sensação de queimação e hipersensibilidade ocasional, dermatite alérgica de contato e manchas marrons reversíveis nas unhas.
Os técnicos de radiologia são expostos, de forma acumulativa, a substâncias químicas que agem lentamente no organismo, produzindo efeitos nocivos em médio e longo prazos.

Reveladores de raios X

Hidroquinona

Pode causar reações como eritema nas mãos, sensação de queimação e hipersensibilidade ocasional, dermatite alérgica de contato, manchas marrons reversíveis nas unhas (ocronose). É carcinogênica.

Os profissionais que atuam em laboratórios de radiologia são expostos, de forma acumulativa, a essas substâncias químicas que agem lentamente no organismo, produzindo efeitos nocivos em médio e longo prazos. Dentre os efeitos nocivos, destaca-se a surdez ocupacional por lesão do órgão de Corti. Considerando que as intoxicações tardias causadas pela exposição química em longo prazo e baixas doses são as mais difíceis de serem detectadas, o PCMSO deve incluir exames audiométricos.

A hidroquinona, como agente revelador, requer uma solução fortemente alcalina para agir. Por isso, tem-se a presença do carbonato de potássio (pH alcalino). A combinação da hidroquinona com carbonato de potássio resulta em revelador de alta atividade.

A solução de fixador contém tiossulfato + sulfito de sódio + isotiazolonas. Estas substâncias não possuem importância toxicológica para o PCMSO.

Conteúdos Mínimos Esperados nas Respostas às Questões Abertas

Questão 1:

- Constituição e funcionamento das CIPAs (NR 5).
- Organização de Serviços Especializados em Engenharia de Segurança e em Medicina do Trabalho – SESMT, onde couber, em função do grau de risco e do número de empregados.
- Realização de PPRA – NR 9 articulado com o PCMSO – NR 7.
- Outros.

Questão 2:

- Questões incidentes sobre o indivíduo:
- Exames médicos.
- Exames complementares (laboratoriais, de imagem, provas funcionais, etc.).
- Questões incidentes sobre a coletividade dos trabalhadores:
- Dados de morbidade (incidência, prevalência, etc.) da coletividade de trabalhadores, comparando grupos no mesmo tempo (estudos transversais), ou os de seguimento no tempo (estudos longitudinais).
- Dados de incapacidade.
- Dados de mortalidade.
- Outras informações coletadas e analisadas.

Questão 3:

- A história clínica e ocupacional, decisiva em qualquer diagnóstico e/ou investigação de nexo causal.
- Estudo do local de trabalho.
- Estudo da organização do trabalho.
- Os dados epidemiológicos.
- A literatura atualizada.
- A ocorrência de quadro clínico ou subclínico em trabalhador exposto a condições agressivas.

- A identificação de riscos físicos, químicos, biológicos, ergonômicos, de acidentes e outros.
- O depoimento e a experiência dos trabalhadores.
- Os conhecimentos e as práticas de outras disciplinas e de seus profissionais, sejam ou não da área da saúde.

Questão 4:

- Comentar sobre a multiplicidade de fatores de risco.
- Qualquer desenho de estudo terá que isolar uma ou mais das variáveis, para detectar a contribuição das variáveis remanescentes.
- Idealmente, deverão ser analisados cada um dos quatro grupos de fatores de risco, utilizando um instrumento próprio, tipo de Questionário ou Inquérito, ou *Checklist,* para cada um dos quatro grupos de fatores. Se for possível, deverão ser citados os instrumentos que o(a) candidato(a) conhece, capazes de detectar ou mediar o peso relativo de cada variável ou fator de risco.
- Outros comentários pertinentes.

Questão 5:

Agente	LT	Nível de Ação	Exame Complementar
Ruído	85 dB (A)	80 dB (A)	Audiometria tonal
Tolueno	290 mg/m^2	145 mg/m^2	Ácido hipúrico na urina
Xileno	340 mg/m^2	170 mg/m^2	Ácido metil-hipúrico na urina
Chumbo inorgânico Chumbo tetraetila	0,1 mg/m^2	0,05 mg/m^2	Chumbo no sangue ou Ácido delta-aminolevulínico na urina ou Zincoprotoporfirina no sangue ou Chumbo na urina
Amônia	20 ppm	10 ppm	Não estabelecido

Questão 6:

- Caráter irreversível.
- Perda gradual.
- Geralmente bilateral.
- Afeta inicialmente altas frequências.
- Dificilmente a perda ultrapassa 70 dB (A) nas altas frequências.
- Outras pertinentes.

Questão 7:

- Espera-se que o(a) candidato(a) concorde.
- Se possível, explicar as inter-relações entre a proteção dos trabalhadores e a do público em geral e do meio ambiente.
- Há inúmeros exemplos bons e fáceis, que muitos têm vivência, por exemplo:
- Agrotóxicos: trabalhadores, aplicadores, consumidores, resíduos em alimentos, etc.

- Metais pesados: mercúrio, chumbo, etc. No mercúrio, o caso dos garimpos na Amazônia; no chumbo, as fábricas de baterias e as fundições, e as contaminações de populações que vivem no entorno das plantas industriais.
- Amianto ou asbesto: populações vizinhas, a comunidade em geral, tanto residentes próximos às plantas industriais, quanto os que inalam fibras disseminadas no meio ambiente, geradas em lonas de freios, telhas e outros objetos de cimento-amianto, etc.
- Outros exemplos pertinentes: cádmio, sílica, etc.

Questão 8:

A avaliação de impactos de alterações exige que se compare antes *versus* depois, portanto, poderiam tanto ser *indicadores de exposição* (ambiental ou biológica), quanto *indicadores de efeito ou dano*, do tipo incidência de acidentes do trabalho, de intoxicações agudas, etc.

Indicadores ou parâmetros mais sofisticados também podem ser utilizados, assim como estudos epidemiológicos que, eventualmente, comparem antes *versus* depois, ou *sem* intervenção ou proteção *versus* *com* intervenção ou proteção. É ilimitado o número de possibilidades metodológicas demonstrativas do impacto de modificações no ambiente de trabalho.

Questão 9:

- O direito do paciente/trabalhador em relação aos resultados de exames médicos clínicos e ocupacionais (resultado de monitoramento biológico).
- Riscos ocupacionais aos quais está exposto, e se a doença e/ou lesão tem relação com o trabalho ou não.
- Abrir CAT para todos os acidentes do trabalho com afastamento e suspeita/confirmação de doença profissional e/ou do trabalho.
- Orientar o trabalhador sobre os riscos ocupacionais aos quais está exposto e as medidas de prevenção individuais (EPI) e coletivas a serem efetuadas.
- Outras pertinentes.

Questão 10:

Agravos ergonômicos:

- Posturas inadequadas ao levantar e passar as mercadorias no leitor óptico (*scanner*).
- Movimentos repetitivos de um mesmo grupo muscular.
- Exigência de força excessiva com os braços estendidos.
- Pressão temporal pelas filas, provocando tensão nos operadores.
- Falta de auxiliares de caixa para o empacotamento.
- Outros pertinentes.

Prováveis DORT:

- Tendinite do supraespinhoso (ombros).
- Tendinite de extensores do punho.
- Outras pertinentes.

Considerações Finais

Capítulo 12

Embora indispensável, tanto por motivos médicos quanto legais, o responsável pelo PCMSO deve ter sempre em mente que o acompanhamento médico periódico é um instrumento de prevenção de caráter secundário e que não substitui, em qualquer hipótese, outras ações que objetivam a segurança, a higiene ocupacional, a proteção coletiva, a promoção e a preservação da saúde do conjunto dos trabalhadores de uma empresa. Sendo revestido do cunho preventivo secundário, mesmo diante da fama de "carro-chefe" do PCMSO, o exame ocupacional se propõe, acima de tudo, a detectar e permitir modificar favoravelmente o curso de doenças que estejam aquém do horizonte clínico.

Nesse sentido, devemos alertar que a análise dos exames ocupacionais apontados na NR 7, bem como os exames laboratoriais, radiográficos, de espirometria, audiometria e outros, por si só, não permite aferir as condições de exposição às situações nocivas no âmbito ocupacional.

A grande tarefa do PCMSO é apontar para a obtenção do ambiente de trabalho saudável. E, sendo assim, passo a concluir este trabalho com as seguintes orientações:

Todo documento legal deve ser feito sob medida, principalmente em respeito aos aspectos dos objetivos, responsabilidades e da ética. Mostrar ao empregador que ações de saúde em uma empresa não representam custos é uma tarefa difícil, mas não impossível! Estudos de economia demonstram que, para **cada real investido no campo de segurança e saúde do trabalhador**, o retorno é de 4 reais.

Sendo assim, a palavra-chave para o convencimento sobre a letra "A" do item 7.3.1 da NR 7, junto à direção de uma empresa é: **negociação**.

Anexo 1 – Ações de Promoção de Saúde Sugeridas

DDS – Diálogos Diários de Saúde

Para ser feito on-line e encaminhado diariamente para a empresa. São explicações em forma de um bate-papo animado versando sobre temas de saúde, rigorosamente escolhidos por dados epidemiológicos envolvendo os exames ocupacionais ou anomalias observadas na empresa, ou ainda temas recorrentes da atualidade sobre a morbidade e mortalidade da população brasileira. Exemplos de temas: LER/DORT, prevenção de hipertensão, dengue, doenças relacionadas ao trabalho, etc.

O DDS, nas micro e pequenas empresas, ou entre empregados que não utilizam como ferramenta de trabalho o computador, pode ser feito por "palestras instantâneas", interrompendo o trabalho por 15 minutos, mesmo que seja uma vez por mês. Tais ações, combinadas previamente com a empresa, apresentam a boa receptividade por parte dos empregados e trazem ótimos resultados na promoção de saúde.

Nota: O DDS no local de trabalho pode ser feito por outros profissionais de saúde previamente treinados e orientados.

Palestras de Promoção de Saúde

É um processo de educação continuada em saúde. Os temas podem ser escolhidos da mesma forma que a metodologia para implementação dos DDS. O responsável pelo PCMSO deve negociar com a direção da empresa, mostrando o papel importante de 1 hora de palestra pelo menos por três vezes por ano.

Temas: "Como ser um bom estressado";
"Empregado de bom coração";
"Acidente de trabalho, o inimigo número 1";
"DST/AIDS";
Álcool, tabaco e outras drogas".

DVD na Sala de Espera

É outro momento importante. Enquanto o trabalhador aguarda o exam médico ocupacional, entra em cena a promoção de saúde e prevenção das principais doenças ocupacionais e não ocupacionais.

Anexo 2 – Indicadores de Gestão de Saúde – Exemplos

Porcentagem de ASO Válidos

Método de cálculo: total de ASO com prazo de validade ≤ 365 dias, no período, dividido pelo efetivo na data da medição, multiplicado por 100.

Porcentagem de ASO Fora do Prazo

Método de cálculo: Total de empregados com ASO com data de conclusão > 365 dias, no período, dividido pelo efetivo ativo na data da medição.

Programas de Saúde que Podem Acompanhar o PCMSO

- **Programa de Alimentação Saudável:** muito importante na redução da obesidade, do diabetes, da hipertensão arterial e das doenças cerebrovasculares. O programa deve envolver os trabalhadores e seus cônjuges, sendo fundamental a participação de uma nutricionista.
- **Programa de Saúde do Viajante:** o responsável do PCMSO, ao tomar conhecimento de deslocamentos de trabalhadores, principalmente para áreas endêmicas, deve atuar com um catálogo de informações (folheto) fornecido previamente ao "trabalhador viajante", bem como verificar se existe indicação de vacinação prévia. Exemplo: vacina contra a febre amarela.
- **Programa de Gerenciamento de Estresse.**
- **Programa de Atividade Física.**
- **Programa de Controle Auditivo (PCA).**
- **Programa de Preparação do Trabalhador da Melhor Idade.**

Taxa de Incidência de Acidente de Trabalho (TIATRA)

Método de Cálculo: total de casos novos de acidentes do trabalho no período, dividido pelo efetivo no meio do período, multiplicado por 1.000.

$$\text{TIATRA} = \frac{\text{Total de casos novos de AT no período}}{\text{Efetivo no meio do período}} \times 1.000$$

Total de CAT Registradas (TOCAT)

Método de Cálculo: total de CAT registradas no período, dividido pelo efetivo no meio do período, multiplicado por 1.000.

$$\text{TOCAT} = \frac{\text{Total de CAT registrados no período}}{\text{Efetivo no meio do período}} \times 1.000$$

Porcentagem de Empregados Convocados para Exame Periódico

Método de Cálculo: total de convocações para Exame Médico Periódico, dividido pelo efetivo ativo no período por 100 empregados.

Porcentagem de Exame Médico Periódico Pendente

Método de Cálculo: total de Exames Médicos Periódicos não realizados, dividido pelo total de Exames Médicos Periódicos convocados, multiplicados por 100.

Taxa de Prevalência de Empregados Portadores de Deficiência (PcD)

Método de Cálculo: total de empregados classificados como portadores de deficiência no período, dividido pelo efetivo no meio do período, multiplicado por 1.000.

Razão dos Dias Perdidos e Número de Licenças Médicas-Odontológicas

Método de Cálculo: total de dias perdidos por licenças médicas-odontológicas dividido pelo total de licenças médicas-odontológicas no meio do período.

Média de Licenças Médicas-Odontológicas por Empregado

Método de Cálculo: total de licenças médicas-odontológicas dividido pelo efetivo no meio do período.

Doenças de Notificação Compulsória

Método de Cálculo: número de casos de doenças de notificação compulsória registrados (com CID na listagem do Ministério da Saúde), dividido pelo número de empregados no meio de período, multiplicado por 100.000.

Taxa de Prevalência de Doenças Isquêmicas do Coração

Método de Cálculo: número de casos novos de doença isquêmica do coração, dividido pelo número de empregados no meio do período, multiplicado por 1.000.

Taxa de Mortalidade (TM)

Método de Cálculo: total de casos de óbitos, por todas as causas, dividido pelo efetivo no meio do período, multiplicado por 10.000.

$$TM = \frac{\text{Total de casos de óbito}}{\text{Efetivo no meio do período}} \times 10.000$$

Taxa de Incidência de Doenças Comuns na Atualidade

Taxa de Incidência de Dengue

Método de Cálculo: total de casos novos de dengue no período, dividido pelo número de empregados no meio do período, multiplicado por 1.000. Pode ser aplicado para: zika, chikungunya, influenza A e H1N1.

Taxas de Morbidades

Taxa de Prevalência Hipertensão Arterial

Método de Cálculo: total de casos registrados, dividido pelo número de empregados no meio do período, multiplicado por 100. Pode ser aplicado para: diabetes.

Taxa de Aposentadoria por Invalidez

Método de Cálculo: total de casos de aposentadoria por invalidez (todas as causas), dividido pelo efetivo no meio do período, multiplicado por 10.000.

Indicadores de Fatores de Risco à Saúde

São indicados para as empresas em que a coordenação do PCMSO está atenta às ações de saúde e qualidade de vida no tabalho, como, por exemplo:

- Programa de atividade física no trabalho;
- Programa de prevenção e tratamento da obesidade;
- Programa de prevenção e tratamento do alcoolismo;
- Programa de combate e tratamento do tabagismo;
- Programa de alimentação saudável.

Principais Indicadores de Fatores de Riscos à Saúde

Taxa de Prevalência de Trabalhadores Fisicamente Ativos (EFA)

Método de Cálculo: total de empregados fisicamente ativos (registrados como muito ativos e regularmente ativos) no período, dividido pelo efetivo no meio do período, multiplicado por 100.

$$EFA = \frac{\text{Total de empregados fisicamente ativos no período}}{\text{Efetivo no meio do período}} \times 100$$

Taxa de Prevalência de IMC ≥ 25 e < 30

Método de Cálculo: total de casos de IMC ≥ 25 e < 30 registrados no período, dividido pelo efetivo no meio do período, multiplicado por 100.

Taxa de Prevalência de Sedentarismo

Método de Cálculo: total de empregados fisicamente inativos e irregularmente ativos, registrados no período, dividido pelo efetivo no meio do período, multiplicado por 100.

Taxa de Prevalência de IMC ≥ 30

Método de Cálculo: total de casos de IMC ≥ 30 registrados no período, dividido pelo efetivo no meio do período, multiplicado por 100.

Taxa de Prevalência de Colesterol Total Alto

Método de Cálculo: total de casos de colesterol total ≥ 240 mg/dL registrados no período, dividido pelo efetivo no meio do período, multiplicado por 100.

Taxa de Prevalência de HDL Colesterol Baixo

Método de Cálculo: total de casos de HDL colesterol < 40 mg/dL registrados no período, dividido pelo efetivo no meio do período, multiplicado por 100.

Taxa de Prevalência de LDL Colesterol Alto

Método de Cálculo: total de casos de LDL colesterol alto > 130 mg/dL registrados no período, dividido pelo efetivo no meio do período, multiplicado por 100.

Taxa de Prevalência de Triglicerídeos

Método de Cálculo: total de casos de triglicerídeos altos > 200 mg/dL registrados no período, dividido pelo efetivo no meio do período, multiplicado por 100.

Porcentagem de Empregados com Riscos Associados à Obesidade (PERAOB)

Método de Cálculo: total de empregados com riscos associados à obesidade dividido pelo número de empregados submetidos a avaliação nutricional, multiplicado por 100.

Nota: Este indicador envolve o Programa de Prevenção e Tratamento da Obesidade, bem como o Programa de Alimentação Saudável. Para todos esses programas, é de vital importância o profissional nutricionista.

Porcentagem de Empregados com Consumo de Bebidas Açucaradas Industrializadas

Método de Cálculo: total de empregados que responderam "SIM" à pergunta quanto ao consumo de refrigerantes e outros, dividido pelo número de empregados (efetivo ativo no meio do período), multiplicado por 100.

Taxa de Prevalência de Consumo de Risco de Álcool (CRA)

Método de Cálculo: total de casos de consumo de risco na utilização de álcool, dividido pelo efetivo no meio do período, multiplicado por 100.

Taxa de Prevalência de Fumantes

Método de Cálculo: total de casos de fumantes registrados no período, dividido pelo efetivo no meio do período, multiplicado por 100.

Nota: Para algumas atividades que envolvam trabalho noturno ou maior atenção, recomendamos monitorar o indicador "Taxa de Prevalência de Sono Anormal".

Taxa de Prevalência de Sono Anormal

Método de Cálculo: total de casos registrados de empregados com sono anormal no período, dividido pelo efetivo no meio do período, multiplicado por 100.

SEÇÃO ANEXOS

O Limbo Trabalhista-Previdenciário. Controvérsias entre Médico do Trabalho e Médico Perito do INSS: a Quem Seguir?

Nota do autor: Importante leitura para o exame de retorno ao trabalho.

Dr. Marcos Mendanha

Um dos maiores problemas na prática da Medicina do Trabalho se estabelece quando o Médico do Trabalho/"Médico Examinador", após ter qualificado o empregado como "inapto" a determinada função, o encaminha para o serviço de Perícias Médicas do INSS, sugerindo, mediante atestado médico, determinado lapso de tempo para respectivo tratamento e recuperação.

O Médico Perito do INSS, por sua vez, após concessão de benefício previdenciário por um prazo menor do que o sugerido pelo Médico do Trabalho/"Médico Examinador", qualifica este empregado como "capaz" para retorno às suas atividades laborais. Estabelece-se então o chamado "limbo trabalhista-previdenciário". Qual a conduta mais apropriada do Médico do Trabalho/"Médico Examinador" a partir de então, com relação ao empregado, à empresa e ao INSS?

A Norma Regulamentadora nº 7 (NR 7) assim nos traz no item 7.4.4.3: "o ASO (atestado de saúde ocupacional) deverá conter, no mínimo: (e) definição de apto ou inapto para a função específica que o trabalhador vai exercer, exerce ou exerceu". Uma análise literal da norma supra nos sugere que essa definição de aptidão/inaptidão é prerrogativa do Médico do Trabalho/"Médico Examinador", a quem coube a função de emitir o ASO.

No entanto, a Lei nº 11.907/2009, em seu art. 30, § 3º, assim coloca: "compete privativamente aos ocupantes do cargo de Perito Médico Previdenciário ou de Perito Médico da Previdência Social..., em especial a: (I) emissão de parecer conclusivo quanto à capacidade laboral para fins previdenciários". Oportuno lembrar que a Lei 13.135/2015 conferiu também a possibilidade do SUS, através de seus profissionais, realizar perícias médicas para o INSS e sob supervisão da autarquia.

Ocorre que muitas vezes (muitas mesmo!) o INSS qualifica o segurado como "capaz" enquanto o Médico do Trabalho/"Médico Examinador" o julga como "inapto". Conquanto estejamos tratando de legislações diferentes (previdenciária – Lei 11.907/2009, e trabalhista – NR 7), por terem repercussões fáticas interligadas (consubstanciadas no chamado "limbo trabalhista-previdenciário"), entendemos que verifica-se entre essas normas o que no estudo do Direito recebe o nome de antinomia, ou seja, a presença de duas normas conflitantes, gerando dúvidas sobre qual delas deverá ser aplicada no exemplo dado. No caso em tela, a Lei nº 11.907/2009 goza de uma posição hierárquica privilegiada em nosso ordenamento jurídico, uma vez que se classifica como lei federal ordinária, enquanto que a NR 7 foi editada por força de uma portaria (Portaria do MTE nº 24/1994). Como hierarquicamente as leis ordinárias prevalecem sobre as portarias, juridicamente, deve prevalecer a Lei nº 11.907/2009.

Outras normativas corroboram no sentido de que a decisão do Médico Perito do INSS deva, legalmente, prevalecer sobre a decisão do Médico do Trabalho/"Médico Examinador":

Súmula nº 32 do TST: "Presume-se o abandono de emprego se o trabalhador não retornar ao serviço no prazo de 30 (trinta) dias após a cessação do benefício previdenciário nem justificar o motivo de não o fazer".

Nosso comentário: comparando o poder decisório do Médico do Trabalho/"Médico Examinador" com o do Médico Perito do INSS, vemos que aptidão ao trabalho é conferida pela cessação do benefício previdenciário definida pelo Médico Perito do INSS, e não pelo Médico do Trabalho/"Médico Examinador". Aqui, ratificamos que não estamos julgando tecnicamente a conduta desses profissionais, o que dependerá de cada caso, e tão pouco suas motivações, limitações, etc. Nossa análise é exclusivamente sobre o teor literal da Súmula nº 32 do TST. Lembramos também que o abandono de emprego é considerado uma "justa causa" de rescisão do contrato de trabalho, conforme art. 482 da CLT.

Lei nº 605/1949, art. 6º, § 2º: "A doença será comprovada mediante atestado de médico da instituição da previdência social a que estiver filiado o empregado, e, na falta deste e sucessivamente, de médico do Serviço Social do Comércio ou da Indústria; de médico da empresa ou por ela designado; de médico a serviço de representação federal, estadual ou municipal incumbido de assuntos de higiene ou de saúde pública; ou não existindo estes, na localidade em que trabalhar, de médico de sua escolha".

Nosso comentário: essa lei deixa clara a hierarquia existente entre os atestados médicos para fins de abonos de faltas ao trabalho (o que também entendemos como "hierarquia das decisões médicas" e não apenas dos atestados médicos), na qual o atestado de médico da instituição da previdência social prevalece sobre o atestado de médico da empresa ou por ela designado (Médico do Trabalho ou "Médico Examinador"). Isso equivale dizer que a decisão proferida pelo médico da instituição da previdência social prevalece sobre a decisão proferida pelo médico da empresa. Mais uma vez enfatizamos que nossa interpretação é sobre a literalidade da Lei nº 605/1949, art. 6º, § 2º.

Súmula nº 15 do TST: "A justificação da ausência do empregado motivada por doença, para a percepção do salário-enfermidade e da remuneração do repouso semanal, deve observar a ordem preferencial dos atestados médicos, estabelecida em lei".

Nosso comentário: a ordem dos atestados estabelecida em lei nos remete obrigatoriamente à Lei nº 605/1949 (vista anteriormente). Trata-se da única lei federal em que o *ranking* dos atestados médicos foi colocado. Em outras palavras, essa Súmula diz que deve ser obedecida primeiro a decisão do Médico Perito do INSS, para, só depois, a decisão do Médico do Trabalho/"Médico Examinador".

Importante lembrar que essa súmula foi reavaliada e mantida pelo TST em 2003, o que mostra a inquestionável importância da Lei nº 605/49 ainda nos dias atuais.

Por toda fundamentação legal exposta na situação exemplificada na introdução deste tópico, ao receber um empregado considerado "capaz" pelo serviço de Perícias Médicas do INSS, entendemos que o Médico do Trabalho/"Médico Examinador", caso julgue o mesmo trabalhador como "inapto", deverá:

- explicar ao trabalhador todas as repercussões (inclusive legais) do impasse instalado;
- enfatizar junto ao empregado sobre todos os possíveis riscos à saúde advindos do seu ambiente de trabalho, nos termos dos arts. 12 e 13 do novo Código de Ética Médica;
- orientar e auxiliar esse segurado quanto a interposição de pedido de reconsideração (PR), recurso ou novo pedido junto ao INSS, explicando-lhe todas as possíveis consequências de cada possibilidade (obs.: excluímos aqui o Pedido de Prorrogação (PP) pelas circunstâncias do exemplo dado, que já considera o empregado fora da vigência do benefício, o que inviabiliza a solicitação do PP);
- orientar e auxiliar esse segurado quanto a possibilidade de ação judicial em face da decisão proferida pelo serviço de perícias médicas do INSS, também explicando-lhe as possíveis repercussões;
- enquanto vigorar a discordância com o serviço de perícias médicas do INSS (ainda que aguardando resultado do pedido de reconsideração, recurso etc.), deverá considerar o empregado "apto" ao trabalho, revogando, inclusive, o seu próprio atestado, já emitido quando do encaminhamento inicial do empregado ao INSS. Nesse período de impasse, não há sustentação legal para que o Médico do Trabalho/"Médico Examinador" (que age como se empresa fosse, conforme interpretação extraída do art. 932, inciso III, do Código Civil) confronte a decisão do Médico Perito do INSS, não recepcione esse empregado no trabalho (em funções adequadas e não prejudiciais ao trabalhador), mas ao contrário, o mantenha afastado (especialmente, sem o pagamento do respectivo salário). Sobre o tema, assim vêm se pronunciando de forma majoritária (não unânime) os tribunais, em diversas situações:

EMENTA: "DANO MORAL — RECUSA INJUSTIFICADA NO RETORNO DO EMPREGADO AO TRABALHO — A recusa em receber o autor de volta ao trabalho, deixando-o sem recebimento de remuneração, tendo ciência da negativa do INSS em pagar-lhe benefício previdenciário, mostra-se não só arbitrária, como antiética e contrária aos parâmetros sociais. Essa atitude, além de não ter respaldo no ordenamento jurídico, revela apenas seu intuito de esquivar-se dos ônus devidos perante o trabalhador. Praticou verdadeira burla aos direitos da dignidade do cidadão empregado, de forma abusiva e absolutamente alheia às garantias constitucionais. Assim, é imperioso reconhecer que a demandada deixou de observar o princípio básico da dignidade da pessoa humana (art. 1º, III, CR/88), além de vulnerar o primado valor social do trabalho (art. 1º, IV, CR/88), pelo que, a indenização decorrente do dano moral mostra-se plenamente devida". (RO 00399-2008-068-03-00-2)

EMENTA: "AFASTAMENTO DO EMPREGADO. INDEFERIMENTO DE BENEFÍCIO PREVIDENCIÁRIO. INAPTIDÃO DECLARADA PELO MÉDICO DA EMPRESA. Comprovada a tentativa do autor de retornar ao trabalho e atestada a sua capacidade pela autarquia previdenciária, cabia à reclamada, no mínimo, readaptar o obreiro em função compatível com a sua condição de saúde, e não simplesmente negar-lhe o direito de retornar ao trabalho, deixando de lhe pagar os salários. Como tal providência não foi tomada, fica a empregadora responsável pelo pagamento dos salários e demais verbas do período compreendido entre o afastamento do empregado e a efetiva concessão do benefício previdenciário". (RO 01096-2009-114-03-00-4)

TRECHO DA SENTENÇA: "(...) mesmo tendo o Órgão Previdenciário afirmado por três vezes que o autor se encontrava apto ao labor e o laudo da Justiça Federal também comprovar a aptidão, a empresa não aceitou seu retorno ao trabalho, sob a alegação de que ele se encontrava inapto (fl. 17). (...) Vale ressaltar, ainda, que quem não concordou com a conclusão do INSS, que de alguma forma lhe impunha aceitar o reclamante de volta ao trabalho, foi a empresa e não o empregado. Sendo assim, cabia a ela recorrer da decisão junto ao INSS, o que não fez, preferindo o caminho mais cômodo, ou seja, deixar que o reclamante, sem qualquer apoio, recorresse às vias administrativa e judicial à procura de solução para o seu caso. (...) Por um lado, se a empresa não está obrigada a aceitar empregado doente em seus quadros, por outro não é correto e jurídico que o empregado, considerado apto e que já não mais recebe o benefício previdenciário, não aufira os salários correspondentes, principalmente quando se apresenta reiteradamente ao labor, sem sucesso. Nesta ordem de ideias, não se pode imputar ao reclamante os prejuízos decorrentes de ato da empregadora, ainda que a título de protegê-lo, cabendo a ela a responsabilidade pelas consequências de seus atos, principalmente no caso em apreço, em que o empregado se apresenta ao trabalho por diversas vezes, acatando o resultado da perícia previdenciária". (00595-2009-090-03-00-9)

EMENTA: "INDENIZAÇÃO POR DANOS MORAIS. A reclamada agiu abusivamente ao impedir o retorno do reclamante ao trabalho após a alta médica, caracterizando-se tal procedimento como ato ilícito, que enseja a reparação pretendida. A configuração do dano moral na hipótese é inequívoca, como consequência da condição imposta ao autor de permanecer ocioso sem exercer as suas atividades, sendo patentes o constrangimento e a angústia sofridos pelo reclamante". (RO 001064-87.2010.5.03.0098)

EMENTA: "ALTA PREVIDENCIÁRIA. RETORNO DO EMPREGADO. RECUSA DO EMPREGADOR. EFEITOS DO CONTRATO DE TRABALHO. Se o empregador mantém em vigor o contrato de trabalho da empregada, mesmo após o INSS e a Justiça Federal terem indeferido o restabelecimento do benefício previdenciário, ao fundamento de existência de capacidade laborativa, ele deve arcar com todos os efeitos pecuniários da ausência de suspensão do contrato de trabalho, mesmo não tendo havido prestação de serviço". (ED 0000475-44.2011.5.03.0136)

TRECHO DA DECISÃO: "Portanto, não há dúvida de que a recorrente foi sim impedida de retornar ao trabalho após a alta do INSS, por ter sido considerada inapta pelo setor médico da empregadora para reassumir as mesmas atividades desempenhadas antes do afastamento. Ocorre que diante da divergência entre a conclusão da perícia do INSS e o médico da empresa, cabia a esta diligenciar junto à autarquia para a solução do impasse, não podendo simplesmente recusar o retorno da empregada, que, de resto, nada recebeu de salário ou de benefício previdenciário, vendo-se privada do principal meio de sobrevivência, circunstância que inegavelmente viola as garantias concernentes à dignidade da pessoa humana e do valor social do trabalho, inscritas nos incisos III e IV do art. 1º da CR. Por outro lado, não se pode olvidar que a concessão de auxílio-doença implica a suspensão do contrato de trabalho a partir do 16º dia do afastamento, retomando o seu curso normal a partir da concessão de alta médica pelo órgão previdenciário, daí a responsabilidade do empregador pelo adimplemento dos direitos pecuniários enquanto o empregado não estiver percebendo benefício da autarquia". (00699-2010-108-03-00-0-RO)

TRECHO DA DECISÃO: "Sem o amparo, quer dos salários, quer do benefício previdenciário, o Reclamante, em 21.5.2010, conforme consta da inicial do writ (fl. 3), compareceu ao serviço médico da Empresa, oportunidade em que foi confeccionado o Atestado de Saúde Ocupacional — ASO (fl. 68), declarando-o inapto para executar a função de supervisor administrativo. Isso é o que basta para sustentar a legalidade da decisão impugnada. É dizer: a cessação de benefício previdenciário, em virtude de recuperação da capacidade laboral, afasta a suspensão do contrato de trabalho, impondo o imediato retorno do trabalhador ao emprego. Portanto, constatada a aptidão para o trabalho, compete ao empregador, enquanto responsável pelo risco da atividade empresarial (CLT, art. 2º), receber o trabalhador, ofertando-lhe o exercício das funções antes executadas ou, ainda, de atividades compatíveis com as limitações adquiridas. Do contrário, estar-se-ia dissipando o valor social do trabalho e a dignidade da pessoa humana (CF, art. 1º, III e IV), pois o empregado, já sem a percepção de benefício previdenciário, ficaria, agora, ante a tentativa da empresa de obstar o seu retorno ao serviço, sem a possibilidade de auferir salários, o que, na verdade, revela o descaso do empregador, bem como a sua intenção de evitar a assunção das irrefutáveis obrigações decorrentes do curso regular do contrato". (TST-RO-33-65.2011.5.15.0000, Relator Ministro: Alberto Luiz Bresciani de Fontan Pereira, Subseção II Especializada em Dissídios Individuais, DEJT 13.4.12)

EMENTA: "AFASTAMENTO PREVIDENCIÁRIO — RETORNO AO LABOR — DIVERGÊNCIA DE CONCLUSÕES MÉDICAS — INSS CONSIDERA O TRABALHADOR APTO — MÉDICO DA EMPRESA O CONSIDERA INAPTO — INDENIZAÇÕES DEVIDAS — A reiterada negativa da empresa em obedecer à conclusão da perícia previdenciária configura abuso de direito do empregador; mostra-se não só arbitrária, como antiética e contrária aos parâmetros sociais; revela que a empresa tenta, a todo custo, imputar ao autor toda sorte e toda dor pelo indeferimento do benefício previdenciário, sendo que é do empregador o risco da atividade, conforme o disposto no art. 2º da CLT. Ora, a reclamada não podia deixar o empregado desamparado, por tanto tempo, sem receber nem os salários da empresa nem o benefício do INSS. Neste contexto, impõe-se à reclamada a obrigação de pagar salários do período em que o reclamante foi considerado, pelo INSS, apto para retomar suas atividades, mas foi impedido, pelo empregador, de retornar ao labor". (RO-01420-2011-089-03-00-3)

TRECHO DA DECISÃO: "Demonstrada a tentativa obreira de retornar ao trabalho — tanto que se submeteu ao exame médico com esse propósito — e atestada a sua capacidade pelo órgão administrativo competente, cuja conclusão prevalece por ser dotada de fé pública e por não ser o caso de se discutir, na presente lide, se houve ou não equívoco na decisão do INSS, cabia à ré, no mínimo, readaptar o autor em função compatível com as suas condições de saúde, e não simplesmente negar-lhe o direito de retornar ao trabalho. Todavia, tal providência não foi tomada pela empresa. Registra-se que, como o demandante permaneceu à disposição da demandada e que partiu desta a iniciativa de obstar o retorno ao emprego, o salário do empregado não pode ficar a descoberto". (00252-2012-076-03-00-3-RO)

EMENTA: "DANO MORAL. APTIDÃO LABORAL DECLARADA PELA PREVIDÊNCIA SOCIAL. NEGATIVA INJUSTIFICADA DE RETORNO DO EMPREGADO AO TRABALHO. A conduta ilícita patronal de não permitir o retorno do reclamante ao trabalho, ou mesmo de readaptá-lo em atividades compatíveis com sua condição de saúde, deixando-o sem percepção de salários, ciente ainda da negativa da Previdência Social em conceder-lhe benefício previdenciário (por entendê-lo apto para o trabalho), demonstra-se abusiva, ferindo parâmetros éticos e sociais. Ademais, tal conduta ilegal denota o intuito patronal de eximir-se dos ônus devidos perante o obreiro, olvidando-se de que o risco da atividade econômica pertence ao empregador (art. 2º, CLT). Restou, assim configurada, ofensa aos direitos personalíssimos do obreiro, gerando o dever de reparar o dano (arts. 186, 187, 927 e 944 do Código Civil e arts. 5º, V e X, da Carta Magna), mormente, considerando os princípios constitucionais da dignidade da pessoa humana e do valor social do trabalho, eriçados a fundamentos da República Federativa do Brasil, bem como que, a ordem social é fundada no primado do trabalho (arts. 1º, III e IV, e 193 da CRFB/88)". (90.2010.5.03.0074-RO)

EMENTA: Alta do INSS. Retorno ao trabalho. Recusa do empregador em considerar o empregado apto ao exercício da função. Responsabilidade do empregador pelo pagamento dos salários referentes ao interregno em que ficou o obreiro sem receber benefícios previdenciários ou remuneração. (AIRR-95000-49.2010.5.17.0011)

TRECHO DO ACÓRDÃO: "Incontroverso que foi negado ao obreiro o trabalho, impondo-lhe a inação e o prejuízo salarial. Jamais poderia o empregador simplesmente constatar a inaptidão o empregado e mandá-lo para casa, mormente sabendo que este já recebera do INSS o diagnóstico de apto. Ao adotar tal comportamento o empregador deixa obreiro entregue à sua própria sorte. Mas, não é só isso, mesmo quando o acolheu, nenhuma medida tomou para readaptá-lo impondo-lhe inação compulsória. O perito do juízo censura o comportamento do médico do trabalho da empresa. A defesa que a recorrente faz do seu médico não deve prosperar, pois calcada na lógica do corporativismo, que não raro é o responsável por lamentáveis violações éticas. Induvidoso que houve inércia do médico da empresa que simplesmente discordou do laudo do INSS, mas não tomou nenhuma providência para proteger a saúde do trabalhador, seja acolhendo-o em outra função, seja oferecendo um laudo, ou acompanhamento, ou qualquer outra medida que considerasse cabível para solver a questão do empregado, tudo, menos simplesmente cruzar os braços e abandoná-lo ao seu destino. A obrigação de indenizar, no caso em tela, mostra-se evidente, pois restaram caracterizados, de forma clara e irretorquível, os elementos componentes da responsabilidade civil, ou seja, uma ação ou omissão; a culpa imputável ao agente causador do dano; o dano em si e o nexo de causalidade, entre a ação ou omissão e o dano, tudo isso em estrita consonância com o disposto no art. 186 do Código Civil. PAULO ROBERTO DE CASTRO – Desembargador Relator. (0000095-42.2012.5.03.0053 AIRR)

EMENTA: CESSAÇÃO DO BENEFÍCIO PREVIDENCIÁRIO. EMPREGADA CONSIDERADA INAPTA PARA O TRABALHO PELO SERVIÇO MÉDICO EMPRESARIAL. CONTRATO DE TRABALHO EM VIGOR. Se a reclamada manteve em vigor o contrato de trabalho da reclamante, impedindo, porém, a empregada de trabalhar, mesmo após a cessação do benefício previdenciário, ao fundamento de existência de incapacidade laborativa, deve arcar com todos os efeitos pecuniários decorrentes da suspensão contratual, ainda que não tenha havido prestação de serviço. (Processo nº 00245-2013-038-03-00-6-RO) (Obs.: *o julgador afirmou no corpo do acórdão: "Nestes termos, há que prevalecer a perícia médica realizada pelo INSS, que concluiu pela aptidão da trabalhadora, ainda que contrário ao constatado pelo serviço médico empresarial" – grifo nosso.*)

Portanto, além da devida documentação em prontuário médico, sugerimos que esse ASO de aptidão vá acompanhado de um documento que apresente a seguinte redação:

> "O paciente ____ , RG _____ , teve o pedido de prorrogação (PP) indeferido, e/ou pedido de reconsideração (PR) indeferido, e/ou término de seu auxílio-doença em __/__/__. Diante do exposto, com fulcro no art. 482, alíneas e e i da CLT, combinado com Súmulas ns. 15 e 32 do TST, e nas Leis ns. 11.907/2009 (art. 30, inciso I), 8.213/1991 (art. 60, § 5º, inciso I), 605/1949 (art. 6º, § 2º, sem outra alternativa de conduta, submeto -me à decisão do INSS, e o qualifico como apto para retorno ao trabalho, com as devidas recomendações, enquanto se aguarda resposta ao pedido de reconsideração (PR)/ recurso/nova perícia/decisão judicial. Recomendações: _____ ."

Percebam: o propósito dessa conduta não é expor o empregado a algum risco de adoecimento/agravamento/acidente. Não! Pelo contrário. Quando elencamos todas as "recomendações" (que muitos médicos preferem caracterizar com o uso do termo "restrições"), estamos deixando clara a nossa intenção de preservar a integridade do trabalhador, sem, contudo, percorrer trilhas de elevada insegurança jurídica. No entanto, sabemos que, na prática, muitas vezes as "recomendações" solicitadas praticamente se equivalerão à própria inaptidão desse empregado. Por isso, a partir de então, o bom-senso e a boa habilidade de diálogo do Médico do Trabalho/"Médico Examinador" junto ao empregado, ao empregador e ao INSS é que definirão a melhor conduta a ser tomada, sempre visando ao bem maior: a preservação da dignidade, e da saúde do trabalhador (princípio da dignidade da pessoa humana, consagrado pelo art. 1º, inciso III, da Constituição Federal de 1988). Sugerimos, então, algumas possíveis condutas:

- **quanto ao INSS:** caso haja possibilidade de aproximação com o serviço de perícias médicas do INSS (ou designados por este, nos termos da Lei 13.135/2015) no sentido de viabilizar uma solução para o caso, o Médico do Trabalho/"Médico Examinador" deverá fazê-lo;
- **quanto ao empregador:** nosso entendimento está firmado no sentido de que o empregador precisa entender toda essa problemática, com todos os seus fundamentos legais, e também as prováveis repercussões em casos de processos judiciais futuros. Assim, o ideal é que haja um posto de trabalho inócuo (não nocivo) à saúde do trabalhador, e que o empregado atue por lá enquanto não estiver no pleno de sua capacidade laboral (do ponto de vista do Médico do Trabalho/"Médico Examinador"). Isso não deve ser confundido com o chamado "desvio de função", comumente usado para fins de pagamentos de menores salários. No caso em questão, o motivo da mudança da atividade laboral se justifica pela preservação da dignidade do empregado, uma garantia constitucional. A manutenção do empregado na mesma função (caso haja possibilidade de agravamento da doença/acidentes) deve ser fortemente contraindicada. Além dos riscos indesejáveis ao trabalhador, caso haja algum dano, o próprio empregador poderá ser penalizado com fulcro nos arts. 129 e 132 do Código Penal, e 927 do Código Civil. Dessa forma, não havendo algum ambiente inócuo em que se possa acomodar o empregado durante sua completa convalescença, até mesmo a permanência do empregado em sua própria residência, sem o desconto no respectivo salário (situação em que a falta será considerada justificada, conforme art. 131 da CLT) deverá ser considerada pelo empregador.

Na vigência do impasse entre Médico Perito do INSS e Médico do Trabalho, a Empresa poderá dispensar esse empregado?

Sendo considerado "capaz" pelo Médico Perito do INSS, a dispensa do empregado (rescisão do contrato de trabalho, sem justa causa), em tese, está permitida por lei. Lembremos que, de forma submissa ao INSS, o Médico do Trabalho/"Médico Examinador" terá de considerá-lo "apto" para retorno ao trabalho. Desta forma, o empregado também estaria "apto" num eventual exame demissional que fizesse, uma vez que, para o Médico do Trabalho/"Médico Examinador", entendemos que os critérios clínicos dessas avaliações (exames admissional, periódico, demissional, retorno ao trabalho, e mudança de função) devem ser exatamente os mesmos, sob pena de haver condutas discriminatórias, com "pesos e medidas diferentes" para os exames realizados (no caso em análise, para os exames de retorno ao trabalho e demissional). Com esse raciocínio, vieram os seguintes julgados:

> EMENTA: "INCERTEZA QUANTO À APTIDÃO DO RECLAMANTE PARA O TRABALHO. AFASTAMENTO. SALÁRIOS. INDENIZAÇÃO POR DANOS MORAIS. PRINCÍPIO DA FUNÇÃO SOCIAL. Se o empregador discorda da decisão do INSS que considerou seu empregado apto para o trabalho, deve impugná-la de algum modo, ou, até mesmo, romper o vínculo, jamais deixar o seu contrato de trabalho no limbo, sem definição. Como, no caso em exame, a reclamada somente veio a despedir o reclamante 1 ano e 9 meses após, incorreu em culpa, ensejando o pagamento de indenização por danos morais, bem assim dos salários devidos no respectivo período. Isso porque nos casos em que o empregado não apresenta aptidão para o trabalho e o INSS se recusa a conceder-lhe o benefício previdenciário, incidem os princípios da função social da empresa e do contrato, da solidariedade social e da justiça social, que asseguram o pagamento dos salários, ainda que não tenha havido prestação de serviço". (RO 0000565-04.2010.5.05.0016).

> EMENTA: "O empregador que impede o retorno ao trabalho de empregado reabilitado pela Previdência Social e também não promove a rescisão contratual, reencaminhando o empregado, de forma inútil aos cofres previdenciários, responde pelo pagamento dos salários relativos a período ocorrente entre a alta médica e efetivo retorno ao trabalho ou efetiva rescisão, pois o tempo em questão é considerado como tempo dispendido à disposição do empregador". (RO 0262400-22.2010.5.02.0362)

> EMENTA: SALÁRIO SEM TRABALHO. DIVERGÊNCIA ENTRE PERÍCIA DO INSS E DO MÉDICO DO TRABALHO DA EMPRESA. REPARAÇÃO DEVIDA PELA EMPRESA. Constatada a divergência entre pareceres médicos advindos da empresa e da autarquia previdenciária, cabe à empregadora, e não ao empregado, buscar a solução para o impasse. Isso porque não se pode admitir que o reclamante fique impedido de trabalhar, sem receber salários e sem a percepção de benefício previdenciário. Devidos, pois, os salários do respectivo período de afastamento, ante a atrativa responsabilidade da empresa. (0001503-82.2013.5.03.0134 RO)

> EMENTA: INDEFERIMENTO DE MANUTENÇÃO DO BENEFÍCIO PREVIDENCIÁRIO. RETORNO AO TRABALHO. RECUSA DO EMPREGADOR. EFEITOS PECUNIÁRIOS. Se o empregador mantém em vigor o contrato de trabalho, porém, impede que a empregada reassuma seu posto ou qualquer outro que julgar mais adequado após a alta conferida pelo INSS, deverá suportar os efeitos pecuniários advindos da suspensão desse contrato, pois nos termos do art. 4 da CLT, "Considera-se como de serviço efetivo o período em que o esteja à disposição do empregador, aguardando ou executando ordens, salvo disposição especial expressamente consignada". (0001983-88.2012.5.03.0039 RO)

Convém-nos lembrar que, mesmo entre os juízes, existem olhares diferentes sobre essa mesma questão. Minoritariamente (conforme nossa pesquisa), alguns magistrados se expressam de outro modo. Vejamos:

EMENTA: "AUXÍLIO-DOENÇA. PEDIDO DE RECONSIDERAÇÃO. REINTEGRAÇÃO. NÃO OBRIGATORIEDADE. No período de tempo em que o trabalhador solicita reconsideração quanto ao pedido de auxílio-doença, o contrato de trabalho permanece suspenso, nessa toada, irrelevante o fato da empresa saber ou não da alta médica, vez que não poderá ser o trabalhador dispensado, tampouco há obrigatoriedade de pagamento do referido período". (TRT-SP RO 00436.2009.261.02.00-0)

EMENTA: DIREITO DO TRABALHO. TRABALHADOR CONSIDERADO INAPTO EM ASO. INEXIGÊNCIA DAS OBRIGAÇÕES DE DAR TRABALHO E PAGAR SALÁRIOS. É indevido o pagamento de salários quando o empregador nega trabalho a obreiro reputado inapto para o exercício de suas funções em Atestado de Saúde Ocupacional, máxime quando o próprio empregado assim também se considera, ajuizando ação postulando a concessão do benefício acidentário. (0001428-74.2012.5.01.0056)

EMENTA: AFASTAMENTO PREVIDENCIÁRIO – RETORNO AO TRABALHO – READAPTAÇÃO – Tendo a autarquia previdenciária considerado a reclamante apta para o retorno às suas atividades e declarando o médico da ECT que a reclamante não pode mais exercer as atividades de carteiro, incabível a recusa da ré em promover a readaptação da empregada em função compatível com sua condição física. (Processo: 0000571-28.2014.5.03.0080 RO)

O próprio manual de "Assistência e Homologação de Rescisão de Contrato de Trabalho" (MTE, 2007) advoga (p. 29) que "o ASO que contiver a expressão ´apto com restrições´ equipara-se a ´inapto´, por falta de previsão jurídica daquela condição atestada". Discordamos com base na fundamentação exposta no tópico 1.14 deste livro (Colocar no ASO "apto com restrições" é permitido?).

Enfim, mesmo com o entendimento da possibilidade legal da dispensa arbitrária (sem justa causa) desse empregado pelo empregador, entendemos que tal conduta deva ser muito bem pensada, conforme melhor elucidamos no tópico 1.2 deste livro ("Incapaz ao trabalho = Inapto ao trabalho?"). Há exemplos de empregados dispensados que, mesmo estando "aptos" pelo Médico Perito do INSS, e pelo Médico do Trabalho/"Médico Examinador" no exame demissional, alegaram judicialmente que não poderiam ter sido desligados da empresa naquele momento por questões relacionadas à saúde (uma vez que tal conduta configuraria discriminação e afronta ao princípio da dignidade da pessoa humana consagrado pelo art. 1°, inciso III da Constituição Federal de 1988) e obtiveram indenizações favoráveis.

Além disso, a Súmula nº 443 do TST (editada em setembro de 2012) se apresenta da seguinte forma:

DISPENSA DISCRIMINATÓRIA. PRESUNÇÃO. EMPREGADO PORTADOR DE DOENÇA GRAVE. ESTIGMA OU PRECONCEITO. DIREITO À REINTEGRAÇÃO. Presume-se discriminatória a despedida de empregado portador do vírus HIV ou de outra doença grave que suscite estigma ou preconceito. Inválido o ato, o empregado tem direito à reintegração no emprego.

Pela importância e elevado grau de polêmica dessa súmula, a abordamos com profundidade, inclusive citando vários exemplos relacionados, no tópico 2.12 deste livro ("Doença não ocupacional gera estabilidade no emprego?").

Vale lembrar que a Justiça do Trabalho considera o empregado como a parte hipossuficiente na relação de trabalho, o que demanda uma série de precauções a serem tomadas pelo empregador na construção de sua própria segurança jurídica.

Inequivocamente, para explorarmos as situações mais dramáticas do nosso cotidiano, na situação exposta ao longo de todo este texto, praticamente desconsideramos as possibilidades de sucesso dos pedidos de reconsideração (PR) junto ao INSS, e até mesmo das sentenças favoráveis ao empregado em ações judiciais instauradas.

> **Concluindo:** legalmente, com relação à aptidão laboral, a decisão do Médico Perito do INSS deve prevalecer sobre a decisão do Médico do Trabalho/"Médico Examinador", por mais polêmico que isso seja. No entanto, o assunto extrapola as balizas legais, fazendo com que o Médico do Trabalho/"Médico Examinador" assuma uma posição de destaque na conciliação de todos os atores envolvidos: empregado, empregador e INSS. Oportuno ratificar que a submissão legal do Médico do Trabalho/"Médico Examinador" jamais pode ser confundida com negligência médica. Isto é, o fato de o Médico do Trabalho/"Médico Examinador" ter de acatar (mesmo não concordando) a decisão do Médico Perito do INSS, por obediência legal, não o afasta do cuidado com o trabalhador em nenhuma hipótese. Numa tentativa de sempre sintonizar as condutas entre Médico Perito do INSS, e Médico do Trabalho/"Médico Examinador", sugerimos a leitura do tópico 1.2 deste livro ("Incapaz ao trabalho = Inapto ao trabalho?").

O Médico do Trabalho que, mesmo não concordando, submete-se à decisão do Médico Perito do INSS, tem sua autonomia afrontada?

Muitos dirão: "a sugestão de conduta proposta ao longo desse tópico afronta a autonomia do ato médico praticado pelo Médico do Trabalho, e, portanto, fere o Código de Ética Médica". Lembremos que toda autonomia profissional é balizada pela legislação vigente. Toda! Por exemplo, o juiz de direito tem autonomia para julgar como quer, mas, se afrontar alguma lei, terá sua sentença revista e poderá responder administrativa e judicialmente. Os jornalistas têm autonomia para falar o que desejarem, mas, se violarem as leis, poderão ser punidos. Enfim, nem o(a) próprio(a) Presidente da República goza de autonomia plena, também tendo seu exercício balizado legalmente. Quanto ao médico, por que a regra seria diferente? Não é diferente. Há autonomia, mas também há claros limites. O próprio Código de Ética Médica dedica o maior número de suas páginas restringindo a autonomia dos médicos. Tanto é assim que, dos 14 capítulos do Código, 11 começam com o dizer "é vedado ao médico...", o que em outras palavras significa: o médico não tem autonomia para...

A fim de exemplificar melhor: a regra do Código de Ética Médica é o sigilo das informações obtidas quando do exercício profissional. Porém, o art. 73 do mesmo Código faz ressalvas à obrigatoriedade desse sigilo, incluindo entre as causas o "dever legal" de se revelarem as informações obtidas no ato médico. Isso implica dizer que, para que se cumpra a lei, dependendo do caso, o médico não tem autonomia nem mesmo para guardar determinadas informações de seus pacientes sob sigilo profissional.

Importante lembrar que, pelas regras do nosso ordenamento jurídico, as leis possuem hierarquia privilegiada e devem prevalecer sobre as resoluções profissionais (como é o caso do próprio Código de Ética Médica), quando em eventuais conflitos entre essas normas (antinomia).

Em suma, o profissional médico goza de plena autonomia para tomar a conduta que melhor julgar em prol do seu paciente, desde que não ultrapasse os limites legais estabelecidos. A autonomia profissional jamais deu o direito de alguém exercer sua profissão fazendo tudo o que quiser, e como quiser, mesmo que cheio de ótimas intenções. Que bom que seja assim! Os limites são necessários, sempre. Cabe aqui uma chocante (porém verdadeira) analogia: autonomia profissional (de qualquer profissão) é como liberdade de zoológico, ou seja, o profissional tem a liberdade que quiser, desde que não saia da jaula (aqui representando os limites legais).

Por todo exposto, concluímos que o Médico do Trabalho/"Médico Examinador" que, mesmo não concordando, se submete à decisão do Médico Perito do INSS, o faz, acima de tudo, por correto cumprimento do seu dever legal. A autonomia do Médico do Trabalho/"Médico Examinador" deve ser sempre respeitada, desde que não ultrapasse os limites legais estabelecidos.

Quais as consequências possíveis para o Médico do Trabalho que, discordando da conduta do Médico Perito do INSS, faz valer sua própria decisão?

Mais uma vez, ressaltamos que não defendemos uma concordância "cega" e inconsequente do Médico do Trabalho/"Médico Examinador" para com o Médico Perito do INSS. Muito pelo contrário! O que propomos é que, na vigência do impasse, a decisão do Médico Perito do INSS seja acatada pelo Médico do Trabalho/"Médico Examinador" por uma questão legal (conforme já vimos de forma fundamentada), e que o Médico do Trabalho/"Médico Examinador" assuma uma posição mediadora entre empregador, empregado e INSS, sempre defendendo a saúde do trabalhador. Nesse contexto, por exemplo, se o Médico Perito do INSS concedeu capacidade laboral ao trabalhador, e o Médico do Trabalho/"Médico Examinador" entenda que não há essa capacidade, poderá considerá-lo: (a) "apto com recomendações", ou (b) "apto com contraindicação à função", conforme sugerimos no tópico 1.2 deste livro ("Incapaz ao trabalho = Inapto ao trabalho?").

Conforme já colocado nesse texto, e aqui enfatizado, até mesmo um maior tempo de repouso do empregado, em sua própria residência, mediante remuneração do empregador, deve ser considerado. Obviamente que, em todas essas situações, o Médico do Trabalho/"-Médico Examinador" deverá sair de seu consultório e se tornar um eficaz gerenciador de conflitos, um mediador de calorosos diálogos. Deverá explicar, tanto ao empregador, quanto ao trabalhador, toda legislação (já mostrada nesse texto) e demais repercussões referentes a esse tema. Talvez seja essa a dificuldade de muitos médicos, e é justamente deles que a sociedade mais necessita.

Muitos dirão: "Legalmente, esse texto está correto, mas o Médico do Trabalho jamais deve se submeter à decisão do Médico Perito do INSS, caso não concorde com essa decisão". Obviamente que o Médico do Trabalho/"Médico Examinador" tem todo direito de não concordar com a conduta que sugerimos nesse texto. Mas, quando esse profissional reconhece que os fundamentos legais estão corretos, na verdade, não está discordando desse texto, mas das leis do nosso país. Apenas fazendo uma analogia, é provável que muitos não concordem com o elevado imposto de renda que pagamos... e mesmo assim pagamos. Por quê? Pois trata-se de uma questão legal, e sua não obediência traz consequências indesejáveis. Assim, uma coisa é não concordar e lutar para que as leis se modifiquem. Outra coisa, bem diferente, é não cumprir as leis estabelecidas, de forma deliberada. Se a moda pega, instala-se de fato a anarquia. Que Deus nos livre disso.

Alguns ainda sustentarão: "É uma falta de responsabilidade e negligência do Médico do Trabalho conferir aptidão laboral a alguém, apenas por obediência à decisão do Médico Perito do INSS". Falando em responsabilidade, imaginemos então que um Médico do Trabalho/"Médico Examinador" insista em qualificar como "inapto" um trabalhador que acaba de retornar do INSS com a capacidade laboral reconhecida. Mesmo sendo uma conduta ilegal (conforme fartamente exposto neste texto), essa conduta poderia até ser qualificada como "parcialmente responsável", uma vez que se reveste de uma ótima (e verdadeira) intenção: a proteção da saúde do trabalhador.

No entanto, para que essa conduta seja qualificada como "completamente responsável", o Médico do Trabalho/"Médico Examinador" deverá também alertar o trabalhador sobre todos os riscos dessa "ilegalidade muito bem intencionada", num discurso completo, parecido com esse: "Sr. Trabalhador, o Perito do INSS entende que o Senhor pode voltar ao trabalho, mas eu discordo e o qualificarei como 'inapto' (descumprindo assim as Leis ns. 605/1949 e 11.907/2009). Sendo assim, fique em sua residência até sua saúde melhorar por completo. Se nem a Justiça, e nem o INSS reconhecerem seu benefício; e também o empregador não concordar em pagar o seu salário integral durante sua ausência (conforme permitido pela interpretação do art. 60, § 3º, da Lei nº 8.213/1991), o Senhor não o receberá, a não ser que entre na Justiça do Trabalho contra sua empresa. Lá existe alguma chance de o Senhor receber. Mais: saiba também que, em virtude das muitas faltas ao trabalho, por estar se recuperando em sua residência, o Senhor poderá ser dispensado do emprego por justa causa (nos termos do art. 482, alíneas 'e' e 'i', da CLT), perdendo assim todos os seus direitos". Fica então a pergunta: vale a pena o Médico do Trabalho/"Médico Examinador", mesmo que cheio de ótimas intenções, agir de forma ilegal, afrontar a decisão do Médico Perito do INSS? Que cada um faça a sua análise.

E as possíveis repercussões dessa ilegalidade não param por aí. Vejamos o julgado a seguir:

EMENTA: "DANO MORAL — RECUSA INJUSTIFICADA NO RETORNO DO EMPREGADO AO TRABALHO — A recusa em receber o autor de volta ao trabalho, deixando-o sem recebimento de remuneração, tendo ciência da negativa do INSS em pagar-lhe benefício previdenciário, mostra-se não só arbitrária, como antiética e contrária aos parâmetros sociais. Essa atitude, além de não ter respaldo no ordenamento jurídico, revela apenas seu intuito de esquivar-se dos ônus devidos perante o trabalhador. Praticou verdadeira burla aos direitos da dignidade do cidadão empregado, de forma abusiva e absolutamente alheia às garantias constitucionais. Assim, é imperioso reconhecer que a demandada deixou de observar o princípio básico da dignidade da pessoa humana (art. 1º, III, CR/88), além de vulnerar o primado valor social do trabalho (art. 1º, IV, CR/88), pelo que, a indenização decorrente do dano moral mostra-se plenamente devida". (RO 00399-2008-068-03-00-2)

Essa ementa narra o caso de um empregado qualificado como "capaz" pelo INSS, e impedido de retornar às suas atividades laborais. Perguntamos: quem o qualificou como "inapto" para retorno ao trabalho? Temos por certo que foi o Médico do Trabalho/"Médico Examinador", que age como se empresa fosse, conforme interpretação extraída do art. 932, inciso III, do Código Civil. Percebemos que a empresa foi condenada a indenizar o trabalhador em virtude do dano moral causado em razão de uma conduta ilegal (embora certamente bem intencionada) do Médico do Trabalho/"Médico Examinador". Como o empregador é o responsável maior por cumprir e fazer cumprir as normas de segurança e medicina do trabalho dentro da empresa, nos termos do art. 157 da CLT, a indenização por dano moral foi por ele custeada. No entanto, oportunamente, o empregador poderá entrar com uma ação futura contra esse médico no sentido de reaver a indenização paga ao empregado (ação regressiva — art. 934 do Código Civil). Mais uma vez, perguntamos: vale a pena o Médico do Trabalho/"Médico Examinador", mesmo que cheio de ótimas intenções, agir de forma ilegal, afrontar a decisão do Médico Perito do INSS, e assumir todas as consequências dessa atitude?

Para finalizar este tópico, é muito comum ouvirmos pacientes (inclusive na mídia) que regressam de uma perícia médica do INSS dizendo: "O médico nem me examinou." É bom lembrarmos que essa afirmação está vindo, quase sempre, de alguém que teve sua pretensão resistida. Pode ser absolutamente verdadeira, mas também pode não ser. Fica aqui uma provocação: independente da especialidade dos médicos que leem este texto, sugerimos que esses profissionais façam ocasionalmente uma avaliação anônima dos seus próprios atendimentos. Muitos se surpreenderão! Por melhores que sejam esses médicos, alguns pacientes reprovarão suas condutas e relações interpessoais. Alguns os criticarão impiedosamente. Muitos também dirão: "Esse médico nem me examinou." O fato é que jamais qualquer médico conseguirá agradar a todos a quem atende. Assim, que tenhamos parcimônia ao ouvir e retransmitir as informações trazidas pelos periciados.

Secretaria de Trabalho – Norma Regulamentadora 7 – NR 7
NR 7 Programa de Controle Médico de Saúde Ocupacional

Objetivo

7.1. Esta Norma Regulamentadora – NR – estabelece princípios e procedimentos para o desenvolvimento do Programa de Controle Médico de Saúde Ocupacional nas organizações, com o objetivo de proteger e preservar a saúde desses trabalhadores, em relação aos riscos gerados pelo trabalho.

Campo de Aplicação

7.2. Esta norma se aplica às organizações que admitam trabalhadores como empregados, respeitadas as dispensas previstas na NR 1.

Diretrizes

7.3. As ações do Programa de Controle Médico de Saúde Ocupacional devem ser utilizadas para:

a) rastrear e detectar precocemente agravos à saúde relacionados ao trabalho, inclusive de natureza subclínica;

b) detectar precocemente exposições excessivas a agentes nocivos;

c) definir a aptidão de cada empregado para exercer suas funções ou uma tarefa determinada; d) monitorar a eficácia das medidas preventivas adotadas na organização;

e) subsidiar procedimentos epidemiológicos e estatísticos sobre os agravos à saúde e sua relação com os riscos derivados do trabalho;

f) subsidiar procedimentos para afastamento de empregados de situações de risco à sua saúde;

g) subsidiar a emissão de notificações de agravos relacionados ao trabalho, em especial Comunicações de Acidente do Trabalho - CAT;

h) subsidiar o encaminhamento de empregados à Previdência Social para definição de nexo causal e possíveis benefícios;

i) fazer acompanhamento diferenciado para empregados em situação de maior vulnerabilidade ao ambiente do trabalho;

j) subsidiar procedimentos para reabilitação profissional.

7.3.1. O controle da saúde dos empregados deve incluir procedimentos de vigilância passiva, a partir da demanda espontânea de empregados que procurem serviços médicos e procedimentos de vigilância ativa, por intermédio de exames médicos dirigidos que incluam, além dos exames previstos nesta NR, coleta de dados sobre sintomas referentes aos agravos possíveis à saúde devidos aos riscos identificados pela organização.

7.3.2. Os procedimentos de acompanhamento da saúde dos empregados não podem ter caráter de seleção de pessoal, sendo vedada a exigência de declarações ou atestados acerca de qualquer doença ou situação de saúde.

Responsabilidades

7.4. Compete ao empregador:

a) garantir a elaboração e efetiva implantação do PCMSO;

b) custear sem ônus para o empregado todos os procedimentos relacionados ao PCMSO;

c) indicar médico do trabalho responsável pelo controle médico da saúde dos empregados, que deve ser componente de seu SESMT, quando houver.

7.4.1. O empregador deverá garantir que o PCMSO:

a) seja baseado nas informações da organização sobre todos os riscos ocupacionais a que estão ou estarão sujeitos os empregados;

b) descreva os possíveis agravos à saúde relacionados aos riscos identificados;

c) contenha planejamento de exames médicos clínicos e complementares conforme os riscos identificados, atendendo ao determinado nos Quadros Ia, Ib e II;

d) inclua relatório analítico sobre o desenvolvimento do programa, conforme o item 7.6.1.

7.4.1.1. O médico responsável pelo PCMSO, caso identifique riscos não informados pela organização, deverá comunicar o fato à organização e considerar tais riscos no desenvolvimento do programa.

7.4.2. O PCMSO deve incluir, entre outros, a realização obrigatória dos exames médicos:

a) admissional;

b) periódico;

c) de retorno ao trabalho;

d) de mudança de função;

e) demissional.

7.4.3. Os exames de que trata o item 7.4.2 compreendem:

a) exame clínico, incluindo anamnese ocupacional e exames físico e mental;

b) exames complementares, realizados de acordo com as especificações desta NR e seus anexos.

7.4.3.1. Os empregados expostos a riscos relevantes, conforme informado pela organização, deverão ser submetidos aos exames correspondentes discriminados nos Quadros Ia, Ib e II e anexos desta NR.

7.4.3.2. Os exames complementares deverão ser executados e interpretados com base nos critérios constantes dos referidos quadros e seus anexos.

7.4.3.3. Os exames previstos nos Quadros Ia e Ib deverão ser realizados a cada seis meses, podendo ser antecipados ou postergados por até 90 dias, a critério do médico responsável, com o objetivo de realizar os exames em situações mais representativas da exposição do empregado.

7.4.3.3.1. A justificativa técnica para alteração das datas desses exames deverá constar do relatório analítico do PCMSO.

7.4.3.4. O empregado deve ser informado das razões da realização dos exames complementares previstos nesta NR e do significado de seus resultados.

7.4.3.5. No exame admissional, a critério do médico responsável, poderão ser aceitos exames complementares ocupacionais realizados nos 90 dias anteriores.

7.4.3.6. Podem ser realizados outros exames complementares, incluindo indicadores biológicos não previstos nesta NR, a critério do médico responsável, desde que tecnicamente justificáveis e relacionados aos riscos presentes no trabalho.

7.4.4. O exame clínico deverá obedecer aos prazos e à periodicidade seguinte:

7.4.4.1. no exame admissional, deverá ser realizada antes que o empregado assuma suas atividades;

7.4.4.2. no exame periódico, de acordo com os intervalos de tempo abaixo discriminados:

a) para empregados sujeitos a riscos relevantes e para portadores de doenças crônicas: I- a cada ano ou a intervalos menores, a critério do médico responsável; II- de acordo com a periodicidade especificada no Anexo nº 6 da NR 15, para os empregados expostos a condições hiperbáricas;

b) para os demais empregados, não expostos a riscos ocupacionais específicos, o exame clínico deverá ser realizado:

I- anualmente, quando menores de 18 (dezoito) anos e maiores de 45 (quarenta e cinco) anos de idade;

II- a cada 2 (dois) anos, para os empregados entre 18 (dezoito) anos e 45 (quarenta e cinco) anos de idade.

7.4.4.3. No exame de retorno ao trabalho, o exame clínico deverá ser realizado no primeiro dia da volta ao trabalho do empregado ausente por período igual ou superior a 30 (trinta) dias por motivo de doença ou acidente, de natureza ocupacional ou não, ou parto.

7.4.4.4. No exame de mudança de função, será obrigatoriamente realizada antes da data da mudança, adequando-se os exames complementares aos riscos associados à nova função.

7.4.4.4.1. Para fins desta NR, entende-se por mudança de função toda e qualquer alteração de atividade, posto de trabalho ou de setor que implique a exposição do trabalhador a risco diferente daquele a que estava exposto antes da mudança.

7.4.4.5. No exame demissional, o exame clínico e os exames complementares deverão ser realizados em até 10 (dez) dias contados a partir do término do contrato, desde que o último exame médico ocupacional tenha sido concluído há mais de:

- 135 (cento e trinta e cinco) dias para as empresas de grau de risco 1 e 2, segundo o Quadro I da NR 4;
- 90 (noventa) dias para as empresas de grau de risco 3 e 4, segundo o Quadro I da NR 4.

7.4.5. Para cada exame clínico realizado, o médico emitirá Atestado de Saúde Ocupacional - ASO, em 2 (duas) vias.

7.4.5.1. A segunda via do ASO será entregue ao trabalhador, mediante recibo na primeira via.

7.4.5.2. O ASO deverá conter no mínimo:

a) nome completo do trabalhador, o número de registro de sua identidade e sua função;

b) a descrição dos riscos associados à função ou a sua ausência, conforme identificação de riscos da organização;

c) indicação e data de realização dos exames médicos e complementares a que foi submetido o empregado;

d) o nome do médico responsável, com respectivo CRM;

e) definição de apto ou inapto para a função que o trabalhador vai exercer, exerce ou exerceu;

f) data e assinatura do médico encarregado do exame e carimbo contendo seu número de inscrição no Conselho Regional de Medicina.

7.4.6. Quando forem realizados exames complementares, sem que tenha ocorrido exame clínico, a organização emitirá, em 2 (duas) vias, Comprovante de Entrega de Exames – CEE, devendo a primeira via ser arquivada na organização e a 2ª via entregue ao empregado, juntamente com a cópia do resultado do exame complementar realizado, mediante recibo na primeira via.

7.4.6.3. O CEE deverá conter no mínimo:

a) nome completo do trabalhador, o número de registro de sua identidade e sua função;

b) indicação dos exames complementares a que foi submetido o empregado e a data em que foram realizados;

c) o nome do médico responsável pelo PCMSO, com respectivo CRM;

d) data, assinatura e qualificação do responsável pela entrega do resultado dos exames complementares, indicado pela organização.

7.4.7. Sendo verificada exposição excessiva a agentes listados no Quadro Ia desta NR, deverá o empregado ser afastado do local de trabalho ou da situação de risco, até que esteja normalizado o indicador biológico de exposição e medidas de controle suficientes tenham sido adotadas.

7.4.8. Sendo constatada a ocorrência ou agravamento de doença relacionada ao trabalho ou sendo verificada alteração que revele disfunção orgânica por meio dos exames dos Quadros Ib e II ou dos exames incluídos com base no item 7.4.3.6 da presente NR, caberá ao médico responsável:

a) solicitar à empresa a emissão da Comunicação de Acidente do Trabalho – CAT;

b) indicar, quando necessário, o afastamento do empregado da situação que gerou o agravo, ou do trabalho;

c) encaminhar o empregado à Previdência Social para estabelecimento de nexo causal, avaliação de incapacidade e definição da conduta previdenciária cabível;

d) informar à organização a necessidade de adoção de medidas adequadas de controle.

7.4.9. O empregado em uma das situações previstas nos itens 7.4.7 e 7.4.8 deverá ser submetido a exame médico, caso necessário, devendo o médico responsável avaliar a necessidade de exames médicos dos outros empregados sujeitos às mesmas situações de trabalho.

Prontuário Médico

7.5. Os dados obtidos no controle médico, incluindo exame clínico e exames complementares, deverão ser registrados em prontuário clínico individual, sob a responsabilidade do médico responsável pelo PCMSO.

7.5.1. As informações contidas no prontuário médico submetem-se aos parâmetros de sigilo e confidencialidade previstos na legislação.

7.5.2. Cabe à organização fornecer aos empregados, quando solicitada, cópia de seu prontuário médico.

7.5.3. Os registros a que se refere o item 7.5 deverão ser mantidos por período mínimo de 20 (vinte) anos após o desligamento do empregado.

7.5.2. Havendo substituição do médico responsável, os arquivos deverão ser transferidos para seu sucessor.

Planejamento e Relatório Analítico do PCMSO

7.6. O PCMSO deverá obedecer a planejamento que inclua os exames médicos e complementares previstos nesta NR, de acordo com os riscos associados ao trabalho na organização.

7.6.1. A organização deverá elaborar relatório analítico do PCMSO, anualmente, contendo, no mínimo:

a) o quantitativo de exames clínicos;

b) os tipos e quantitativo de exames complementares realizados;

c) estatística de resultados considerados anormais dos exames complementares, categorizados por similaridade de riscos e setores do estabelecimento;

d) informações sobre o quantitativo e patologias das CATs emitidas por acidentes e doenças relacionadas ao trabalho;

e) informações sobre benefícios previdenciários por afastamento do trabalho na organização;

f) análise comparativa em relação aos relatórios anteriores e discussão sobre possíveis variações nos resultados;

g) planejamento para o próximo ano.

7.6.1.1. O relatório analítico está dispensado para todas as MEI e para as ME e EPP dispensadas de PCMSO.

7.6.2. O relatório analítico anual deverá ser apresentado e discutido com as instâncias responsáveis por segurança e saúde no trabalho na empresa, incluindo a CIPA, quando existente na empresa.

Quadro Ia – Parâmetros para Monitoração Biológica da Exposição a Agentes Químicos - Indicadores de Exposição Excessiva (EE)*

Substância	Número CAS	Indicador	Momento da Coleta	Valor-limite IBE/EE	Observações
Acetona	67-64-1	Acetona na urina	FJ	25 mg/L	NE
Anilina	62-53-3	p-aminofenol na urina(H) ou meta-hemoglobina no sangue	FJ FJ	50 mg/L 1,5% da hemoglobina	EPNE, NE EPNE, NE
Arsênico elementar e seus compostos inorgânicos solúveis, exceto arsina e arsenato de gálio	7440-38-2	Arsênico inorgânico mais metabólitos metilados na urina	FS	35 µg/L	EPNE
Benzeno	71-43-2	Ácido fenilmercaptúrico (SPMA) na urina ou Ácido transtransmucônico (TTMA) da urina	FJ FJ	25 µg/g creat. 500 µg/g creat.	EPNE, NF EPNE, NE
1,3 butadieno	106-99-0	1,2 di-hidro-4(n-acetilcisteína) butano na urina	FJ	2,5 µg/L	EPNE
2-butoxietanol	111-76-2	Ácido butoxiacético na urina (BAA)(H)	FJ	200 mg/g creat.	
Sulfeto de carbono	75-15-0	Ácido 2 tioxotiazolidina 4 carboxílico (TTCA) na urina	FJ	0,5 mg/g creat.	EPNE, NE
Clorobenzeno	108-90-7	4-clorocatecol na urina ou p-clorocatecol na urina	FJFS FJFS	100 mg/g creat. 20 mg/g creat.	NE NE
Monóxido de carbono	630-08-0	Carboxiemoglobina no sangue ou Monóxido de carbono no ar exalado	FJ FJ	3,5% da hemoglobina 20 ppm	EPNE, NE, NF EPNE, NE, NF
Chumbo tetraetila	78-00-2	Chumbo na urina	FJ	50 µg/L	
Cromo hexavalente (compostos solúveis)	7440-47-3	Cromo na urina ou Cromo na urina	FJFS AJ-FJ (Aumento durante a jornada)	25 µg/L 10 µg/L	
Cobalto e seus compostos inorgânicos, incluindo óxidos de cobalto, mas não combinados com carbeto de tungstênio	7440-48-4	Cobalto na urina	FJFS	15 µg/L	NE

Ciclo-hexnona	108-94-1	1,2 ciclo-hexanodiol(H) na urina ou Ciclo-hexanol(H) na urina	FJFS FJ	80 mg/L 8 mg/L	NE NE
Diclorometano	75-09-2	Diclorometano na urina	FJ	0,3 mg/L	
N, N-Dimetilacetamida	127-19-5	N-metilacetamida na urina	FJFS.	30 mg/g creat.	
N,N Dimetilformamida	68-12-2	N-metilformamida total* na urina* (soma da N-metilformamida e N-hidroximetil)-N-metilformamida) ou N-acetil-S-(N-metilcarbemoil) cisteína na urina	FJ FJFS	30 mg/L 30 mg/L	
Etoxietanol e etoxietilacetato	110-80-5 111-15-9	Ácido etoxiacético na urina	FJFS	100 mg/g creat.	
Óxido de etileno	75-21-8	Adutos de N-(2 hidroxietil) valina (HEV) em hemoglobina	NC	5.000 pmol/g hemog.	NE
Etilbenzeno	100-41-4	Soma dos ácidos mandélico e fenilglioxílico na urina	FJ	0,15 g/g creat.	NE
Furfural	98-01-1	Ácido furoico(H) na urina	FJ	200 mg/L	NE
1,6 di-isocianato de hexametileno (HDI)	822-06-0	1,6 hexametilenodiamina na urina	FJ	15 µg/g creat.	NE
n-hexano	110-54-3	2,5-hexanodiona(HS) (2,5HD) na urina	FJ	0,5 mg/L	–
Mercúrio metálico	7439-97-6	Mercúrio na urina	AJ	20 µg/g creat.	EPNE
Metanol	67-56-1	Metanol na urina	FJ	15 mg/L	EPNE, NE
Indutores de meta--hemoglobina		Meta-hemoglobina no sangue	FJ	1,5% da hemoglobina	EPNE, NE
2-metoxietanol e 2-metoxietilacetato	109-86-4 110-49-6	Ácido 2-metóxiacético na urina	FJFS	1 mg/g creat.	
Metil butil cetona	591-78-6	2,5 hexanodiona(HS) (2,5HD) na urina	FJFS	0,4 mg/L	–
1,1,1 Tricloroetano	71-55-6	Metilclorofórmio no ar exalado ou Ácido tricloroacético na urina ou Tricloroetanol total na urina ou Tricloroetanol total no sangue	AJFS FJFS FJFS FJFS	40 ppm 10 mg/L 30 mg/L 1 mg/L	– NE NE NE
Metil etilcetona (MEK)	78-93-3	MEK na urina	FJ	2 mg/L	NE
Metil isobutilcetona (MIBK)	108-10-1	MIBK na urina	FJ -	1 mg/L	–
N-metil-2 pirrolidona	872-50-4	5-hidroxi-n-metil-2 pirrolidona na urina	FJ	100 mg/L	–

Nitrobenzeno	98-95-3	Meta-hemoglobina no sangue	FJ	1,5% da hemoglobina	EPNE, NE
Fenol	108-95-2	Fenol(H) na urina	FJ	250 mg/g creat.	EPNE, NE
Hidrocarbonetos aromáticos policíclicos		1-hidroxipireno na urina(H)	FJFS	2,5 µg/L (AJUS)	EPNE, NE
2-propanol	67-63-0	Acetona na urina	FJFS	40 mg/L	EPNE, NE
Estireno	100-42-5	Soma dos ácidos mandélico e fenilglioxílico na urina ou Estireno na urina	FJ FJ	400 mg/g creat. 40 µg/L	NE –
Tetracloroetileno	127-18-4	Tetracloretileno no ar exalado ou Tetracloroetileno no sangue	AJ AJ	0,5 mg/L 3 ppm	– –
Tetra-hidrofurano	109-99-9	Tetra-hidrofurano na urina	FJ	2 mg/L	
Tolueno	108-88-3	Tolueno no sangue ou Tolueno na urina ou Ortocresol na urina(H)	AJFS FJ FJ	0,02 mg/L 0,03 mg/L 0,3 mg/g creat.	– – EPNE
2,4 e 2,6 Tolueno di-isocianato (puros ou em mistura dos dois isômeros)	584-84-9 91-08-7	Isômeros 2,4 e 2,6 toluenodiamino na urina(H) (soma dos isômeros)	FJ	5 µg/g creat.	NE
Tricloroetileno	79-01-6	Ácido tricloroacético na urina ou Tricloroetanol no sangue(HS)	FJFS FJFS	15 mg/L 0,5 mg/L	NE NE
Urânio	7440-61-1	Urânio na urina	FJ	200 µg/L	–
Xilenos	95-47-6 106-42-3 108-38-3 1330-27-7	Ácido metil-hipúrico na urina	FJ	1,5 mg/g creat.	– – – –

*São indicadores de exposição excessiva (EE) aqueles que não têm caráter diagnóstico ou significado clínico. Avaliam a absorção dos agentes por todas as vias de exposição e indicam, quando alterados, a possibilidade de exposição acima dos limites de exposição ocupacional. As amostras devem ser colhidas nas jornadas de trabalho em que o trabalhador efetivamente estiver exposto ao agente a ser monitorado.

Quadro Ib – Indicadores com Significado Clínico (SC)*

Substância	**Número CAS**	**Indicador**	**Coleta**	**Valor-limite IBE/SC**	**Observações**
Cádmio e seus compostos inorgânicos	7440-43-9	Cádmio na urina	NC	5 µg/g creat.	–
Inseticidas inibidores da colinesterase	–	Atividade da acetilcolinesterase intraeritrocitária ou Atividade da butilcolinesterase no plasma ou soro	FJ FJ	70% da atividade basal (#) 60% da atividade basal (#)	NE NE

Flúor, ácido fluorídrico e fluoretos inorgânicos	–	Fluoreto urinário	AJ48	2 mg/L	EPNE
Chumbo e seus compostos inorgânicos	7439-92-1	Chumbo no sangue (Pb-S) e Ácido delta-aminolevulínico na urina (ALAU)	NC NC	60 µg/100 mL 10 mg/g. creat	EPNE EPNE PNE

*Indicadores com significado clínico (SC) evidenciam disfunções orgânicas e efeitos adversos à saúde. (#) A atividade basal é a pré-ocupacional e deve ser estabelecida com o empregado afastado a pelo menos 30 dias da exposição aos inseticidas inibidores da colinesterase.

Abreviaturas

µg/g creat. – microgramas por grama de creatinina
µg/L – Microgramas por litro
AJ – Antes da jornada
AJ-FJ – Diferença pré e pós-jornada
AJ48 – Antes da jornada com no mínimo 48 horas sem exposição
AJFS – Início da última jornada de trabalho da semana
AJUS – Ajustado para a relação pireno/hidropireno na mistura de hidrocarbonetos aromáticos policíclicos
EPNE – Encontrado em populações não expostas ocupacionalmente
FJ – Final de jornada de trabalho
FJFS – Final do último dia de jornada da semana
FS – Após 4 ou 5 jornadas de trabalho consecutivas
H – Método analítico exige hidrólise para este IBE/EE
HS – O método analítico deve ser realizado sem hidrólise para este IBE/EE
mg/L – miligramas por litro
NC – Não crítica. Pode ser colhido a qualquer momento desde que o trabalhador esteja trabalhando nas últimas semanas
NE – Não específico (pode ser encontrado por exposições a outras substâncias)
NF – Exame só deve ser realizado em não fumantes
pmol/g hemog – Picomoles por grama de hemoglobina
ppm – partes por milhão

OBS: Texto a ser incluído na Portaria de publicação da NR 7.

Os exames laboratoriais abaixo serão exigidos a partir de 18 meses da publicação desta Portaria:

Exame	Observações
Ácido S-fenilmercaptúrico na urina (S-PMA)	
Ácido butoxiacético na urina (BAA)	
Cobalto na urina	
1,2 cicloexanol na urina ou Cicloexanol	
Diclometano na urina	Até este exame ser obrigatório a exposição deverá ser monitorada por meio da Hb-CO
N-metil-acetamida na urina	
Ácido etóxiacético na urina	
Ácido furoico na urina	
1,6 hexametilenodiamina na urina	
Ácido 2-metóxiacético na urina	

MIBK na urina	
5-hidroxi-n-metil-2-pirrolidona na urina	
Tetra-hidrofurano na urina	
Orto-cresol na urina	Até este indicador estar disponível, a exposição a tolueno deverá ser monitorada por meio do ácido hipúrico urinário
Isômeros 2,4 e 2,6 toluenodiamino na urina	
Urânio na urina	
1,2 di-hidro-4(n-acetilcisteína) butano na urina	
Adutos de N-(2-hidroxietil)valina (HEV) em hemoglobina	
Tetracloretileno no ar exalado ou Tetracloroetileno no sangue	Até estes indicadores estarem disponíveis, a exposição a tetracloroetileno deverá ser monitorada por meio do ácido tricloroacético urinário
Tolueno no sangue ou Tolueno na urina	Até estes indicadores estarem disponíveis, a exposição a tolueno deverá ser monitorada por meio do ácido hipúrico urinário

Quadro II (Alterado pela Portaria SIT nº 223, de 06 de maio de 2011)

Parâmetros para Monitoração da Exposição Ocupacional a Alguns Riscos à Saúde

Risco	Exame Complementar	Periodicidade	Método de Execução	Critério de Interpretação	Observações
Ruído	Vide Anexo I do Quadro II				
Aerodispersoides fibrogênicos	Telerradiografia do tórax Espirometria	Admissional e anual Admissional e bienal	Vide Anexo II do Quadro II Técnica preconizada pela *American Thoracic Society*, 1987	Classificação Internacional da OIT para radiografias	
Aerodispersoides não fibrogênicos	Telerradiografia do tórax Espirometria	Admissional e trienal, se exposição < 15 anos; Bienal, se exposição > 15 anos Admissional e Bienal	Vide Anexo II do Quadro II Técnica preconizada pela *American Thoracic Society*, 1987	Classificação internacional da OIT para radiografias	
Condições hiperbáricas	Radiografias de articulações coxofemorais e escapuloumerais	Admissional e anual			Ver anexo "B" do Anexo nº 6 da NR 15
Radiações ionizantes	Hemograma completo e contagem de plaquetas	Admissional e semestral			
Hormônios sexuais femininos	Apenas em homens; testosterona total ou plasmática livre, LH e FSH	Admissional e semestral			
Benzeno	Hemograma completo e plaquetas	Admissional e semestral			

Anexo I do Quadro II (Incluído pela Portaria nº 19, de 09 de abril de 1998) Diretrizes e Parâmetros Mínimos para Avaliação e Acompanhamento da Audição em Trabalhadores Expostos a Níveis de Pressão Sonora Elevados

1. Objetivos

1.1. Estabelecer diretrizes e parâmetros mínimos para a avaliação e o acompanhamento da audição do trabalhador através da realização de exames audiológicos de referência e sequenciais.

1.2. Fornecer subsídios para a adoção de programas que visem a prevenção da perda auditiva induzida por níveis de pressão sonora elevados e a conservação da saúde auditiva dos trabalhadores.

2. Definições e Caracterização

2.1. Entende-se por perda auditiva por níveis de pressão sonora elevados as alterações dos limiares auditivos, do tipo sensorioneural, decorrente da exposição ocupacional sistemática a níveis de pressão sonora elevados. Tem como características principais a irreversibilidade e a progressão gradual com o tempo de exposição ao risco. A sua história natural mostra, inicialmente, o acometimento dos limiares auditivos em uma ou mais frequências da faixa de 3.000 a 6.000 Hz. As frequências mais altas e mais baixas poderão levar mais tempo para serem afetadas. Uma vez cessada a exposição, não haverá progressão da redução auditiva.

2.2. Entende-se por exames audiológicos de referência e sequenciais o conjunto de procedimentos necessários para avaliação da audição do trabalhador ao longo do tempo de exposição ao risco, incluindo:

a. anamnese clínico-ocupacional;
b. exame otológico;
c. exame audiométrico realizado segundo os termos previstos nesta norma técnica.
d. outros exames audiológicos complementares solicitados a critério médico.

3. Princípios e procedimentos básicos para a realização do exame audiométrico

3.1. Devem ser submetidos a exames audiométricos de referência e sequenciais, no mínimo, todos os trabalhadores que exerçam ou exercerão suas atividades em ambientes cujos níveis de pressão sonora ultrapassem os limites de tolerância estabelecidos nos anexos 1 e 2 da NR 15 da Portaria 3.214 do Ministério do Trabalho, independentemente do uso de protetor auditivo.

3.2. O audiômetro será submetido a procedimentos de verificação e controle periódico do seu funcionamento.

3.2.1. Aferição acústica anual.

3.2.2. Calibração acústica, sempre que a aferição acústica indicar alteração e, obrigatoriamente, a cada 5 anos.

3.2.3. Aferição biológica é recomendada precedendo a realização dos exames audiométricos. Em caso de alteração, submeter o equipamento à aferição acústica.

3.2.4. Os procedimentos constantes dos itens 3.2.1 e 3.2.2 devem seguir o preconizado na norma ISSO 82531, e os resultados devem ser incluídos em um certificado de aferição e/ou calibração que acompanhará o equipamento.

3.3. O exame audiométrico será executado por profissional habilitado, ou seja, médico ou fonoaudiólogo, conforme resoluções dos respectivos conselhos federais profissionais.

3.4. Periodicidade dos exames audiométricos.

3.4.1. O exame audiométrico será realizado, no mínimo, no momento da admissão, no 6º (sexto) mês após a mesma, anualmente a partir de então, e na demissão.

3.4.1.1. No momento da demissão, do mesmo modo como previsto para a avaliação clínica no item 7.4.3.5 da NR -7, poderá ser aceito o resultado de um exame audiométrico realizado até:

a) 135 (cento e trinta e cinco) dias retroativos em relação à data do exame médico demissional de trabalhador de empresa classificada em grau de risco 1 ou 2;

b) 90 (noventa) dias retroativos em relação à data do exame médico demissional de trabalhador de empresa classificada em grau de risco 3 ou 4.

3.4.2. O intervalo entre os exames audiométricos poderá ser reduzido a critério do médico coordenador do PCMSO, ou por notificação do médico agente de inspeção do trabalho, ou mediante negociação coletiva de trabalho.

3.5. O resultado do exame audiométrico deve ser registrado em uma ficha que contenha, no mínimo:

a) nome, idade e número de registro de identidade do trabalhador;

b) nome da empresa e a função do trabalhador;

c) tempo de repouso auditivo cumprido para a realização do exame audiométrico;

d) nome do fabricante, modelo e data da última aferição acústica do audiômetro;

e) traçado audiométrico e símbolos conforme o modelo constante do Anexo 1;

f) nome, número de registro no conselho regional e assinatura do profissional responsável pelo exame audiométrico.

3.6. Tipos de exames audiométricos.

O trabalhador deverá ser submetido a exame audiométrico de referência e a exame audiométrico sequencial na forma abaixo descrita:

3.6.1. Exame audiométrico de referência, aquele com o qual os sequenciais serão comparados e cujas diretrizes constam dos subitens abaixo, deve ser realizado:

a) quando não se possua um exame audiométrico de referência prévio:

b) quando algum exame audiométrico sequencial apresentar alteração significativa em relação ao de referência, conforme descrito nos itens 4.2.1, 4.2.2 e 4.2.3 desta norma técnica.

3.6.1.1. O exame audiométrico será realizado em cabina audiométrica, cujos níveis de pressão sonora não ultrapassem os níveis máximos permitidos, de acordo com a norma ISO 8253.1.

3.6.1.1.1. Nas empresas em que existir ambiente acusticamente tratado, que atenda à norma ISO 8253.1, a cabina audiométrica poderá ser dispensada.

3.6.1.2. O trabalhador permanecerá em repouso auditivo por um período mínimo de 14 horas até o momento de realização do exame audiométrico.

3.6.1.3. O responsável pela execução do exame audiométrico inspecionará o meato acústico externo de ambas as orelhas e anotará os achados na ficha de registro. Se identificada alguma anormalidade, encaminhará ao médico responsável.

3.6.1.4. Vias, frequências e outros testes complementares.

3.6.1.4.1. O exame audiométrico será realizado, sempre, pela via aérea nas frequências de 500, 1.000, 2.000. 3.000, 4.000, 6.000 e 8.000 Hz.

3.6.1.4.2. No caso de alteração detectada no teste pela via aérea ou segundo a avaliação do profissional responsável pela execução do exame, o mesmo será feito, também, pela via óssea nas frequências de 500, 1.000, 2.000, 3.000 e 4.000 Hz.

3.6.1.4.3. Segundo a avaliação do profissional responsável, no momento da execução do exame, poderão ser determinados os limiares de reconhecimento de fala (LRF).

3.6.2. Exame audiométrico sequencial, aquele que será comparado com o de referência, aplica-se a todo trabalhador que já possua um exame audiométrico de referência prévio, nos moldes previstos no item 3.6.1. As seguintes diretrizes mínimas devem ser obedecidas:

3.6.2.1. Na impossibilidade da realização do exame audiométrico nas condições previstas no item 3.6.1.1, o responsável pela execução do exame avaliará a viabilidade de sua realização em um ambiente silencioso, através do exame audiométrico em 2 (dois) indivíduos, cujos limiares auditivos, detectados em exames audiométricos de referência atuais, sejam conhecidos. Diferença de limiar auditivo, em qualquer frequência e em qualquer um dos 2 (dois) indivíduos examinados, acima de 5 dB(NA) (nível de audição em decibel) inviabiliza a realização do exame no local escolhido.

3.6.2.2. O responsável pela execução do exame audiométrico inspecionará o meato acústico externo de ambas as orelhas e anotará os achados na ficha de registro.

3.6.2.3. O exame audiométrico será feito pela via aérea nas frequências de 500, 1.000, 2.000, 3.000, 4.000, 6.000 e 8.000 Hz.

4. Interpretação dos resultados do exame audiométrico com finalidade de prevenção

4.1. A interpretação dos resultados do exame audiométrico de referência deve seguir os seguintes parâmetros:

4.1.1. São considerados dentro dos limites aceitáveis, para efeito desta norma técnica de caráter preventivo, os casos cujos audiogramas mostram limiares auditivos menores ou iguais a 25 dB(NA), em todas as frequências examinadas.

4.1.2. São considerados sugestivos de perda auditiva induzida por níveis de pressão sonora elevados os casos cujos audiogramas, nas frequências de 3.000 e/ou 4.000 e/ou 6.000 Hz, apresentam limiares auditivos acima de 25 dB(NA) e mais elevados do que nas outras frequências testadas, estando estas comprometidas ou não, tanto no teste da via aérea quanto da via óssea, em um ou em ambos os lados.

4.1.3. São considerados não sugestivos de perda auditiva induzida por níveis de pressão sonora elevados os casos cujos audiogramas não se enquadram nas descrições contidas nos itens 4.1.1 e 4.1.2 acima.

4.2. A interpretação dos resultados do exame audiométrico sequencial deve seguir os seguintes parâmetros:

4.2.1. São considerados sugestivos de desencadeamento de perda auditiva induzida por níveis de pressão sonora elevados, os casos em que os limiares auditivos em todas as frequências testadas no exame audiométrico de referência e no sequencial permanecem menores ou iguais a 25 dB(NA), mas a comparação do audiograma sequencial com o de referência mostra uma evolução dentro dos moldes definidos no item 2.1 desta norma, e preenche um dos critérios abaixo:

a) a diferença entre as médias aritméticas dos limiares auditivos no grupo de frequências de 3.000, 4.000 e 6.000 Hz iguala ou ultrapassa 10 dB(NA);

b) a piora em pelo menos uma das frequências de 3.000, 4.000 ou 6.000 Hz iguala ou ultrapassa 15 dB(NA).

4.2.2. São considerados, também sugestivos de desencadeamento de perda auditiva induzida por níveis de pressão sonora elevados, os casos em que apenas o exame audiométrico de referência apresenta limiares auditivos em todas as frequências testadas menores ou iguais a 25 dB(NA), e a comparação do audiograma

sequencial com o de referência mostra uma evolução dentro dos moldes definidos no item 2.1 desta norma, e preenche um dos critérios abaixo:

a) a diferença entre as médias aritméticas dos limiares auditivos no grupo de frequência de 3.000, 4.000 e 6.000 Hz iguala ou ultrapassa 10 dB(NA);

b) a piora em pelo menos uma das frequências de 3.000, 4.000 ou 6.000 Hz iguala ou ultrapassa 15 dB(NA).

4.2.3. São considerados sugestivos de agravamento da perda auditiva induzida por níveis de pressão sonora elevados, os casos já confirmados em exame audiométrico de referência, conforme item 4.1.2., e nos quais a comparação de exame audiométrico sequencial com o de referência mostra uma evolução dentro dos moldes definidos no item 2.1 desta norma, e preenche um dos critérios abaixo:

a) a diferença entre as médias aritméticas dos limiares auditivos no grupo de frequência de 500, 1.000 e 2.000 Hz, ou no grupo de frequências de 3.000, 4.000 e 6.000 Hz iguala ou ultrapassa 10 dB(NA);

b) a piora em uma frequência isolada iguala ou ultrapassa 15 dB(NA).

4.2.4. Para fins desta norma técnica, o exame audiométrico de referência permanece o mesmo até o momento em que algum dos exames audiométricos sequenciais for preenchido algum dos critérios apresentados em 4.2.1, 4.2.2 ou 4.2.3. Uma vez preenchido por algum destes critérios, deve-se realizar um novo exame audiométrico, dentro dos moldes previstos no item 3.6.1 desta norma técnica, que será, a partir de então, o novo exame audiométrico de referência. Os exames anteriores passam a constituir o histórico evolutivo da audição do trabalhador.

5. Diagnóstico da perda auditiva induzida por níveis de pressão sonora elevados e definição da aptidão para o trabalho

5.1. O diagnóstico conclusivo, o diagnóstico diferencial e a definição da aptidão para o trabalho, na suspeita de perda auditiva induzida por níveis de pressão sonora elevados, estão a cargo do médico coordenador do PCMSO de cada empresa, ou do médico encarregado pelo mesmo para realizar o exame médico, dentro dos moldes previstos na NR 7, ou, na ausência destes, do médico que assiste ao trabalhador.

5.2. A perda auditiva induzida por níveis de pressão sonora elevados, por si só, não é indicativa de inaptidão para o trabalho, devendo-se levar em consideração na análise de cada caso, além do traçado audiométrico ou da evolução sequencial de exames audiométricos, os seguintes fatores:

a) a história clínica e ocupacional do trabalhador;

b) o resultado da otoscopia e de outros testes audiológicos complementares;

c) a idade do trabalhador;

d) o tempo de exposição pregressa e atual a níveis de pressão sonora elevados;

e) os níveis de pressão sonora a que o trabalhador estará, está ou esteve exposto no exercício do trabalho;

f) a demanda auditiva do trabalho ou da função;

g) a exposição não ocupacional a níveis de pressão sonora elevados;

h) a exposição ocupacional a outro(s) agente(s) de risco ao sistema auditivo;

i) a exposição não ocupacional a outro(s) agentes de risco ao sistema auditivo;

j) a capacitação profissional do trabalhador examinado;

k) os programas de conservação auditiva aos quais tem ou terá acesso o trabalhador.

6. Condutas Preventivas

a) 6.1. Em presença de trabalhador cujo exame audiométrico de referência se enquadre no item 4.1.2, ou algum dos exames audiométricos sequenciais se enquadre no item 4.2.1 ou 4.2.2 ou 4.2.3, o médico coordenador do PCMSO, ou o encarregado pelo mesmo do exame médico, deverá:

b) definir a aptidão do trabalhador para a função, com base nos fatores ressaltados no item 5.2 desta norma técnica;

c) incluir o caso no relatório anual do PCMSO;

d) participar da implantação, aprimoramento e controle de programas que visem a prevenção da progressão da perda auditiva do trabalhador acometido e de outros expostos ao risco, levando-se em consideração o disposto no item 9.3.6 da NR 9;

e) disponibilizar cópias dos exames audiométricos aos trabalhadores.

6.2. Em presença de trabalhador cujo exame audiométrico de referência se enquadre no item 4.1.3, ou que algum dos exames audiométricos sequenciais se enquadre nos itens 4.2.1.a, 4.2.1.b, 4.2.2.a, 4.2.2.b, 4.2.3.a ou 4.2.3.b, mas cuja evolução foge dos moldes definidos no item 2.1 desta norma técnica, o médico coordenador do PCMSO, ou o encarregado pelo mesmo do exame médico, deverá:

a) verificar a possibilidade da presença concomitante de mais de um tipo de agressão ao sistema auditivo;

b) orientar e encaminhar o trabalhador para avaliação especializada;

c) definir sobre a aptidão do trabalhador para função;

d) participar da implantação, aprimoramento, e controle de programas que visem a prevenção da progressão da perda auditiva do trabalhador acometido e de outros expostos ao risco, levando-se em consideração o disposto no item 9.3.6 da NR 9;

e) disponibilizar cópias dos exames audiométricos aos trabalhadores.

TRAÇADO AUDIOMÉTRICO - ORELHA DIREITA

Frequência em kHZ (Incluído pela Portaria nº 19, de 09 de abril de 1998)

NÍVEL DE AUDIÇÃO EM dD

-10		0,25	0,5	1	2	3	4	6	8
0									
10									
20									
30									
40									
50									
60									
70									
80									
90									
100									
110									
120									
130									

D

D

TRAÇADO AUDIOMÉTRICO - ORELHA ESQUERDA

Frequência em kHZ (Incluído pela Portaria nº 19, de 09 de abril de 1998)

NÍVEL DE AUDIÇÃO EM dD

-10		0,25	0,5	1	2	3	4	6	8
0									
10									
20									
30									
40									
50									
60									
70									
80									
90									
100									
110									
120									
130									

D

D

A distância entre cada oitiva de frequência deve corresponder a uma variação de 20 dB no eixo do nível de audição (D).

Símbolos (Incluído pela Portaria nº 19, de 09 de abril de 1998)

	ORELHA DIREITA	ORELHA ESQUERDA
RESPOSTAS PRESENTES Via de Condução Aérea Via de Condução Óssea	< ○	> ✕
RESPOSTAS PRESENTES Via de Condução Aérea Via de Condução Óssea	< ○↙	> ✕↘ ↓

1. Os símbolos referentes à via de condução aérea devem ser ligados através de linhas contínuas para a orelha direita e linha interrompidas para a orelha esquerda.

2. Os símbolos de condução óssea não devem ser interligados.

3. No caso do uso de cores:

a) a cor vermelha deve ser usada para os símbolos referentes à orelha direita;

b) a cor azul deve ser usada para os símbolos referentes à orelha esquerda.

Anexo II do Quadro II

(Incluído pela Portaria SIT nº 223, de 06 de maio de 2011)

Diretrizes e Condições Mínimas para Realização e Interpretação de Radiografias de Tórax

1. Objetivo

Estabelecer as condições técnicas e parâmetros mínimos para a realização de Radiografias de Tórax para contribuir no diagnóstico de pneumoconioses por meio de exames de qualidade que facilitem a leitura radiológica adequada, de acordo com os critérios da Organização Internacional do Trabalho – OIT.

2. Profissionais envolvidos na realização de radiografias de tórax

2.1. Supervisor Técnico.

Profissional detentor de Título de Especialista em Radiologia e Diagnóstico por Imagem pelo Colégio Brasileiro de Radiologia/Associação Médica Brasileira.

2.2. Profissionais Envolvidos na Realização do exame radiológico:

a) Um (ou mais) Médico Radiologista com Título de Especialista em Radiologia e Diagnóstico por Imagem;

b) Técnicos em Radiologia registrados no Conselho Nacional de Técnicos de Radiologia.

3. Exigências Legais para funcionamento do Serviço de Radiologia

Para o funcionamento do serviço de Radiologia deverão ser observadas as seguintes exigências legais, estabelecidas pela

Agência Nacional de Vigilância Sanitária - ANVISA:

a) Alvará da Vigilância Sanitária especifico para a Radiologia;

b) Relatório de Testes de Constância;

c) Medidas Radiométricas do Equipamento e da Sala de Exame;

d) Medidas de Radiações de Fuga;

e) Dosímetros Individuais;

f) Registro no Conselho Regional de Medicina especifico para Radiologia;

g) Registro no Cadastro Nacional de Estabelecimentos de Saúde – CNES.

4. Condições ambientais dos serviços de radiologia

O serviço de radiologia deve possuir sala com, no mínimo, 25 m², com paredes baritadas ou com revestimento de chumbo, com portas blindadas com chumbo, com avisos de funcionamento e luz vermelha para aviso de disparo de Raios X e demais condições previstas no item 32.4 da Norma Regulamentadora nº 32.

4.1. No caso de utilização de Equipamentos Transportáveis para Radiografias de Tórax deverão ser cumpridas, além do exigido no item 3 deste anexo, as seguintes exigências: (Incluído pela Portaria MTE nº 1.892, de 09 de dezembro de 2013.)

a) alvará específico para funcionamento da unidade transportável de Raios X (Incluída pela Portaria MTE nº 1.892, de 09 de dezembro de 2013);

b) ser realizado por profissional legalmente habilitado e sob a supervisão de responsável técnico nos termos da Portaria SVS/MS nº 453, de 1 de junho de 98 (Incluída pela Portaria MTE nº 1.892, de 09 de dezembro de 2013);

c) Laudo Técnico emitido por profissional legalmente habilitado, comprovando que os equipamentos utilizados atendem ao exigido no item 5 deste anexo (Incluída pela Portaria MTE nº 1.892, de 09 de dezembro de 2013).

5. Equipamentos

Os equipamentos utilizados para realização das Radiografias de Tórax devem possuir as seguintes características mínimas: a) Gerador monofásico de alta frequência de preferência e/ou trifásico de 6 a 12 pulsos, no mínimo de 500 mA;

b) Tubo de Raios X - 30/50;

c) Filtro de Alumínio de 3 a 5 mm;

d) Grade Fixa com distância focal de 1,50 m;

e) Razão da grade 10:1 com mais de100 colunas;

f) Razão da grade 12:1 com 100 colunas.

6. Técnica Radiológica

A técnica radiológica deverá observar os seguintes padrões:

a) Foco fino (0,6 a 1,2 mm) – 100 mA ou 200 mA (Tubo de alta rotação);

b) Tempo 0,01 a 0,02 ou 0,03 segundos;

c) Constante – 40 ou 50 Kv.

7. Processamento dos Filmes (Radiologia Convencional)

O processamento dos filmes deve ser realizado por Processadora Automática com um sistema de depuração de resíduos que atenda às exigências dos órgãos ambientais responsáveis.

8. Identificação dos Filmes (Radiologia Convencional)

Nos filmes deve constar no canto superior direito a data da realização do exame, número de ordem do serviço ou do prontuário do paciente, nome completo do paciente ou as iniciais do nome completo.

9. Leitura Radiológica de acordo com os critérios da Organização Internacional do Trabalho - OIT. (Alterado pela Portaria MTE nº 1.892, de 09 de dezembro de 2013.)

9.1. A leitura radiológica é descritiva. (Alterado pela Portaria MTE nº 1.892, de 09 de dezembro de 2013.)

9.1.1. O diagnóstico de pneumoconiose envolve a integração do histórico clínico/ocupacional associado à radiografia do tórax. (Inserido pela Portaria SIT nº 236, de 10 de junho de 2011.)

9.1.2. Em casos selecionados, a critério clínico, pode ser realizada a Tomografia Computadorizada de Alta Resolução de Tórax. (Inserido pela Portaria SIT nº 236, de 10 de junho de 2011.)

9.2. Para a interpretação e emissão dos laudos dos exames radiológicos que atendam ao disposto na NR 7 devem ser utilizados, obrigatoriamente, os critérios da OIT na sua revisão mais recente, a coleção de radiografias-padrão e um formulário específico para a emissão do laudo. (Alterado pela Portaria SIT nº 236, de 10 de junho de 2011.)

9.3. O laudo do exame deve ser assinado por um (ou mais de um, em caso de múltiplas leituras) dos seguintes profissionais: (Alterado pela Portaria MTE nº 1.892, de 09 de dezembro de 2013.)

a) Médico Radiologista com Título de Especialista ou registro de especialidade no Conselho Regional de Medicina e com qualificação e/ou certificação na Classificação Radiológica da OIT;

b) Médicos de outras especialidades, que possuam título ou registro de especialidade no Conselho Regional de Medicina em Pneumologia, Medicina do Trabalho ou Clínica Médica (ou uma das suas subespecialidades) e que possuam qualificação e/ou certificação na Classificação Radiológica da OIT

9.3.1. A denominação “Qualificado” se refere ao Médico que realizou o treinamento em Leitura Radiológica por meio de curso/módulo específico. (Alterado pela Portaria MTE nº 1.892, de 09 de dezembro de 2013.)

9.3.2. A denominação “Certificado” se refere ao Médico treinado e aprovado em exame de proficiência em Leitura Radiológica. (Inserido pela Portaria SIT nº 236, de 10 de junho de 2011.)

9.3.3. Caso a certificação seja concedida pelo exame do *National Institute for Occupational Safety and Health* (NIOSH), também poderá ser denominado de “Leitor B”. (Inserido pela Portaria SIT nº 236, de 10 de junho de 2011.)

10. Utilização de Radiografias Digitais

10.1. Sistemas de radiologia digital do tipo CR ou DR podem ser utilizados para a obtenção de imagens radiológicas do tórax para fins de interpretação radiológica da OIT.

10.2. Os parâmetros físicos para obtenção de radiografias de tórax de qualidade técnica adequada, utilizando-se equipamentos de radiologia digital, devem ser similares aos da radiologia convencional.

10.3. A identificação dos filmes deve conter, no mínimo, a data da realização do exame, número de ordem do serviço ou do prontuário do paciente, nome completo do paciente ou as iniciais do nome completo.

11. Interpretação Radiológica de acordo com os Critérios da OIT utilizando-se Radiografias Digitais

11.1. Imagens geradas em sistemas de radiologia digital (CR ou DR) e transferidas para monitores só podem ser interpretadas com as radiografias-padrão em monitor anexo.

11.2. Os monitores utilizados para exibição da radiografia a ser interpretada e das radiografias-padrão devem ser de qualidade diagnóstica, possuir resolução mínima de 3 *megapixels* e 21" (54 cm) de exibição diagonal por imagem.

11.3. Imagens digitais impressas em filmes radiológicos devem ser interpretadas com as radiografias-padrão em formato impresso, em negatoscópios.

11.4. Não é permitida a interpretação de radiografias digitais, para fins de classificação radiológica da OIT, nas seguintes condições:

a) interpretar radiografias em monitores comparando-as às radiografias-padrão em negatoscópio, ou o inverso;

b) interpretar radiografias digitais impressas em filmes radiológicos com reduções menores do que 2/3 do tamanho original;

c) interpretar radiografias digitais impressas em papel fotográfico;

d) interpretar imagens originadas no sistema de radiografias convencionais e que foram digitalizadas por *scanner* e, posteriormente, impressas ou exibidas em tela.

12. Ética e Segurança no armazenamento de imagens digitais

12.1. Os serviços que ofertam radiologia digital devem assegurar a confidencialidade dos arquivos eletrônicos e de dados dos trabalhadores submetidos a radiografias de tórax admissionais, periódicas e demissionais, para fins da classificação radiológica da OIT, através da implementação de medidas e procedimentos técnicos e administrativos adequados.

12.2. As imagens digitais devem ser armazenadas no formato DICOM.

12.3. O tempo de guarda dos exames radiológicos deve obedecer ao texto da NR 7.

12.4. Não é permitido guardar/arquivar filmes obtidos pelo método de radiologia convencional na forma de imagens escaneadas.

GLOSSÁRIO (em elaboração)

Até a finalização da 3ª Edição do livro, a Secretaria de Previdência e Trabalho do Ministério da Economia ainda não tinha publicado a nova versão da NR 7 (PCMSO). Sendo assim, estamos apresentando a NR 7 vigente neste Anexo:

NR 7 – Programa de Controle Médico de Saúde Ocupacional

Publicação D.O.U. Portaria MTb nº 3.214, de 08 de junho de 1978 06/07/78

Alterações/Atualizações
D.O.U. Portaria SSMT nº 12, de 06 de junho de 1983 14/06/83
Portaria MTPS nº 3.720, de 31 de outubro de 1990 01/11/90
Portaria SSST nº 24, de 29 de dezembro de 1994 30/12/90
Portaria SSST nº 08, de 08 de maio de 1996 Rep. 09/05/96
Portaria SSST nº 19, de 09 de abril de 1998 22/04/98
Portaria SIT nº 223, de 06 de maio de 2011 10/05/11
Portaria SIT nº 236, de 10 de junho de 2011 13/06/11
Portaria MTE nº 1.892, de 09 de dezembro de 2013 11/12/13
Portaria MTb nº 1.031, de 06 de dezembro de 2018 10/12/18
(Texto dado pela Portaria SSST nº 24, de 29 de dezembro de 1994)

7.1 Do Objeto

7.1.1 Esta Norma Regulamentadora – NR estabelece a obrigatoriedade de elaboração e implementação, por parte de todos os empregadores e instituições que admitam trabalhadores como empregados, do Programa de Controle Médico de Saúde Ocupacional – PCMSO, com o objetivo de promoção e preservação da saúde do conjunto dos seus trabalhadores.

7.1.2 Esta NR estabelece os parâmetros mínimos e diretrizes gerais a serem observados na execução do PCMSO, podendo os mesmos ser ampliados mediante negociação coletiva de trabalho.

7.1.3 Caberá à empresa contratante de mão-de-obra prestadora de serviços informar a empresa contratada dos riscos existentes e auxiliar na elaboração e implementação do PCMSO nos locais de trabalho onde os serviços estão sendo prestados. (Alterado pela Portaria SSST nº 8, de 05 de maio de 1996)

7.2 Das Diretrizes

7.2.1 O PCMSO é parte integrante do conjunto mais amplo de iniciativas da empresa no campo da saúde dos trabalhadores, devendo estar articulado com o disposto nas demais NR.

7.2.2 O PCMSO deverá considerar as questões incidentes sobre o indivíduo e a coletividade de trabalhadores, privilegiando o instrumental clínico-epidemiológico na abordagem da relação entre sua saúde e o trabalho.

7.2.3 O PCMSO deverá ter caráter de prevenção, rastreamento e diagnóstico precoce dos agravos à saúde relacionados ao trabalho, inclusive de natureza subclínica, além da constatação da existência de casos de doenças profissionais ou danos irreversíveis à saúde dos trabalhadores.

7.2.4 O PCMSO deverá ser planejado e implantado com base nos riscos à saúde dos trabalhadores, especialmente os identificados nas avaliações previstas nas demais NR.

7.3 Das Responsabilidades

7.3.1 Compete ao empregador:

a) garantir a elaboração e efetiva implementação do PCMSO, bem como zelar pela sua eficácia;

b) custear sem ônus para o empregado todos os procedimentos relacionados ao PCMSO; (Alterada pela Portaria SSST nº 8, de 05 de maio de 1996)

c) indicar, dentre os médicos dos Serviços Especializados em Engenharia de Segurança e Medicina do Trabalho - SESMT, da empresa, um coordenador responsável pela execução do PCMSO;

d) no caso de a empresa estar desobrigada de manter médico do trabalho, de acordo com a NR 4, deverá o empregador indicar médico do trabalho, empregado ou não da empresa, para coordenar o PCMSO;

e) inexistindo médico do trabalho na localidade, o empregador poderá contratar médico de outra especialidade para coordenar o PCMSO.

7.3.1.1 Ficam desobrigadas de indicar médico coordenador as empresas de grau de risco 1 e 2, segundo o Quadro 1 da NR 4, com até 25 (vinte e cinto) empregados e aquelas de grau de risco 3 e 4, segundo o Quadro 1 da NR 4, com até 10 (dez) empregados. (Alterado pela Portaria SSST nº 8, de 05 de maio de 1996)

7.3.1.1.1 As empresas com mais de 25 (vinte e cinco) empregados e até 50 (cinquenta) empregados, enquadradas no grau de risco 1 ou 2, segundo o Quadro 1 da NR 4, poderão estar desobrigadas de indicar médico coordenador em decorrência de negociação coletiva. (Alterado pela Portaria SSST nº 8, de 05 de maio de 1996)

7.3.1.1.2 As empresas com mais de 10 (dez) empregados e com até 20 (vinte) empregados, enquadradas no grau de risco 3 ou 4, segundo o Quadro 1 da NR 4, poderão estar desobrigadas de indicar médico do trabalho coordenador em decorrência de negociação coletiva, assistida por profissional do órgão regional competente em segurança e saúde no trabalho. (Alterado pela Portaria SSST nº 8, de 05 de maio de 1996)

7.3.1.1.3 Por determinação do Delegado Regional do Trabalho, com base no parecer técnico conclusivo da autoridade regional competente em matéria de segurança e saúde do trabalhador, ou em decorrência de negociação coletiva, as empresas previstas no item 7.3.1.1 e subitens anteriores poderão ter a obrigatoriedade de indicação de médico coordenador, quando suas condições representarem potencial de risco grave aos trabalhadores. (Alterado pela Portaria SSST nº 8, de 05 de maio de 1996)

7.3.2 Compete ao médico coordenador:

a) realizar os exames médicos previstos no item 7.4.1 ou encarregar os mesmos a profissional médico familiarizado com os princípios da patologia ocupacional e suas causas, bem como com o ambiente, as condições de trabalho e os riscos a que está ou será exposto cada trabalhador da empresa a ser examinado;

b) encarregar dos exames complementares previstos nos itens, quadros e anexos desta NR profissionais e/ou entidades devidamente capacitados, equipados e qualificados.

7.4 Do Desenvolvimento do PCMSO

7.4.1 O PCMSO deve incluir, entre outros, a realização obrigatória dos exames médicos:

a) admissional;

b) periódico;

c) de retorno ao trabalho;

d) de mudança de função;

e) demissional.

7.4.2 Os exames de que trata o item 7.4.1 compreendem:

a) avaliação clínica, abrangendo anamnese ocupacional e exame físico e mental;

b) exames complementares, realizados de acordo com os termos específicos nesta NR e seus anexos.

7.4.2.1 Para os trabalhadores cujas atividades envolvem os riscos discriminados nos Quadros I e II desta NR, os exames médicos complementares deverão ser executados e interpretados com base nos critérios constantes dos referidos quadros e seus anexos. A periodicidade de avaliação dos indicadores biológicos do Quadro I deverá ser, no mínimo, semestral, podendo ser reduzida a critério do médico coordenador, ou por notificação do médico agente da inspeção do trabalho, ou mediante negociação coletiva de trabalho.

7.4.2.2 Para os trabalhadores expostos a agentes químicos não constantes dos Quadros I e II, outros indicadores biológicos poderão ser monitorizados, dependendo de estudo prévio dos aspectos de validade toxicológica, analítica e de interpretação desses indicadores.

7.4.2.3 Outros exames complementares usados normalmente em patologia clínica para avaliar o funcionamento de órgãos e sistemas orgânicos podem ser realizados, a critério do médico coordenador ou encarregado, ou por notificação do médico agente da inspeção do trabalho, ou ainda decorrente de negociação coletiva de trabalho.

7.4.3 A avaliação clínica referida no item 7.4.2, alínea "a", com parte integrante dos exames médicos constantes no item 7.4.1, deverá obedecer aos prazos e à periodicidade conforme previstos nos subitens abaixo relacionados:

7.4.3.1 no exame médico admissional, deverá ser realizada antes que o trabalhador assuma suas atividades;

7.4.3.2 no exame médico periódico, de acordo com os intervalos mínimos de tempo abaixo discriminados:

a) para trabalhadores expostos a riscos ou a situações de trabalho que impliquem o desencadeamento ou agravamento de doença ocupacional, ou, ainda, para aqueles que sejam portadores de doenças crônicas, os exames deverão ser repetidos:

a.1) a cada ano ou a intervalos menores, a critério do médico encarregado, ou se notificado pelo médico agente da inspeção do trabalho, ou, ainda, como resultado de negociação coletiva de trabalho;

a.2) de acordo com à periodicidade especificada no Anexo nº 6 da NR 15, para os trabalhadores expostos a condições hiperbáricas;

b) para os demais trabalhadores:

b.1) anual, quando menores de 18 (dezoito) anos e maiores de 45 (quarenta e cinco) anos de idade;

b.2) a cada dois anos, para os trabalhadores entre 18 (dezoito) anos e 45 (quarenta e cinco) anos de idade.

7.4.3.3 No exame médico de retorno ao trabalho, deverá ser realizada obrigatoriamente no primeiro dia da volta ao trabalho de trabalhador ausente por período igual ou superior a 30 (trinta) dias por motivo de doença ou acidente, de natureza ocupacional ou não, ou parto.

7.4.3.4 No exame médico de mudança de função, será obrigatoriamente realizada antes da data da mudança.

7.4.3.4.1 Para fins desta NR, entende-se por mudança de função toda e qualquer alteração de atividade, posto de trabalho ou de setor que implique a exposição do trabalhador a risco diferente daquele a que estava exposto antes da mudança.

7.4.3.5 No exame médico demissional, será obrigatoriamente realizada em até 10 (dez) dias contados a partir do término do contrato, desde que o último exame médico ocupacional tenha sido realizado há mais de: (Alterado pela Portaria MTb nº 1.031, de 06 de dezembro de 2018)

- 135 (centro e trinta e cinco) dias para as empresas de grau de risco 1 e 2, segundo o Quadro I da NR-4;

- 90 (noventa) dias para as empresas de grau de risco 3 e 4, segundo o Quadro I da NR-4.

7.4.3.5.1 As empresas enquadradas no grau de risco 1 ou 2, segundo o Quadro I da NR-4, poderão ampliar o prazo de dispensa da realização do exame demissional em até mais 135 (cento e trinta e cinco) dias, em decorrência de negociação coletiva, assistida por profissional indicado de comum acordo entre as partes ou por profissional do órgão regional competente em segurança e saúde no trabalho. (Alterado pela Portaria SSST nº 8, de 05 de maio de 1996)

7.4.3.5.2 As empresas enquadradas no grau de risco 3 ou 4, segundo o Quadro I da NR 4, poderão ampliar o prazo de dispensa da realização do exame demissional em até mais 90 (noventa) dias, em decorrência de negociação coletiva assistida por profissional indicado de comum acordo entre as partes ou por profissional do órgão regional competente em segurança e saúde no trabalho. (Alterado pela Portaria SSST nº 8, de 05 de maio de 1996)

7.4.3.5.3 Por determinação do Delegado Regional do Trabalho, com base em parecer técnico conclusivo da autoridade regional competente em matéria de segurança e saúde do trabalhador, ou em decorrência de negociação coletiva, as empresas poderão ser obrigadas a realizar o exame médico demissional independentemente da época de realização de qualquer outro exame, quando suas condições representarem potencial de risco grave aos trabalhadores. (Alterado pela Portaria SSST nº 8, de 05 de maio de 1996)

7.4.4 Para cada exame médico realizado, previsto no item 7.4.1, o médico emitirá o Atestado de Saúde Ocupacional – ASO, em 2 (duas) vias.

7.4.4.1 A primeira via do ASO ficará arquivada no local de trabalho do trabalhador, inclusive frente de trabalho ou canteiro de obras, à disposição da fiscalização do trabalho.

7.4.4.2 A segunda via do ASO será obrigatoriamente entregue ao trabalhador, mediante recibo na primeira via.

7.4.4.3 O ASO deverá conter no mínimo: (Alterado pela Portaria SSST nº 8, de 05 de maio de 1996)

a) nome completo do trabalhador, o número de registro de sua identidade e sua função;

b) os riscos ocupacionais específicos existentes, ou a ausência deles, na atividade do empregado, conforme instruções técnicas expedidas pela Secretaria de Segurança e Saúde no Trabalho – SSST;

c) indicação dos procedimentos médicos a que foi submetido o trabalhador, incluindo os exames complementares e a data em que foram realizados;

d) o nome do médico coordenador, quando houver, com respectivo CRM;

e) definição de apto ou inapto para a função específica que o trabalhador vai exercer, exerce ou exerceu;

f) nome do médico encarregado do exame e endereço ou forma de contato;

g) data e assinatura do médico encarregado do exame e carimbo contendo seu número de inscrição no Conselho Regional de Medicina.

7.4.5 Os dados obtidos nos exames médicos, incluindo avaliação clínica e exames complementares, as conclusões e as medidas aplicadas deverão ser registradas em prontuário clínico individual, que ficará sob a responsabilidade do médico-coordenador do PCMSO.

7.4.5.1 Os registros a que se refere o item 7.4.5 deverão ser mantidos por período mínimo de 20 (vinte) anos após o desligamento do trabalhador.

7.4.5.2 Havendo substituição do médico a que se refere o item 7.4.5, os arquivos deverão ser transferidos para seu sucessor.

7.4.6 O PCMSO deverá obedecer a um planejamento em que estejam previstas as ações de saúde a serem executadas durante o ano, devendo estas ser objeto de relatório anual.

7.4.6.1 O relatório anual deverá discriminar, por setores da empresa, o número e a natureza dos exames médicos, incluindo avaliações clínicas e exames complementares, estatísticas de resultados considerados anormais, assim como o planejamento para o próximo ano, tomando como base o modelo proposto no Quadro III desta NR.

7.4.6.2 O relatório anual deverá ser apresentado e discutido na CIPA, quando existente na empresa, de acordo com a NR 5, sendo sua cópia anexada ao livro de atas daquela comissão.

7.4.6.3 O relatório anual do PCMSO poderá ser armazenado na forma de arquivo informatizado, desde que este seja mantido de modo a proporcionar o imediato acesso por parte do agente da inspeção do trabalho.

7.4.6.4 As empresas desobrigadas de indicarem médico coordenador ficam dispensadas de elaborar o relatório anual. (Alterado pela Portaria SSST nº 8, de 05 de maio de 1996)

7.4.7 Sendo verificada, através da avaliação clínica do trabalhador e/ou dos exames constantes do Quadro I da presente NR, apenas exposição excessiva (EE ou SC+) ao risco, mesmo sem qualquer sintomatologia ou sinal clínico, deverá o trabalhador ser afastado do local de trabalho, ou do risco, até que esteja normalizado o indicador biológico de exposição e as medidas de controle nos ambientes de trabalho tenham sido adotadas.

7.4.8 Sendo constatada a ocorrência ou agravamento de doenças profissionais, através de exames médicos que incluam os definidos nesta NR; ou sendo verificadas alterações que revelem qualquer tipo de disfunção de órgão ou sistema biológico, através dos exames constantes dos Quadros I (apenas aqueles com interpretação SC) e II, e do item 7.4.2.3 da presente NR, mesmo sem sintomatologia, caberá ao médico-coordenador ou encarregado:

a) solicitar à empresa a emissão da Comunicação de Acidente do Trabalho - CAT;

b) indicar, quando necessário, o afastamento do trabalhador da exposição ao risco, ou do trabalho;

c) encaminhar o trabalhador à Previdência Social para estabelecimento de nexo causal, avaliação de incapacidade e definição da conduta previdenciária em relação ao trabalho;

d) orientar o empregador quanto à necessidade de adoção de medidas de controle no ambiente de trabalho.

7.5 Dos Primeiros Socorros

7.5.1 Todo estabelecimento deverá estar equipado com material necessário à prestação dos primeiros socorros, considerando-se as características da atividade desenvolvida; manter esse material guardado em local adequado e aos cuidados de pessoa treinada para esse fim.

(Aprovado pela Portaria SSST nº 24, de 29 de dezembro de 1994)

Quadro I - Parâmetros para Controle Biológico da Exposição Ocupacional a Alguns Agentes Químicos

Agente Químico	Indicador Biológico – Mat. Biológico	Indicador Biológico – Análise	VR	IBMP	Método Analítico	Amostragem	Interpretação	Vigência
Anilina	Urina Sangue	p-aminofenol e/ou meta- -hemoglobina	Até 2%	50 mg/g creat. 5%	CG E	FJ FJ0-1	EE SC+	
Arsênico	Urina	Arsênico	Até 10 µg/g creat.	50 µg/g creat.	E ou EAA	FS+T-6	EE	
Cádmio	Urina	Cádmio	Até 2 µg/g creat.	5 µg/g creat.	EAA	NC T- 6	SC	
Chumbo inorgânico	Sangue Urina Sangue	Chumbo e Ác. delta aminolevulínico ou zincoprotoporfirina	Até 40 µg/100 mL Até 4,5 mg/g creat. Até 40 µg/100 mL	60 µg/ 100 mL 10 mg/g creat. 100 µg/ 100 mL	EAA E HF	NC T-1 NC T-1 NC T-1	SC SC SC	
Chumbo tetraetila	Urina	Chumbo	Até 50 µg/g creat.	100 µg/g creat.	EA A	FJ 0-1	EE	
Cromo hexavalente	Urina	Cromo	Até 5 µg/g creat.	30 µg/ creat.	EA A	FS	EE	
Diclorometano	Sangue	Carboxiemoglobina	Até 1% NF	3,5% NF	E	FJ 0-1	SC +	
Dimetilformamida	Urina	N-Metilformamida		40 mg/g creat.	CG ou CLAD	FJ	EE	P-18
Dissulfeto de carbono	Urina	Ác. 2-tio-tiazolidina		5 mg/g creat.	CG ou CLAD	FJ	EE	P-24
Ésteres organofosforados e carbamatos	Sangue	Acetilcolinesterase eritrocitária ou colinesterase plasmática ou colinesterase eritrocitária e plasmática (sangue total)	Determinar a atividade pré-ocupacional	30% de depressão da atividade inicial		NC	SC	
				50% de depressão da atividade inicial		NC	SC	
				25% de depressão da atividade inicial		NC	SC	

Estireno	Urina	Ác. mandélico e/ou		0,8 g/g creat.	CG ou CLAD	FJ	EE	
	Urina	Ác. fenilglioxílico		240 mg/g creat.	CG ou CLAD	FJ	EE	
Etil-benzeno	Urina	Ác. mandélico		1,5 g/g creat.	CG ou CLAD	FS	EE	
Fenol	Urina	Fenol	20 mg/g creat.	250 mg/g creat.	CG ou CLAD	FJ 0-1	EE	
Flúor e fluoretos	Urina	Fluoreto	Até 0,5 mg/g	3 mg/g creat. no início da jornada e 10 mg/g creat. no final da jornada	IS	PP+	EE	
Mercúrio inorgânico	Urina	Mercúrio	Até 5 µg/g creat.	35 µg/g creat.	EA A	PU T-12 12	EE	
Metanol	Urina	Metanol	Até 5 mg/L	15 mg/L	CG	FJ 0-1	EE	
Metil-etil-cetona	Urina	Metil-etil-cetona		2 mg/L	CG	FJ	EE	P-12
Monóxido de carbono	Sangue	Carboxiemoglobina	Até 1% NF	3,5 NF	E	FJ 0-1	SC +	
N-hexano	Urina	2,5 Hexanodiona		5 mg/g creat.	CG	FJ	EE	P-18
Nitrobenzeno	Sangue	Meta-hemoglobina	Até 2%	5%	E	FJ 0-1	SC +	
Pentaclorofenol	Urina	Pentaclorofenol		2 mg/g creat.	CG ou CLAD	FS +	EE	
Tetracloroetileno	Urina	Ác. tricloroacético		3,5 mg/L	E	FS +	EE	
Tolueno	Urina	Ác. hipúrico	Até 1,5 g/g creat.	2,5 g/g creat.	CG ou CLAD	FJ - 1	EE	
Tricloroetano	Urina	Triclorocompostos totais		40 mg/g creat.	E	FS	EE	
Tricloroetileno	Urina	Triclorocompostos totais		300 mg/g creat.	E	FS	EE	
Xileno	Urina	Ác. metil-hipúrico		1,5 g/g creat.	CG ou CLAD	FJ	EE	

Anexo do Quadro I

(Aprovado pela Portaria SSST nº 24, de 29 de dezembro de 1994)

Abreviaturas

IBMP: Índice Biológico Máximo Permitido: é o valor máximo do indicador biológico para o qual se supõe que a maioria das pessoas ocupacionalmente expostas não corre risco de dano à saúde. A ultrapassagem deste valor significa exposição excessiva;

VR: Valor de Referência da Normalidade: valor possível de ser encontrado em populações não expostas ocupacionalmente;

NF: Não Fumantes.

Método Analítico Recomendado

E: Espectrofotometria Ultravioleta/Visível;

EAA: Espectrofotometria de Absorção Atômica;

CG: Cromatografia em Fase Gasosa;

CLAD: Cromatografia Líquida de Alto Desempenho;

IS:Eletrodo Íon-Seletivo;

HF: Hematofluorômetro.

Condições de Amostragem

FJ: Final do último dia de jornada de trabalho (recomenda-se evitar a primeira jornada da semana);

FS: Final do último dia de jornada da semana;

FS+: Início da última jornada da semana;

PP+: Pré e pós a 4ª jornada de trabalho da semana;

PU: Primeira urina da manhã;

NC:Momento de amostragem "não crítico": pode ser feita em qualquer dia e horário, desde que o trabalhador esteja em trabalho contínuo nas últimas 4 (quatro) semanas sem afastamento maior que 4 (quatro) dias;

T-1: Recomenda-se iniciar a monitorização após 1 (um) mês de exposição;

T-6: Recomenda-se iniciar a monitorização após 6 (seis) meses de exposição;

T-12: Recomenda-se iniciar a monitorização após 12 (doze) meses de exposição;

0-1: Pode-se fazer a diferença entre pré e pós-jornada.

Interpretação

EE: O indicador biológico é capaz de indicar uma exposição ambiental acima do limite de tolerância, mas não possui, isoladamente, significado clínico ou toxicológico próprio, ou seja, não indica doença, nem está associado a um efeito ou disfunção de qualquer sistema biológico;

SC: Além de mostrar uma exposição excessiva, o indicador biológico tem também significado clínico ou toxicológico próprio, ou seja, pode indicar doença, estar associado a um efeito ou uma disfunção do sistema biológico avaliado;

SC+: O indicador biológico possui significado clínico ou toxicológico próprio, mas, na prática, devido à sua curta meia-vida biológica, deve ser considerado como EE.

Vigência

P-12: A inspeção do trabalho passará a exigir a avaliação deste indicador biológico 12 (doze) meses após a publicação desta norma;

P-18: A inspeção do trabalho passará a exigir a avaliação deste indicador biológico 18 (dezoito) meses após a publicação desta norma;

P-24: A inspeção do trabalho passará a exigir a avaliação deste indicador biológico 24 (vinte e quatro) meses após a publicação desta norma.

Recomendação

Recomenda-se executar a monitorização biológica no coletivo, ou seja, monitorizando os resultados do grupo de trabalhadores expostos a riscos quantitativamente semelhantes.

Quadro II

(Alterado pela Portaria SIT nº 223, de 06 de maio de 2011)

Parâmetros para a Monitorização da Exposição Ocupacional a Alguns Riscos à Saúde

Risco	Exame Complementar	Periodicidade	Método de Execução	Critério de Interpretação	Observações
Ruído	Vide Anexo I do Quadro II				
Aerodispersoides FIBROGÊNICOS	Telerradiografia do tórax	Admissional e anual	Vide Anexo II do Quadro II	Classificação Internacional da OIT para radiografias	
	Espirometria	Admissional e bienal	Técnica preconizada pela *American Thoracic Society*, 1987		
Aerodispersoides NÃO FIBROGÊNICOS	Telerradiografia do tórax	Admissional e trienal, se exposição < 15 anos	Vide Anexo II do Quadro II	Classificação internacional da OIT para radiografias	
	Espirometria	Bienal, se exposição > 15 anos Admissional e Bienal	Técnica preconizada pela *American Thoracic Society*, 1987		
Condições hiperbáricas	Radiografias de articulações coxofemorais e escapuloumerais	Admissional e anual			Ver anexo "B" do Anexo nº 6 da NR-15
Radiações ionizantes	Hemograma completo e contagem de plaquetas	Admissional e semestral			
Hormônios sexuais femininos	Apenas em homens; Testosterona total ou plasmática livre LH e FSH	Admissional e semestral			
Benzeno	Hemograma completo e plaquetas	Admissional e semestral			

Anexo I do Quadro II

(Incluído pela Portaria nº 19, de 09 de abril de 1998)

Diretrizes e Parâmetros Mínimos para Avaliação e Acompanhamento da Audição em Trabalhadores Expostos a Níveis de Pressão Sonora Elevados

1. Objetivos

1.1. Estabelecer diretrizes e parâmetros mínimos para a avaliação e o acompanhamento da audição do trabalhador através da realização de exames audiológicos de referência e sequenciais.

1.2. Fornecer subsídios para a adoção de programas que visem a prevenção da perda auditiva induzida por níveis de pressão sonora elevados e a conservação da saúde auditiva dos trabalhadores.

2. Definições e Caracterização

2.1. Entende-se por perda auditiva por níveis de pressão sonora elevados as alterações dos limiares auditivos, do tipo sensorioneural, decorrente da exposição ocupacional sistemática a níveis de pressão sonora elevados. Tem como características principais a irreversibilidade e a progressão gradual com o tempo de exposição ao risco. A sua história natural mostra, inicialmente, o acometimento dos limiares auditivos em uma ou mais frequências da faixa de 3.000 a 6.000 Hz. As frequências mais altas e mais baixas poderão levar mais tempo para serem afetadas. Uma vez cessada a exposição, não haverá progressão da redução auditiva.

2.2. Entende-se por exames audiológicos de referência e sequenciais o conjunto de procedimentos necessários para avaliação da audição do trabalhador ao longo do tempo de exposição ao risco, incluindo:

a. anamnese clínico-ocupacional;

b. exame otológico;

c. exame audiométrico realizado segundo os termos previstos nesta norma técnica.

d. outros exames audiológicos complementares solicitados a critério médico.

3. Princípios e procedimentos básicos para a realização do exame audiométrico

3.1. Devem ser submetidos a exames audiométricos de referência e sequenciais, no mínimo, todos os trabalhadores que exerçam ou exercerão suas atividades em ambientes cujos níveis de pressão sonora ultrapassem os limites de tolerância estabelecidos nos anexos 1 e 2 da NR 15 da Portaria 3.214 do Ministério do Trabalho, independentemente do uso de protetor auditivo.

3.2. O audiômetro será submetido a procedimentos de verificação e controle periódico do seu funcionamento.

3.2.1. Aferição acústica anual.

3.2.2. Calibração acústica, sempre que a aferição acústica indicar alteração, e, obrigatoriamente, a cada 5 anos.

3.2.3. Aferição biológica é recomendada precedendo a realização dos exames audiométricos. Em caso de alteração, submeter o equipamento à aferição acústica.

3.2.4. Os procedimentos constantes dos itens 3.2.1 e 3.2.2 devem seguir o preconizado na norma ISSO 8253-1, e os resultados devem ser incluídos em um certificado de aferição e/ou calibração que acompanhará o equipamento.

3.3. O exame audiométrico será executado por profissional habilitado, ou seja, médico ou fonoaudiólogo, conforme resoluções dos respectivos conselhos federais profissionais.

3.4. Periodicidade dos exames audiométricos.

3.4.1. O exame audiométrico será realizado, no mínimo, no momento da admissão, no 6º (sexto) mês após a mesma, anualmente a partir de então, e na demissão.

3.4.1.1. No momento da demissão, do mesmo modo como previsto para a avaliação clínica no item 7.4.3.5 da NR -7, poderá ser aceito o resultado de um exame audiométrico realizado até:

a) 135 (cento e trinta e cinco) dias retroativos em relação à data do exame médico demissional de trabalhador de empresa classificada em grau de risco 1 ou 2;

b) 90 (noventa) dias retroativos em relação à data do exame médico demissional de trabalhador de empresa classificada em grau de risco 3 ou 4 .

3.4.2. O intervalo entre os exames audiométricos poderá se reduzido a critério do médico coordenador do PCMSO, ou por notificação do médico agente de inspeção do trabalho, ou mediante negociação coletiva de trabalho.

3.5. O resultado do exame audiométrico deve ser registrado em uma ficha que contenha, no mínimo:

a) nome, idade e número de registro de identidade do trabalhador;

b) nome da empresa e a função do trabalhador;

c) tempo de repouso auditivo cumprido para a realização do exame audiométrico;

d) nome do fabricante, modelo e data da última aferição acústica do audiômetro;

e) traçado audiométrico e símbolos conforme o modelo constante do Anexo 1;

f) nome, número de registro no conselho regional e assinatura do profissional responsável pelo exame audiométrico.

3.6. Tipos de exames audiométricos. O trabalhador deverá ser submetido a exame audiométrico de referência e a exame audiométrico sequencial na forma abaixo descrita:

3.6.1. Exame audiométrico de referência, aquele com o qual os sequenciais serão comparados e cujas diretrizes constam dos subitens abaixo, deve ser realizado:

a) quando não se possua um exame audiométrico de referência prévio:

b) quando algum exame audiométrico sequencial apresentar alteração significativa em relação ao de referência, conforme descrito nos itens 4.2.1, 4.2.2 e 4.2.3 desta norma técnica.

3.6.1.1. O exame audiométrico será realizado em cabina audométrica, cujos níveis de pressão sonora não ultrapassem os níveis máximos permitidos, de acordo com a norma ISO 8253.1.

3.6.1.1.1. Nas empresas em que existir ambiente acusticamente tratado, que atenda à norma ISO 8253.1, a cabina audiométrica poderá ser dispensada.

3.6.1.2. O trabalhador permanecerá em repouso auditivo por um período mínimo de 14 horas até o momento de realização do exame audiométrico.

3.6.1.3. O responsável pela execução do exame audiométrico inspecionará o meato acústico externo de ambas as orelhas e anotará os achados na ficha de registro. Se identificada alguma anormalidade, encaminhará ao médico responsável.

3.6.1.4. Vias, frequências e outros testes complementares.

3.6.1.4.1. O exame audiométrico será realizado, sempre, pela via aérea nas frequências de 500, 1.000, 2.000. 3.000, 4.000, 6.000 e 8.000 Hz.

3.6.1.4.2. No caso de alteração detectada no teste pela via aérea ou segundo a avaliação do profissional responsável pela execução do exame, o mesmo será feito, também, pela via óssea nas frequências de 500, 1.000, 2.000, 3.000 e 4.000 Hz.

3.6.1.4.3. Segundo a avaliação do profissional responsável, no momento da execução do exame, poderão ser determinados os limiares de reconhecimento de fala (LRF).

3.6.2. Exame audiométrico sequencial, aquele que será comparado com o de referência, aplica-se a todo trabalhador que já possua um exame audiométrico de referência prévio, nos moldes previstos no item 3.6.1. As seguintes diretrizes mínimas devem ser obedecidas:

3.6.2.1. Na impossibilidade da realização do exame audiométrico nas condições previstas no item 3.6.1.1, o responsável pela execução do exame avaliará a viabilidade de sua realização em um ambiente silencioso, através do exame audiométrico em 2 (dois) indivíduos, cujos limiares auditivos, detectados em exames audiométricos de referência atuais, sejam conhecidos. Diferença de limiar auditivo, em qualquer frequência e em qualquer um dos 2 (dois) indivíduos examinados, acima de 5 dB(NA) (nível de audição em decibel) inviabiliza a realização do exame no local escolhido.

3.6.2.2. O responsável pela execução do exame audiométrico inspecionará o meato acústico externo de ambas as orelhas e anotará os achados na ficha de registro.

3.6.2.3. O exame audiométrico será feito pela via aérea nas frequências de 500, 1.000, 2.000, 3.000, 4.000, 6.000 e 8.000 Hz.

4. Interpretação dos resultados do exame audiométrico com finalidade de prevenção

4.1. A interpretação dos resultados do exame audiométrico de referência deve seguir os seguintes parâmetros:

4.1.1. São considerados dentro dos limites aceitáveis, para efeito desta norma técnica de caráter preventivo, os casos cujos audiogramas mostram limiares auditivos menores ou iguais a 25 dB(NA), em todas as frequências examinadas.

4.1.2. São considerados sugestivos de perda auditiva induzida por níveis de pressão sonora elevados os casos cujos audiogramas, nas frequências de 3.000 e/ou 4.000 e/ou 6.000 Hz, apresentam limiares auditivos acima de 25 dB(NA) e mais elevados do que nas outras frequências testadas, estando estas comprometidas ou não, tanto no teste da via aérea quanto da via óssea, em um ou em ambos os lados.

4.1.3. São considerados não sugestivos de perda auditiva induzida por níveis de pressão sonora elevados os casos cujos audiogramas não se enquadram nas descrições contidas nos itens 4.1.1 e 4.1.2 acima.

4.2. A interpretação dos resultados do exame audiométrico sequencial deve seguir os seguintes parâmetros:

4.2.1. São considerados sugestivos de desencadeamento de perda auditiva induzida por níveis de pressão sonora elevados, os casos em que os limiares auditivos em todas as frequências testadas no exame audiométrico de referência e no sequencial permanecem menores ou iguais a 25 dB(NA), mas a comparação do audiograma sequencial com o de referência mostra uma evolução dentro dos moldes definidos no item 2.1 desta norma, e preenche um dos critérios abaixo:

a) a diferença entre as médias aritméticas dos limiares auditivos no grupo de frequências de 3.000, 4.000 e 6.000 Hz iguala ou ultrapassa 10 dB(NA);

b) a piora em pelo menos uma das frequências de 3.000, 4.000 ou 6.000 Hz iguala ou ultrapassa 15 dB(NA).

4.2.2. São considerados, também sugestivos de desencadeamento de perda auditiva induzida por níveis de pressão sonora elevados, os casos em que apenas o exame audiométrico de referência apresenta limiares auditivos em todas as frequências testadas menores ou iguais a 25 dB(NA), e a comparação do audiograma sequencial com o de referência mostra uma evolução dentro dos moldes definidos no item 2.1 desta norma, e preenche um dos critérios abaixo:

a) a diferença entre as médias aritméticas dos limiares auditivos no grupo de frequência de 3.000, 4.000 e 6.000 Hz iguala ou ultrapassa 10 dB(NA);

b) a piora em pelo menos uma das frequências de 3.000, 4.000 ou 6.000 Hz iguala ou ultrapassa 15 dB(NA).

4.2.3. São considerados sugestivos de agravamento da perda auditiva induzida por níveis de pressão sonora elevados, os casos já confirmados em exame audiométrico de referência, conforme item 4.1.2., e nos quais a comparação de exame audiométrico sequencial com o de referência mostra uma evolução dentro dos moldes definidos no item 2.1 desta norma, e preenche um dos critérios abaixo:

a) a diferença entre as médias aritméticas dos limiares auditivos no grupo de frequência de 500, 1.000 e 2.000 Hz, ou no grupo de frequências de 3.000, 4.000 e 6.000 Hz iguala ou ultrapassa 10 dB(NA);

b) a piora em uma frequência isolada iguala ou ultrapassa 15 dB(NA).

4.2.4. Para fins desta norma técnica, o exame audiométrico de referência permanece o mesmo até o momento em que algum dos exames audiométricos sequenciais for preenchido algum dos critérios apresentados em 4.2.1, 4.2.2 ou 4.2.3. Uma vez preenchido por algum destes critérios, deve-se realizar um novo exame audiométrico, dentro dos moldes previstos no item 3.6.1 desta norma técnica, que será, a partir de então, o novo exame audiométrico de referência. Os exames anteriores passam a constituir o histórico evolutivo da audição do trabalhador.

5. Diagnóstico da perda auditiva induzida por níveis de pressão sonora elevados e definição da aptidão para o trabalho

5.1. O diagnóstico conclusivo, o diagnóstico diferencial e a definição da aptidão para o trabalho, na suspeita de perda auditiva induzida por níveis de pressão sonora elevados, estão a cargo do médico coordenador do PCMSO de cada empresa, ou do médico encarregado pelo mesmo para realizar o exame médico, dentro dos moldes previstos na NR - 7, ou, na ausência destes, do médico que assiste ao trabalhador.

5.2. A perda auditiva induzida por níveis de pressão sonora elevados, por si só, não é indicativa de inaptidão para o trabalho, devendo-se levar em consideração na análise de cada caso, além do traçado audiométrico ou da evolução sequencial de exames audiométricos, os seguintes fatores:

a) a história clínica e ocupacional do trabalhador;

b) o resultado da otoscopia e de outros testes audiológicos complementares;

c) a idade do trabalhador;

d) o tempo de exposição pregressa e atual a níveis de pressão sonora elevados;

e) os níveis de pressão sonora a que o trabalhador estará, está ou esteve exposto no exercício do trabalho;

f) a demanda auditiva do trabalho ou da função;

g) a exposição não ocupacional a níveis de pressão sonora elevados;

h) a exposição ocupacional a outro(s) agente(s) de risco ao sistema auditivo;

i) a exposição não ocupacional a outro(s) agentes de risco ao sistema auditivo;

j) a capacitação profissional do trabalhador examinado;

k) os programas de conservação auditiva aos quais tem ou terá acesso o trabalhador.

6. Condutas Preventivas

6.1. Em presença de trabalhador cujo exame audiométrico de referência se enquadre no item 4.1.2, ou algum dos exames audiométricos sequenciais se enquadre no item 4.2.1 ou 4.2.2 ou 4.2.3, o médico coordenador do PCMSO, ou o encarregado pelo mesmo do exame médico, deverá:

a) definir a aptidão do trabalhador para a função, com base nos fatores ressaltados no item 5.2 desta norma técnica;

b) incluir o caso no relatório anual do PCMSO;

c) participar da implantação, aprimoramento e controle de programas que visem a prevenção da progressão da perda auditiva do trabalhador acometido e de outros expostos ao risco, levando-se em consideração o disposto no item 9.3.6 da NR-9;

d) disponibilizar cópias dos exames audiométricos aos trabalhadores.

6.2. Em presença de trabalhador cujo exame audiométrico de referência se enquadre no item 4.1.3, ou que algum dos exames audiométricos sequenciais se enquadre nos itens 4.2.1.a., 4.2.1.b, 4.2.2.a, 4.2.2.b, 4.2.3.a ou 4.2.3.b, mas cuja evolução foge dos moldes definidos no item 2.1 desta norma técnica, o médico coordenador do PCMSO, ou o encarregado pelo mesmo do exame médico, deverá:

a) verificar a possibilidade da presença concomitante de mais de um tipo de agressão ao sistema auditivo;

b) orientar e encaminhar o trabalhador para avaliação especializada;

c) definir sobre a aptidão do trabalhador para função;

d) participar da implantação, aprimoramento, e controle de programas que visem a prevenção da progressão da perda auditiva do trabalhador acometido e de outros expostos ao risco, levando-se em consideração o disposto no item 9.3.6 da NR-9.

e) disponibilizar cópias dos exames audiométricos aos trabalhadores.

TRAÇADO AUDIOMÉTRICO - ORELHA DIREITA
Frequência em KHZ - (Incluído pela Portaria nº 19, de 09 de abril de 1998)

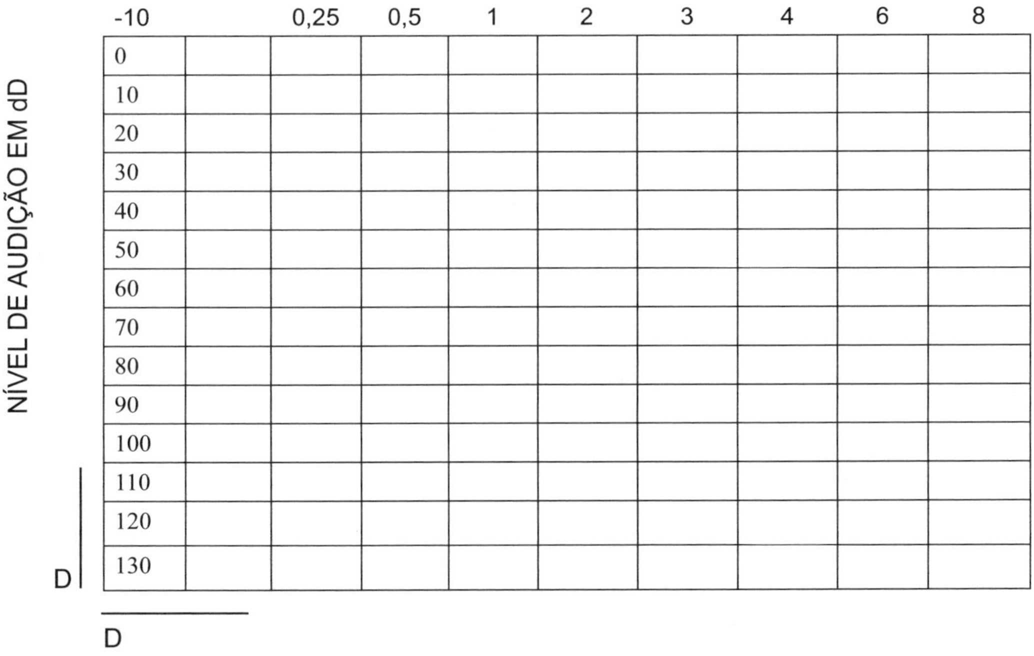

TRAÇADO AUDIOMÉTRICO - ORELHA ESQUERDA

Frequência em KHZ - (Incluído pela Portaria nº 19, de 09 de abril de 1998)

NÍVEL DE AUDIÇÃO EM dD

-10		0,25	0,5	1	2	3	4	6	8
0									
10									
20									
30									
40									
50									
60									
70									
80									
90									
100									
110									
120									
130									

D

D

A distância entre cada oitiva de frequência deve corresponder a uma variação de 20 dB no eixo do nível de audição (D).

SÍMBOLOS (Incluído pela Portaria nº 19, de 09 de abril de 1998)

	ORELHA DIREITA	ORELHA ESQUERDA
RESPOSTAS PRESENTES Via de Condução Aérea Via de Condução Óssea	O <	X >
RESPOSTAS PRESENTES Via de Condução Aérea Via de Condução Óssea	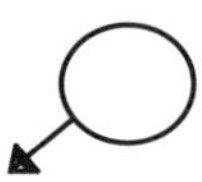 <	 

1. Os símbolos referentes à via de condução aérea devem ser ligados através de linhas contínuas para a orelha direita e linha interrompidas para a orelha esquerda.
2. Os símbolos de condução óssea não devem ser interligados.
3. No caso do uso de cores:

a) a cor vermelha deve ser usada para os símbolos referentes à orelha direita;

b) a cor azul deve ser usada para os símbolos referentes à orelha esquerda.

Anexo II do Quadro II

(Incluído pela Portaria SIT nº 223, de 06 de maio de 2011)

Diretrizes e Condições Mínimas para Realização e Interpretação de Radiografias de Tórax

1. Objetivo

Estabelecer as condições técnicas e parâmetros mínimos para a realização de Radiografias de Tórax para contribuir no diagnóstico de pneumoconioses por meio de exames de qualidade que facilitem a leitura radiológica adequada, de acordo com os critérios da Organização Internacional do Trabalho - OIT.

2. Profissionais envolvidos na realização de radiografias de tórax

2.1. Supervisor Técnico. Profissional detentor de Título de Especialista em Radiologia e Diagnóstico por Imagem pelo Colégio Brasileiro de Radiologia/Associação Médica Brasileira.

2.2. Profissionais Envolvidos na Realização do exame radiológico:

a) Um (ou mais) Médico Radiologista com Título de Especialista em Radiologia e Diagnóstico por Imagem;

b) Técnicos em Radiologia registrados no Conselho Nacional de Técnicos de Radiologia.

3. Exigências Legais para funcionamento do Serviço de Radiologia

Para o funcionamento do serviço de Radiologia deverão ser observadas as seguintes exigências legais, estabelecidas pela Agência Nacional de Vigilância Sanitária - ANVISA:

a) Alvará da Vigilância Sanitária especifico para a Radiologia;

b) Relatório de Testes de Constância;

c) Medidas Radiométricas do Equipamento e da Sala de Exame;

d) Medidas de Radiações de Fuga;

e) Dosímetros Individuais;

f) Registro no Conselho Regional de Medicina especifico para Radiologia;

g) Registro no Cadastro Nacional de Estabelecimentos de Saúde - CNES.

4. Condições ambientais dos serviços de radiologia

O serviço de radiologia deve possuir sala com, no mínimo, 25 m², com paredes baritadas ou com revestimento de chumbo, com portas blindadas com chumbo, com avisos de funcionamento e luz vermelha para aviso de disparo de Raios-X e demais condições previstas no item 32.4 da Norma Regulamentadora nº 32.

4.1 No caso de utilização de Equipamentos Transportáveis para Radiografias de Tórax deverão ser cumpridas, além do exigido no item 3 deste anexo, as seguintes exigências: (Incluído pela Portaria MTE nº 1.892, de 09 de dezembro de 2013)

a) Alvará específico para funcionamento da unidade transportável de Raios X. (Incluída pela Portaria MTE nº 1.892, de 09 de dezembro de 2013)

b) ser realizado por profissional legalmente habilitado e sob a supervisão de responsável técnico nos termos da Portaria SVS/MS nº 453, de 1 de junho de 98. (Incluída pela Portaria MTE nº 1.892, de 09 de dezembro de 2013)

c) Laudo Técnico emitido por profissional legalmente habilitado, comprovando que os equipamentos utilizados atendem ao exigido no item 5 deste anexo. (Incluída pela Portaria MTE nº 1.892, de 09 de dezembro de 2013)

5. Equipamentos

Os equipamentos utilizados para realização das Radiografias de Tórax devem possuir as seguintes características mínimas:

a) Gerador monofásico de alta frequência de preferência e/ou trifásico de 6 a 12 pulsos, no mínimo de 500 mA;

b) Tubo de Raios X - 30/50;

c) Filtro de Alumínio de 3 a 5 mm;

d) Grade Fixa com distância focal de 1,50 m;

e) Razão da grade 10:1 com mais de100 colunas;

f) Razão da grade 12:1 com 100 colunas.

6. Técnica Radiológica

A técnica radiológica deverá observar os seguintes padrões:

a) Foco fino (0,6 a 1,2 mm) - 100 mA ou 200 mA (Tubo de alta rotação);

b) Tempo 0,01 a 0,02 ou 0,03 segundos;

c) Constante- 40 ou 50 Kv.

7. Processamento dos Filmes (Radiologia Convencional)

O processamento dos filmes deve ser realizado por Processadora Automática com um sistema de depuração de resíduos que atenda às exigências dos órgãos ambientais responsáveis.

8. Identificação dos Filmes (Radiologia Convencional)

Nos filmes deve constar no canto superior direito a data da realização do exame, número de ordem do serviço ou do prontuário do paciente, nome completo do paciente ou as iniciais do nome completo.

9. Leitura Radiológica de acordo com os critérios da Organização Internacional do Trabalho - OIT. (Alterado pela Portaria MTE nº 1.892, de 09 de dezembro de 2013)

9.1 A leitura radiológica é descritiva. (Alterado pela Portaria MTE nº 1.892, de 09 de dezembro de 2013)

9.1.1 O diagnóstico de pneumoconiose envolve a integração do histórico clínico/ocupacional associado à radiografia do tórax. (Inserido pela Portaria SIT nº 236, de 10 de junho de 2011)

9.1.2 Em casos selecionados, a critério clínico, pode ser realizada a Tomografia Computadorizada de Alta Resolução de Tórax. (Inserido pela Portaria SIT nº 236, de 10 de junho de 2011)

9.2 Para a interpretação e emissão dos laudos dos exames radiológicos que atendam ao disposto na NR-7 devem ser utilizados, obrigatoriamente, os critérios da OIT na sua revisão mais recente, a coleção de radiografias-padrão e um formulário específico para a emissão do laudo. (Alterado pela Portaria SIT nº 236, de 10 de junho de 2011)

9.3 O laudo do exame deve ser assinado por um (ou mais de um, em caso de múltiplas leituras) dos seguintes profissionais: (Alterado pela Portaria MTE nº 1.892, de 09 de dezembro de 2013)

a) Médico Radiologista com Título de Especialista ou registro de especialidade no Conselho Regional de Medicina e com qualificação e/ou certificação na Classificação Radiológica da OIT;

b) Médicos de outras especialidades, que possuam título ou registro de especialidade no Conselho Regional de Medicina em Pneumologia, Medicina do Trabalho ou Clínica Médica (ou uma das suas subespecialidades) e que possuam qualificação e/ou certificação na Classificação Radiológica da OIT.

9.3.1 A denominação "Qualificado" se refere ao Médico que realizou o treinamento em Leitura Radiológica por meio de curso/módulo específico. (Alterado pela Portaria MTE nº 1.892, de 09 de dezembro de 2013)

9.3.2 A denominação "Certificado" se refere ao Médico treinado e aprovado em exame de proficiência em Leitura Radiológica. (Inserido pela Portaria SIT nº 236, de 10 de junho de 2011)

9.3.3 Caso a certificação seja concedida pelo exame do *National Institute for Occupational Safety and Health* (NIOSH), também poderá ser denominado de "Leitor B". (Inserido pela Portaria SIT nº 236, de 10 de junho de 2011)

10. Utilização de Radiografias Digitais

10.1 Sistemas de radiologia digital do tipo CR ou DR podem ser utilizados para a obtenção de imagens radiológicas do tórax para fins de interpretação radiológica da OIT.

10.2 Os parâmetros físicos para obtenção de radiografias de tórax de qualidade técnica adequada, utilizando-se equipamentos de radiologia digital, devem ser similares aos da radiologia convencional.

10.3 A identificação dos filmes deve conter, no mínimo, a data da realização do exame, número de ordem do serviço ou do prontuário do paciente, nome completo do paciente ou as iniciais do nome completo.

11. Interpretação Radiológica de acordo com os critérios da OIT utilizando-se Radiografias Digitais

11.1 Imagens geradas em sistemas de radiologia digital (CR ou DR) e transferidas para monitores só podem ser interpretadas com as radiografias-padrão em monitor anexo.

11.2 Os monitores utilizados para exibição da radiografia a ser interpretada e das radiografias-padrão devem ser de qualidade diagnóstica, possuir resolução mínima de 3 megapixels e 21" (54 cm) de exibição diagonal por imagem.

11.3 Imagens digitais impressas em filmes radiológicos devem ser interpretadas com as radiografias-padrão em formato impresso, em negatoscópios.

11.4 Não é permitida a interpretação de radiografias digitais, para fins de classificação radiológica da OIT, nas seguintes condições:

a) interpretar radiografias em monitores comparando-as às radiografias-padrão em negatoscópio, ou o inverso;

b) interpretar radiografias digitais impressas em filmes radiológicos com reduções menores do que 2/3 do tamanho original;

c) interpretar radiografias digitais impressas em papel fotográfico;

d) interpretar imagens originadas no sistema de radiografias convencionais e que foram digitalizadas por *scanner* e, posteriormente, impressas ou exibidas em tela.

12. Ética e Segurança no armazenamento de imagens digitais

12.1 Os serviços que ofertam radiologia digital devem assegurar a confidencialidade dos arquivos eletrônicos e de dados dos trabalhadores submetidos a radiografias de tórax admissionais, periódicas e demissionais, para fins da classificação radiológica da OIT, através da implementação de medidas e procedimentos técnicos e administrativos adequados.

12.2 As imagens digitais devem ser armazenadas no formato DICOM.

12.3 O tempo de guarda dos exames radiológicos deve obedecer ao texto da NR-7.

12.4 Não é permitido guardar/arquivar filmes obtidos pelo método de radiologia convencional na forma de imagens escaneadas.

(Aprovado pela Portaria SSST nº 24, de 29 de dezembro de 1994)

Quadro III
Programa de Controle Médico de Saúde Ocupacional
Relatório Anual

Responsável:	Data: Assinatura:

Setor	Natureza do Exame	Nº Anual de Exames Realizados	Nº de Resultados Anormais	$\frac{\text{Nº de Resultados Anormais} \times 100}{\text{Nº Anual de Exames}}$	Nº de Exames para o Ano Seguinte

NR 9 - Programa de Prevenção de Riscos Ambientais

Anexo 3

Secretaria de Trabalho – Norma Regulamentadora 9 – NR 9

NR 9 – Agentes Ambientais

9.1. Objetivo

9.1.1 Esta Norma Regulamentadora – NR estabelece os requisitos mínimos para a proteção da saúde e da integridade dos trabalhadores contra os riscos relacionados a agentes físicos, químicos e biológicos nas atividades e ambientes de trabalho.

9.2 Campo de Aplicação

9.2.1 As ações de prevenção previstas nesta norma se aplicam no âmbito de cada estabelecimento da organização onde houver a possibilidade de exposição a agentes físicos, químicos e biológicos, sendo sua abrangência e profundidade dependentes das características dos riscos e das necessidades de controle.

9.2.2 Esta NR e seus anexos devem ser utilizados para fins de prevenção e controle dos riscos, não cabendo sua utilização para fins de caracterização de atividades ou operações insalubres ou perigosas.

9.3 Identificação e Avaliação da Exposição aos Agentes Ambientais

9.3.1 A identificação das exposições aos agentes ambientais deverá conter os seguintes itens, quando aplicáveis:

a) a descrição das atividades;

b) a identificação do agente e formas de exposição;

c) a determinação e localização das possíveis fontes geradoras;

d) a identificação das possíveis trajetórias e dos meios de propagação dos agentes no ambiente de trabalho;

e) a descrição das medidas de controle já existentes;

f) a identificação das funções e determinação do número de trabalhadores expostos;

g) os possíveis danos à saúde relacionados às exposições identificadas, disponíveis na literatura técnica;

h) a obtenção de dados existentes na empresa, indicativos de possível comprometimento da saúde decorrente do trabalho;

9.4 Avaliação das Exposições aos Agentes Ambientais

9.4.1 Deve ser realizada avaliação preliminar da exposição aos agentes ambientais, a fim de determinar a necessidade de adoção de medidas de controle ou de realização de avaliações quantitativas, quando aplicáveis, ou de avaliações qualitativas mais aprofundadas.

9.4.2 A avaliação quantitativa da exposição aos agentes ambientais deverá ser realizada sempre que necessária para:

a) comprovar o controle ou a irrelevância da exposição aos agentes identificados na etapa de reconhecimento;

b) determinar o perfil de exposição dos trabalhadores;

c) subsidiar o equacionamento das medidas de controle.

9.4.2.1 A avaliação quantitativa deve ser representativa da exposição, abrangendo aspectos organizacionais e ambientais que envolvam o trabalhador no exercício de suas funções.

9.4.2.2. Nos casos em que as avaliações quantitativas não forem aplicáveis, a avaliação das exposições deve ser realizada utilizando-se métodos qualitativos conforme o disposto nos Anexos desta NR.

9.4.3. Os perfis de exposição obtidos devem ser incorporados ao inventário de riscos do estabelecimento.

9.4.4. As avaliações das exposições devem ser registradas na forma de Relatório Técnico, observando os aspectos específicos constantes nos Anexos desta NR.

9.5 Medidas de Prevenção e Controle das Exposições

9.5.1 Devem ser adotadas as medidas necessárias suficientes para a eliminação, a minimização ou o controle das exposições a agentes ambientais sempre que forem verificadas uma ou mais das seguintes situações:

a) identificação de risco potencial à saúde antes da introdução de novos processos ou alteração daqueles já existentes;

b) constatação de risco evidente à saúde nas atividades existentes;

c) quando os resultados das avaliações quantitativas da exposição dos trabalhadores excederem os valores dos limites de exposição ocupacional estabelecidos nos Anexos desta norma;

d) quando, por meio do controle médico da saúde, houver evidências de associação entre os agravos à saúde dos trabalhadores e as exposições identificadas.

9.5.1.1 Enquanto não forem estabelecidos limites de exposição ocupacional nos Anexos a esta norma, serão utilizados os valores constantes da NR 15 e seus anexos.

9.5.1.1.1 Na ausência de limites de exposição ocupacional devem ser adotados aqueles previstos pela ACGIH – *American Conference of Governmental Industrial Higyenists*.

9.5.2 As medidas de controle das exposições referentes a cada agente ambiental estão estabelecidas nos Anexos desta norma.

9.5.2.1. As medidas de controle devem ser objeto de ações de manutenção, de forma a garantir sua efetividade.

9.5.2.1 As ações de manutenção devem ser registradas.

Secretaria de Trabalho

Programa de Gerenciamento de Riscos

1. Objetivo

1.1. Estabelecer as diretrizes e requisitos para as ações de prevenção em Segurança e Saúde no Trabalho – SST.

2. Campo de Aplicação

2.1. Esta norma deve ser utilizada para fins de prevenção e gerenciamento dos riscos, não cabendo sua utilização para fins de caracterização de atividades ou operações insalubres ou perigosas.

3. Responsabilidades

3.1. A organização deve implementar ações de prevenção em SST em todas suas atividades.

3.2. A organização deve:

a) evitar os riscos que possam ser originados no trabalho;

b) avaliar os riscos que não possam ser evitados;

c) implementar medidas de prevenção, ouvidos os trabalhadores, de acordo com a ordem de prioridade estabelecida na NR 1; e

d) adaptar o trabalho ao trabalhador.

3.3. As ações de prevenção em SST devem constituir um Programa de Gerenciamento de Riscos (PGR) podendo estar contempladas em planos, programas e sistemas de gestão desde que fique demonstrado o atendimento aos preceitos e exigências previstos legalmente.

3.4. A organização deve adotar as medidas necessárias para melhorar continuamente o desempenho em SST.

4. Processo de Avaliação de Risco

4.1. O planejamento da prevenção deve contemplar as seguintes etapas:

a) Identificação de perigos e riscos associados e

b) Avaliação de riscos.

4.1.1. A identificação de perigos e riscos associados deve incluir:

a) identificação das fontes ou circunstâncias;

b) descrição dos riscos gerados pelos perigos e

c) indicação de trabalhadores e outras pessoas sujeitos aos riscos.

4.1.1.1. A descrição de riscos deve indicar os eventos e/ou exposições com potencial de causar danos.

4.1.1.1.1. Não sendo possível indicar os eventos com potencial de causar danos, a descrição do risco deve indicar as consequências possíveis.

4.1.2. A identificação dos perigos e riscos associados deve ser realizada:

a) antes do início do funcionamento da organização;

b) para as atividades existentes;

c) nas mudanças e introdução de novos processos ou atividades de trabalho;

d) por ocasião da execução de atividades não rotineiras e não programadas, exceto quando as precauções necessárias e suficientes tenham sido adotadas; e

e) para subsidiar a elaboração dos procedimentos em casos de acidentes de trabalho, emergências, acidentes ampliados e outras situações adversas.

4.1.3. A identificação dos perigos e riscos associados deve abordar as fontes de risco externas ao local de trabalho que possam afetar a saúde e segurança no trabalho.

4.2. Avaliação de riscos:

4.2.1. A organização deve avaliar os riscos relativos a atividades em seu(s) estabelecimento(s) de forma a manter informações suficientes para adoção de medidas de prevenção.

4.2.2. A avaliação de riscos deve considerar:

a) as exigências legais aplicáveis à situação;

b) as avaliações de riscos e análises de incidentes, acidentes ou doenças relacionadas ao trabalho na organização;

c) os registros da organização sobre implementação e efetividade de ações preventivas e

d) a percepção de riscos por parte dos trabalhadores, incluindo manifestações da Comissão Interna de Prevenção de Acidentes – CIPA, quando houver.

4.2.3. A avaliação de riscos pode considerar:

a) informações disponíveis na literatura técnica e científica pertinente;

b) avaliações de riscos e análises de incidentes, acidentes ou doenças relacionadas ao trabalho em processos de trabalho análogos, internos ou externos à organização;

c) dados previdenciários e de saúde pública relativos à saúde dos trabalhadores na organização e no seu ramo de atividade econômica.

4.2.4. A avaliação de riscos deve ser revista:

a) após a adoção de medidas preventivas, para avaliação de riscos residuais;

b) após inovações e modificações nas tecnologias, ambientes, processos, condições, procedimentos e organização do trabalho; e

c) quando identificadas inadequações ou insuficiência das medidas preventivas.

4.2.5. A avaliação dos riscos deve considerar os fatores que afetem a probabilidade e a severidade dos danos que possam ocorrer, levando em conta a efetividade das medidas de prevenção já existentes.

4.2.6. A avaliação dos riscos pode ser realizada com abordagens qualitativas, semiquantitativas, quantitativas ou combinação dessas, dependendo do risco e dos requisitos legais, desde que produza informações suficientes para a classificação dos riscos e para planejamento das ações de prevenção necessárias.

4.2.7. Para cada risco deve ser indicado o nível de risco.

4.2.7.1. O nível de risco deve ser determinado pela combinação da severidade dos possíveis danos com a probabilidade ou chance de sua ocorrência, utilizando-se matrizes de risco ou outros procedimentos equivalentes, a critério do empregador.

4.2.7.1.1. A gradação da severidade dos danos deve levar em conta a magnitude da consequência, o número de pessoas afetadas, podendo ser expressa por descritor qualitativo ou valor numérico.

4.2.7.1.1.1. Na possibilidade de mais de um dano para um mesmo evento de risco, a gradação da severidade deve ser feita para cada risco gerado.

4.2.7.1.2. A gradação da probabilidade do dano pode ser expressa, igualmente, por descritor qualitativo ou valor numérico.

4.2.7.1.2.1. A gradação da probabilidade de ocorrência do dano deve levar em conta um ou mais dos seguintes fatores:

a) as medidas preventivas existentes em relação àquelas exigidas legalmente ou melhores práticas disponíveis;

b) a comparação do perfil de exposição ocupacional com valores de referência estabelecidos legalmente ou, na falta deles, valores recomendados pela comunidade científica;

c) acidentes ou doenças relacionadas ao trabalho ocorridos na organização ou em situações de trabalho similares; e

d) as exigências da atividade de trabalho e as capacidades e competências dos trabalhadores envolvidos.

4.2.8. Os riscos estimados devem ser classificados em termos de sua importância para fins de adoção de medidas preventivas.

4.3. Os dados das avaliações dos riscos devem ser consolidados em documento denominado Inventário de Riscos.

4.3.1. O Inventário de Riscos deve contemplar, no mínimo, as seguintes informações:

a) caracterização sucinta dos processos e ambientes de trabalho;

b) caracterização das funções e atividades;

c) critérios adotados para avaliação dos riscos e tomada de decisão;

d) dados disponíveis relativos a monitoramentos de exposições a agentes ambientais, de acidentes e danos à saúde relacionados ao trabalho;

e) descrição dos riscos, com identificação dos trabalhadores expostos, fatores determinantes dos riscos e das medidas de controle existentes; e

f) avaliação dos riscos, incluindo sua estimativa e classificação em termos da importância para fins preventivos.

4.3.2. O Inventário de Riscos deve ser mantido atualizado, por um período mínimo de 20 anos a partir do registro correspondente, considerando o disposto em normatização específica.

5. Controle dos riscos

5.1. Planos de Ação

5.1.1. A organização deve elaborar planos de ações para cada um dos riscos avaliados.

5.1.2. A organização deve tomar as medidas necessárias e suficientes para eliminar ou reduzir os riscos sempre que houver:

a) exigências legais aplicáveis;

b) níveis de risco que assim o determinem;

c) evidências epidemiológicas ou na literatura técnica indicativas de possíveis danos à saúde relacionados às fontes identificadas; e

d) evidências, na organização ou em processos de trabalho e produção análogos, de relação entre o trabalho e danos à saúde dos trabalhadores.

5.1.3. Para cada ação preventiva devem ser definidos cronograma, responsáveis, recursos humanos, materiais e financeiros e formas de acompanhamento e aferição de resultados.

5.1.4. Quando comprovada pelo empregador a inviabilidade técnica da adoção de medidas de proteção coletiva ou quando estas não forem suficientes ou se encontrarem em fase de estudo, planejamento ou implantação ou ainda em caráter complementar ou emergencial e temporário, devem ser adotadas as medidas preventivas necessárias, aplicando-se medidas de caráter administrativo e de organização do trabalho e, secundariamente, proteção baseada em Equipamentos de Proteção Individual – EPI.

5.1.5. Além das medidas para eliminar ou reduzir os riscos existentes, a organização deve adotar medidas para controlar os riscos:

a) nas mudanças planejadas, temporárias ou permanentes, que possam dar origem a riscos relevantes;

b) na aquisição de produtos e serviços, incluindo funções e processos terceirizados.

5.2. Implementação e Acompanhamento:

5.2.1. A implementação das ações preventivas e respectivos ajustes devem ser registrados.

5.2.2. O Desempenho das ações preventivas deve ser acompanhado de forma planejada e contemplar:

a) a verificação da execução das ações planejadas;

b) as inspeções dos locais e equipamentos de trabalho; e

c) o monitoramento das condições ambientais e exposições a agentes nocivos, quando aplicável.

5.2.1.1. As ações preventivas deverão ser corrigidas quando os dados obtidos no acompanhamento indicarem deficiências em seu desempenho.

5.3. Acompanhamento da saúde dos trabalhadores:

5.3.1. A organização deve desenvolver ações de controle em saúde de seus trabalhadores, para proteção da saúde, integradas às demais ações de prevenção em SST, de acordo com os riscos gerados pelo trabalho.

5.3.1.1. O controle da saúde dos trabalhadores deve ser um processo preventivo planejado, sistemático e continuado de obtenção e análise de dados individuais e coletivos em exames médicos clínicos e complementares, analisados em conjunto com os dados sobre os agravos à saúde e a exposição a agentes e condições nocivas no trabalho.

5.4. Investigação de acidentes e doenças relacionadas ao trabalho.

5.4.1. As ações de prevenção em SST devem incluir a investigação de acidentes e doenças relacionadas ao trabalho.

5.4.2. As análises de acidentes e doenças relacionadas ao trabalho devem:

a) considerar as situações geradoras dos eventos, levando em conta as atividades efetivamente desenvolvidas, meio ambiente, materiais e organização da produção e do trabalho;

b) identificar os fatores imediatos, subjacentes e latentes relacionados com o evento; e

c) fornecer evidências para subsidiar e revisar as medidas de prevenção existentes;

6. Preparação para emergências

6.1. A organização deve estabelecer, implementar e manter planos de respostas aos cenários de emergências, de acordo com os riscos, as características e as circunstâncias das atividades.

6.2. Os planos de respostas aos cenários de emergências devem incluir:

a) a designação dos integrantes da equipe de emergência, inclusive dos responsáveis pela elaboração, revisão periódica e execução das ações;

b) os meios e recursos necessários para os primeiros socorros, encaminhamento de acidentados e abandono;

c) a capacitação e informação a todas as pessoas envolvidas nos cenários de emergências;

d) o teste periódico da capacidade da resposta a emergências; e

e) as medidas necessárias para os cenários de emergências de grande magnitude.

7. Do Programa de Gerenciamento de Riscos – PGR

7.1. A organização deve implementar, por estabelecimento, o Programa de Gerenciamento de Riscos (PGR).

7.1.1. A critério da organização, o PGR pode ser implementado por unidade operacional ou setor.

7.2. O PGR deve conter, no mínimo, os seguintes documentos:

a) Inventário de Riscos; e

b) Plano de Ação.

7.2.1. Os documentos integrantes do PGR devem ser elaborados por pessoa designada pela organização, respeitadas as atribuições profissionais e o disposto nas demais normas regulamentadoras, e serem mantidos no estabelecimento à disposição da Inspeção do Trabalho.

8. Tratamento diferenciado para MEI, ME e EPP

8.1. O microempreendedor individual – MEI está dispensado de elaborar o PGR.

8.1.1. A dispensa da obrigação de elaborar o PGR não alcança a organização contratante do MEI, que deverá incluí-lo nas suas ações de prevenção e no seu PGR.

8.2. Serão expedidas pela Secretaria Especial de Previdência e Trabalho fichas com orientações sobre as ações de prevenção a serem adotadas pelo MEI.

8.3. As microempresas e empresas de pequeno porte, observado o disposto no item 1.7.1 da NR 1, que optarem pela utilização de ferramenta de avaliação de risco a ser disponibilizada pela Secretaria Especial de Previdência e Trabalho, poderão estruturar o PGR considerando o relatório produzido por esta ferramenta e o plano de ação.

17.1. Objetivo

17.1.1. Esta Norma Regulamentadora visa a estabelecer as diretrizes e os requisitos que permitam a adaptação das condições de trabalho às características psicofisiológicas dos trabalhadores, de modo a proporcionar conforto, segurança, saúde e desempenho eficiente.

17.1.1.1. As condições de trabalho incluem aspectos relacionados ao levantamento, transporte e descarga de materiais, ao mobiliário, às máquinas e equipamentos e às condições ambientais do posto de trabalho e à própria organização do trabalho.

17.2. Campo de aplicação

17.2.1. Esta norma aplica-se a todos os ambientes e situações de trabalho.

17.3. Avaliação das situações de trabalho

17.3.1. A organização deve realizar o levantamento preliminar das situações de trabalho que demandam adaptação às características psicofisiológicas dos trabalhadores.

17.3.1.1. Devem ser previstos planos de ação específicos, nos termos dos itens 5.1.1 e 5.1.3 da NR de Programa de Gerenciamento de Riscos, para as situações de trabalho nas quais a organização possa agir diretamente com a implementação de melhorias ou de soluções conhecidas, atendido o previsto nesta norma regulamentadora.

17.3.4. Dever ser realizada Análise Ergonômica do Trabalho – AET da situação de trabalho, quando:

a) o problema demandar uma análise aprofundada;

b) for necessário um estudo para encontrar a melhor solução a ser adotada ou

c) as modificações implementadas não levaram a um resultado eficaz

17.3.5. A AET deve abordar as condições de trabalho, conforme estabelecido nesta Norma Regulamentadora, incluindo as seguintes etapas:

a) análise da demanda e do funcionamento da empresa;

b) análise da atividade e das situações de trabalho;

c) estabelecimento de diagnóstico;

d) recomendações específicas para as situações de trabalho avaliadas; e

e) restituição dos resultados, validação e revisão das intervenções efetuadas com a participação dos trabalhadores, supervisores e gerentes.

17.3.6. As organizações caracterizadas como Microempresas ou Empresas de Pequeno porte estão dispensadas de elaborar a AET.

17.4. Organização do trabalho

17.4.1. A organização do trabalho, para efeito desta NR, deve levar em consideração:

a) as normas de produção;

b) o modo operatório;

c) a exigência de tempo;

d) a determinação do conteúdo de tempo;

e) o ritmo de trabalho;

f) o conteúdo das tarefas.

17.4.2. Nas atividades que exijam sobrecarga muscular estática ou dinâmica do pescoço, ombros, dorso e membros superiores e inferiores devem ser adotadas medidas técnicas de engenharia, organizacionais e administrativas com o objetivo de eliminar ou reduzir a repetição de movimentos dos membros superiores ou inferiores e as posturas extremas ou nocivas de trabalho.

17.4.3. Os mecanismos de monitoramento da produtividade e outros aspectos da produção devem levar em conta as repercussões sobre a segurança e saúde dos trabalhadores.

17.4.3.1. Quando do retorno ao trabalho, após qualquer tipo de afastamento igual ou superior a 15 (quinze) dias, a exigência de produção deverá permitir um retorno gradativo aos níveis de produção vigentes na época anterior ao afastamento.

17.4.4. Devem ser implementadas medidas de controle que evitem que os trabalhadores, ao realizar suas atividades, sejam obrigados a efetuar de forma contínua e repetitiva:

a) posturas extremas ou nocivas de membros superiores e inferiores;

b) movimentos bruscos de impacto dos membros superiores;

c) uso excessivo de força muscular;

d) frequência de movimentos dos membros superiores ou inferiores que possam comprometer a segurança e saúde do trabalhador;

e) exposição prolongada a vibrações.

17.4.5. As dimensões dos espaços de trabalho e de circulação devem ser suficientes para que o trabalhador possa movimentar os segmentos corporais livremente, de maneira a facilitar o trabalho, reduzir o esforço do trabalhador e não exigir a adoção de posturas extremas ou nocivas.

17.5. Levantamento, transporte e descarga individual de materiais

17.5.1. O peso suportado por um trabalhador durante o transporte manual de cargas deve:

a) ser compatível com a capacidade de força do trabalhador; e

b) não ser suscetível de comprometer a saúde do trabalhador.

17.5.1.1. A carga suportada deve ser reduzida quando se tratar de mulheres e trabalhadores jovens.

17.5.2. No levantamento, manuseio e transporte individual e habitual de cargas devem ser observados os seguintes requisitos:

a) os locais para pega e depósito das cargas devem ser organizados de modo que as cargas, acessos, espaços para movimentação, alturas de pega e deposição não obriguem o trabalhador a efetuar flexões, extensões e rotações excessivas do tronco e outros posicionamentos e movimentações forçadas e nocivas aos segmentos corporais;

b) devem ser adotadas medidas, sempre que tecnicamente possível, para que quaisquer materiais e produtos a serem erguidos, retirados, armazenados ou carregados de forma frequente não estejam localizados próximos ao solo ou acima dos ombros;

c) cargas e equipamentos devem ser posicionados o mais próximo possível do trabalhador, resguardando espaços suficientes para os pés, de maneira a facilitar o alcance, não atrapalhar os movimentos ou ocasionar outros riscos.

17.5.2.1. É vedado o levantamento não eventual de cargas quando a distância de alcance horizontal da pega for superior a 60 cm em relação ao corpo.

17.5.3. Devem ser providos meios técnicos apropriados para mitigar o carregamento ou transporte individual de cargas na cabeça, no pescoço ou no dorso do trabalhador.

17.5.4. Todo trabalhador designado para o transporte manual regular de cargas deve receber treinamento quanto aos métodos de levantamento, carregamento e deposição de cargas.

17.5.5. O transporte e a descarga de materiais feitos por impulsão ou tração de vagonetes, carros de mão ou qualquer outro aparelho mecânico devem ser executados de forma que o esforço físico realizado pelo trabalhador seja compatível com sua capacidade de força e não comprometa a sua saúde ou a sua segurança.

17.5.6. Sendo inviável tecnicamente a mecanização do transporte e movimentação de cargas, a organização deve:

a) limitar a duração, a frequência e o número de movimentos a serem efetuados pelos trabalhadores;

b) adequar o peso e o tamanho da carga (dimensões e formato) para que não provoquem o aumento do esforço físico e possa comprometer a segurança e a saúde do trabalhador;

c) reduzir as distâncias a percorrer com cargas;

d) efetuar a alternância com outras atividades ou pausas suficientes, entre períodos não superiores a 2 horas.

17.6. Mobiliário dos postos de trabalho

17.6.1. A concepção dos postos de trabalho deve levar em consideração os fatores organizacionais, ambientais, a natureza da tarefa e das atividades e facilitar a alternância de posturas.

17.6.2. O mobiliário deve ser concebido com regulagens que permitam ao trabalhador adaptá-lo as suas características antropométricas e à natureza do trabalho a ser desenvolvido.

17.6.3. Sempre que o trabalho puder ser executado alternando a posição de pé com a posição sentada, o posto de trabalho deve ser planejado ou adaptado para favorecer a alternância das posições.

17.6.4. Para trabalho manual os planos de trabalho devem proporcionar ao trabalhador condições de boa postura, visualização e operação e devem atender aos seguintes requisitos mínimos:

a) ter características dimensionais que possibilitem posicionamento e movimentação dos segmentos corporais que respeitem os ângulos de conforto e não ocasionem amplitudes articulares excessivas;

b) altura e características da superfície de trabalho compatíveis com o tipo de atividade, com a distância requerida dos olhos ao campo de trabalho e com a altura do assento;

c) área de trabalho dentro da zona de alcance manual e de fácil visualização pelo trabalhador;

d) ausência de quinas vivas ou rebarbas;

e) espaço suficiente para pernas e pés na base do plano de trabalho, para permitir que o trabalhador se aproxime o máximo possível do ponto de operação e possa posicionar completamente a região plantar.

17.6.5. Para trabalho que necessite também da utilização dos pés, além dos requisitos estabelecidos no subitem 17.5.4, os pedais e demais comandos para acionamento pelos pés devem ter posicionamento e dimensões que possibilitem fácil alcance, bem como ângulos adequados entre as diversas partes do corpo do trabalhador, em função das características e peculiaridades do trabalho a ser executado.

17.6.6. Os assentos utilizados nos postos de trabalho devem atender aos seguintes requisitos mínimos:

a) altura ajustável à estatura do trabalhador e à natureza da função exercida;

b) possuir sistemas de ajustes de fácil manuseio;

c) características de pouca ou nenhuma conformação na base do assento;

d) borda frontal arredondada;

e) encosto com forma adaptada ao corpo para proteção da região lombar.

17.6.7. Para adaptação do mobiliário às dimensões antropométricas do trabalhador pode ser utilizado apoio para os pés sempre que o trabalhador não puder manter a planta dos pés completamente apoiadas no piso.

17.6.8. Para as atividades em que os trabalhos devam ser realizados de pé, devem ser colocados assentos para descanso em locais em que possam ser utilizados por todos os trabalhadores durante as pausas.

17.7. Máquinas e equipamentos

17.7.1. As máquinas e os equipamentos de trabalho devem atender, além dos demais itens desta norma, aos seguintes aspectos:

a) variabilidade das características antropométricas dos operadores;

b) facilidade de uso e conforto;

c) favorecimento do desempenho e a confiabilidade das operações;

d) localização e posicionamento dos comandos e do painel de controle que facilitem a visibilidade dos processos, o acesso às máquinas e aos equipamentos, o manejo fácil e seguro.

17.7.2. Os componentes como monitores de vídeo, sinais e comandos, devem possibilitar a interação clara e precisa com o operador de forma a reduzir possibilidades de erros de interpretação ou retorno de informação.

17.7.3. Os equipamentos utilizados no processamento eletrônico de dados com terminais de vídeo devem permitir ao trabalhador ajustá-lo de acordo com as tarefas a serem executadas.

17.7.3.1. Os equipamentos devem ter condições de mobilidade suficiente para permitir o ajuste da tela do equipamento à iluminação do ambiente, protegendo-a contra reflexos, e proporcionar corretos ângulos de visibilidade ao trabalhador.

17.8. Condições ambientais de trabalho

17.8.1. A iluminação deve ser projetada e instalada de forma a evitar ofuscamento, reflexos incômodos, sombras e contrastes excessivos.

17.8.2. Em todos os locais e situações de trabalho deve haver iluminação em conformidade com os níveis mínimos de iluminamento a serem observados nos locais de trabalho estabelecidos na Norma de Higiene Ocupacional nº 11 (NHO 11) da Fundacentro – Avaliação dos Níveis de Iluminamento em Ambientes de Trabalho Internos.

17.8.3. A organização deve efetuar o controle do ar nos ambientes climatizados a fim de manter a qualidade do ar interno e garantir a prevenção de riscos à saúde dos trabalhadores.

17.8.4. Nos locais de trabalho onde são executadas atividades que exijam solicitação intelectual e atenção constantes, são recomendadas as seguintes medidas:

17.8.4.1. As organizações devem adotar medidas de controle do ruído nos ambientes internos com a finalidade de conforto acústico nas situações de trabalho.

17.8.4.1.1. O nível de ruído de conforto deve respeitar os valores de referência para ambientes internos de acordo com sua finalidade de uso estabelecidos em normas técnicas oficiais ou nas normas técnicas internacionais aplicáveis.

17.8.4.1.2. Para os demais casos, o nível de ruído aceitável para efeito de conforto será de até 65 dB (A) e a curva de avaliação de ruído (NC) de valor não superior a 60 dB.

17.8.4.2. As organizações devem adotar medidas de controle da temperatura, da velocidade do ar e da umidade com a finalidade de conforto térmico nas situações de trabalho.

17.8.4.2.1. Para avaliar as condições de conforto térmico devem ser utilizados os índices *Predicted Mean Vote* (PMV) e o *Predicted Percentage of Dissatisfied* (PPD), com base em normas técnicas internacionais.

Anexo I

Trabalho dos Operadores de Checkout

1. Objetivo e campo de aplicação

1.1. Esta Norma objetiva estabelecer parâmetros e diretrizes mínimas para adequação das condições de trabalho dos operadores de checkout, visando à prevenção dos problemas de saúde e segurança relacionados ao trabalho.

1.2. Esta Norma aplica-se aos empregadores que desenvolvam atividade comercial utilizando sistema de autosserviço e checkout, como supermercados, hipermercados e comércio atacadista.

2. O posto de trabalho

2.1. Com relação ao mobiliário do checkout e às suas dimensões, incluindo distâncias e alturas, no posto de trabalho deve-se:

a) atender às características antropométricas de 90% dos trabalhadores, respeitando os alcances dos membros e da visão, ou seja, compatibilizando as áreas de visão com a manipulação;

b) assegurar a postura para o trabalho na posição sentada e em pé, e as posições confortáveis dos membros superiores e inferiores, nessas duas situações;

c) respeitar os ângulos limites e trajetórias naturais dos movimentos, durante a execução das tarefas, evitando a flexão e a torção do tronco;

d) garantir um espaço adequado para livre movimentação do operador e colocação da cadeira, a fim de permitir a alternância do trabalho na posição em pé com o trabalho na posição sentada; e) manter uma cadeira de trabalho com assento e encosto para apoio lombar, com estofamento de densidade adequada, ajustáveis à estatura do trabalhador e à natureza da tarefa;

f) colocar apoio para os pés, independente da cadeira;

g) adotar, em cada posto de trabalho, sistema com esteira eletromecânica para facilitar a movimentação de mercadorias nos checkouts com comprimento de 2,70 metros ou mais;

h) disponibilizar sistema de comunicação com pessoal de apoio e supervisão;

i) manter mobiliário sem quinas vivas ou rebarbas, devendo os elementos de fixação (pregos, rebites, parafusos) ser mantidos de forma a não causar acidentes.

2.2. Com relação ao equipamento e às ferramentas utilizadas pelos operadores de checkout para o cumprimento de seu trabalho, deve-se:

a) escolhê-los de modo a favorecer os movimentos e ações próprias da função, sem exigência acentuada de força, pressão, preensão, flexão, extensão ou torção dos segmentos corporais;

b) posicioná-los no posto de trabalho dentro dos limites de alcance manual e visual do operador, permitindo a movimentação dos membros superiores e inferiores e respeitando a natureza da tarefa;

c) garantir proteção contra acidentes de natureza mecânica ou elétrica nos checkouts, com base no que está previsto nas normas regulamentadoras do MTE ou em outras normas nacionais, tecnicamente reconhecidas;

d) mantê-los em condições adequadas de funcionamento.

2.3. Com relação ao ambiente físico de trabalho e ao conjunto do posto de trabalho, deve-se:

a) manter as condições de iluminamento, ruído, conforto térmico, bem como a proteção contra outros fatores de risco químico e físico, de acordo com o previsto na NR 17 e outras normas regulamentadoras;

b) proteger os operadores de checkout contra correntes de ar, vento ou grandes variações climáticas, quando necessário;

c) utilizar superfícies opacas, que evitem reflexos incômodos no campo visual do trabalhador.

2.4. Na concepção do posto de trabalho do operador de checkout deve-se prever a possibilidade de fazer adequações ou ajustes localizados, exceto nos equipamentos fixos, considerando o conforto dos operadores.

3. A manipulação de mercadorias

3.1. O empregador deve envidar esforços a fim de que a manipulação de mercadorias não acarrete o uso de força muscular excessiva por parte dos operadores de checkout, por meio da adoção de um ou mais dos seguintes itens, cuja escolha fica a critério da empresa:

a) negociação do tamanho e volume das embalagens de mercadorias com fornecedores;

b) uso de equipamentos e instrumentos de tecnologia adequada;

c) formas alternativas de apresentação do código de barras da mercadoria ao leitor ótico, quando existente;

d) disponibilidade de pessoal auxiliar, quando necessário;

e) outras medidas que ajudem a reduzir a sobrecarga do operador na manipulação de mercadorias.

3.2. O empregador deve adotar mecanismos auxiliares sempre que, em função do grande volume ou excesso de peso das mercadorias, houver limitação para a execução manual das tarefas por parte dos operadores de checkout.

3.3. O empregador deve adotar medidas para evitar que a atividade de ensacamento de mercadorias se incorpore ao ciclo de trabalho ordinário e habitual dos operadores de checkout, tais como:

a) manter, no mínimo, um ensacador a cada três checkouts em funcionamento;

b) proporcionar condições que facilitem o ensacamento pelo cliente;

c) outras medidas que se destinem ao mesmo fim.

3.3.1. A escolha dentre as medidas relacionadas no item 3.3 é prerrogativa do empregador.

3.4. A pesagem de mercadorias pelo operador de checkout só poderá ocorrer quando os seguintes requisitos forem atendidos simultaneamente:

a) balança localizada frontalmente e próxima ao operador;

b) balança nivelada com a superfície do checkout;

c) continuidade entre as superfícies do checkout e da balança, admitindo-se até 2 centímetros de descontinuidade em cada lado da balança;

d) teclado para digitação localizado a uma distância máxima de 45 centímetros da borda interna do checkout;

e) número máximo de oito dígitos para os códigos de mercadorias que sejam pesadas.

3.5. Para o atendimento no checkout, de pessoas idosas, gestantes, portadoras de deficiências ou que apresentem algum tipo de incapacidade momentânea, a empresa deve disponibilizar pessoal auxiliar, sempre que o operador de caixa solicitar.

4. A organização do trabalho

4.1. A disposição física e o número de checkouts em atividade (abertos) e de operadores devem ser compatíveis com o fluxo de clientes, de modo a adequar o ritmo de trabalho às características psicofisiológicas de cada operador, por meio da adoção de pelo menos um dos seguintes itens, cuja escolha fica a critério da empresa:

a) pessoas para apoio ou substituição, quando necessário;

b) filas únicas por grupos de checkouts;

c) caixas especiais (idosos, gestantes, deficientes, clientes com pequenas quantidades de mercadorias);

d) pausas durante a jornada de trabalho;

e) rodízio entre os operadores de checkouts com características diferentes;

f) outras medidas que ajudem a manter o movimento adequado de atendimento sem a sobrecarga do operador de checkout.

4.2. São garantidas saídas do posto de trabalho, mediante comunicação, a qualquer momento da jornada, para que os operadores atendam às suas necessidades fisiológicas, ressalvado o intervalo para refeição previsto na Consolidação das Leis do Trabalho.

4.3. É vedado promover, para efeitos de remuneração ou premiação de qualquer espécie, sistema de avaliação do desempenho com base no número de mercadorias ou compras por operador.

4.4. É atribuição do operador de checkout a verificação das mercadorias apresentadas, sendo-lhe vedada qualquer tarefa de segurança patrimonial.

5. Os aspectos psicossociais do trabalho

5.1. Todo trabalhador envolvido com o trabalho em checkout deve portar um dispositivo de identificação visível, com nome e/ou sobrenome, escolhido(s) pelo próprio trabalhador.

5.2. É vedado obrigar o trabalhador ao uso, permanente ou temporário, de vestimentas ou propagandas ou maquilagem temática, que causem constrangimento ou firam sua dignidade pessoal.

6. Informação e formação dos trabalhadores

6.1. Todos os trabalhadores envolvidos com o trabalho de operador de checkout devem receber treinamento, cujo objetivo é aumentar o conhecimento da relação entre o seu trabalho e a promoção à saúde.

6.2. O treinamento deve conter noções sobre prevenção e os fatores de risco para a saúde, decorrentes da modalidade de trabalho de operador de checkout, levando em consideração os aspectos relacionados a:

a) posto de trabalho;

b) manipulação de mercadorias;

c) organização do trabalho;

d) aspectos psicossociais do trabalho;

e) agravos à saúde mais encontrados entre operadores de checkout.

6.2.1. Cada trabalhador deve receber treinamento com duração mínima de duas horas, até o trigésimo dia da data da sua admissão, com reciclagem anual e com duração mínima de duas horas, ministrados durante sua jornada de trabalho.

6.3. Os trabalhadores devem ser informados com antecedência sobre mudanças que venham a ocorrer no processo de trabalho.

6.4. O treinamento deve incluir, obrigatoriamente, a disponibilização de material didático com os tópicos mencionados no item 6.2 e alíneas.

6.5. A forma do treinamento (contínuo ou intermitente, presencial ou à distância, por palestras, cursos ou audiovisual) fica a critério de cada empresa.

6.6. A elaboração do conteúdo técnico e avaliação dos resultados do treinamento devem contar com a participação de integrantes do Serviço Especializado em Segurança e Medicina do Trabalho e da Comissão Interna de Prevenção de Acidentes, quando houver, e do coordenador do Programa de Controle Médico de Saúde Ocupacional e dos responsáveis pela elaboração e implementação do Programa de Prevenção de Riscos Ambientais.

Anexo II

Trabalho em Teleatendimento/Telemarketing

1. O presente Anexo estabelece parâmetros mínimos para o trabalho em atividades de teleatendimento/telemarketing nas diversas modalidades desse serviço, de modo a proporcionar um máximo de conforto, segurança, saúde e desempenho eficiente.

1.1. As disposições deste Anexo aplicam-se a todas as empresas que mantêm serviço de teleatendimento/telemarketing nas modalidades ativo ou receptivo em centrais de atendimento telefônico e/ou centrais de relacionamento com clientes (call centers), para prestação de serviços, informações e comercialização de produtos.

1.1.1. Entende-se como call center o ambiente de trabalho no qual a principal atividade é conduzida via telefone e/ou rádio com utilização simultânea de terminais de computador.

1.1.1.1. Este Anexo aplica-se, inclusive, a setores de empresas e postos de trabalho dedicados a esta atividade, além daquelas empresas especificamente voltadas para essa atividade-fim.

1.1.2. Entende-se como trabalho de teleatendimento/telemarketing aquele cuja comunicação com interlocutores clientes e usuários é realizada à distância por intermédio da voz e/ou mensagens eletrônicas, com a utilização simultânea de equipamentos de audição/escuta e fala telefônica e sistemas informatizados ou manuais de processamento de dados.

2. Mobiliário do Posto de Trabalho

2.1. Para trabalho manual sentado ou que tenha de ser feito em pé deve ser proporcionado ao trabalhador mobiliário que atenda aos itens 17.3.2, 17.3.3 e 17.3.4 e alíneas, da Norma Regulamentadora n.º 17 (NR 17) e que permita variações posturais, com ajustes de fácil acionamento, de modo a prover espaço suficiente para seu conforto, atendendo, no mínimo, aos seguintes parâmetros:

a) o monitor de vídeo e o teclado devem estar apoiados em superfícies com mecanismos de regulagem independentes;

b) será aceita superfície regulável única para teclado e monitor quando este for dotado de regulagem independente de, no mínimo, 26 (vinte e seis) centímetros no plano vertical;

c) a bancada sem material de consulta deve ter, no mínimo, profundidade de 75 (setenta e cinco) centímetros medidos a partir de sua borda frontal e largura de 90 (noventa) centímetros que proporcionem zonas de alcance manual de, no máximo, 65 (sessenta e cinco) centímetros de raio em cada lado, medidas centradas nos ombros do operador em posição de trabalho;

d) a bancada com material de consulta deve ter, no mínimo, profundidade de 90 (noventa) centímetros a partir de sua borda frontal e largura de 100 (cem) centímetros que proporcionem zonas de alcance manual de, no máximo, 65 (sessenta e cinco) centímetros de raio em cada lado, medidas centradas nos ombros do operador em posição de trabalho, para livre utilização e acesso de documentos;

e) o plano de trabalho deve ter bordas arredondadas; f) as superfícies de trabalho devem ser reguláveis em altura em um intervalo mínimo de 13 (treze) centímetros, medidos de sua face superior, permitindo o apoio das plantas dos pés no piso;

g) o dispositivo de apontamento na tela (mouse) deve estar apoiado na mesma superfície do teclado, colocado em área de fácil alcance e com espaço suficiente para sua livre utilização;

h) o espaço sob a superfície de trabalho deve ter profundidade livre mínima de 45 (quarenta e cinco) centímetros ao nível dos joelhos e de 70 (setenta) centímetros ao nível dos pés, medidos de sua borda frontal;

i) nos casos em que os pés do operador não alcançarem o piso, mesmo após a regulagem do assento, deverá ser fornecido apoio para os pés que se adapte ao comprimento das pernas do trabalhador, permitindo o apoio das plantas dos pés, com inclinação ajustável e superfície revestida de material antiderrapante;

j) os assentos devem ser dotados de:

1. apoio em 05 (cinco) pés, com rodízios cuja resistência evite deslocamentos involuntários e que não comprometam a estabilidade do assento;

2. superfícies onde ocorre contato corporal estofadas e revestidas de material que permita a perspiração;

3. base estofada com material de densidade entre 40 (quarenta) a 50 (cinquenta) kg/m3;
4. altura da superfície superior ajustável, em relação ao piso, entre 37 (trinta e sete) e 50 (cinquenta) centímetros, podendo ser adotados até 03 (três) tipos de cadeiras com alturas diferentes, de forma a atender as necessidades de todos os operadores;

5. profundidade útil de 38 (trinta e oito) a 46 (quarenta e seis) centímetros;

6. borda frontal arredondada;

7. características de pouca ou nenhuma conformação na base;

8. encosto ajustável em altura e em sentido anteroposterior, com forma levemente adaptada ao corpo para proteção da região lombar; largura de, no mínimo, 40 (quarenta) centímetros e, com relação aos encostos, de no mínimo, 30,5 (trinta vírgula cinco) centímetros;

9. apoio de braços regulável em altura de 20 (vinte) a 25 (vinte e cinco) centímetros a partir do assento, sendo que seu comprimento não deve interferir no movimento de aproximação da cadeira em relação à mesa, nem com os movimentos inerentes à execução da tarefa.

3. Equipamentos dos Postos de Trabalho

3.1. Devem ser fornecidos gratuitamente conjuntos de microfone e fone de ouvido (head-sets) individuais, que permitam ao operador a alternância do uso das orelhas ao longo da jornada de trabalho e que sejam substituídos sempre que apresentarem defeitos ou desgaste devido ao uso.

3.1.2. Alternativamente, poderá ser fornecido um head-set para cada posto de atendimento, desde que as partes que permitam qualquer espécie de contágio ou risco à saúde sejam de uso individual.

3.1.3. Os head-sets devem:

a) ter garantidas pelo empregador a correta higienização e as condições operacionais recomendadas pelos fabricantes;

b) ser substituídos prontamente quando situações irregulares de funcionamento forem detectadas pelo operador;

c) ter seus dispositivos de operação e controles de fácil uso e alcance;

d) permitir ajuste individual da intensidade do nível sonoro e ser providos de sistema de proteção contra choques acústicos e ruídos indesejáveis de alta intensidade, garantindo o entendimento das mensagens.

3.2. O empregador deve garantir o correto funcionamento e a manutenção contínua dos equipamentos de comunicação, incluindo os conjuntos de head-sets, utilizando pessoal técnico familiarizado com as recomendações dos fabricantes.

3.3. Os monitores de vídeo devem proporcionar corretos ângulos de visão e ser posicionados frontalmente ao operador, devendo ser dotados de regulagem que permita o correto ajuste da tela à iluminação do ambiente, protegendo o trabalhador contra reflexos indesejáveis.

3.4. Toda introdução de novos métodos ou dispositivos tecnológicos que traga alterações sobre os modos operatórios dos trabalhadores deve ser alvo de análise ergonômica prévia, prevendo-se períodos e procedimentos adequados de capacitação e adaptação.

4. Condições Ambientais de Trabalho

4.1. Os locais de trabalho devem ser dotados de condições acústicas adequadas à comunicação telefônica, adotando-se medidas tais como o arranjo físico geral e dos postos de trabalho, pisos e paredes, isolamento acústico do ruído externo, tamanho, forma, revestimento e distribuição das divisórias entre os postos, com o fim de atender o disposto no item 17.5.2, alínea “a” da NR 17.

4.2. Os ambientes de trabalho devem atender ao disposto no subitem 17.5.2 da NR 17, obedecendo-se, no mínimo, aos seguintes parâmetros:

a) níveis de ruído de acordo com o estabelecido na NBR 10152, norma brasileira registrada no INMETRO, observando o nível de ruído aceitável para efeito de conforto de até 65 dB(A) e a curva de avaliação de ruído (NC) de valor não superior a 60 dB;

b) índice de temperatura efetiva entre 20° e 23°C;

c) velocidade do ar não superior a 0,75 m/s; d) umidade relativa do ar não inferior a 40% (quarenta por cento).

4.2.1. Devem ser implementados projetos adequados de climatização dos ambientes de trabalho que permitam distribuição homogênea das temperaturas e fluxos de ar utilizando, se necessário, controles locais e/ou setorizados da temperatura, velocidade e direção dos fluxos.

4.2.2. As empresas podem instalar higrômetros ou outros equipamentos que permitam ao trabalhador acompanhar a temperatura efetiva e a umidade do ar do ambiente de trabalho.

4.3. Para a prevenção da chamada "síndrome do edifício doente", devem ser atendidos:

a) o Regulamento Técnico do Ministério da Saúde sobre "Qualidade do Ar de Interiores em Ambientes Climatizados", com redação da Portaria MS n.º 3.523, de 28 de agosto de 1998 ou outra que a venha substituir;

b) os Padrões Referenciais de Qualidade do Ar Interior em ambientes climatizados artificialmente de uso público e coletivo, com redação dada pela Resolução RE n.º 9, de 16 de janeiro de 2003, da ANVISA – Agência Nacional de Vigilância Sanitária, ou outra que a venha substituir, à exceção dos parâmetros físicos de temperatura e umidade definidos no item 4.2 deste Anexo;

c) o disposto no item 9.3.5.1 da Norma Regulamentadora n.º 9 (NR 9).

4.3.1. A documentação prevista nas alíneas "a" e "b" deverá estar disponível à fiscalização do trabalho.

4.3.2. As instalações das centrais de ar condicionado, especialmente o plenum de mistura da casa de máquinas, não devem ser utilizadas para armazenamento de quaisquer materiais.

4.3.3. A descarga de água de condensado não poderá manter qualquer ligação com a rede de esgoto cloacal.

5. Organização do Trabalho

5.1. A organização do trabalho deve ser feita de forma a não haver atividades aos domingos e feriados, seja total ou parcial, com exceção das empresas autorizadas previamente pelo Ministério do Trabalho e Emprego, conforme o previsto no Artigo 68, "caput", da CLT e das atividades previstas em lei.

5.1.1. Aos trabalhadores é assegurado, nos casos previamente autorizados, pelo menos um dia de repouso semanal remunerado coincidente com o domingo a cada mês, independentemente de metas, faltas e/ou produtividade.

5.1.2. As escalas de fins de semana e de feriados devem ser especificadas e informadas aos trabalhadores com a antecedência necessária, de conformidade com os Artigos 67, parágrafo único, e 386 da CLT, ou por intermédio de acordos ou convenções coletivas.

5.1.2.1. Os empregadores devem levar em consideração as necessidades dos operadores na elaboração das escalas laborais que acomodem necessidades especiais da vida familiar dos trabalhadores com dependentes sob seus cuidados, especialmente nutrizes, incluindo flexibilidade especial para trocas de horários e utilização das pausas.

5.1.3. A duração das jornadas de trabalho somente poderá prolongar-se além do limite previsto nos termos da lei em casos excepcionais, por motivo de força maior, necessidade imperiosa ou para a realização ou conclusão de serviços inadiáveis ou cuja inexecução possa acarretar prejuízo manifesto, conforme dispõe o Artigo 61 da CLT, realizando a comunicação à autoridade competente, prevista no §1º do mesmo artigo, no prazo de 10 (dez) dias.

5.1.3.1. Em caso de prorrogação do horário normal, será obrigatório um descanso mínimo de 15 (quinze) minutos antes do início do período extraordinário do trabalho, de acordo com o Artigo 384 da CLT.

5.2. O contingente de operadores deve ser dimensionado às demandas da produção no sentido de não gerar sobrecarga habitual ao trabalhador.

5.2.1. O contingente de operadores em cada estabelecimento deve ser suficiente para garantir que todos possam usufruir as pausas e intervalos previstos neste Anexo.

5.3. O tempo de trabalho em efetiva atividade de teleatendimento/telemarketing é de, no máximo, 06 (seis) horas diárias, nele incluídas as pausas, sem prejuízo da remuneração.

5.3.1. A prorrogação do tempo previsto no presente item só será admissível nos termos da legislação, sem prejuízo das pausas previstas neste Anexo, respeitado o limite de 36 (trinta e seis) horas semanais de tempo efetivo em atividade de teleatendimento/telemarketing.

5.3.2. Para o cálculo do tempo efetivo em atividade de teleatendimento/telemarketing devem ser computados os períodos em que o operador encontra-se no posto de trabalho, os intervalos entre os ciclos laborais e os deslocamentos para solução de questões relacionadas ao trabalho.

5.4. Para prevenir sobrecarga psíquica, muscular estática de pescoço, ombros, dorso e membros superiores, as empresas devem permitir a fruição de pausas de descanso e intervalos para repouso e alimentação aos trabalhadores.

5.4.1. As pausas deverão ser concedidas:

a) fora do posto de trabalho;

b) em 02 (dois) períodos de 10 (dez) minutos contínuos;

c) após os primeiros e antes dos últimos 60 (sessenta) minutos de trabalho em atividade de teleatendimento/telemarketing.

5.4.1.1. A instituição de pausas não prejudica o direito ao intervalo obrigatório para repouso e alimentação previsto no §1° do Artigo 71 da CLT.

5.4.2. O intervalo para repouso e alimentação para a atividade de teleatendimento/telemarketing deve ser de 20 (vinte) minutos.

5.4.3. Para tempos de trabalho efetivo de teleatendimento/telemarketing de até 04 (quatro) horas diárias, deve ser observada a concessão de 01 pausa de descanso contínua de 10 (dez) minutos.

5.4.4. As pausas para descanso devem ser consignadas em registro impresso ou eletrônico.

5.4.4.1. O registro eletrônico de pausas deve ser disponibilizado impresso para a fiscalização do trabalho no curso da inspeção, sempre que exigido.

5.4.4.2. Os trabalhadores devem ter acesso aos seus registros de pausas.

5.4.5. Devem ser garantidas pausas no trabalho imediatamente após operação onde haja ocorrido ameaças, abuso verbal, agressões ou que tenha sido especialmente desgastante, que permitam ao operador recuperar-se e socializar conflitos e dificuldades com colegas, supervisores ou profissionais de saúde ocupacional especialmente capacitados para tal acolhimento.

5.5. O tempo necessário para a atualização do conhecimento do operador e para o ajuste do posto de trabalho é considerado como parte da jornada normal.

5.6. A participação em quaisquer modalidades de atividade física, quando adotadas pela empresa, não é obrigatória, e a recusa do trabalhador em praticá-la não poderá ser utilizada para efeito de qualquer punição.

5.7. Com o fim de permitir a satisfação das necessidades fisiológicas, as empresas devem permitir que os operadores saiam de seus postos de trabalho a qualquer momento da jornada, sem repercussões sobre suas avaliações e remunerações.

5.8. Nos locais de trabalho deve ser permitida a alternância de postura pelo trabalhador, de acordo com suas conveniência e necessidade.

5.9. Os mecanismos de monitoramento da produtividade, tais como mensagens nos monitores de vídeo, sinais luminosos, cromáticos, sonoros, ou indicações do tempo utilizado nas ligações ou de filas de clientes em espera, não podem ser utilizados para aceleração do trabalho e, quando existentes, deverão estar disponíveis para consulta pelo operador, a seu critério.

5.10. Para fins de elaboração de programas preventivos devem ser considerados os seguintes aspectos da organização do trabalho:

a) compatibilização de metas com as condições de trabalho e tempo oferecidas;

b) monitoramento de desempenho;

c) repercussões sobre a saúde dos trabalhadores decorrentes de todo e qualquer sistema de avaliação para efeito de remuneração e vantagens de qualquer espécie;

d) pressões aumentadas de tempo em horários de maior demanda;

e) períodos para adaptação ao trabalho.

5.11. É vedado ao empregador:

a) exigir a observância estrita do script ou roteiro de atendimento;

b) imputar ao operador os períodos de tempo ou interrupções no trabalho não dependentes de sua conduta.

5.12. A utilização de procedimentos de monitoramento por escuta e gravação de ligações deve ocorrer somente mediante o conhecimento do operador.

5.13. É vedada a utilização de métodos que causem assédio moral, medo ou constrangimento, tais como:

a) estímulo abusivo à competição entre trabalhadores ou grupos/equipes de trabalho;

b) exigência de que os trabalhadores usem, de forma permanente ou temporária, adereços, acessórios, fantasias e vestimentas com o objetivo de punição, promoção e propaganda;

c) exposição pública das avaliações de desempenho dos operadores.

5.14. Com a finalidade de reduzir o estresse dos operadores, devem ser minimizados os conflitos e ambiguidades de papéis nas tarefas a executar, estabelecendo-se claramente as diretrizes quanto a ordens e instruções de diversos níveis hierárquicos, autonomia para resolução de problemas, autorização para transferência de chamadas e consultas necessárias a colegas e supervisores.

5.15. Os sistemas informatizados devem ser elaborados, implantados e atualizados contínua e suficientemente, de maneira a mitigar sobretarefas como a utilização constante de memória de curto prazo, utilização de anotações precárias, duplicidade e concomitância de anotações em papel e sistema informatizado.

5.16. As prescrições de diálogos de trabalho não devem exigir que o trabalhador forneça o sobrenome aos clientes, visando resguardar sua privacidade e segurança pessoal.

6. Capacitação dos Trabalhadores

6.1. Todos os trabalhadores de operação e de gestão devem receber capacitação que proporcione conhecer as formas de adoecimento relacionadas à sua atividade, suas causas, efeitos sobre a saúde e medidas de prevenção.

6.1.1. A capacitação deve envolver, também, obrigatoriamente os trabalhadores temporários.

6.1.2. A capacitação deve incluir, no mínimo, aos seguintes itens:

a) noções sobre os fatores de risco para a saúde em teleatendimento/telemarketing;

b) medidas de prevenção indicadas para a redução dos riscos relacionados ao trabalho;

c) informações sobre os sintomas de adoecimento que possam estar relacionados a atividade de teleatendimento/telemarketing, principalmente os que envolvem o sistema osteomuscular, a saúde mental, as funções vocais, auditivas e acuidade visual dos trabalhadores;

d) informações sobre a utilização correta dos mecanismos de ajuste do mobiliário e dos equipamentos dos postos de trabalho, incluindo orientação para alternância de orelhas no uso dos fones mono ou bi-auriculares e limpeza e substituição de tubos de voz;

e) duração de 04 (quatro) horas na admissão e reciclagem a cada 06 (seis) meses, independentemente de campanhas educativas que sejam promovidas pelos empregadores;

f) distribuição obrigatória de material didático impresso com o conteúdo apresentado;

g) realização durante a jornada de trabalho.

6.2. Os trabalhadores devem receber qualificação adicional à capacitação obrigatória referida no item anterior quando forem introduzidos novos fatores de risco decorrentes de métodos, equipamentos, tipos específicos de atendimento, mudanças gerenciais ou de procedimentos.

6.3. A elaboração do conteúdo técnico, a execução e a avaliação dos resultados dos procedimentos de capacitação devem contar com a participação de:

a) pessoal de organização e métodos responsável pela organização do trabalho na empresa, quando houver;

b) integrantes do Serviço Especializado em Segurança e Medicina do Trabalho, quando houver;

c) representantes dos trabalhadores na Comissão Interna de Prevenção de Acidentes, quando houver;

d) médico coordenador do Programa de Controle Médico de Saúde Ocupacional;

e) responsáveis pelo Programa de Prevenção de Riscos de Ambientais; representantes dos trabalhadores e outras entidades, quando previsto em acordos ou convenções coletivas de trabalho.

7. Condições Sanitárias de Conforto

7.1. Devem ser garantidas boas condições sanitárias e de conforto, incluindo sanitários permanentemente adequados ao uso e separados por sexo, local para lanche e armários individuais dotados de chave para guarda de pertences na jornada de trabalho.

7.2. Deve ser proporcionada a todos os trabalhadores disponibilidade irrestrita e próxima de água potável, atendendo à Norma Regulamentadora n.º 24 (NR 24).

7.3. As empresas devem manter ambientes confortáveis para descanso e recuperação durante as pausas, fora dos ambientes de trabalho, dimensionados em proporção adequada ao número de operadores usuários, onde estejam disponíveis assentos, facilidades de água potável, instalações sanitárias e lixeiras com tampa.

8. Programas de Saúde Ocupacional e de Prevenção de Riscos Ambientais

8.1. O Programa de Controle Médico de Saúde Ocupacional – PCMSO, além de atender à Norma Regulamentadora n.º 7 (NR 07), deve necessariamente reconhecer e registrar os riscos identificados na análise ergonômica.

8.1.1. O empregador deverá fornecer cópia dos Atestados de Saúde Ocupacional e cópia dos resultados dos demais exames.

8.2. O empregador deve implementar um programa de vigilância epidemiológica para detecção precoce de casos de doenças relacionadas ao trabalho comprovadas ou objeto de suspeita, que inclua procedimentos de vigilância passiva (processando a demanda espontânea de trabalhadores que procurem serviços médicos) e procedimentos de vigilância ativa, por intermédio de exames médicos dirigidos que incluam, além dos exames obrigatórios por norma, coleta de dados sobre sintomas referentes aos aparelhos psíquico, osteomuscular, vocal, visual e auditivo, analisados e apresentados com a utilização de ferramentas estatísticas e epidemiológicas.

8.2.1. No sentido de promover a saúde vocal dos trabalhadores, os empregadores devem implementar, entre outras medidas:

a) modelos de diálogos que favoreçam micropausas e evitem carga vocal intensiva do operador;

b) redução do ruído de fundo;

c) estímulo à ingestão frequente de água potável fornecida gratuitamente aos operadores.

8.3. A notificação das doenças profissionais e das produzidas em virtude das condições especiais de trabalho, comprovadas ou objeto de suspeita, será obrigatória por meio da emissão de Comunicação de Acidente de Trabalho, na forma do Artigo 169 da CLT e da legislação vigente da Previdência Social.

8.4. As análises ergonômicas do trabalho devem contemplar, no mínimo, para atender à NR 17:

a) descrição das características dos postos de trabalho no que se refere ao mobiliário, utensílios, ferramentas, espaço físico para a execução do trabalho e condições de posicionamento e movimentação de segmentos corporais;

b) avaliação da organização do trabalho demonstrando:

1. trabalho real e trabalho prescrito;

2. descrição da produção em relação ao tempo alocado para as tarefas;

3. variações diárias, semanais e mensais da carga de atendimento, incluindo variações sazonais e intercorrências técnico-operacionais mais frequentes;

4. número de ciclos de trabalho e sua descrição, incluindo trabalho em turnos e trabalho noturno;

5. ocorrência de pausas interciclos;

6. explicitação das normas de produção, das exigências de tempo, da determinação do conteúdo de tempo, do ritmo de trabalho e do conteúdo das tarefas executadas;

7. histórico mensal de horas extras realizadas em cada ano;

8. explicitação da existência de sobrecargas estáticas ou dinâmicas do sistema osteomuscular;

c) relatório estatístico da incidência de queixas de agravos à saúde colhidas pela Medicina do Trabalho nos prontuários médicos;

d) relatórios de avaliações de satisfação no trabalho e clima organizacional, se realizadas no âmbito da empresa;

e) registro e análise de impressões e sugestões dos trabalhadores com relação aos aspectos dos itens anteriores;

f) recomendações ergonômicas expressas em planos e propostas claros e objetivos, com definição de datas de implantação.

8.4.1. As análises ergonômicas do trabalho deverão ser datadas, impressas, ter folhas numeradas e rubricadas e contemplar, obrigatoriamente, as seguintes etapas de execução:

a) explicitação da demanda do estudo;

b) análise das tarefas, atividades e situações de trabalho;

c) discussão e restituição dos resultados aos trabalhadores envolvidos;

d) recomendações ergonômicas específicas para os postos avaliados;

e) avaliação e revisão das intervenções efetuadas com a participação dos trabalhadores, supervisores e gerentes;

f) avaliação da eficiência das recomendações.

8.5. As ações e princípios do Programa de Prevenção de Riscos Ambientais – PPRA devem ser associados àqueles previstos na NR 17.

9. Pessoas com Deficiência

9.1. Para as pessoas com deficiência e aquelas cujas medidas antropométricas não sejam atendidas pelas especificações deste Anexo, o mobiliário dos postos de trabalho deve ser adaptado para atender às suas necessidades, e devem estar disponíveis ajudas técnicas necessárias em seu respectivo posto de trabalho para facilitar sua integração ao trabalho, levando em consideração as repercussões sobre a saúde destes trabalhadores.

9.2. As condições de trabalho, incluindo o acesso às instalações, mobiliário, equipamentos, condições ambientais, organização do trabalho, capacitação, condições sanitárias, programas de prevenção e cuidados para segurança pessoal devem levar em conta as necessidades dos trabalhadores com deficiência.

10. Disposições Transitórias

10.1. As empresas que no momento da publicação da portaria de aprovação deste Anexo mantiverem com seus trabalhadores a contratação de jornada de 06 (seis) horas diárias, nelas contemplados e remunerados 15 (quinze) minutos de intervalo para repouso e alimentação, obrigar-se-ão somente à complementação de 05 (cinco) minutos, igualmente remunerados, de maneira a alcançar o total de 20 (vinte) minutos de pausas obrigatórias remuneradas, concedidos na forma dos itens 5.4.1 e 5.4.2.

Trabalho em Altura e Espaço Confinado

Anexo 6

Objetivos

• Proporcionar um modelo que seja aplicável.

• Aplicação de um modelo visando as interfaces entre as especialidades médicas e a Medicina do Trabalho.

Definições (Trabalho em Altura/Espaço Confinado)

Trabalho em Altura

Conforme referência no item 6.3, da portaria 2 de maio de 1992 do MTE, sendo o valor de referência de 2 metros. A portaria se refere ao fornecimento de cinto de segurança para trabalhos em altura superiores a 2 metros com risco de queda. É considerado uma das principais causas de acidentes fatais no mundo.

O estado de saúde do trabalhador, embora não seja o fator principal para a ocorrência de acidentes; deverá ser objeto de avaliação os fatores que possam influenciar seu estado de saúde na ocasião dos exames ocupacionais.

A definição de parâmetros de avaliação na Medicina do Trabalho é uma questão complexa e polêmica. Não há consensos nem definições legais sobre a realização de exames complementares para este tipo de atividade.

Não há atualmente embasamento técnico-científico e ético para que se estabeleçam aferições diárias de PA, FC e temperatura corpórea para definir a aptidão.

Trabalho em Altura SCMA 01/2004 – ANAMT

A solicitação de EEG e outros exames complementares não encontra respaldo técnico para este tipo de avaliação. Nenhum exame complementar substitui o exame clinico. O médico deve dar ênfase ao histórico ocupacional, a história clínica pregressa e atual, na busca de condições clínicas que possam contribuir para a queda da própria altura ou de planos elevados.

Avaliação Médica Ocupacional

Critérios que possam conduzir para a inaptidão relativa em casos não controlados:

• hipertensão arterial;
• diabetes *mellitus*;
• distúrbios visuais;
• alimentação inadequada;
• distúrbios cardiopulmonares;
• preparo físico inadequado;
• obesidades;
• anemias;
• outras condições.

Critérios para possam conduzir para a inaptidão absoluta:

- distúrbios do equilíbrio;
- distúrbios de marchas e da coordenação motora;
- crises de ausência;
- obesidades com IMC acima de 35;
- uso de medicamentos que interferem com a cognição;
- uso constante de bebidas alcoólicas;
- fobias de altura (acrofobia);
- visão monocular.

Critérios para inaptidão relativa:

- epilepsia e outras condições otoneurológicas que não estão sob controle pelo menos há 1 ano, sem parecer favorável do especialista devem ser considerados inaptos;
- anemias de etiologias diversas que cursem com sintomatologia e alterações do exame físico associado a alterações do hemograma devem ser considerados inaptos até a sua devida correção;
- cardiopatias e/ou outras patologias que repercutem com alterações hemodinâmicas e repercussão funcional devem ser considerados inaptos até a sua devida correção;
- portadores de Hipertensão Arterial e/ou Diabetes que não estejam sob o devido controle há pelo menos 6 meses (PA média de 140/90 e/ou Hb glicada < 7%);
- portadores de distúrbios oftalmológicos que cursem com alterações da acuidade visual devem ter acurácia mínima de 0,66 bilateral para ter a aprovação em trabalhos em altura.

Critérios de inaptidão absoluta:

- epilepsia e outras condições otoneurológicas que não estão sob controle pelo menos há um ano, sem parecer favorável do especialista devem ser considerados inaptos;
- distúrbios do equilíbrio;
- distúrbios de marchas e da coordenação motora;
- crises de ausência;
- obesidades com IMC acima de 35 (atenção com pessoas com índice elevado de massa muscular);
- uso de medicamentos que interferem com a cognição;
- uso constante de bebidas alcoólicas;
- fobias de altura (acrofobia);
- anemias hemolíticas, falciforme, talassemia *major* e outras anemias que cursem com frequentes crises de agudização;
- patologias psiquiátricas sem parecer favorável do especialista e sem controle adequado.
- visão monocular.

Trabalho em Altura

O médico do trabalho deve sempre orientar as equipes (Segurança do Trabalho, chefia imediata do trabalhador), envolvidas no processo do trabalho em altura da importância em ressaltar o estado de saúde do trabalhador antes de se iniciar uma atividade. Algumas questões simples podem ser incluídas no *checklist* para permissão em trabalho em altura.

Trabalho em Altura

1 – Dormiu bem na noite anterior?

( ) sim ( ) não

2 – Alimentou-se bem na noite anterior e no dia de hoje?

( ) sim ( ) não

3 – Tomou bebida alcoólica na noite de ontem e/ou hoje?

( ) sim ( ) não

4 – Tomou algum tipo de remédio na noite anterior e/ou hoje?

( ) sim. Qual:____ ( ) não

Obs.: ____

________________________ ________________________

Ass. Funcionário Ass. Chefia Imediata

Espaço Confinado

Espaço confinado é qualquer área ou ambiente não projetado para ocupação humana contínua, que possua meios limitados de entrada e saída, cuja ventilação existente é insuficiente para remover contaminantes ou onde possa existir a deficiência ou enriquecimento de oxigênio.

Trabalho em Espaço Confinado

Medidas técnicas de prevenção: proceder à avaliação e controle dos riscos físicos, químicos, biológicos, ergonômicos e mecânicos.

A Permissão de Entrada e Trabalho (PET) é válida somente para cada entrada.

Os procedimentos para trabalho em espaços confinados e a PET devem ser avaliados no mínimo uma vez ao ano e revisados sempre que houver alteração dos riscos, com a participação do SESMT e da CIPA.

Medidas Pessoais

Todo trabalhador designado para trabalhos em espaços confinados deve ser submetido a exames médicos específicos para a função que irá desempenhar, conforme estabelece a NR 7, incluindo os fatores de riscos psicossociais com a emissão do respectivo ASO.

Paulistana

A avaliação médica ocupacional deverá seguir de acordo com o tipo de risco ocupacional encontrado no PPRA. Pode-se preconizar o mesmo tipo de avaliação com os trabalhadores que executam trabalho em altura, acrescentado as avaliações complementares de acordo com outros riscos encontrados.

Atestado de Saúde Ocupacional

Deve-se mencionar no ASO, no campo referente aos riscos ocupacionais específicos, o risco "trabalho em altura" e/ou "espaço confinado"?

ASO e Nota Técnica NR 7

A nota técnica em seu item 7.4.4.3, no campo Nota: b): "devem constar do ASO os riscos passíveis de causar doenças, exclusivamente ocupacionais, relacionadas com a atividade do trabalhador e em consonância com os exames complementares de controle médico".

Empresa	ATESTADO DE SAÚDE OCUPACIONAL – ASO (NR 7 da Portaria 3.214 do Ministério do Trabalho e Emprego)

Atesto que o(a) Senhor(a)________________________________

Ident Nº________________________funcionário(a) da empresa ________________

________________________, na função de________________________

foi submetido em ______/______/______.

A exame:	Sendo considerado:	Periodicidade:
☐ Admissional	☐ Apto	☐ Semestral
☐ Periódico	☐ Inapto	☐ Anual
☐ Demissional		☐ Bienal
☐ De mudança de função		
☐ De retorno de trabalho		

RISCOS OCUPACIONAIS

☐ Químico: ☐ Poeiras ☐ Neblina ☐ Fumos metálicos ☐ Produtos químicos em geral ☐ Névoas ☐ Vapores ☐ Gases ☐ Outros	☐ Riscos ergonômicos ________ ________
☐ Físico: ☐ Ruído ☐ Calor ☐ Pressões anormais ☐ Radiação ionizante ☐ Radiação não ionizante ☐ Umidade ☐ Frio	☐ Riscos de acidentes ________ ________
☐ Biológico: ☐ Vírus ☐ Bacilos ☐ Bactérias ☐ Parasitas ☐ Protozoários ☐ Fungos ☐ Outros	☐ Não há riscos ocupacionais específicos

EXAMES COMPLEMENTARES

TIPOS DE EXAMES

Exame clínico	___/___/___	Lipidograma	___/___/___	**Exame Fezes**	
Exames especializados		VDRL _	___/___/___	Parasitológico	___/___/___
Audiometria	___/___/___	TGO/TGP	___/___/___	Coprocultura	___/___/___
Acuidade visual	___/___/___	Gama GT	___/___/___	**Exame Radiológico**	
Av. Odontológica	___/___/___	Colinesterase	___/___/___	Rx tórax PA	___/___/___
Av. Psicológica	___/___/___	Dosagem de chumbo	___/___/___	Rx Coluna cervicaL	___/___/___
Eletrocardiograma	___/___/___	**Exame Urina**		Rx Coluna lombar	___/___/___
Eletroencefalograma	___/___/___	EAS	___/___/___	Outros	
Exame Sangue		**Ácido** hipúrico	___/___/___	________	___/___/___
Hemograma completo	___/___/___	**Ácido** metil-hipúrico	___/___/___	________	___/___/___
Cont. plaquetas	___/___/___	**Ácido mandélico**	___/___/___	________	___/___/___
CSFRh	___/___/___	**Ác.** delta A levulínico (ALA)	___/___/___	________	___/___/___
Glicose	___/___/___	Fenol urinário	___/___/___	________	___/___/___
Ureia	___/___/___	Chumbo urinário	___/___/___	________	___/___/___
Creatinina	___/___/___	________	___/___/___	________	___/___/___
Ácido úrico	___/___/___	________	___/___/___	________	___/___/___

MÉDICO EXAMINADOR:________________	CRM:
ENDEREÇO:	TEL.:
MÉDICO RESPONSÁVEL:	
OBSERVAÇÕES:	

Declaro ter sido informado pelo médico examinador, das condições da minha saúde, e ter recebido cópia deste atestado

______/______/______ **Ass.:**________________________

Anexo 8

Empresa	PCMSO – Programa de Controle Médico de Saúde Ocupacional		
Setor	**Informações Obtidas no Inquérito Preliminar de Segurança e Saúde no Trabalho**		
Funções			
Riscos Ocupacionais Reconhecidos			
Riscos Físicos	Riscos Químicos	Riscos Biológicos	Riscos Ergonômicos
Medidas de Controle Médico em Saúde Ocupacional			

Planilha para preenchimento pelo coordenador do PCMSO.

Vacinas especialmente indicadas	Esquemas
Tríplice viral (sarampo, caxumba e rubéola)	É considerado protegido o indivíduo que tenha recebido, em algum momento da vida, duas doses da vacina tríplice viral acima de **1 ano de idade, com intervalo mínimo de 1 mês entre elas.**
Hepatites A, B	**Hepatite A:** duas doses, no esquema 0 e 6 meses.
	Hepatite B: três doses, no esquema 0, 1 e 6 meses.
	Hepatites A e B: três doses, no esquema 0, 1 e 6 meses. A vacinação combinada das hepatites A e B é uma opção e pode substituir a vacinação isolada das hepatites A e B.
HPV	Duas vacinas disponíveis no Brasil: vacina HPV 6, 11, 16, 18 e vacina HPV 16, 18, com esquemas de intervalos de 0, 1-2 e 6 meses.
Tríplice bacteriana acelular do tipo adulto (dTpa ou dTpa-VIP)	**Com esquema de vacinação básico para tétano completo:** reforço com dTpa (ou dTpa-VIP, ou dT) a cada 10 anos. **Com esquema de vacinação básico para tétano incompleto:** uma dose de dTpa (ou dTpa-VIP, ou dT) a qualquer momento e completar a vacinação básica com uma ou duas doses de dT (dupla bacteriana do tipo adulto), de forma a totalizar três doses de vacina contendo o componente tetânico. **Em ambos os casos:** na impossibilidade do uso da vacina dTpa (ou dTpa-VIP), substituir a mesma pela vacina dT; e na impossibilidade de aplicação de outras doses com dT, substituir a mesma pela vacina dTpa (ou dTpa-VIP) completando três doses da vacina com o componente tetânico.
Varicela (catapora)	Duas doses, com intervalo de 1 a 3 meses entre elas.
Influenza (gripe)	Dose única anual.
Meningocócica conjugada	Uma dose, mesmo para aqueles vacinados na infância ou há mais de 5 anos.
Febre amarela	Uma dose para residentes ou viajantes para áreas com recomendação da vacina (de acordo com classificação internacional e do MS). Se persistir o risco, indicada segunda dose 10 anos após a primeira.
Raiva	Para pré-exposição: três doses, a segunda 7 dias depois da primeira e a terceira 14 a 21 dias depois da segunda.
Febre tifoide	Dose única da vacina polissacarídica capsular Vi, por via intramuscular ou subcutânea, para adultos e crianças a partir de 2 anos de idade.
Poliomielite inativada	Pessoas nunca vacinadas: três doses de VIP (esquema 0, 1-2, 6-12 meses). Pessoas já vacinadas com esquema completo: uma dose entre 1 e 12 meses antes da viagem. Pode ser feita combinada à dTpa.

As vacinas indicadas neste calendário refletem os riscos específicos de aquisição de doenças infecciosas associadas à atividade profissional. O calendário enfatiza as vacinas particularmente indicadas de acordo com o risco ocupacional, para o profissional ou para sua clientela.

Indicações especiais para profissionais por área de atuação													
aúde	Alimentos e bebidas	Militares, policiais e bombeiros	Profissionais que lidam com dejetos, águas contaminadas e coletores de lixo	Crianças	Animais	Profissionais do sexo	Profissionais administrativos	Profissionais que viajam muito	Receptivos de estrangeiros	Manicures, pedicures e podólogos	Profissionais que trabalham em regime de confinamento	Profissionais voluntários em campos de refugiados, situações de catástrofe e ajuda humanitária	Atletas profissionais
m	–	Sim	–	Sim	–	Sim	–	Sim	Sim	–	Sim	Sim	Sim
m	Sim	Sim	Sim	Sim	–	Sim	–	Sim	Sim	–	Sim	Sim	Sim
m	–	Sim	Sim	–	–	Sim	–	Sim	–	Sim	–	Sim	Sim
im	–	Sim	Sim	–	–	Sim	–	Sim	–	–	–	Sim	Sim
–	–	–	–	–	–	Sim	–	–	–	–			
Tpa	dT	dT	dT	dTpa	dT	–	–	dTpa ou dTpa-VIP	dT	dT	dTpa	dTpa ou dTpa-VIP	dT
Sim	–	Sim	–	Sim	–	–	Sim	Sim	–	Sim	Sim	–	–
Sim	Sim	Sim	Sim	Sim	Sim	Sim	Sim	Sim	Sim	Sim	Sim	Sim	Sim
Sim	–	Sim	–	–	–	–	–	Sim	Sim	–	–	Sim	Sim
–	–	Sim	–	–	–	–	–	Sim	–	–	–	Sim	Sim
–	–	Sim	Sim	–	Sim	–	–	–	–	–	–	Sim	–
–	–	Sim	Sim	–	–	–	–	Sim	–	–	–	Sim	–
–	–	Sim	–	–	–	–	–	Sim	–	–	–	Sim	Sim

Sugestão para Rotina de Exames e Avaliações no Periódico

Anexo 10

<table>
<tr><th>Idade (anos)</th><th>18</th><th>25</th><th>30</th><th>35</th><th>40</th><th>45</th><th>50</th><th>55</th><th>60</th><th>65</th><th>70</th><th>75</th><th>Mais</th></tr>
<tr><td>Pressão arterial</td><td colspan="13">A cada 1 a 2 anos</td></tr>
<tr><td>Peso e altura</td><td colspan="13">Periodicamente</td></tr>
<tr><td>Colesterolemia – homens</td><td></td><td></td><td></td><td></td><td colspan="6">A cada 5 anos se for normal</td><td></td><td></td><td></td></tr>
<tr><td>Colesterolemia – mulheres</td><td></td><td></td><td></td><td></td><td></td><td colspan="5">A cada 5 anos se for normal</td><td></td><td></td><td></td></tr>
<tr><td>Glicemia de jejum</td><td></td><td></td><td></td><td></td><td></td><td colspan="8">A cada 5 anos se for normal</td></tr>
<tr><td>Mamografia</td><td></td><td></td><td></td><td></td><td></td><td colspan="7">A cada 1 a 2 anos</td><td></td></tr>
<tr><td>Papanicolaou</td><td colspan="10">A cada 1 a 3 anos (sexo feminino)</td><td></td><td></td><td></td></tr>
<tr><td>Sangue oculto nas fezes</td><td></td><td></td><td></td><td></td><td></td><td></td><td colspan="7">Anual</td></tr>
<tr><td>Sigmoidoscopia</td><td></td><td></td><td></td><td></td><td></td><td></td><td colspan="7">A cada 5 a 10 anos</td></tr>
<tr><td>PSA/toque retal</td><td></td><td></td><td></td><td></td><td></td><td></td><td colspan="7">Anual</td></tr>
<tr><td>Exames odontológicos</td><td colspan="13">Anual</td></tr>
<tr><td>Oftalmologia</td><td></td><td></td><td></td><td></td><td></td><td></td><td></td><td></td><td colspan="5">Periodicamente</td></tr>
<tr><td>Perguntas sobre audição</td><td></td><td></td><td></td><td></td><td></td><td></td><td></td><td></td><td colspan="5">Periodicamente</td></tr>
</table>

Recomendamos também:

→ Campanhas de vacinação (gripe, tétano, etc.).

→ Palestras educativas (diabetes, hipertensão arterial, câncer ginecológico, câncer de mama, DST/AIDS, prevenção e tratamento do alcoolismo, entre outras).

Exemplo de Relatório Analítico Anual do PCMSO 2017 /2018

Responsável: **Jorge Luiz Ramos Teixeira**		**Data: 30/11/2018** **Assinatura:**			
Setor	**Natureza do Exame**	**Nº Anual de Exames Realizados**	**Nº de Resultados Anormais**	**Nº de Resultados Anormais x 100 : Nº Anual de Exames**	**Nº de Exames para o Ano Seguinte**
Contabilidade	Clínico	8	0	0	8
Financeiro	Clínico	6	0	0	6
Convênios	Clínico	4	0	0	4
Administração	Clínico	2	0	0	2
Chefia de Enfermagem	Clínico	1	0	0	1
Departamento de Pessoal	Clínico	5	1	20	3
Radiologia	Clínico Hemograma	26 26	0 0	0 0	28 28
Cirurgia Plástica	Clínico	1	0	0	1
CTI	Clínico	26	2	7,69	30
Centro Administrativo	Clínico	46	3	6,52	46
Ortopedia	Clínico	42	1	2,38	40
Anatomia Patológica	Clínico	7	0	0	7
Cirurgia Geral + CCI	Clínico	44	2	4,54	40
Clínica Médica	Clínico	24	2	8,33	23

Setor	Natureza do Exame	Nº Anual de Exames Realizados	Nº de Resultados Anormais	Nº de Resultados Anormais × 100: Nº Anual de Exames	Nº de Exames para o Ano Seguinte
Oftalmologia	Clínico	38	1	3,12	36
Farmácia	Clínico	4	0	0	4
Enfermagem	Clínico	48	4	8,33	48
Instituto do sono	Clínico	4	0	0	4
Nefrologia	Clínico	2	0	0	3
Centro Cirúrgico Integrado	Clínico	29	1	3,44	26
Odontologia	Clínico	12	1	8,33	11
Laboratório	Clínico	11	0	0	11
Alergia Imunológica	Clínico	**2**	**0**	**0**	**2**
Otorrinolaringologia	Clínico	28	2	7,14	24
Copa e cozinha	Clínico Parasitológico de fezes	23 23	3 0	13,04 0	23 23
Centro Administrativo	Clínico	40	4	10	36

RESUMO:

1. Total de Exames Médicos Ocupacionais realizados 2017/ 2018

=> 483 exames (admissionais, de retorno ao trabalho, mudança de função e demissionais).

2. Total de Exames Médicos Ocupacionais com Diagnóstico de Doenças (com ou sem afastamento e não relacionadas ao Trabalho ou DRT)

=> 27 Diagnósticos Clínicos.

3. Exames Ocupacionais para 2017/ 2018

=> 469 Exames Médicos Ocupacionais Periódicos

Perfil de morbilidade 2017/ 2018

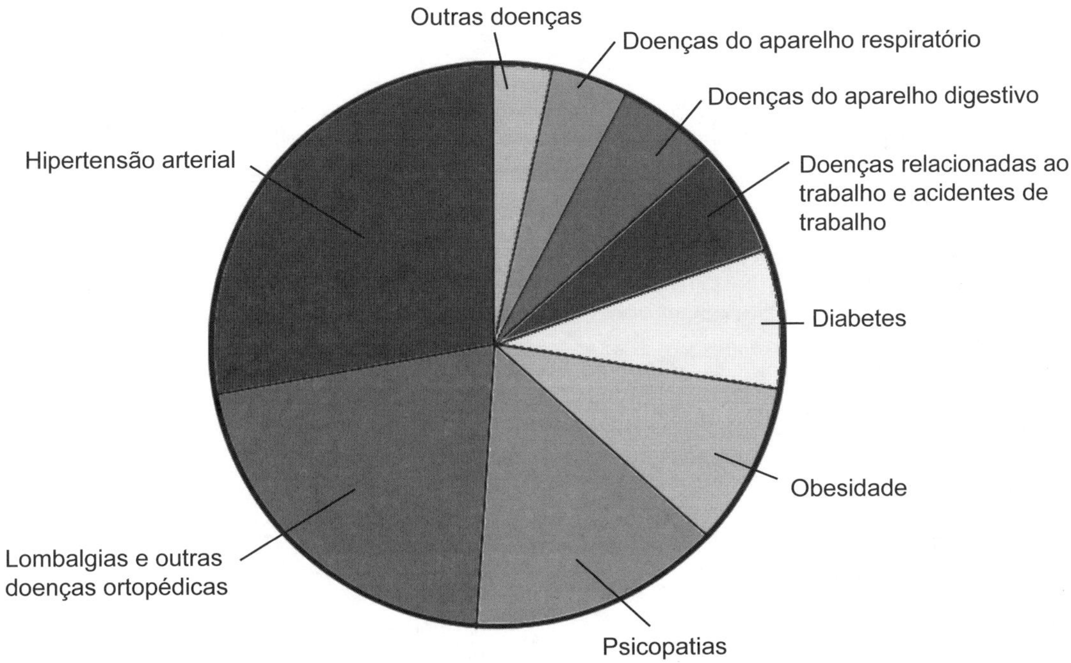

INQUALIT
End.: Avenida 13 de Maio, 23 – 11º Andar – Sala: 2128
Centro – Rio de Janeiro – RJ
Tels.: (21) 2210-2622, (21) 97227-6492, (21) 99710-0885 e (21) 99983-8033
Site: http://www.inqualit.com
E-mail: inqualitmedicinaocupacional@gmail.com
drjorgelrt@gmail.com

Cronograma Anual do PCMSO

Anexo 12

Ações	2016								2017				
	Mai	Jun	Jul	Ago	Set	Out	Nov	Dez	Jan	Fev	Mar	Abr	Mai
Visita Preliminar	X												
Inquérito Preliminar de Saúde e Segurança do Trabalho	X												
Entrega do PCMSO para apreciação da empresa	X												
Exames Médicos Ocupacionais Periódicos		X	X	X	X	X	X	X	X	X	X	X	
Palestra ou ação de Saúde que envolva o combate ao Tabagismo (Portaria MT n° 3.857)				X									
Palestra ou uma ação de Saúde que envolva prevenção de DST/Aids (Portaria MT n° 3.195)								X					
Palestra Solicitada pela empresa (opcional)													
Participação do Coordenador do PCMSO na SIPAT (opcional)													
Indicação da Caixa de Primeiros Socorros	X												
Curso de Primeiros Socorros (opcional)													
Entrega do Relatório Anual e Programação para o ano seguinte para análise da CIPA													X

OBS.: O quadro do cronograma anual pode ser alterado de acordo com as necessidades da empresa. As opções relativas a: palestra solicitada pela empresa, participação do coordenador do PCMSO na SIPAT (Semana Interna de Prevenção de Acidentes) e curso de Primeiros Socorros são opcionais, devendo ser negociadas com a empresa.

Resolução CFM Nº 2.183 de 21/06/2018

Anexo 13

Publicado no DOU em 21 set 2018.

Dispõe de normas específicas para médicos que atendem o trabalhador.

O Conselho Federal de Medicina, no uso das atribuições conferidas pela Lei nº 3.268, de 30 de setembro de 1957, regulamentada pelo Decreto nº 44.045, de 19 de julho de 1958 e,

Considerando o estabelecido no artigo 1º, inciso IV, artigo 6º e artigo 7º, inciso XXII da Constituição Federal; capítulo V – Da Segurança e da Medicina do Trabalho – da Consolidação das Leis do Trabalho, bem como as normas do Código de Ética Médica (Resolução CFM nº 1.931/2009);

Considerando o disposto nas Convenções 155 e 161 da Organização Internacional do Trabalho (OIT);

Considerando as deliberações da Organização Mundial de Saúde (OMS) que versam sobre segurança e saúde dos trabalhadores;

Considerando a Lei nº 11.430/2006 e o Decreto nº 6.042/2007;

Considerando que o trabalho é um meio de prover a subsistência e a dignidade humana, não devendo gerar mal-estar, doenças e mortes;

Considerando que promoção, prevenção, recuperação da saúde e preservação da capacidade de trabalho são direitos garantidos pela Constituição Federal;

Considerando que as condições de vida e trabalho são determinantes sociais de saúde;

Considerando o trabalho como fator adjuvante no tratamento de determinadas doenças, e que o médico do trabalho é o especialista que detém o conhecimento técnico e científico para promover os ajustes no contexto do trabalho;

Considerando que o médico do trabalho é um dos principais responsáveis pela promoção, prevenção e recuperação da saúde integral dos trabalhadores, seja no setor público ou privado;

Considerando os diversos campos de atuação do médico do trabalho, seja na saúde do trabalhador em empresas ou no Sistema Único de Saúde (SUS), nas perícias judiciais ou previdenciárias;

Considerando a necessidade de normatizar a atividade dos médicos do trabalho e dos demais médicos que atendam o trabalhador;

Considerando a necessidade de normatizar os critérios para estabelecer o nexo causal entre o exercício da atividade laboral e os agravos à saúde;

Considerando que todo médico, ao atender seu paciente, deve avaliar a possibilidade de que a causa de determinada doença, alteração clínica ou laboratorial possa estar relacionada ao trabalho;

Considerando a constante necessidade de avaliar os impactos das mudanças tecnológicas, da organização do trabalho e da legislação;

Considerando que médico perito é aquele designado pela autoridade competente, assistindo-a no que a lei determina;

Considerando que assistente técnico é o médico que assiste a uma das partes em litígio no processo judicial; e

Considerando, finalmente, o decidido na Sessão Plenária realizada em 21 de junho de 2018, Resolve:

Art. 1º Aos médicos do trabalho e demais médicos que atendem o trabalhador, independentemente do local em que atuem, cabe:

I – assistir ao trabalhador, elaborar seu prontuário médico e fazer todos os encaminhamentos devidos;

II – fornecer atestados e pareceres para o trabalhador sempre que necessário, considerando que o repouso, o acesso a terapias ou o afastamento da exposição nociva faz parte do tratamento;

III – fornecer laudos, pareceres e relatórios de exame médico e dar encaminhamento, sempre que necessário, dentro dos preceitos éticos;

IV – promover, com a ciência do trabalhador, a discussão clínica com o especialista assistente do trabalhador sempre que julgar necessário e propor mudanças no contexto do trabalho, quando indicadas, com vistas ao melhor resultado do tratamento.

§ 1º Quando requerido pelo paciente, deve o médico pôr à sua disposição ou à de seu representante legal tudo o que se refira ao seu atendimento, em especial cópia dos exames e do prontuário médico.

§ 2º Na elaboração do atestado médico, deve o médico assistente observar o contido na Resolução CFM nº 1.658/2002, alterada pela Resolução CFM nº 1.851/2008.

§ 3º O médico do trabalho pode discordar dos termos de atestado médico emitido por outro médico, desde que justifique a discordância, após o devido exame clínico do trabalhador, assumindo a responsabilidade pelas consequências do seu ato.

§ 4º O médico do trabalho, ao ser solicitado pelo médico assistente do trabalhador, deverá produzir relatório com descrição dos riscos ocupacionais e da organização do trabalho e entregá-lo ao trabalhador ou ao seu responsável legal, em envelope lacrado endereçado ao médico solicitante, de forma confidencial.

§ 5º O médico assistente ou especialista, ao ser solicitado pelo médico do trabalho, deverá produzir relatório ou parecer com descrição dos achados clínicos, prognóstico, tratamento e exames complementares realizados que possam estar relacionados às queixas do trabalhador e entregar a ele ou ao seu responsável legal, em envelope lacrado endereçado ao médico solicitante, de forma confidencial.

Art. 2º Para o estabelecimento do nexo causal entre os transtornos de saúde e as atividades do trabalhador, além da anamnese, do exame clínico (físico e mental), de relatórios e dos exames complementares, é dever do médico considerar:

I – a história clínica e ocupacional atual e pregressa, decisiva em qualquer diagnóstico e/ou investigação de nexo causal;

II – o estudo do local de trabalho;

III – o estudo da organização do trabalho;

IV – os dados epidemiológicos;

V – a literatura científica;

VI – a ocorrência de quadro clínico ou subclínico em trabalhadores expostos a riscos semelhantes;

VII – a identificação de riscos físicos, químicos, biológicos, mecânicos, estressantes e outros;

VIII – o depoimento e a experiência dos trabalhadores;

IX – os conhecimentos e as práticas de outras disciplinas e de seus profissionais, sejam ou não da área da saúde.

Parágrafo único. Ao médico assistente é vedado determinar nexo causal entre doença e trabalho sem observar o contido neste artigo e seus incisos.

Art. 3º Os médicos do trabalho e os demais médicos que atendem os trabalhadores de empresas e instituições, que admitem trabalhadores independentemente de sua especialidade, devem:

I – atuar visando essencialmente a promoção da saúde e a prevenção da doença, conhecendo, para tanto, os processos produtivos e o ambiente de trabalho da empresa;

II – promover o esclarecimento e prestar as orientações necessárias sobre a condição dos trabalhadores com deficiência, idosos e/ou com doenças crônico-degenerativas e gestantes; a inclusão desses no trabalho, participando do processo de adaptação do trabalho ao trabalhador, quando necessário;

III – dar conhecimento formalmente aos empregadores, aos trabalhadores e às comissões internas de prevenção de acidentes sobre os riscos existentes no ambiente de trabalho, informações da vigilância epidemiológica e outros informes técnicos, desde que resguardado o sigilo profissional;

IV – Notificar, formalmente, o empregador quando da ocorrência ou de sua suspeita de acidente ou doença do trabalho para que a empresa proceda a emissão de Comunicação de Acidente do Trabalho, devendo deixar registrado no prontuário do trabalhador;

V – Notificar formalmente os agravos de notificação compulsória ao órgão competente do Ministério da Saúde quando suspeitar ou comprovar a existência de agravos relacionados ao trabalho, bem como notificar formalmente ao empregador a adoção dos procedimentos cabíveis, independentemente da necessidade de afastar o empregado do trabalho, devendo registrar tudo em prontuário.

Art. 4º Compete ao médico do trabalho avaliar as condições de saúde do trabalhador para determinadas funções e/ou ambientes, propondo sua alocação para trabalhos compatíveis com seu atual estado de saúde, orientando-o e, ao empregador ou chefia imediata, se necessário, em relação ao processo de adaptação do trabalho.

Art. 5º Os médicos do trabalho, como tais reconhecidos por lei, especialmente investido na função de Coordenador do Programa de Controle Médico de Saúde Ocupacional (PCMSO), estará obrigado a fazer-se presente, com a regularidade que for necessária, nas empresas e em suas filiais para coordenar o referido programa, estando devidamente inscrito nos conselhos regionais de medicina dos estados em que estiver atuando.

§ 1º Os médicos que executam os exames ocupacionais devem observar o contido nos programas instituídos para proteção integral à saúde do trabalhador, devendo ter conhecimento sobre as condições e riscos do trabalho.

§ 2º Ao médico do trabalho da empresa contratante é facultado exigir exames específicos da atividade a ser realizada pelo trabalhador por exposição a risco não contemplado no PCMSO de origem.

Art. 6º É vedado ao médico que presta assistência ao trabalhador:

I – Assinar Atestado de Saúde Ocupacional (ASO) em branco.

II – Emitir ASO sem que tenha realizado o exame médico do trabalhador.

III – Emitir ASO sem que esteja familiarizado com os princípios da patologia ocupacional e suas causas, bem como com o ambiente, as condições de trabalho e os riscos a que está ou será exposto cada trabalhador.

IV – Deixar de registrar no prontuário médico do trabalhador todas as informações referentes aos atos médicos praticados.

V – Informar resultados dos exames no ASO.

Art. 7º Conforme as Resoluções do CFM nº 2.007/2013 e nº 2.147/2016, o ambulatório de assistência à saúde do trabalhador deverá ter médico do trabalho com Registro de Qualificação da Especialidade (RQE) como diretor técnico responsável pelo estabelecimento de saúde perante os conselhos regionais de medicina, autoridades sanitárias, ministério público, judiciário e demais autoridades.

Art. 8º Os atestados, relatórios e demais documentos apresentados emitidos por médicos e odontólogos, regularmente inscritos nos seus respectivos conselhos, podem ser considerados pelo médico do trabalho, perito ou junta médica para subsidiar a decisão sobre capacidade laborativa, sendo indispensável proceder a avaliação clínica.

Art. 9º Na contestação de nexo estabelecido pela perícia médica previdenciária, se o médico do trabalho detém elementos de convicção de que não há relação entre o trabalho e o diagnóstico da doença, deverá fazê-lo com critérios técnicos e científicos.

§ 1º Em sua peça de contestação de nexo ao perito médico da Previdência, o médico do trabalho poderá enviar documentação probatória demonstrando que os agravos não possuem nexo com o trabalho exercido pelo trabalhador, tais como:

I – Programa de Prevenção de Riscos Ambientais – PPRA;

II – Programa de Controle Médico de Saúde Ocupacional – PCMSO;

III – Perfil Profissiográfico Previdenciário – PPP;

IV – Comunicação de Acidente de Trabalho – CAT

IV – Laudo Técnico de Condições Ambientais de Trabalho – LTCAT;

V – Programa de Gerenciamento de Riscos – PGR;

VI – Programa de Condições e Meio Ambiente de Trabalho na Indústria da Construção – PCMAT;

VII – análise ergonômica do posto de trabalho, ficha de produtos químicos e outros documentos relacionados às condições de trabalho e pertinentes à contestação poderão ser utilizados, quando necessários; e

VIII – relatórios e documentos médico-ocupacionais, inclusive dados do prontuário que poderá ser usado nos casos em que a contestação depender daquelas informações e enviá-las em caráter confidencial ao perito previdenciário.

§ 2º A hierarquização de informações para que, no caso de contestação de nexo de causa realizado pelo médico que atende trabalhadores, seja priorizado o uso de informações não confidenciais, que comprovem as medidas de proteção e promoção à saúde dos trabalhadores.

§ 3º Por ocasião do encaminhamento do trabalhador à perícia previdenciária inicial, deve o médico do trabalho entregar relatório médico ao trabalhador com a descrição das condições em que se deu o acidente ou agravo.

Art. 10. Em ações judiciais, a cópia do prontuário médico, de exames complementares ou outros documentos poderão ser liberados por autorização do paciente ou dever legal.

Art. 11. O médico de empresa, o médico responsável por qualquer programa de controle de saúde ocupacional de empresa e o médico participante do Serviço Especializado em Engenharia de Segurança e Medicina do Trabalho podem atuar como assistente técnico nos casos envolvendo a empresa contratante e/ou seus assistidos desde que observem os preceitos éticos.

§ 1º No desempenho dessa função no Tribunal, o médico deverá agir de acordo com sua livre consciência, nos exatos termos dos princípios, direitos e vedações previstas no Código de Ética Médica.

§ 2º Existindo relação médico-paciente, permanecerá a vedação estabelecida no Código de Ética Médica vigente, sem prejuízo do contido no § 1º.

Art. 12. Ao médico do trabalho responsável pelo PCMSO da empresa e ao médico participante do Serviço Especializado em Segurança e Medicina do Trabalho (SESMT) é vedado atuar como peritos judiciais, securitários ou previdenciários nos casos que envolvam a firma contratante e/ou seus assistidos, atuais ou passados.

Art. 13. São atribuições e deveres do médico perito judicial e assistentes técnicos:

I – examinar clinicamente o trabalhador e solicitar os exames complementares, se necessários;

II – o médico perito judicial e assistentes técnicos, ao vistoriarem o local de trabalho, devem fazer-se acompanhar, se possível, pelo próprio trabalhador que está sendo objeto da perícia, para melhor conhecimento do seu ambiente de trabalho e função;

III – estabelecer o nexo causal, considerando o exposto no artigo 2º e incisos (redação aprovada pela Resolução CFM nº 1.940/2010) e tal como determina a Lei nº 12.842/2013, ato privativo do médico.

Art. 14. A perícia com fins de determinação de nexo causal, avaliação de capacidade laborativa/aptidão, avaliação de sequela/valoração do dano corporal, requer atestação de saúde, definição do prognóstico referente ao diagnóstico nosológico, o que é, legalmente, ato privativo do médico.

Parágrafo único. É vedado ao médico perito permitir a presença de assistente técnico não médico durante o ato médico pericial.

Art. 15. Em ações judiciais, o médico perito poderá peticionar ao Juízo que oficie o estabelecimento de saúde ou o médico assistente para anexar cópia do prontuário do periciado, em envelope lacrado e em caráter confidencial.

Art. 16. Esta Resolução não se aplica aos médicos peritos previdenciários cuja atuação possui legislação própria, ressalvando-se as questões éticas do exercício profissional.

Art. 17. Revoga-se a Resolução CFM nº 1.488 publicada no Diário Oficial da União em 6 de março de 1998, Seção I, página 150, e as disposições em contrário.

Art. 18. Esta Resolução entrará em vigor na data de sua publicação.

CARLOS VITAL TAVARES CORRÊA LIMA
Presidente do Conselho

HENRIQUE BATISTA E SILVA
Secretário-Geral

Competências Fundamentais para a Prática da Medicina do Trabalho

Anexo 14

Com a finalidade de abordar o sigilo profissional e a confidencialidade na prática da Medicina do Trabalho, faz-se necessário compreender as competências fundamentais para a prática da especialidade. Para tanto, citamos trechos extraídos da publicação da ANAMT Competências Essenciais Requeridas para o Exercício da Medicina do Trabalho.

A competência não se limita a um estoque de conhecimentos teóricos e empíricos, mas resulta do entrecruzamento das características pessoais, da história de vida, do processo de socialização, da formação educacional e da experiência profissional. A competência resulta de um conjunto de conhecimentos, habilidades, destrezas, atitudes e valores que são aprendizagens sociais e comunicacionais e implica em saber como mobilizar, integrar e aplicar conhecimentos, recursos e habilidades, num contexto profissional determinado. [...]

Assim, competência pode ser definida como um saber agir responsável e reconhecido, que implica mobilizar, integrar, transferir conhecimentos, recursos e habilidades, que agreguem valor econômico à organização e valor social ao indivíduo (Le Boterf, 1995). Neste sentido, a competência não é uma capacidade inata. Ela é desenvolvida a partir de motivações, é dinâmica e está em constante reformulação. Alguns elementos são compartilhados, como a capacidade de aprender, de tomar decisões, de projetar e de criar relações interpessoais.

A **Tabela 14.1** conceitua as competências profissionais requeridas.

Tabela 14.1 – Competências profissionais

Saber agir	Saber o que e por que faz; saber julgar, escolher, decidir
Saber mobilizar recursos	Criar sinergia e mobilizar recursos e competências
Saber comunicar	Compreender, trabalhar, transmitir informações e conhecimentos
Saber aprender	Gerenciar o conhecimento e a experiência, rever modelos mentais, saber desenvolver-se
Saber engajar-se e comprometer-se	Saber empreender, assumir riscos e comprometer-se
Saber assumir responsabilidades	Ser responsável, assumindo riscos e consequências de suas ações, e ser por isso reconhecido
Ter visão estratégica	Conhecer e entender o negócio da organização, o ambiente organizacional, identificando oportunidades e alternativas

Adaptado de: Le Boterf (1995) por Fleury e Fleury, 2001.

A ANAMT classifica as competências em seis domínios essenciais, representados na **Figura 14.1**. Elencamos a seguir as competências gerais e específicas que embasam o exercício da Medicina do Trabalho, tendo como pilares o sigilo profissional, a confidencialidade e a ética.

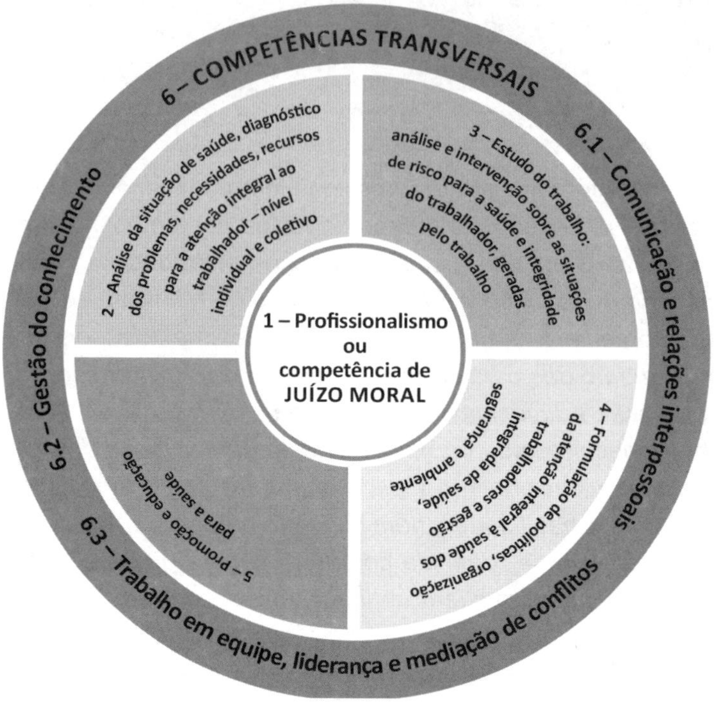

Figura 14.1 – A ANAMT classifica as competências em seis domínios essenciais. Extraído de: Bandini M, Bonciani M, Rebelo P, orgs. São Paulo: Editora ANAMT; 2017.

Domínio 1: Profissionalismo ou Competência Juízo Moral

É a capacidade de, diante de situações concretas, refletir, utilizando a razão crítica, os conhecimentos e afetos para tomar decisões sobre as práticas profissionais, considerando as implicações para a vida dos trabalhadores.

Para a prática da Medicina do Trabalho, este domínio é essencial, pois em torno dele os demais domínios se organizam. Os valores morais contidos nesse domínio incluem o sigilo profissional e a confidencialidade, que constituem a essência da prática profissional.

- *Valores profissionais morais:*

a. *Reconhecer o trabalho digno ou decente, segundo o conceito da OIT, como direito de cidadania.*

b. *Reconhecer a dimensão social e política das ações do médico do trabalho e os conflitos de interesse envolvidos nas relações Capital-Trabalho.*

c. *Manter postura crítica, reflexiva e senso de responsabilidade social ao decidir e implementar ações de promoção e proteção da saúde dos trabalhadores.*

d. *Considerar o trabalhador na sua singularidade e individualidade, buscando, em seus julgamentos, decisões e ações, respeitar seus direitos e autonomia.*

e. *Contribuir para a melhoria contínua das condições e ambientes de trabalho seguros e saudáveis.*

f. *Prover orientação aos empregadores, trabalhadores e à sociedade em geral sobre riscos para a saúde relacionados ao trabalho, formas de adoecimento e as medidas de promoção e proteção adequadas, adotando, se necessário, o princípio da precaução.*

g. Opor-se a qualquer forma de discriminação ou exclusão social no trabalho.

h. Compreender os limites das metodologias de avaliação de exposição a riscos e perigos no trabalho e de seus efeitos sobre a saúde e saber lidar com a incerteza.

Domínio 2: Análise da Situação de Saúde dos Trabalhadores

É o diagnóstico dos principais problemas e necessidades; recursos, oportunidades e facilidades para atenção integral à saúde, em nível individual e coletivo.

A ANAMT descreve nesse domínio as três competências gerais, de onde ressaltamos algumas competências específicas, descritas na **Tabela 14.2**.

Tabela 14.2 – Competências gerais do domínio 2, com destaque para algumas competências específicas relacionadas ao sigilo, confidencialidade e ética na prática da Medicina do Trabalho

Competência geral	Competência específica (grifos nossos)
Conceitos e condutas gerais	Conhecer e aplicar os princípios éticos e as bases técnicas, legais e normativas para o planejamento e gerenciamento da atenção integral à saúde dos trabalhadores, em nível individual e coletivo
Colher a história clínica e a história ocupacional, a partir de uma escuta qualificada do trabalhador e realizar exame físico cuidadoso	Realizar a anamnese ocupacional com escuta apurada da percepção do trabalhador sobre seu trabalho e as repercussões sobre sua vida
Considerar no raciocínio clínico as informações colhidas na história clínica, história ocupacional e os achados ao exame clínico e de exames complementares	Orientar o trabalhador e garantir o acesso aos direitos trabalhistas e previdenciários
Estabelecer a relação causal entre o adoecimento e o trabalho e definir e implementar as condutas adequadas	Orientar o trabalhador sobre a exposição a riscos presentes no trabalho e suas consequências para a saúde, as medidas de proteção e de melhoria das condições gerais de saúde e da qualidade de vida
Elaborar diagnóstico da situação de saúde de uma população de trabalhadores, considerando os determinantes sociais de saúde	Compreender e saber abordar as relações trabalho/saúde/ambiente, em uma perspectiva coletiva, considerando aspectos técnicos, éticos, culturais e sociais
Planejar e gerenciar ações de promoção e proteção da saúde, prevenção da doença e a assistência ao trabalhador, incluindo a reabilitação	Conhecer e cumprir a legislação e normas relativas à saúde dos trabalhadores, considerando os aspectos técnicos e as prescrições éticas

Domínio 3: Estudo do Trabalho

Análise e intervenção sobre as situações de risco para a saúde e a integridade do trabalhador, presentes ou potenciais, geradas pelo trabalho.

Segundo a ANAMT, *o conhecimento dos aspectos técnicos e sociopolíticos sobre os processos e a organização do trabalho é essencial para a prática da Medicina do Trabalho. O médico do trabalho precisa conhecer os riscos reais ou potenciais para a saúde e o bem-es-*

tar dos trabalhadores presentes no trabalho para orientar as decisões sobre mudanças nos processos de trabalho e a proteção dos trabalhadores. É o trabalho que deve ser mudado ou modificado para garantir a saúde dos trabalhadores.

Dentre as competências gerais deste domínio, uma das mais relevantes define a importância de "utilizar os resultados dos estudos sobre o trabalho para propor mudanças nos ambientes e condições de trabalho, visando a saúde e a qualidade de vida dos trabalhadores". Portanto, a ANAMT determina, como competências específicas do médico do trabalho:

a. estabelecer relação causal da doença com o trabalho, para a produção de laudos técnicos ou prova pericial, respeitando as resoluções e normas do CFM e o Código Internacional de Ética da ICOH;

b. participar do gerenciamento de riscos para a saúde da população e dos trabalhadores gerados pelos processos de trabalho, em situações de rotina e/ou na ocorrência de acidentes ampliados, considerando parâmetros técnicos e científicos, organizacionais, éticos, legais e políticos.

Domínio 4: Formulação de Políticas, Organização da Atenção Integral à Saúde dos Trabalhadores e Gestão Integrada de Saúde, Segurança e Ambiente

A ANAMT elucida que "o exercício cotidiano da Medicina do Trabalho exige o domínio de conceitos e ferramentas básicas de formulação de políticas, planejamento, gestão e avaliação em saúde para o gerenciamento do cuidado da saúde dos trabalhadores, com abordagem integral, interdisciplinar, multiprofissional do processo saúde/doença, considerando o princípio da equidade".

Enfatizamos a competência geral de "planejar e gerenciar serviços, pessoas, recursos físicos, materiais e informações sem saúde" e, em conjunto, as competências a seguir:

a. analisar e divulgar os resultados do gerenciamento da saúde dos trabalhadores, respeitados os preceitos éticos;

b. lidar com diferenças ideológicas, políticas, culturais, crenças religiosas e forças sociais envolvidas na geração, percepção e correção dos fatores de risco para a saúde, presentes no trabalho, visando a melhoria contínua da saúde e da qualidade de vida dos trabalhadores.

Domínio 5: Promoção e Educação para a Saúde

O domínio 5 abrange "assessorar tecnicamente empregadores, dirigentes sindicais, autoridades e formadores de opinião sobre temas de saúde relacionados ao trabalho e ao meio ambiente, visando a proteção da saúde, a ampliação da autonomia e o poder de decisão dos trabalhadores". A questão ética é citada em uma das competências, como "implementar ações de promoção da saúde, de forma eficaz, ética e eficiente, culturalmente adaptadas e em parceria com as partes interessadas".

Domínio 6: Competências Transversais

A ANAMT considera, nesse domínio, três dimensões principais de competências, dentre as quais algumas específicas, centradas no tema desta recomendação:

1. Comunicação e relações interpessoais – *aprimoramento das relações interpessoais pautadas pelo diálogo e empatia, utilizando comunicação verbal, não verbal e escrita, para melhorar a compreensão da informação, a integração entre as pessoas e facilitar a mediação de conflitos.*

• Comunicação e compartilhamento de informações:

- *Explicar ao trabalhador, de modo compreensível, situações de exposição a riscos presentes no trabalho e efeitos sobre a saúde, visando sua proteção.*
- *Valorizar os saberes dos trabalhadores, encorajando-os a expressar suas percepções em relação ao trabalho e a participar das decisões de modo compartilhado.*
- *Saber ouvir, dialogar, negociar e se comunicar de forma apropriada, com diferentes interlocutores, usando tecnologias e linguagens adequadas.*
- Comunicação com a mídia.

• Registros e comunicação médica oral e escrita:
- *Notificar doenças de notificação compulsória, segundo as normas e diretrizes expedidas pelas autoridades sanitárias.*
- *Registrar adequadamente informações médicas (prontuários, formulários, pedidos de exames, encaminhamentos, relatórios e laudos) com clareza e respeito aos princípios éticos.*
- *Registrar consentimento informado e esclarecido, quando aplicável.*
- *Trabalho em equipe.*

2. Gestão de Conhecimento – *capacidade de buscar e apropriar-se de novas informações, visando o aperfeiçoamento da prática profissional, e analisar, de forma crítica, vivências e experiências, compartilhando-as. Desenvolver atitude e habilidades de "aprender a aprender" continuamente.*

• Avaliação e autogestão do conhecimento.
• Manejo de informação:
• *Acessar e executar pesquisa nos sistemas de informação, selecionar e analisar criticamente os resultados, aplicando princípios éticos no uso de tecnologias da informação.*
• Produção de conhecimento:
• *Lidar com a incerteza e a complexidade que perpassam o exercício das atividades cotidianas dos médicos do trabalho.*

3. Trabalho em equipe, liderança e mediação de conflitos:

• Trabalho em equipe.
• Liderança e mediação de conflitos:
- *Desenvolver a habilidade de mediação de conflitos e formação de consensos.*

Requisitos Legais

Normas Regulamentadoras – Prevenção, Vigilância, Informação e Confidencialidade

As Normas Regulamentadoras (NR) relativas à segurança e à saúde no trabalho foram elaboradas pelo Ministério do Trabalho desde a década de 1970. São normas de observância obrigatória pelas empresas privadas e públicas e pelos órgãos públicos da administração direta e indireta que possuam empregados regidos pela Consolidação das Leis do Trabalho (CLT). Desde o final da década de 1990, as NR são elaboradas a partir de um modelo tripartite, com representantes dos empregadores, dos trabalhadores e do governo. Das 36 NR que existem atualmente, destacamos quatro para o propósito desta publicação.

1. Norma Regulamentadora Nº 1 – das Disposições Gerais

O direito de saber do trabalhador reflete-se no dever de informar do empregador. Considerado um direito universal pela Organização Internacional do Trabalho (OIT), isso está previsto na primeira norma regulamentadora elaborada pelo Ministério do Trabalho, conforme texto a seguir:

1.7. Cabe ao empregador:

a) cumprir e fazer cumprir as disposições legais e regulamentares sobre segurança e medicina do trabalho.

b) informar aos trabalhadores;

• os riscos profissionais que possam originar-se nos locais de trabalho;

• os meios para prevenir e limitar tais riscos e as medidas adotadas pela empresa;

• os resultados dos exames médicos e de exames complementares de diagnóstico aos quais os próprios trabalhadores forem submetidos;

• os resultados das avaliações ambientais realizadas nos locais de trabalho.

c) permitir que representantes dos trabalhadores acompanhem a fiscalização dos preceitos legais e regulamentares sobre segurança e medicina do trabalho;

d) determinar procedimentos que devem ser adotados em caso de acidente ou doença relacionada ao trabalho.

2. Norma Regulamentadora Nº 4 – Serviços Especializados em Engenharia de Segurança e Medicina do Trabalho (NR 4 – SESMT)

Já a NR 4 que regulamenta as atribuições do Serviços Especializados em Engenharia de Segurança e Medicina do Trabalho (SESMT) dispõe em seu item 4.12:

4.12. Compete aos profissionais integrantes dos Serviços Especializados em Engenharia de Segurança e em Medicina do Trabalho:

a) aplicar os conhecimentos de [...] medicina do trabalho ao ambiente de trabalho e a todos os seus componentes, inclusive máquinas e equipamentos, de modo a reduzir até eliminar os riscos ali existentes à saúde do trabalhador;

b) determinar, quando esgotados todos os meios conhecidos para a eliminação do risco e este persistir, mesmo reduzido, a utilização, pelo trabalhador, de Equipamentos de Proteção Individual-EPI, de acordo com o que determina a NR 6, desde que a concentração [...];

c) colaborar, quando solicitado, nos projetos e na implantação de novas instalações físicas e tecnológicas da empresa, exercendo a competência disposta na alínea "a";

d) responsabilizar-se tecnicamente, pela orientação quanto ao cumprimento do disposto nas NR aplicáveis às atividades executadas pela empresa e/ou seus estabelecimentos;

e) manter permanente relacionamento com a CIPA, valendo-se ao máximo de suas observações, além de apoiá-la, treiná-la e atendê-la, conforme dispõe a NR 5;

f) promover a realização de atividades de conscientização, educação e orientação dos trabalhadores para a prevenção de acidentes do trabalho e doenças ocupacionais [...];

g) esclarecer e conscientizar os empregadores sobre acidentes do trabalho e doenças ocupacionais, estimulando-os em favor da prevenção;

h) analisar e registrar em documento(s) específico(s) todos os acidentes ocorridos na empresa ou estabelecimento, com ou sem vítima, e todos os casos de doença ocupacional [...];

i) registrar mensalmente os dados atualizados de acidentes do trabalho, doenças ocupacionais e agentes de insalubridade [...];

j) manter os registros de que tratam as alíneas "h" e "i" na sede dos Serviços Especializados em Engenharia de Segurança e em Medicina do Trabalho [...];

l) as atividades dos profissionais integrantes dos Serviços Especializados em Engenharia de Segurança e em Medicina do Trabalho são essencialmente prevencionistas, embora não seja vedado o atendimento de emergência, quando se tornar necessário.

Observa-se neste texto, destarte, o caráter eminentemente preventivo, de promoção e proteção da saúde e da segurança dos trabalhadores.

3. Norma Regulamentadora Nº 5 – Comissão Interna de Prevenção de Acidentes (CIPA)

Uma das premissas da Organização Internacional do Trabalho é a participação dos trabalhadores e/ou seus representantes na promoção do trabalho seguro e saudável, que inclui a proteção desses representantes como previsto na Convenção 13.536, em vigor no plano internacional desde 1973. No Brasil, esta participação é prevista na NR 5, que trata da Comissão Interna de Prevenção de Acidentes (Cipa), que tem a participação dos trabalhadores garantida e protegida. A Cipa tem caráter eminentemente prevencionista não apenas de acidentes, mas também das doenças relacionadas ao trabalho. O acesso a informações e à transparência faz parte dos direitos garantidos dos cipeiros, preservados os princípios éticos, como visto é possível observar no item 5.16.

5.16. A Cipa terá por atribuição:

a) identificar os riscos do processo de trabalho e elaborar o mapa de riscos, com a participação do maior número de trabalhadores, com assessoria do SESMT, onde houver;

b) elaborar plano de trabalho que possibilite a ação preventiva na solução de problemas de segurança e saúde no trabalho;

c) participar da implementação e do controle da qualidade das medidas de prevenção necessárias, bem como da avaliação das prioridades de ação nos locais de trabalho;

d) realizar, periodicamente, verificações nos ambientes e condições de trabalho para a identificação de situações que venham a trazer riscos para a segurança e saúde dos trabalhadores;

e) realizar, a cada reunião, avaliação do cumprimento das metas fixadas em seu plano de trabalho e discutir as situações de risco que foram identificadas;

f) divulgar aos trabalhadores informações relativas à segurança e à saúde no trabalho;

g) participar, com o SESMT, onde houver, das discussões promovidas pelo empregador, para avaliar os impactos de alterações no ambiente e processo de trabalho relacionados à segurança e à saúde dos trabalhadores;

h) requerer ao SESMT, quando houver, ou ao empregador, a paralisação de máquina ou setor onde considere haver risco grave e iminente à segurança e à saúde dos trabalhadores;

i) colaborar no desenvolvimento e implementação do PCMSO e PPRA e de outros programas relacionados à segurança e à saúde no trabalho;

j) divulgar e promover o cumprimento das Normas Regulamentadoras, bem como cláusulas de acordos e convenções coletivas de trabalho relativas à segurança e saúde no trabalho;

k) participar, em conjunto com o SESMT, onde houver, ou com o empregador, da análise das causas das doenças e dos acidentes de trabalho e propor medidas de solução dos problemas identificados;

l) requisitar ao empregador e analisar as informações sobre questões que tenham interferido na segurança e saúde dos trabalhadores;

m) requisitar à empresa as cópias das CAT emitidas.

1.4. Norma Regulamentadora Nº 7 – Programa de Controle Médico de Saúde Ocupacional (PCMSO)

A NR 7 prioriza claramente o caráter de vigilância à saúde dos trabalhadores, na parte que trata das Diretrizes do PCMSO e a responsabilidade do médico coordenador na notificação dos agravos à saúde relacionados ao trabalho. Segundo o item 7.2.2, "o PCMSO deverá considerar as questões incidentes sobre o indivíduo e a coletividade de trabalhadores, privilegiando o instrumental clínico-epidemiológico na abordagem da relação entre sua saúde e o trabalho".

No item 7.2.3, a norma especifica que "o PCMSO deverá ter caráter de prevenção, rastreamento e diagnóstico precoce dos agravos à saúde relacionados ao trabalho, inclusive de natureza subclínica, além da constatação da existência de casos de doenças profissionais ou danos irreversíveis à saúde dos trabalhadores".

Sobre a confidencialidade e o sigilo, o item 7.4.5 esclarece que "os dados obtidos nos exames médicos, que incluem avaliação clínica e exames complementares, as conclusões e as medidas aplicadas deverão ser registradas em prontuário clínico individual, que ficará sob a responsabilidade do médico-coordenador do PCMSO".

Quanto à maneira de se comunicar um agravo relacionado ao trabalho, a NR 07 corrobora com a Lei 8.213/1991, ao explicitar no item 7.4.8 que: "sendo constatada a ocorrência ou agravamento de doenças profissionais, através de exames médicos que incluam os definidos nesta NR; ou sendo verificadas alterações que revelem qualquer tipo de disfunção de órgão ou sistema biológico, através dos exames constantes dos Quadros I (apenas aqueles com interpretação SC) e II", ou de *outros exames complementares usados normalmente em patologia clínica para avaliar o funcionamento de órgãos e sistemas orgânicos podem ser realizados, a critério do médico coordenador ou encarregado, mesmo sem sintomatologia, caberá ao médico coordenador ou encarregado:*

a) solicitar à empresa a emissão da Comunicação de Acidente de Trabalho – CAT;

b) indicar, quando necessário, o afastamento do trabalhador da exposição ao risco, ou do trabalho;

c) encaminhar o trabalhador à Previdência Social para estabelecimento de nexo causal, avaliação de incapacidade e definição da conduta previdenciária em relação ao trabalho;

d) orientar o empregador quanto à necessidade de adoção de medidas de controle no ambiente de trabalho.

Portanto, cabe ao médico coordenador do PCMSO conhecer os ambientes e processos de trabalho para identificar os riscos e/ou fatores de riscos relacionados ao trabalho e, por fim, ser capaz de reconhecer os agravos da saúde relacionados ao trabalho, em especial daqueles de notificação compulsória, a fim de cumprir com as suas responsabilidades.

Orientações da ANAMT

Recomendação ANAMT Nº 1/2017

O papel do médico do trabalho na vigilância à saúde do trabalhador é lembrado também pela ANAMT em sua Recomendação nº 1/2017, não apenas em relação à emissão de Comunicação de Acidente de Trabalho (CAT), como também no Sistema de Informação de Agravos de Notificação (Sinan). Segundo o Art. 3º, "na confirmação ou suspeita de agravo ao trabalhador gerado pelo acidente de trabalho, incluindo neste rol as doenças profissionais e doenças do trabalho deve o médico do trabalho realizar a notificação junto ao Sinan".

Os agravos e doenças relacionados ao trabalho devem ser notificados nos sistemas de informação do SUS, segundo prescrição da Portaria nº 204, de 17 de fevereiro de 2016, que define a Lista Nacional de Notificação Compulsória de doenças, agravos e eventos de saúde pública nos serviços de saúde, públicos e privados, em todo o território nacional (casos suspeitos e confirmados) e inclui: os acidentes de trabalho com exposição a material biológico; acidente de trabalho grave, fatal e as ocorrências com crianças e adolescentes; intoxicação exógena, por substâncias químicas, que incluem agrotóxicos, gases tóxicos e metais pesados. A Portaria nº 205/2016, da mesma data, define a lista nacional de doenças e agravos a serem monitorados por meio da estratégia de vigilância em unidades sentinelas que inclui no Anexo para Vigilância em Saúde do Trabalhador. Considerando-se os diferentes agravos à saúde relacionados ao trabalho, as seguintes condições devem ser notificadas no Sinan:

1. Acidente de trabalho fatal.
2. Acidente de trabalho com mutilações.
3. Acidente com exposição a material biológico.
4. Acidente do trabalho com crianças e adolescentes.
5. Dermatoses ocupacionais.
6. Intoxicações exógenas (por substâncias químicas, que incluem agrotóxicos, gases tóxicos e metais pesados).
7. Distúrbios osteomusculares relacionados ao trabalho (DORT).
8. Pneumoconioses.
9. Perdas auditivas induzidas pelo ruído.
10. Transtornos mentais relacionados ao trabalho.
11. Câncer relacionado ao trabalho.

Comunicação de Acidente de Trabalho (CAT) na Prática

A Comunicação de Acidente de Trabalho (CAT) é um documento emitido para reconhecer tanto um acidente de trabalho, típico ou de trajeto, quanto uma doença relacionada ao trabalho. Segundo a Previdência, acidente de trabalho ou de trajeto é aquele ocorrido no exercício da atividade profissional a serviço da empresa ou no deslocamento residência/trabalho/residência e que provoque lesão corporal ou perturbação funcional que cause a perda ou redução (permanente ou temporária) da capacidade para o trabalho ou, em último caso, a morte. Doença ocupacional é aquela produzida ou desencadeada pelo exercício do trabalho peculiar a determinada atividade e constante da respectiva relação elaborada pela Previdência, conforme Anexo II do Decreto nº 3.048, de 6 de maio de 1999.

A empresa é obrigada a informar à Previdência Social todos os acidentes de trabalho ocorridos com seus empregados, mesmo que não haja afastamento das atividades, até o primeiro dia útil seguinte ao da ocorrência. Em caso de morte, a comunicação deve ser imediata. Para fins de doenças relacionadas ao trabalho, pode-se usar como referência a data do estabelecimento do diagnóstico ou do reconhecimento do agravo, mesmo de natureza subclínica. Não emitir CAT dentro do prazo legal está sujeito à aplicação de multa, conforme disposto nos Art. 286 e no Art. 336 do Decreto nº 3.048/99. Nesse caso, o papel do médico do trabalho, em especial do coordenador do PCMSO, é fundamental para orientar o empregador na correta emissão da CAT, respeitados os preceitos éticos no preenchimento dos campos referentes à saúde.

Caso a empresa não faça o registro da CAT, o próprio trabalhador, o dependente, o representante sindical, o médico assistente ou a autoridade pública podem efetivar, a qualquer tempo, o registro na Previdência Social. Para isso, o Instituto Nacional de Seguridade Social (INSS) disponibiliza um aplicativo que permite o registro *on-line* da CAT. O aplicativo também permite gerar o formulário em branco para preenchimento manual, se necessário.

4. Sistema de Informação de Agravos de Notificação (SINAN) na Prática

Diferentemente do acesso direto e simplificado ao aplicativo da Previdência para emissão da CAT, o acesso ao Sinan é exclusivo dos serviços de saúde ligados ao Ministério da Saúde. Além disso, os bancos de dados dos diferentes sistemas ainda não estão integrados, de forma que, frente a um agravo relacionado ao trabalho de notificação compulsória, será preciso fazer o registro nos dois sistemas.

Para cada um dos 11 agravos relacionados ao trabalho de notificação compulsória existe uma Ficha Individual de Notificação (FIN). Caso o médico do trabalho não tenha acesso direto ao sistema, é possível gerar uma FIN em branco para preenchimento manual e encaminhamento a um serviço responsável pela informação e/ou vigilância epidemiológica das Secretarias Municipais de Saúde. As FIN com suas respectivas instruções de preenchimento podem ser encontradas no portal do Sinan. Como exemplo, usaremos a FIN dos Distúrbios Osteomusculares Relacionados ao Trabalho (DORT), reproduzida nas próximas páginas.

República Federativa do Brasil
Ministério da Saúde

SINAN

SISTEMA DE INFORMAÇÃO DE AGRAVOS DE NOTIFICAÇÃO

Nº

FICHA DE INVESTIGAÇÃO **DOENÇA RELACIONADA AO TRABALHO LER/DORT**

Definição de caso: É uma síndrome clínica que afeta o sistema músculo-esquelético em geral, caracterizada pela ocorrência de vários sintomas concomitantes ou não, de aparecimento insidioso, tais como dor crônica, parestesia, fadiga muscular, manifestando-se principalmente no pescoço, cintura escapular e/ou membros superiores. Acontece em decorrência das relações e da organização do trabalho, onde as atividades são realizadas com movimentos repetitivos, com posturas inadequadas, trabalho muscular estático e outras condições inadequadas.

Dados Gerais

1 Tipo de Notificação — 2 - Individual

2 Agravo/doença — **DOENÇA RELACIONADA AO TRABALHO/ LER/ DORT** — Código (CID10) Z57.9

3 Data da Notificação

4 UF

5 Município de Notificação — Código (IBGE)

6 Unidade de Saúde (ou outra fonte notificadora) — Código

7 Data do Diagnóstico

Notificação Individual

8 Nome do Paciente

9 Data de Nascimento

10 (ou) Idade — 1 - Hora 2 - Dia 3 - Mês 4 - Ano

11 Sexo — M - Masculino F - Feminino I - Ignorado

12 Gestante — *1-1ºTrimestre 2-2ºTrimestre 3-3ºTrimestre 4- Idade gestacional Ignorada 5-Não 6- Não se aplica 9-Ignorado*

13 Raça/Cor — *1-Branca 2-Preta 3-Amarela 4-Parda 5-Indígena 9- Ignorado*

14 Escolaridade — 0-Analfabeto 1-1ª a 4ª série incompleta do EF (antigo primário ou 1º grau) 2-4ª série completa do EF (antigo primário ou 1º grau) 3-5ª à 8ª série incompleta do EF (antigo ginásio ou 1º grau) 4-Ensino fundamental completo (antigo ginásio ou 1º grau) 5-Ensino médio incompleto (antigo colegial ou 2º grau) 6-Ensino médio completo (antigo colegial ou 2º grau) 7-Educação superior incompleta 8-Educação superior completa 9-Ignorado 10- Não se aplica

15 Número do Cartão SUS

16 Nome da mãe

Dados de Residência

17 UF

18 Município de Residência — Código (IBGE)

19 Distrito

20 Bairro

21 Logradouro (rua, avenida,...) — Código

22 Número

23 Complemento (apto., casa, ...)

24 Geo campo 1

25 Geo campo 2

26 Ponto de Referência

27 CEP

28 (DDD) Telefone

29 Zona — 1 - Urbana 2 - Rural 3 - Periurbana 9 - Ignorado

30 País (se residente fora do Brasil)

Dados Complementares do Caso

Antecedentes Epidemiológicos

31 Ocupação

32 Situação no Mercado de Trabalho

01- Empregado registrado com carteira assinada
02 - Empregado não registrado
03- Autônomo/ conta própria
04- Servidor público estatuário
05 - Servidor público celetista
06- Aposentado
07- Desempregado
08 - Trabalho temporário
09 - Cooperativado
10- Trabalhador avulso
11- Empregador
12- Outros
99 - Ignorado

33 Tempo de Trabalho na Ocupação — 1 - Hora 2 - Dia 3 - Mês 4 - Ano

Dados da Empresa Contratante

34 Registro/ CNPJ ou CPF

35 Nome da Empresa ou Empregador

36 Atividade Econômica (CNAE)

37 UF

38 Município — Código (IBGE)

39 Distrito

40 Bairro

41 Endereço

42 Número

43 Ponto de Referência

44 (DDD) Telefone

45 O Empregador é Empresa Terceirizada — 1- Sim 2 - Não 3 - Não se aplica 9- Ignorado

46 Agravos Associados — 1- Sim 2- Não 9-Ignorado — Hipertensão Arterial, Diabetes Mellitus, Hanseníase, Transtorno Mental, Tuberculose, Asma, Outras: ____________

47 Tempo de Exposição ao Agente de Risco — 1 - Hora 2 - Dia 3 - Mês 4 - Ano

48 Regime de Tratamento — 1- Hospitalar 2 - Ambulatorial

LER/ DORT

Lesões por Esforços Repetitivos - LER/ Doenças Osteomusculares Relacionadas ao Trabalho - DORT

49 Sinais e Sintomas
1-Sim 2- Não 9-Ignorado
☐ Alteração de sensibilidade ☐ Diminuição de força muscular ☐ Diminuição do movimento
☐ Limitação de movimentos ☐ Sinais flogísticos ☐ Dor ☐ Outro:____________

50 Limitação e incapacidade para o exercício de tarefas ☐
1- Sim 2- Não 9- Ignorado

51 O paciente está exposto em seu local de trabalho à:
1- Sim 2- Não 9- Ignorado
☐ Prêmios de produção ☐ Movimentos repetitivos ☐ ambiente estressante
☐ Há tempo de pausas ☐ Jornada de trabalho de mais de 6 horas

52 Diagnóstico Específico
CID 10 | | | |

Conclusão

53 Houve afastamento do trabalho para tratamento? ☐
1-Sim 2 - Não 9- Ignorado

54 Tempo de Afastamento do Trabalho para Tratamento
| | ☐ 1 - Hora 2 - Dia 3 - Mês 4 - Ano

55 Com Afastamento do Trabalho ☐
1- Melhora 2- Piora 9- Ignorado

56 Há ou Houve Outros Trabalhadores com a mesma Doença no Local de Trabalho? ☐
1-Sim 2 - Não 9- Ignorado

57 Conduta Geral 1-Sim 2 - Não
☐ Afastamento do agente do risco com mudança de função e/ou posto de trabalho ☐ Adoção de mudança na organização do trabalho ☐ Adoção de proteção coletiva
☐ Adoção de proteção individual ☐ Nenhum ☐ Afastamento do local de trabalho ☐ Outros____________

58 Evolução do Caso ☐
1- Cura 2- Cura não confirmada 3- Incapacidade Temporária 4- Incapacidade Permanente Parcial 5- Incapacidade Permanente Total
6- Óbito por doença relacionada ao trabalho 7- Óbito por Outra Causa 8- Outro 9- Ignorado

59 Se Óbito, Data
| | | | | | | |

60 Foi emitida a Comunicação de Acidente do Trabalho ☐
1-Sim 2 - Não 3- Não se aplica 9- Ignorado

Informações complementares e observações

Investigador

Município/Unidade de Saúde

Cód. da Unid. de Saúde
| | | | | | |

Nome

Função

Assinatura

Doença Relacionada ao Trabalho/ LER/ DORT Sinan NET SVS 27/09/2005

Nesta página e na anterior: reprodução de Ficha Individual de Notificação (FIN) dos Distúrbios Osteomusculares Relacionados ao Trabalho (DORT)

Exemplo de Termo de Compromisso de Confidencialidade de Informação

Eu, [nome, nacionalidade, estado civil, cargo/função, RG/CPF], abaixo firmado, assumo o compromisso de manter confidencialidade e sigilo sobre todas as informações de saúde, escritas ou orais, a que tiver acesso durante a prestação de serviços na área de saúde da empresa [citar] ou no contato com informações confidenciais de saúde de trabalhadores desta empresa.

Por este Termo de Confidencialidade:

1. Declaro ter plena ciência da confidencialidade das informações de saúde escritas ou orais a que tiver acesso durante a prestação do serviço;
2. Comprometo-me a não utilizar as informações confidenciais a que tiver acesso para gerar benefício próprio exclusivo e/ou unilateral, presente ou futuro, ou para uso de terceiros;
3. Comprometo-me a não efetuar nenhuma gravação ou cópia da documentação confidencial a que tiver acesso;
4. Comprometo-me a não repassar o conhecimento das informações confidenciais, responsabilizando-se por todas as pessoas que vierem a ter acesso às informações por meu intermédio, e obrigando-me, assim, a ressarcir a ocorrência de qualquer dano e/ou prejuízo oriundo de uma eventual quebra de sigilo das informações fornecidas; e
5. Comprometo-me a comunicar ao responsável técnico pela área de saúde, qualquer perda ou extravio de qualquer material ou informação em meio físico ou magnético que tenha ficado sob minha responsabilidade durante a execução do trabalho e em devolver os respectivos materiais sob minha responsabilidade ao final da prestação do serviço.

Cidade, data (com dia, mês e ano)

____

TESTEMUNHAS:

________________________________ ________________________________

CPF: CPF:

Exemplos de Termo de Consentimento Livre e Esclarecido (TCLE)

Eu, [nome do participante do estudo/pesquisa, nacionalidade, RG/CPF, estado civil, profissão, idade, endereço], estou sendo convidado a participar de um estudo/pesquisa denominado [título do estudo/pesquisa], cujos objetivos e justificativas são: [apresentar resumidamente a que o estudo/pesquisa para que o estudo/pesquisa está sendo realizado].

Estou ciente de que minha participação no referido estudo/pesquisa será no sentido de [descrever em linguagem acessível ao leigo o procedimento/uso de dados/exames que serão realizados e se for imprescindível o uso de termos técnicos, eles devem ser explicados entre parênteses].

Recebi os esclarecimentos necessários sobre os possíveis benefícios e também sobre os desconfortos e riscos decorrentes da minha participação no estudo/pesquisa, a seguir citados, levando-se em conta que é um estudo/pesquisa, e os resultados definitivos, sejam positivos ou negativos somente serão plenamente conhecidos após a sua realização. Assim, podem ocorrer [descrever todos os benefícios e eventuais desconfortos e possíveis riscos de qualquer natureza que possam decorrer da participação no estudo/pesquisa, em linguagem acessível ao leigo].

Estou ciente de que minha privacidade será respeitada, ou seja, meu nome ou qualquer outro dado ou elemento que possa, de qualquer forma, me identificar, será mantido em sigilo.

Também fui informado de que posso, a qualquer momento, recusar-me a participar do estudo, ou retirar meu consentimento, sem que precise justificar o porquê de desejar sair da pesquisa, e que como decorrência desta desistência, não sofrerei qualquer prejuízo em relação a atendimento que venha recebendo dos pesquisadores.

Os pesquisadores envolvidos com o referido estudo/pesquisa são [citar os nomes dos pesquisadores e instituições a que estão vinculados em relação à pesquisa] e com eles poderei manter contato por [informar os meios de contatos com os pesquisadores].

Também me foi informado que durante todo o estudo/pesquisa, terei garantido o livre acesso a todas as informações e esclarecimentos adicionais sobre o estudo/pesquisa e suas consequências, enfim, tudo o que eu queira saber antes, durante e depois da minha participação.

Enfim, tendo sido orientado quanto ao teor de todo o aqui mencionado e compreendido a natureza e o objetivo do já referido estudo/pesquisa, manifesto meu livre consentimento em participar, e declaro estar totalmente ciente de que não há nenhum valor econômico, a receber ou a pagar, por minha participação.

No entanto, caso eu tenha qualquer despesa decorrente da participação na pesquisa, haverá ressarcimento na forma seguinte: [descrever se a forma de ressarcimento será em dinheiro, ou mediante depósito em conta corrente, cheque, etc.]. De igual maneira, caso ocorra algum dano decorrente da minha participação no estudo, serei devidamente indenizado, conforme determina a lei.

Em caso de reclamação ou qualquer tipo de denúncia sobre este estudo devo comunicar ao [citar os nomes dos pesquisadores e instituições e o meio de contato].

Cidade, data (com dia, mês e ano)

____

Nome e assinatura do participante
do levantamento/pesquisa

____

Nome(s) e assinatura(s) do(s) pesquisador(es)
responsável(responsáveis)

Termo de Transferência da Guarda de Documento

Eu, [nome, nacionalidade, RG/CPF, estado civil], médico inscrito no CRM do [Estado], sob o número [nº CRM], residente na [endereço], por motivo de [citar o motivo da transferência: aposentadoria, desligamento, fim da prestação e serviço], transfiro ao [nome, nacionalidade, RG/CPF, estado civil], médico inscrito no CRM do [Estado], sob o número [nº CRM] (se não houver médico para receber a documentação, nomear um responsável) a seguinte documentação [especificar a documentação a ser transferida: prontuários, exames, laudos, etc.].

A partir desta data, fica o [repetir o nome do novo responsável] responsável pela guarda e manutenção do sigilo das informações.

Esta transferência de responsabilidade também está sendo comunicada ao Conselho de Medicina.

Cidade, data (com dia, mês e ano)

____

Responsável pela transferência

____

Responsável pela recepção da documentação

Observação: se o receptor for profissional não médico, deverá também assinar o Termo de autorização para uso de informações de saúde.

Termo de Comunicação de Extravio ou Perda de Documento

Eu, [nome, nacionalidade, RG/CPF, estado civil], médico inscrito no CRM do [Estado], sob o número [nº CRM], residente na [endereço], comunico a este Conselho Regional de Medicina, que houve o furto/perda/extravio dos documentos médicos/de saúde a seguir especificados [identificar os documentos, período e pessoas aos quais se referem e a data da ocorrência].

Cidade, data (com dia, mês e ano)

____

Responsável pela comunicação

Atenção: é importante que se faça inicialmente um registro policial da ocorrência. Em seguida, uma cópia do registro deve ser encaminhada à sede do Conselho de Medicina e ao responsável da instituição na qual o médico exerce/exerceu sua atividade. Este documento ficará arquivado na empresa, com o médico e em sua pasta de registro profissional do CRM, para respaldá-lo(a) de possíveis ocorrências.

Termo de Autorização para Uso de Informações de Saúde

Eu, [nome, nacionalidade, RG/CPF, estado civil, profissão, idade, endereço], abaixo firmado, autorizo [identificar a pessoa ou instituição autorizada e seu respectivo responsável técnico] a fornecer as informações a seguir discriminadas e mantidas sob o sigilo e a guarda profissional: [informar detalhadamente quais as informações de saúde a serem fornecidas] a [identificar a pessoa ou instituição autorizada a receber a informação e seu respectivo responsável técnico], com a finalidade específica de [identificar a pessoa ou instituição autorizada e seu respectivo responsável técnico].

Estou ciente de que estou concedendo esta autorização de forma livre e expressa por escrito, tendo em vista que Código de Ética Médica no seu Artigo 76, estabelece que é proibido ao médico: "Revelar informações confidenciais obtidas quando do exame médico de trabalhadores, inclusive por exigência dos dirigentes de empresas ou de instituições, salvo se o silêncio puser em risco a saúde dos empregados ou da comunidade".

Cidade, data (com dia, mês e ano)

____

TESTEMUNHAS:

____________________________	____________________________
CPF:	CPF:

Termo de Abertura e Fechamento

Eu, [nome, nacionalidade, RG/CPF, estado civil, profissão, cargo/função], declaro que os documentos submetidos a processo de [microfilmagem, escaneamento ou registros em meios magnéticos], constantes deste arquivo, correspondem aos originais.

Cidade, data (com dia, mês e ano)

____

Responsável

Anexo 15

O que é SPED?

É o instrumento que unifica as atividades de recepção, validação, armazenamento e autenticação de livros e documentos que integram a ESCRITURAÇÃO contábil e fiscal dos empresários e das pessoas jurídicas, inclusive imunes ou isentas, mediante FLUXO ÚNICO, computadorizado, de informação.

O que é SPED no eSocial?

É um Sistema Público de Escrituração Digital das Obrigações Fiscais, Previdenciárias e Trabalhistas.

O eSocial e a Medicina e Segurança do Trabalho

Corresponde a 30% das informações do eSocial, sendo que teremos a unificação das informações da Medicina e Segurança no Trabalho.

História do eSocial

O eSocial é um projeto de governo federal, instituído pelo Decreto 8.373/2014.

É um arrojado projeto do SPED (Sistema Único de Escrituração Contábil) com o objetivo de tornar mais simples aos empregadores o cumprimento e registro de obrigações tributárias e, ainda, possibilitar o aperfeiçoamento das INFORMAÇÕES das relações de trabalhos fiscais e previdenciário.

O eSocial como ferramenta de unificação de informações

Como forma de cumprir as obrigações trabalhistas, previdenciárias e tributárias, o eSocial veio na lógica de unificar as informações dentro de um SPED, isto é, Sistema Público de Escrituração Digital.

Abrangência do eSocial

Atinge todos os empregadores e trabalhadores do país.

A chegada das informações ao eSocial não significa o reconhecimento dos aspectos legais dos fatos informados.

Como foi concebido o eSocial?

Foi concebido na forma de "eventos" a serem enviados para um único BANCO DE DADOS.

Atenção

É importante acompanhar as notícias do Portal do eSocial para verificar possíveis atualizações que podem impactar normas, procedimentos e prazos estabelecidos.

"Eventos" no eSocial

São situações que ocorrem com o trabalhador no decorrer do mês no âmbito da empresa.

Exemplo de "evento":

No campo da medicina do trabalho, será enviado pela empresa para o banco de dados do eSocial o Exame Médico Admissional.

Tipos de "Eventos"

Existem mais de 40 tipos de "eventos" ou "arquivos" diferentes:

- Eventos de tabela;
- Eventos referentes ao cadastramento;
- Eventos não periódicos;
- Eventos periódicos;
- Informações do empregador.

Objetivos do eSocial

- Transmitir informações **agrupadas** por meio de "eventos";
- Encaminhamentos das informações agrupadas por meio de eventos, em uma sequência lógica;
- Fazer a gerência das contratações dos trabalhadores da admissão até o término do contrato de trabalho;
- Fazer a gerência e a fiscalização do cumprimento das obrigações.

Princípios Básicos do eSocial

- Conferir tratamento diferenciado às microempresas (MEI) e empresas de pequeno porte (EPP);
- Aprimorar a qualidade de informações, das relações trabalhistas, previdenciárias e tributárias;
- Apontar para a racionalização e simplificação do cumprimento das obrigações trabalhistas, previdenciárias e tributárias;
- Garantir os direitos trabalhistas e previdenciários dos trabalhadores;
- Zerar a redundância das informações prestadas.

Entidades que participam do eSocial

- Ministério do Trabalho;
- Unidade gestora do FGTS;
- Instituto Nacional do Seguro Social (INSS);
- Secretaria da Receita Federal do Brasil (RFC);
- Ministério da Previdência Social;
- Ministério da Fazenda;
- Caixa Econômica Federal;
- Outros órgãos que podem receber dados do eSocial: IBGE, Justiça do Trabalho e os Tribunais de Contas.

Ambiente Nacional Virtual do eSocial

É um local de armazenamento do Sistema de Coleta de Informações trabalhistas, previdenciárias e tributarias. Tal sistema visa possibilitar aos órgãos participantes do projeto, na medida da pertinência temática de cada um, a utilização das informações para fins trabalhistas, previdenciários, fiscais e para apuração de tributos e da contribuição para o FGTS.

Fluxo de Informações do eSocial

O eSocial estabelece a forma com que passam a ser prestadas as informações trabalhistas, previdenciárias, tributárias e fiscais relativas à contratação e utilização de mão-de-obra onerosa, com seu vínculo empregatício e de produção rural.

Características do eSocial

- Não se trata de uma nova obrigação tributária acessória;
- É uma nova forma de se fazer cumprir as obrigações trabalhistas, previdenciárias e tributárias já existentes;
- Não altera as legislações específicas de cada área, mas apenas cria uma forma única e mais simplificada de atendê-las.

Estrutura do eSocial

Eventos do eSocial

Conjunto de declarações, formulários, termos e/ou documentos relativos às ocorrências e normas que geram obrigações trabalhistas, previdenciárias, tributárias e fiscais.

Cada evento é identificado por meio de um código formado pela letra "S", seguida de um hífen e quatro números.

Exemplo: Tabela de Ambiente de Trabalho: S-1060.

Informações e o eSocial

"A recepção dos eventos pelo eSocial não significa o reconhecimento da legalidade dos fatos neles informados."

"As informações referentes aos períodos anteriores à implantação do eSocial devem ser enviadas pelos sistemas utilizados à época."

Quem está obrigado ao eSocial?

Todo aquele que contratar prestador de serviço, pessoa física ou jurídica, e possua alguma obrigação trabalhista, previdenciária ou tributária, em função dessa relação jurídica, por força da legislação pertinente, está obrigado a enviar informações decorrentes deste fato por meio do eSocial.

O empregador, nos termos definidos pelo Art 2º da CLT.

O contribuinte, conforme previsto na Lei 5.172 (Código Tributário Nacional).

A empresa, inclusive órgão público, ou de pessoa física equiparada à empresa, segundo o Art 15º da Lei 8.212.

Implementação Progressiva do eSocial (Faseamento)

Resolução do Comitê Diretivo do eSocial nº 2, de 30 de agosto de 2016, na redação dada pela Resolução Comitê Diretivo nº 3, de 29 de novembro de 2017, que estabeleceu a implementação progressiva do eSocial, pelo envio de informações em fases sucessivas.

"Faseamento" do eSocial

Quatro Grupos obrigados no eSocial

1° Grupo: Formado pelas entidades integrantes do chamado "Grupo 2" de entidades empresariais (IN RFB n°1.634 de 2016). Empresas com faturamento no ano de 2016 acima de R$ 78.000.000,00.

2° Grupo: Formado pelos demais empregados e contribuintes, salvo os integrantes do 3° Grupo.

3° Grupo: Formado pelos entes públicos, integrantes do Grupo 1 – Administração Pública, do Anexo V da IN RFB n° 1.634, de 2016.

4° Grupo: Segurado Especial e pequeno produtor rural pessoa física.

Resolução do Comitê Diretivo

Os obrigados ao eSocial foram divididos, portanto, em quatro grupos e cada grupo passou a ser responsável pelo envio das informações trabalhistas, previdenciárias e tributárias em **quatro fases:**

1° fase: Envio de "eventos" de Tabela;

2° fase: Envio de "eventos" não periódicos;

3° fase: Envio de "eventos" periódicos;

4° fase: Envio dos eventos de Segurança e Saúde no Trabalho – SST.

Atenção

De acordo com o "faseamento" da **quarta fase**, deverá ser implementada da seguinte forma:

- para as empresas do 1° e 2° Grupo, em Janeiro de 2019;
- para empresa do 3° Grupo (Órgãos Públicos), em Julho de 2019;
- para empresa do 4° Grupo, a partir de Janeiro de 2019.

Importante

Não será permitida a transmissão destes eventos antes do período programado e só deverão ser registradas as ocorrências e obrigações que acontecerem após este período.

Cronograma do eSocial

O quarto Grupo deve ser cumprido de forma progressiva, conforme cronograma:

1°) Informações constantes dos eventos da Tabela S-1000 a S-1080 do Leiaute do eSocial aprovado pelo Comitê Gestor do eSocial. Deverão ser enviados a partir de 8 h do dia 14/01/2019 e atualizadas desde então;

2°) Informações constantes dos eventos não periódicos, S-2190 a S-2400 do leiaute do eSocial, que deverão ser enviadas a partir de 8 h do dia 01/03/2019, conforme Manual de Orientação do eSocial (MOS);

3°) Informações constantes dos eventos periódicos S-1200 a S-1300 do Leiaute do eSocial. Deverão ser enviadas a partir de 8 h do dia 01/03/2019, referentes aos fatos ocorridos a partir dessa data.

Sistemas de Informação do Governo Federal que serão substituídos pelo eSocial

O eSocial será a forma de unificar o envio de informações ao governo, de forma unificada, para **15 Obrigações**:

1. **GFIP:** Guia de Recolhimento do FGTS e de Informações à Previdência Social.
2. **CAGED:** Cadastro Geral de Empregos e Desempregos para controlar as admissões e demissões de empregados sob o regime da CLT.
3. **RAIS:** Relação Anual de Informações Sociais.
4. **LRI:** Livro de Registro de Informações Sociais.
5. **CAT:** Comunicação de Acidente de Trabalho.
6. **CD:** Comunicação de Dispensa.
7. **CTPS:** Carteira de Trabalho e Previdência Social.
8. **PPP:** Perfil Profissiográfico Previdenciário.
9. **DIRF:** Declaração da Imposto de Renda retido na Fonte.
10. **DCTF:** Declaração de Débitos e Créditos Tributários Federais.
11. **QHT:** Quadro de Horário de Trabalho.
12. **MANAD:** Manual Normativo de Arquivos Digitais.
13. **Folha de Pagamento.**
14. **GPS:** Guia da Previdência Social.
15. **GRF:** Guia de Recolhimento do FGTS.

Ambientes do eSocial – duas espécies: *Produção e Produção Restrita*

Produção

Ambiente destinado para processamento e apuração das informações do empregador que produz todos os efeitos jurídicos, ou seja, a transmissão das informações de forma efetiva.

O envio dos "eventos" está restrito às empresas que já estiveram obrigadas ao eSocial, de acordo com o cronograma de implantação divulgado.

Produção: Formas de acesso, transmissão e consulta

Pela Interface* Web Service *(transmissão):

Por *software* próprio das empresas cujo desenvolvimento deverá seguir os procedimentos descritos no Manual de Orientação do Desenvolvedor mais recente.

Este manual está disponível na área de documentação técnica do sítio (*site*) do eSocial.

Envio e recebimento de dados através de arquivos XML.

Pelo Módulo* Web *Doméstico:

- Destinado ao empregador doméstico.
- Transmissão via internet.

Pelo Módulo* Web *Geral – Empresas:

- Destinado a empresas.
- Transmissão via internet ou Certificado Digital.

Pelo Módulo* Web *MEI Simplificado:

- Destinado a empresa optante pela SIMPLES, que tenha até um empregado ou Microempreendedor Individual (MEI).

- Acesso ao eSocial informando o CNPJ, código de acesso e senha.
- Com código de acesso e senha ou, caso possua, com o Certificado Digital.

Produção Restrita

Ambiente de Teste: As informações do empregador não serão validadas com os sistemas externos e não produzirão efeitos jurídicos.

Exclusivamente, testes funcionais;

Será o primeiro a ser implantado, onde ficará disponível para testes por um determinado tempo e, em seguida, será implantado no ambiente de produção efetiva.

Eventos de SST e o Ambiente de Produção Restrita (Teste)

Os eventos relacionados à SST têm previsão de implantação:

- No ambiente de Produção Restrita (para testes), no dia 3 de outubro de 2018 (salvo adiamento);
- No ambiente de Produção, onde as informações transmitidas serão efetivas no dia 8 de janeiro de 2019.

Lógica do eSocial

- Foi concebido para transmitir informações agrupadas por meio de "eventos";
- As informações devem ser encaminhadas em uma sequência lógica;
- A sequência de informações conduz ao conceito de "empilhamento", de modo que as informações transmitidas nos eventos iniciais serão usadas nos "eventos seguintes", e para alterar um dado do evento antigo deve-se verificar as repercussões nos eventos posteriores.

Identificadores no eSocial

- Empregador/Contribuinte/Órgão Público:
- Pessoa Jurídica: Identificado pelo CNPJ;
- Empregador/Contribuinte Pessoa Física: Identificado pelo CPF.
- Trabalhador:
- Identificado pelo pelo CPF e o NIS-NIT (Número de Inscrição Social);
- No PIS;
- No PASEP;
- No SUS.

O "trio" de informações: CPF + NIS (que pode ser substituído pelo NIT) + Data de Nascimento, deve estar consistente no Cadastro Nacional de Informações Sociais (CNIS).

O que é Trabalhador para o eSocial?

Toda pessoa física inserida em uma relação de trabalho, inclusive de natureza administrativa, como os empregados, os servidores públicos, os militares e os Trabalhadores Sem Vínculo de Emprego ou Estatutário (TSVE).

S-2200 → Cadastramento Inicial de Vínculo de Admissão / Ingresso do trabalhador.

S-2300 → TSVE – Início.

São eventos que aumentam o RET (Registro de Eventos Trabalhistas).

Modelo Operacional do eSocial

Envio de Informações para o eSocial

- Enviar as informações em tempo hábil;
- Informações tratadas e corretas;
- Checar as informações e os dados;
- Foco nos diplomas legais de SST para o envio correto das informações;
- Unificação das informações enviadas;
- Ter ciência de que o não envio de informações poderá acarretar multa. A auditoria fiscal é permanente.
- Dados enviados incorretamente poderão desencadear **"fiscalização retroativa"** aos últimos 5 anos de empresa ou entidade.
- As empresas que precisam de Certidão Negativa de Débitos (CND) sempre em dia, o não envio de informações e dados para a base no eSocial acarretará em **BLOQUEIO** da CDN.

Como pode ser gerado o arquivo do eSocial?

- Pelo sistema de propriedade do empregador/contribuinte/órgão público/contrato de terceiros, assinados digitalmente, e obrigatoriamente com o uso do Certificado Digital.
- Diretamente no Portal do eSocial: http://www.esocial.gov.br, podendo ser usado o CD ou Código de Acesso (para os dispensados de ter o Certificado Digital – CD).

Certificado Digital (CD)

É utilizado no Sistema eSocial. É emitido por Autoridade Certificadora Credenciada pela Infraestrutura de Chaves Públicas Brasileira (ICP-Brasil).

Transmissão do eSocial

Antes de ser iniciada a transmissão de solicitação do eSocial, o CD do solicitante é utilizado para garantir a segurança do tráfego das informações na internet.

CD na função de transmissor de solicitação: tipo e-CPF (e-PF) / e-CNPJ (e-PJ).

Assinatura de Documentos do eSocial

Para Pessoa Jurídica: Os eventos poderão ser gerados por qualquer estabelecimento da empresa ou seu procurador.

O CD assinante para esses eventos poderá pertencer a matriz ou ao seu representante legal ou procurador, outorgado por meio de procuração eletrônica.

Importância dos Eventos de Tabela

São complementares à estrutura da base de dados, sendo responsáveis por uma série de informações que validam os eventos não periódicos e periódicos.

Otimizam a geração de arquivos.

Buscam o armazenamento das informações no Ambiente Nacional do eSocial.

Eventos não Periódicos do eSocial

São aqueles que não têm uma data pré-fixada para ocorrer. Dependem de acontecimentos na relação entre o empregador/órgão público e o trabalhador.

Inclui-se neste grupo o cadastramento inicial do vínculo dos empregados ativos, servidores ativos, mesmo os afastados, militares e dos beneficiários dos Regimes Próprios de Previdência Social (RPPS).

As informações serão enviadas no evento S-2200, após envio do Grupo de Eventos de Tabela.

Recibo de Entrega dos Eventos do eSocial

Serve para oficializar a remessa de determinada informação ao eSocial, e também para obter cópia de determinado evento, retificá-lo ou excluí-lo.

Cada evento transmitido possui um recibo de entrega.

O efetivo cumprimento da obrigação trabalhista, previdenciária e fiscal será atestado pelo recibo de entrega.

É fundamental o armazenamento dos recibos de entrega.

Eventos do eSocial

As informações são prestadas ao eSocial por meio de Grupos de Eventos:

- De Tabelas.
- Não Periódicos.
- Periódicos.

Evento de Tabela no eSocial

É o primeiro grupo de eventos a ser transmitido ao Ambiente Nacional do eSocial.

São eventos que identificam o empregador, contribuinte ou órgão público, contendo dados básicos de sua classificação fiscal e de sua estrutura administrativa.

Eventos Periódicos

É de periodicidade previamente definida.

Deve ser transmitida até dia 7 do mês seguinte, antecipando-se o vencimento para o dia útil imediatamente anterior, em caso de não haver expediente bancário.

Exemplos de *Eventos de Tabela* importantes para o SST:

- S-1060: Tabela de Ambientes de Trabalho.
- S-1065: Tabela de Equipamentos de Proteção.

Exemplos de *Eventos não* Periódicos_importantes para o SST:

- S-2210: CAT.
- S-2220: Monitoramento da Saúde do Trabalhador e Exame Toxicológico.
- S-2240: Condições Ambientais do Trabalho – Fatores de Risco.
- S-2245: Treinamento e Capacitação.

Tabelas do eSocial

Para alguns eventos serão feitas referências à Tabela de Domínio:

- Tabela 13: Parte do corpo atingida.
- Tabela 14: Agente causador do acidente de trabalho.
- Tabela 15: Agente causador/situação geradora de doença profissional.

- Tabela 16: Situação geradora do acidente de trabalho.
- Tabela 17: Natureza da lesão.
- Tabela 18: Motivos de afastamento.
- Tabela 23: Fatores de riscos do meio ambiente do trabalho.
- Tabela 24: Codificação de acidente do trabalho.
- Tabela 26: Motivos de cessação de benefícios previdenciários.
- Tabela 27: Procedimentos Diagnósticos.
- Tabela 28: Atividades perigosas, insalubres e/ou penosas.
- Tabela 29: Treinamentos, capacitações e exercícios simulados.
- Tabela 30: Programas, Planos e Documentos.

Informações Gerais sobre os Eventos de Saúde e Segurança no Trabalho

Eventos de SST

- S-1060: Tabela de Ambiente de Trabalho.
- S-1065: Tabela de EPI.
- S-2210: CAT.
- S-2220: Monitoramento de Saúde do Trabalhador e Exame Toxicológico.
- S-2240: Condições Ambientar do Trabalho – Fatores de Risco.
- S-2245: Treinamento e Capacitação.

Eventos do SST obrigatórios para os Órgãos Públicos no eSocial CLT (somente RGPS)

- S-1060: Tabela de Ambientes de Trabalho.
- S-2210: CAT.
- S-2240: Condições Ambientais no Trabalho – Fatores de Riscos.
- S-1065: Tabela de EPI.
- S-2220: Monitoramento da Saúde do Trabalhador e Exame Toxicológico.
- S-2245: Treinamento e Capacitação.

Estatuto sem RPPS/Servidores obrigatoriamente vinculados no RGPS em Órgãos Públicos

- S-1060: Tabela de Ambiente de Trabalho.
- S-1065: Tabela de EPI.
- S-2210: CAT.
- S-2240: Condições Ambientais no Trabalho – Fatores de Risco (exceto campo de insalubridade e periculosidade).

Estatuto com RPPS: O envio de todos os eventos de SST é facultativo.

Evento S-1005

Tabela de Estabelecimentos, Obras ou Unidades de Órgãos Públicos.

Evento S-1060

Tabela do Ambiente de Trabalho.

É o evento utilizado para inclusão, alteração e exclusão de registros na Tabela de Ambientes do Trabalho.

Os Fatores de Risco devem constar na Tabela 23 (Tabela de Fatores de Riscos do Meio Ambiente do Trabalho).

A Tabela de Ambiente de Trabalho deve ser enviada antes do Evento S-2240 (Condições Ambientais de Trabalho) e em um possível acidente, o Evento S-2210 (CAT).

Na ausência de fatores de risco, deverá ser atribuído o código existente na Tabela 23.

Código: 09.01.001 (Ausência de Fator de Risco)

Tabela 23

Fatores de Risco

Não lista produtos químicos, devendo todos ter o nome da substância química.

Os Fatores de Risco presentes no PPRA ou no PGR terão que, obrigatoriamente, aparecer no PCMSO, bem como em documentos da Previdência Social (LTCAT e PPP).

Evento S-1065

Tabela de EPI:

- Inclusão/Alteração/Exclusão;
- EPC;
- EPI.

Deve ser enviado antes do evento S-2240 (Condições Ambientais do Trabalho – Fatores de Risco).

Pré-requisito: Envio do Evento S-1000 (Informações do empregador, contribuinte ou órgão público).

Para o EPI deve ser informado o CA.

Evento S-2210

CAT (mesmo sem afastamento)

Quem? Empregador, órgão gestor de mão-de-obra (OGMO), parte concedente de estágio, sindicato de trabalhadores avulsos e órgãos públicos (RGPS).

Para servidores vinculados ao RPPS, o envio é facultativo.

Evento 2210 CAT

Prazo: Até o primeiro dia útil seguinte ao da ocorrência e, em caso de morte, de imediato.

Pré-requisito: Envio dos Eventos.

S-1060: Tabela de Ambiente de Trabalho.

S-2200: Cadastramento Inicial do Vínculo.

S-2300: Trabalhadores Sem Vínculo e Estatutários.

Monitoramento da Saúde do Trabalhador e Exame Toxicológico

- O evento deve informar o monitoramento da saúde por avaliação clínica.
- Informar os exames complementares que o trabalhador foi submetido.
- Informar o Exame Toxicológico realizado pelo motorista profissional.

Prazo: Até o dia 7 do mês subsequente ao da realização do correspondente exame.

Pré-requisito: Envio do Evento S-2200 (Cadastramento Inicial do Vínculo) ou S-2300 (Trabalhador sem Vínculo/Estatutário).

Evento S-2220 e o PCMSO no eSocial

- São informados no S-2220, a Monitorização da Saúde do Trabalhador exigida nas NR.
- São informados os Exames Toxicológicos de motoristas profissionais.

E no PCMSO? Qual o pensamento da ANAMT?

Solução: Anotar em documento, em anexo, ao PCMSO.

- Não integram a esse evento as informações de atestado médico. Deve ser informado no Evento
- S-2230 **(Afastamento Temporário)**.
- São informados no S-2220, os exames do Quadros I e II da NR 7 e outros exames solicitados.
- O exame médico de Monitorização Pontual não deve ser utilizado para registro de exames periódicos.

A indicação do resultado do Exame:

- Concluir se o exame está normal ou anormal;
- Em segunda avaliação, se o exame continua alterado.
- Todas as alterações de exames devem ser informadas, sendo ocupacionais ou não.

Evento S-2230 – Afastamento Temporário

O evento deve registrar os afastamentos temporários por quaisquer motivos elencados na Tabela 18 **(Motivos de Afastamento).**

Prazos:

- Afastamento Temporário por Acidente ou Doença decorrente do trabalho com duração não superior a 15 dias, deve ser enviado até o dia 7 do mês subsequente.
- Afastamento Temporário por acidente de qualquer natureza ou doença não relacionada ao trabalho, com duração entre 3 e 15 dias, deve ser enviado até o dia 7 do mês subsequente.
- Afastamento Temporário por Acidente de Trabalho, acidente de qualquer natureza, ou Doença com duração superior a 15 dias deve ser enviado até o 16º dia da sua ocorrência.
- Afastamento Temporário ocasionado pelo mesmo acidente ou doença que ocorre dentro do prazo de 60 dias e totalizar, na somatória dos tempos, a duração superior a 15 dias.

Pré-requisito: Envio dos eventos S-2200 (Cadastramento Inicial) ou S-2300 (Trabalhadores sem Vínculo/Estatutário).

Evento S-2240 – Condições Ambientais do Trabalho e Fatores de Risco

- Usar os fatores de risco elencados na Tabela 23.
- Usar os fatores de risco elencados na Tabela 28 de atividades insalubres, perigosas e/ou especiais.

Quem está obrigado?

O empregador, a cooperativa, o órgão gestor de mão-de-obra (OGMO), parte cedente de estagiário, sindicato de trabalhadores avulsos, servidores vinculados ao RGPS.

Pré-requisito: Envio do S-2200 (Cadastramento inicial) e o S-2300 (Trabalhadores sem Vínculo/Estatutário).

Evento S-2240 – Condições Ambientais do Trabalho e Fatores de Risco

As condições Ambientais de Trabalho – Fatores de Risco, devem ter o ambiente de trabalho descrito no evento da Tabela S-1060.

Caso não haja exposição a risco, deverá ser informado o código 09.01.001 (Ausência de fatores de risco) da Tabela 23.

Evento S-2240 – Condições Ambientais do Trabalho e Fatores de Risco

As informações sobre as Condições Ambientais do Trabalho – Fatores de Risco, elencados pela Tabela 23 (Fatores de risco) e pela Tabela 28 (Atividades insalubres, perigosas e/ou especiais) comporão o PPP.

As informações sobre a exposição do trabalhador a fatores de risco ambientais devem ser registradas, ainda que tal exposição esteja neutralizada, atenuada ou exista proteção eficaz.

Informar sobre o EPI (NR 6) e o que consta no PPRA (NR 9).

Evento S-2240 – Condições Ambientais do Trabalho e Fatores de Risco

Deve ser informado neste Evento a descrição das atividades físicas ou mentais, devendo estas serem registradas com exatidão.

Os Riscos Ergonômicos e de Acidente devem ser informados de acordo com a legislação.

OBS: A Tabela de Risco:

Ergonômico Biomecânico; Ergonômico Mobiliário e Equipamentos; Ergonômico Organizacionais; Ergonômico Ambientais; Ergonômico Psicossociais e Cognitivos;

Mecânicos/Acidentes; Periculosos; Associação de Fatores de Risco; outros fatores de risco, e ausência de Fatores de Risco.

Essas Tabelas podem ser obtidas no material da Fundacentro.

Bibliografia Consultada

AIHA. A Strategy for Occupational Exposure Assessment, editado por Neil C. Hawkins et al. American Industrial Hygiene Association. Ontario: Akron; 1991.

Associação Nacional de Medicina do Trabalho – ANAMT. Belo Horizonte (MG), 2005.

Associação Nacional de Medicina do Trabalho – ANAMT. Centro de Estudos Avançados sobre as Práticas de Medicina do Trabalho e a Preparação dos Médicos do Trabalho – CEAMT. Belo Horizonte (MG), 2003.

Bandini M, Bonciani M, Rebelo P, et al. Questões Éticas na Prática da Medicina do Trabalho – Sigilo profissional e confidencialidade. Bandini M, Bonciani M, Rebelo P, orgs. São Paulo: Editora ANAMT; 2017.

BMA – British Medical Association. The Nature of Risk, cap. 2. The British Medical Association Guide – Living with Risk. Chichester: John Willey & Sons; 1987.

Brasil. Decreto 3.048, de 06 de maio de 1999 (alterado pelos Decretos 3.265/1999, 3.298/1999, 3.452/2000, 3.668/2000, 4.032/2001 e 4.079/2002 e 4.729/2003). Diário Oficial da União, Brasília (DF), 12/05/1999.

Brasil. Despacho da Secretaria de Segurança e Saúde no Trabalho do Ministério do Trabalho, de 01 de outubro de 1996. Diário Oficial da União, Brasília (DF), 02/10/1996.

Brasil. Lei 6.514, de 22 de dezembro de 1977. Altera o Capítulo V, do Título II, da Consolidação das Leis do Trabalho, relativo à Segurança e Saúde no Trabalho. Diário Oficial da União, Brasília (DF), 23/12/1977.

Brasil. Lei 8.213/1991. Planos de Benefícios da Previdência Social. Diário Oficial da União, Brasília (DF), 1991.

Brasil. Ministério da Saúde. Doenças Relacionadas ao Trabalho. Manual de Procedimentos para os Serviços de Saúde. Representação no Brasil da OPAS/OMS. Série Normas e Manuais Técnicos; n. 114. Brasília – DF: Editora MS; 2001.

Brasil. Ministério da Saúde. Dor relacionada ao trabalho. Lesões por esforços repetitivos (LER) distúrbios osteomusculares relacionados ao trabalho (DORT). Protocolos de Complexidade Diferenciada. Saúde do Trabalhador. Brasília-DF/2012/Série A – Normas e Manuais Técnicos. Disponível em: http://bvsms.saude.gov.br/bvs/publicacoes/dor_relacionada_%20trabalho_lesoes_ler.pdf Acessado em: 24 abr. 2016.

Brasil. Ministério do Trabalho. Despacho da Secretaria de Segurança e Saúde do Trabalho, de 1º de outubro de 1996.

Brasil. Norma Regulamentadora nº 7, da Portaria 3.214 do Ministério do Trabalho. Atualização na Portaria MTb n.º 1.031, de 06 de dezembro de 2018. DOU: 10/12/18 Disponível em: <https://enit.trabalho.gov.br/portal/images/Arquivos_SST/SST_NR/NR 07.pdf>. Acessado em: 07 nov. 2019.

Brasil. Norma Regulamentadora nº 9. Texto dado pela Portaria SSST n.º 25, 29 de dezembro de 1994. Atualização pela Portaria MTE n.º 1.471, de 24 de setembro de 2014. DOU: 25/09/14. Disponível em: <https://www.pncq.org.br/uploads/2016/NR_MTE/NR%20 9%20-%20PPRA.pdf> Acessado em: 07 nov. 2019.

Brasil. Norma Regulamentadora nº 17. Redação dada pela Portaria MTPS n.º 3.751, de 23 de novembro de 1990. Atualização pela Portaria MTb n.º 876, de 24 de outubro de 2018 DOU: Rep. 26/10/18. Disponível em: <https://enit.trabalho.gov.br/portal/images/Arquivos_SST/SST_NR/NR 17.pdf> Acessado em: 07 nov. 2019.

Brasil. Secretaria de Trabalho. Revisão de NR. Programa de Gerenciamento de Riscos. Disponível em: <https://enit.trabalho.gov.br/portal/images/Arquivos_SST/SST_NR/Norma-de-Gesto---consulta-pblica.pdf> Acessado em: 07 nov. 2019.

Brasil. Portaria 3.214, de 08 de junho de 1978. Aprova as Normas Regulamentadoras – NR – do Capítulo V, do Título II, da Consolidação das Leis do Trabalho. Diário Oficial da União, Brasília (DF), 06/07/1978.

Brasil. RDC nº 50, da Agência Nacional de Vigilância Sanitária – Anvisa, de 21 de fevereiro de 2002. Diário Oficial da União, Brasília (DF), 20/03/2002.

British Standard, BS 8800: Guide to Occupation Health and Safety Management Sistem, London: BSI; 1996.

Burgess WA. Recognition of Health Hazards in Industry. A Review of Materials and Processes. 2nd ed. Chichester: John Willey & Sons; 1995.

Conselho Federal de Medicina – CFM. Resolução nº 1.488/1998. Regulamenta as atribuições dos médicos que prestam assistência médica ao trabalhador. Brasília (DF), 1998.

Conselho Federal de Medicina – CFM. Resolução nº 1.638/2002. Define o que é o prontuário médico e torna obrigatória a Comissão de Revisão de Prontuário nas instituições de saúde. Brasília (DF), 2002.

Conselho Federal de Medicina – CFM. Resolução nº 1.639/2002. Dispõe sobre o tempo de guarda dos prontuários e estabelece critérios para a certificação dos sistemas de informação. Brasília (DF), 2002.

Covello VT, Merkhofer MW. Risk Assessment Methods. Approaches for Assessing Health and Environmental Risks. New York: Plenum Press; 1993.

France, Ministère du Travail, de l'Emploi et de la Formation Professionelle. Guide d'Évaluation des Risques Proffessionnels. Paris: Imprimerie nationale; 2013.

Ménard L, Cloutier Y, Goyer N. Stratégie d'évaluation exploratoire d'un milieu de travail. Guide technique T- 02. Montréal, Québec: IRSST; 1987. 98 p.

Oficina Internacional del Trabajo. Enciclopedia de Salud y Seguridad en el Trabajo. Ginebra; 1998.

Oficina Internacional del Trabajo. Principios directivos técnicos y éticos relativos a la vigilância de la salud de lós trabajadores. Ginebra; 1998. Serie Seguridad y Salud en el Trabajo, número 72.